U0382490

本书是国家社会科学基金项目（12BSH071）的最终成果。

肖　云◎著

中国失能老人长期照护服务问题研究

The study of problems in Long-term care services for the disabled elderly in China

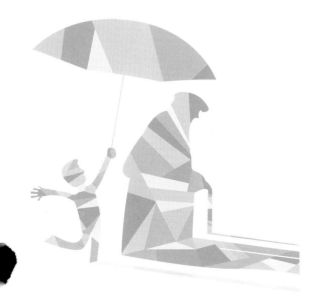

中国社会科学出版社

图书在版编目（CIP）数据

中国失能老人长期照护服务问题研究/肖云著 .—北京：中国社会科学出版社，2017.2

ISBN 978-7-5161-9799-8

Ⅰ.①中…　Ⅱ.①肖…　Ⅲ.①老年人—护理—社会服务—研究—中国　Ⅳ.①R473 ②D669.6

中国版本图书馆 CIP 数据核字（2017）第 018649 号

出 版 人　赵剑英
责任编辑　王　衡
责任校对　胡新芳
责任印制　王　超

出　　　版　中国社会科学出版社
社　　　址　北京鼓楼西大街甲 158 号
邮　　　编　100720
网　　　址　http://www.csspw.cn
发 行 部　010－84083685
门 市 部　010－84029450
经　　　销　新华书店及其他书店

印　　　刷　北京君升印刷有限公司
装　　　订　廊坊市广阳区广增装订厂
版　　　次　2017 年 2 月第 1 版
印　　　次　2017 年 2 月第 1 次印刷

开　　　本　710×1000　1/16
印　　　张　28.5
插　　　页　2
字　　　数　424 千字
定　　　价　99.00 元

前　言

　　1999 年中国进入老龄社会，截至 2015 年年底，我国 60 周岁以上老年人口已达 2.22 亿，约占总人口的 16.1%。据统计部门公布，到 2014 年年底失能老人近 4000 万，占老年人口比重约 19.5%，全失能老人达到 1200 万。为应对快速增长的老年人口压力，我国围绕老龄事业发展进行了全面规划，强调了养老服务业发展的重要性，修改了《中华人民共和国老年人权益保护法》，颁布了与养老服务相关的政策法规。在这些政策法规中将失能老人与特困、空巢、高龄老人作为养老服务的重点帮扶对象，体现了政府对失能老人的关怀和重视。目前我国已形成了养老服务发展的战略框架。经过多年的探索，政府提出了"以居家为基础、社区为依托、机构为支撑"的养老服务格局，养老服务事业有了较大的发展。失能老人的照护服务问题受到了政府和社会各界前所未有的关注。但目前我国还缺乏针对失能老人照护服务的专项规划和专项政策，在家庭照护服务功能衰减的情况下，社区照护服务递送平台的搭建还很不理想，居家的失能老人照护服务没有实现"以社区为依托"，机构照护服务的发展面临重重困难。城乡失能老人在获得的照护服务上差距很大，照护服务供给不能很好地满足失能老人的需求。失能老人照护服务是养老服务体系建设的重点和难点，有必要对此进行深入研究，以促进我国养老服务体系的完善。

　　近年来许多学者从不同的角度针对一般老年人养老服务问题进行了研究，针对全国失能老人照护服务的全面系统研究较为缺乏。本书以失能老人照护服务为研究对象，旨在探索如何突破养老服务体系建设的难点，实现提升失能老人照护服务水平。为此，我们在 2012—2014 年重点针对失能老人、养老院管理人员、护理人员等群体进行了几次较大规模的问卷调查和深入访谈，在此基础上运用需要理论和福利多元主义等相关理论以及质性和量性分析方法，对失能老人照护服务问题进行了全面的研究。

本书阐述了1949年以来中国养老服务政策发展的沿革。对进入老龄社会后养老服务的相关法规政策重点阐释，认为目前中国有关老龄的法规政策体系和人口老龄化战略体系的基本框架已经形成。同时评析了法规政策的创新和不足。

书中全面分析了失能老人的特点和需求。笔者阐述了一般失能老人与特殊失能老人（主要指"三无"和"五保"失能老人）的特点。对失能老人选择照护服务模式的意愿进行了实证分析，研究发现失能老人对三种照护服务模式的需求与非失能老人不同；高龄失能老人实际入住养老机构的比例高于意愿入住养老机构的比例。失能老人对照护服务需求呈现出"77—14—9"的格局，即失能老人选择居家、社区和机构照护服务的比例为77%、14%和9%，这与政府针对一般老人提出的"90—7—3"或"90—6—4"的养老服务格局不同。通过分析失能老人对照护服务内容的需求，发现生活照料虽是他们排在首位的需求，但随着生活照料和医疗服务水平满足度的提高，失能老人对精神方面的需求明显上升。这些变化提示社会在提高照护服务供给方面，应转变服务观念。

本书提出了在进行照护服务一体化建设的同时应重点强化社区照护服务递送功能。调查发现：老年人随着年龄的增高与配偶共同居住的比例下降，居住在子女家和养老机构的比例上升，说明老年人丧偶后，其子女和养老机构更多地承担了照护服务的责任，子代特别是独生子代将不堪重负，提示我们在面对高龄化、失能化以及少子化的条件下，照护服务政策和措施应有所改变。本书阐述了居家、社区和机构照护服务模式的优势与不足，运用了大量访谈事例剖析了失能老人照护服务供给存在的问题，研究发现在养老服务体系建设中发展社区居家照护服务是最需要的，但也是最欠缺的。政府应促成居家、社区和机构照护服务一体化，着重帮助社区提高整合各类社会资源的能力，提升照护服务水平，使居家的失能老人能够通过社区获得社会化的照护服务，弥补家庭照护服务的不足，使社区成为居家失能老人可靠的依托；同时养老机构也应通过社区用各种形式递送专业化的照护服务，当失能老人需要入住养老机构时能及时得到帮助，只有整合家庭、社区和机构的资源，发挥三种照护服务的优势，才能切实提高失能老人的照护服务水平，"居家为基础，社区为依托，机构为支撑"的养老服务格局才能真正实现。

本书的出版得到了许多人的支持和帮助，特别是在收集实例和资料过程中多位基层政府工作人员、老龄委、养老机构负责人、社区工作者给笔者很多启发，为完成书稿奠定了坚实的基础。

由于笔者的研究水平和能力有限，本书难免有疏漏和不足，恳请社会各界专家学者以及广大读者不吝赐教。希望社会给予失能老人关心和帮助，以促进失能老人照护服务体系的完善。

目　录

第 一 章

绪 论

第一节 研究背景及意义

一 研究背景

1999 年我国步入人口老龄化社会以来,老年人数急剧上升,2015 年年底,我国 60 周岁以上老年人口已达 2.22 亿,约占总人口的 16.1%;65 周岁以上老年人 1.43 亿,约占总人口的 10.5%。[①] 从查阅的数据来看,上海是全国老年人最多的城市,2013 年上海 60 岁及以上老年人口占总人口的 27.1%,上海人口预期寿命为 82.47 岁,上海已进入了深度老龄化阶段。[②] 青海是老龄化程度相对较低的省份,2013 年年末,该省 65 岁及以上老年人口占全省常住人口的 6.89%,也接近国际上通用的进入老年社会的标准(65 岁以上人口达到 7%)。[③] 调查显示,我国 60 岁以上老年人的余寿中有 2/3 的时间处于"带病生存"状态,失能老年人口从 2012 年的 3600 万人增长到 2013 年的 3750 万人。[④]《社会蓝皮书:2014 年中国社会形势分析与预测》显示,2015 年失能老人规模将增至 4000 万,占老年人口比重达到 19.5%。我国老龄化与高龄化、失能化、空巢化、少子化并发,给应

---

① 《中国多层次养老体系初步形成》,《人民日报》(海外版) 2016 年 5 月 4 日第 2 版。
② 《上海进入深度老龄化:老年人占近三成》,《人民日报》2014 年 4 月 15 日。
③ 《青海 65 岁以上老年人近 40 万 比上年增 1.52 万人》,《西宁晚报》2014 年 2 月 10 日。
④ 吴玉韶:《中国老龄事业发展报告(2013)》,社会科学文献出版社 2013 年版,第 3 页。

对老龄化增加了新的难度。① 随着中国人口平均寿命的延长，失能与半失能老人数量将逐渐攀升，这部分老人由于失去生活自理能力，需要依靠他人照护才能生存，给自己以及家人带来经济上、精神上等方面的沉重负担。我国养老服务业起步较晚，失能老人的照护服务体系没有完全建立，照护服务人员严重不足、照护服务筹资渠道单一、照护服务的硬件设施严重缺乏，导致相当多的失能老人的生活质量不高，特别是孤寡、空巢失能老人以及特困失能老人的照护问题令人担忧。目前我国针对失能老人的照护服务模式主要有三种：家庭照护、社区照护服务和机构照护服务。大多数失能老人愿意居家接受照护。由于独生子女政策实行多年，"四二一"家庭结构的独生子女夫妻面对四位老人，在家庭与工作双重压力下，家庭照护服务功能日益衰退，加之家庭成员大多缺乏医疗常识，雇请专人照护的成本急剧上升，仅靠家庭成员照护失能老人已难以支撑；社区在一定程度上可以依靠社会力量帮助解决失能老人的照护问题，以弥补家庭照护的不足，但现阶段社区能够提供的照护服务非常有限；机构照护服务能够有效减轻家庭成员精神上的负担，又能够集中优势的医疗资源为失能老人提供专业的照护服务，但是较好的公办养老机构供不应求、中小型民办养老机构缺乏专业照护的能力，加之机构养老费用较高，使大多数失能老人"望院兴叹"，失能老人照护服务问题严峻地摆在政府面前，亟待解决。

早在 1994 年 12 月，国家计委、民政部等部门联合制定了《中国老龄工作七年发展纲要（1994—2000）》，提出要做好迎接人口老龄化的准备工作。进入 21 世纪后，中央政府就养老服务问题多次召开会议，颁布相关政策以应对日趋严峻的养老服务问题。2000 年 8 月，《中共中央、国务院关于加强老龄工作的决定》提出了发展老年服务业，加强社区建设，依托社区发展老年服务业，进一步完善社区为老年人服务的功能。还要兴办老年福利机构，并为养老福利机构提供土地使用、税收等方面的优惠政策。同年，民政部等 11 个部门出台的

---

① 《如何破解中国式养老难题——全国老龄办副主任吴玉韶一席谈》，《经济日报》2015 年 10 月 8 日第 15 版。

《关于加快实现社会福利社会化的意见》，提出了社会福利社会化的总体要求，明确了采取民办公助的办法，鼓励、支持和资助社会力量兴办老年福利机构。2001 年 7 月，国务院制定《中国老龄事业发展"十五"计划纲要（2001—2005 年）》，加快了老龄事业的发展步伐。2006 年，全国老龄办等部门《关于加快发展养老服务业的意见》，逐步建立和完善以居家养老为基础、社区服务为依托、机构养老为补充的服务体系。在《民政事业第十一个五年规划》中也明确提出了老年福利服务要制定和完善民办公助、公办民营政策，引导和鼓励社会力量兴办老年公寓、福利院、敬老院、托老所等老年服务机构。2008 年，全国老龄委等 10 个部门联合下发了《关于全面推进居家养老服务工作的意见》，明确提出了"十一五"期间城乡居家养老服务工作的目标任务，指出"全面推进居家养老服务，是破解我国日趋尖锐的养老服务难题"。2011 年《中国老龄事业发展"十二五"规划》正式发布，提出了构建"以居家为基础、社区为依托、机构为支撑的养老服务体系"；2011 年 12 月 16 日国务院发布《社会养老服务体系建设规划（2011—2015 年）》，指出加强社会养老服务体系建设的任务十分繁重，提出"到 2015 年，建立可持续发展的社会养老服务体系"。2012 年 4 月颁布的《民政部关于开展"社会养老服务体系建设推进年"活动暨启动"敬老爱老助老工程"的意见》，就养老服务体系建设的一系列标准提出了具体的指导意见。2013 年 7 月 1 日实施的《中华人民共和国老年人权益保障法》在社会服务这一章中提出各级政府应"发展城乡社区养老服务，鼓励、扶持专业服务机构及其他组织和个人，为居家的老年人提供生活照料、医疗护理等多种形式的服务"。2013 年 9 月 6 日《国务院关于加快发展养老服务业的若干意见》发布，提出到 2020 年，全面建成以居家为基础、社区为依托、机构为支撑的养老服务体系。2013 年 11 月《中共中央关于全面深化改革若干重大问题的决定》中提出："加快建立社会养老服务体系和发展老年服务产业。"① 《关于加快推进养老服务业人才培养的意见》

---

① 《中共中央关于全面深化改革若干重大问题的决定》（2013 年 11 月 12 日中国共产党第十八届中央委员会第三次全体会议通过）。

进一步明确了关于加快推进养老服务业人才培养的总体思路、工作目标。全国老龄办等 24 个部门共同发布《关于进一步加强老年人优待工作的意见》，提出到 2020 年让老年人过上更加幸福的小康生活。进入 21 世纪十多年来我国政府关于养老服务的法律和政策也包含了针对失能老人服务的相关规定。2014 年财政部等三部门发出《关于建立健全经济困难的高龄、失能等老年人补贴制度的通知》，提出建立高龄、失能老人补贴制度，要求各地民政等部门根据当地实际，及时制定针对经济困难的高龄、失能老人补贴制度，进一步推动了基本养老服务均等化。除此之外，为了配合养老服务业的发展，还配套发布了许多相关的具体措施，如《加快社会工作者队伍建设的意见和措施》、《推进志愿者制度化的意见》、《关于政府购买社会工作服务的指导意见》、《开展养老护理员职业技能培训和鉴定工作》、《社区养老服务的示范工作》、《养老机构的基本规范》、《关于推进养老机构责任保险工作的指导意见》、《加快发展现代保险服务业》等，这些都极大地推动了近年来我国养老服务事业的发展。

学者们对养老服务现状和政府相关政策进行了大量研究，包括对国外关于养老服务的成功经验、失能老人照护服务筹集方式、养老和照护服务模式以及服务质量、责任主体以及责任承担方式、人员配备等方面，这些研究成果对国内照护服务事业发展有借鉴意义。学者们对国内失能老人照护服务的探讨也更加深入。研究的主要内容包括养老服务的需求、如何构建养老服务体系以及社会支持体系、拓宽资金来源渠道、照护服务模式、护理人员队伍的培育等。学者们还运用相关理论对中央政府的养老服务政策和养老事业发展中的问题进行理论阐释，促进了中国养老服务相关问题的深入研究。学者们的研究有助于推动养老服务事业的发展。

从上述分析中看到，中国政府在人口老龄化到来之前，就如何应对养老服务问题做了必要的准备，进入老龄社会后，采取了一系列措施推动养老服务事业的发展。在养老服务模式上，倡导居家养老的同时力推适合以社区为依托的居家养老服务模式，使社区居家养老有了较大发展；在机构养老方面，各级政府加大了对养老机构的投入，扶持养老机构的发展。但我们也应看到失能老人照护服务事业发展的不足，表现在：缺乏针对失能老人的专项政策；城乡社区照护服务和东西部社区照护服务发展差异很大。养老服务发展较好的东部地区，社区提供的养老服务注重向孤寡、空巢、独居、特困老人倾斜，失能老人需要满足孤寡等条件才能享受社区提供的优先服务，一般的居家失能老人难以实现以社区为依托。学者们对养老服务相关问题的研究多于对失能老人照护服务的研究，对失能老人照护服务分项研究的多，全面系统地针对全国失能老人的需求与照护服务体系研究较少，笔者组织研究团队在国内进行了较大规模问卷调查的基础上，针对不同经济发展地区有选择性地对几百位失能老人进行了深入访谈，旨在全面分析失能老人长期照护服务的需求，解析长期照护服务存在的主要问题，提出构建全国失能老人长期照护服务体系的建议。

二 研究意义

（一）理论意义

1. 研究成果可以丰富社会福利和社会保障的相关理论

社会福利是政府举办和出资的一切旨在改善人民物质和文化、卫生、教育等生活的社会措施，通常是民政部门代表国家针对老人、残疾人、孤儿和优抚对象提供的收入和服务保障。近年来社会保障制度框架已经形成，制度基本完善，现阶段针对老年人的服务保障，尤其是针对失能老人的服务保障还不完善，本书的理论成果有利于我国社会福利制度的健全，丰富社会福利和社会保障的相关理论。

2. 研究成果有利于丰富社会公平相关理论

中国共产党长期以来强调保障社会公平，党的十八大提出公平正义是中国特色社会主义的内在要求，"逐步建立以权力公平、机会公平、规则公平为主要内容的社会公平保障体系，努力营造公平的社会环境，保证人民平等参与、平等发展权利"。十八届三中全会提出：要"以促进社会公平正义、增进人民福祉为出发点和落脚点"，"实现发展成果更多更公平惠及全体人民……建立更加公平可持续的社会保障制度，深化医药卫生体制改革"。养老服务是一种公共产品，公民都可以共同享有，借鉴国内外相关研究成果在理论上的进一步阐释有利于探索长期照护服务体系的建立，从而丰富社会公平的相关理论。

3. 研究成果有利于今后对中国养老服务政策的深入探讨

本书对新中国成立以来养老服务政策的发展进行了全面的梳理。政府养老服务政策由局部到全面，从具体政策的制定到将养老服务纳入国家的战略规划，从针对少数特殊困难的老人到政策逐步惠及全体老人，从提供物质帮助到提倡包括精神慰藉等方面的帮助，从政府针对部分特殊老人的养老服务责任到积极倡导全社会共同参与养老服务。这不仅是具体政策的变化，主要还是体现了政府制定政策理念的变化和应对老年人的积极态度。本书对政策变迁的全面分析可以为今后的深入研究提供参考。

4. 研究成果有利于丰富社会工作的相关理论

社会工作是一个有组织的机构或社团为解决个人所遭遇的困难而提供的一种援助，为协助个人调整其社会关系而提供的各种服务。社会工作强调"服务"的观念，失能老人除经济上的巨大负担外，还有精神上的沉重负担，由于康复期很长甚至不能康复，十分需要在医护的同时给予精神慰藉，本书对社会工作的介入对于失能老人的照护服务的探讨有利于指导社会工作的开展。

（二）实践意义

1. 有利于中国和谐社会的构建

和谐社会从本质上看，主要基础就是确立我国各主要社会阶层之间的和谐关系，其中一个条件是不同利益群体的需要能得到满足，老有所养是和谐社会的具体体现，解决失能老人照护服务问题是构建和谐社会的重要组成部分。本书的研究有利于实现社会公平，推动中国老龄事业的发展，促进和谐社会的构建。

2. 有利于促进养老服务体系的完善，提高失能老人的生活质量

失能老人长期照护服务体系是养老服务体系的重要组成部分，也是为了应对每一个生命个体在老年阶段可能发生的失能风险而构筑的安全网。本书全面分析了失能老人各方面的需求；了解照护服务供给满足了他们需求的程度，剖析服务供求方面存在的主要问题，提出构建照护服务体系的建议，有利于提高照护服务质量。

3. 有利于实现城乡失能老人享有均等化的照护服务，保障其合法权益

我国城乡照护服务水平差异仍然很大，在照护服务的硬环境和软环境等方面农村都无法与城市相比，尤其是偏远和贫困地区失能老人的生活状态极差。本书对城乡社区照护服务的供给进行比较分析，研究城乡照护服务存在哪些差异及其原因，提出有价值的建议，旨在为城乡失能老人享有均等的基本公共服务提供参考。

4. 有利于促进养老产业的发展

据推算，我国老年人护理服务的潜在市场规模很大，养老服务就业岗位有巨大的潜在需求。目前养老服务产品和养老护理人员的供给远不能满足日益增长的需求。探讨养老服务体系的建立，有助于养老产业的发展和养老服务领域的就业。

第二节　研究思路及方法

一　研究思路

失能老人长期照护服务体系的建立是完善养老服务体系的重点，本书以失能老人照护服务为研究对象，全面梳理和评析新中国成立以来养老服务的相关政策法规，以福利社会学、社会保障学等相关理论为研究的理论基础，主要运用需求理论和福利多元主义对中国失能老人照护服务的需求和供给两侧进行分析。通过广泛的问卷调查和深入访谈，收集大量的相关资料作为客观依据。以分析失能老人需求为切入点，就失能老人对照护服务模式、服务主体、照护服务的内容（项目）等需求进行全面深入分析，在此基础上从法规政策、资金来源、服务主体和内容（项目）提供等方面对服务供给进行分析。运用质性和量性分析方法、比较法、问卷调查和访谈等研究方法，对居家、社区和机构照护服务模式的优劣进行比较，分析三种照护服务供给对需求满足的程度以及存在的问题，提出构建城乡统筹的长期照护服务体系的建议。本书的研究有利于提高失能老人的生活质量，有助于实现老年人老有所养（医养结合）、老有所乐、老有所教、老有所料（长

期照护）、老有所终（临终关怀）和老有所归（死亡照料）的目标。

二　研究方法

（一）文献分析法

笔者通过丰富的网络和图书资源，查阅了新中国成立以来有关养老服务的法规政策，广泛搜集了国内外学者对失能老人长期照护服务体系问题的相关研究文献和典型事例，掌握了该研究领域的最新研究成果，为深入研究奠定了基础。

（二）问卷调查法

在近三年的时间里，笔者的研究团队编制了针对失能老人、社区工作人员、养老机构管理和护理人员、普通大众等的问卷。选择东、中、西部地区，采用随机抽样调查的方法，对养老机构、失能老人及家人进行调查，问卷基本上覆盖了除台湾、港澳、西藏以外的国内地区。参加问卷调查的学校有重庆大学、南京财经大学、重庆三峡学院、重庆长江师范学院、四川外语学院、云南玉溪师范学院、重庆计算机职业学院等，主要发放了三次问卷：

2012年1—2月第一次针对四类人群发放问卷，包括：针对失能老人（发出问卷320份，收回280份，回收率87.5%；2013年进行了补充调查）、针对普通大众（发出问卷1205份，收回1042份，回收率86.5%）、针对社区工作人员（发出问卷550份，收回468份，回收率85.1%）进行的问卷调查；针对养老服务人员发放的问卷（发出700份，回收564份，回收率80.6%）。

2013年6—8月进行了第二次问卷调查。就中国建立长期护理保险问题，与南京财经大学合作对老年人进行的调查，发放问卷3900份，回收有效问卷3167份，有效回收率为81.21%。这次问卷发挥了两校学生主要分布在东西部的优势，使问卷较均衡地覆盖了全国所有的地区（台湾与港澳地区除外）。主要调查了老年人生活状态及其对长期护理保险的需求情况，本书选择了681位失能老人的样本进行了深入分析。

2014年2—4月进行了第三次问卷调查。为了弥补调查数据的不足，2014年我们又针对60岁以上老年人的养老需求进行了专项调查，

发放问卷 2000 份，回收有效问卷 1732 份，回收率 86.6%。选择了
311 位 60 岁以上失能老人的样本对照护服务需求进行了全面分析。

在 2012 年之前，我们曾经就养老服务的问题也做过部分调查和
访谈，包括对养老服务人员的调查，以及社区居家养老服务状况的调
查。本书使用了其中少部分数据。这部分数据具体使用情况见本书当
页的注释。

（三）访谈法

由于失能老人大多文化程度低、听力下降、行动不便，用问卷调
查法很难实现调查的目标，所以特别加重了访谈调查。我们动员了重
庆大学几个年级的部分研究生和本科生利用寒暑假在全国大多数省份
收集了访谈资料。选择了东、中、西部的部分地区和香港特区，东部
有上海、南京、广州、深圳、北京、三亚等城市，中部有河南、湖
南、湖北、山西等省，西部有重庆、四川、贵州、兰州、西安、南宁
等地区作为主要访谈地区。将政府部门和老龄委、养老机构、失能老
人及其家属、社区工作人员、护理人员、普通居民作为主要的访谈对
象，走访了基层政府相关部门和老龄委的工作人员约 50 人、养老院
和敬老院 200 个左右、失能老人 300 多位、社区工作人员约 100 位、
养老机构的管理人员约 100 位、护理员约 100 位以及普通老年人若干
等，我们选择了其中典型的事例写进书中。

（四）比较法

本书比较了国内外针对失能老人构建照护服务体系方面的措施和
经验，对失能与非失能老人、高龄与非高龄失能老人对照护服务的需
求、对城乡和东西部社区照护服务、公办与民办养老机构的照护服务
等进行了比较分析。尤其是比较了国外法律法规的完善和照护模式，
借鉴国外先进的经验进行分析。比较研究涉及的国家有美国、加拿
大、英国、法国、瑞典、韩国、新加坡等，还有中国的香港和台湾地
区。笔者运用国内外相关研究成果，有利于实现预期研究目标。

（五）统计分析法

在问卷调查数据进行收集整理的基础上，笔者运用 SPSS 统计分
析软件对数据进行统计分析，在研究中采用了描述性统计分析、交互
分析、卡方检验、相关性分析、多元回归分析等分析方法就失能老人

对照护服务模式的选择意愿、照护服务内容（项目）需求进行了全面
分析。

第三节　相关理论阐述

一　相关需要理论

马斯洛是著名的社会心理学家，西方人类需要理论的奠基者。他
提出的需要层次理论和自我实现理论是人本主义心理学的理论基础。
1943 年 7 月，马斯洛的《人类动机理论》发表在《心理学评论》上，
引起了巨大的反响，书中详细阐述了"需要层次"理论，他在首页写
道："人类的需要构成了一个层次体系，即任何一种需要的出现都是
以较低层次的需要的满足为前提的。人是不断需求的动物……"马斯
洛最初的层次理论包括五个层次的需要：生理、安全、爱、尊重、自
我实现，而每当一种需要得以满足，另一种需要便会取而代之。[1] 之
后马斯洛对需要层次理论进行了修正与发展。在《匮乏性动机与成长
性动机》一文中，马斯洛区分了成长性动机与匮乏性动机这两种不同
的动机：匮乏性动机指的是机体的基本需要或匮乏性需要，"这些匮
乏就好比为了健康的缘故必须填充起来的空洞，而且必定是由其他人
从外部填充，而不是主体填充的空洞"。成长性动机，则是指被自我
实现的趋向所激发。从这里我们看到，马斯洛对基本需要的概念进行
了一定修改，它只限于生理需要、安全需要、归属与爱的需要以及尊
重的需要；而自我实现的需要则从基本需要的范畴中分离出来并进入
到成长性动机（或超越性动机）的范畴。[2] 他在阐述这一理论时认为
人类的需要像阶梯一样从低到高按层次分为五种，分别是：生理需
要、安全需要、社交需要、尊重需要和自我实现需要。在自我实现需
要之后，还有自我超越需要（Self-Transcendence needs），但通常不作
为马斯洛需要层次理论中必要的层次，大多数会将自我超越合并至自

---

① 马斯洛：《马斯洛人本哲学》，成明编译，九州出版社 2003 年版，第 1 页。
② 同上书，第 19—21 页。

我实现需要当中。他的需要层次理论基于两个基本出发点，即人人都有需要，某层需要获得满足后，另一层需要才出现；在多种需要未获满足前，首先满足迫切需要；该需要满足后，后面的需要才显示出其激励作用。在五种需要中分为两级，其中生理上的需要、安全上的需要和感情上的需要都属于低一层次的需要，这些需要通过外部条件就可以获得满足；而尊重的需要和自我实现的需要是高级需要，它们是通过内部因素才能满足的，而且一个人对尊重和自我实现的需要是无止境的。同一时期，一个人可能有几种需要，但每一时期总有一种需要占支配地位。即使有更高层次的需要，第一层次的任何需要也不会消失。各层次的需要相互依赖和重叠。

马斯洛在《Z 理论》一书中进一步区分了健康型自我实现与超越型自我实现。健康型的自我实现者主要是更实际、更凡俗的人，他们更多地生活在匮乏需要的世界；超越型的自我实现者则可以说更经常地生活在存在水准即目的水准、内在价值水准上，更明显地受超越性动机支配。他将健康型自我实现者的动机放在麦格雷戈的 Y 理论层次上，而将超越型自我实现者的动机置于 Z 理论层次上。[①] 这样，他的需要层次理论便发生了整体性的转换，也就是由原来的五层次论变成由 X 理论、Y 理论和 Z 理论依次向上递进所构成的三层次论。[②] 据此，可以得出马斯洛需要层次理论的一个完整划分架构，如图 1—1 所示：[③]

---

① X 理论、Y 理论和 Z 理论均属于管理学理论，都建立在一定的动机论基础上。X 理论和 Y 理论由麦格雷戈提出，他将当时流行于美国企业界的专制管理办法称为"X 理论的管理办法"。这种理论把人看成是被利用物，看成是无个体性的存在，认为一般人都仅仅生活在生理需要层次。麦格雷戈抨击了 X 理论的管理办法，并基于马斯洛早期的需要五层次论提出了 Y 理论管理办法，该理论不再将人看作物，其人性的发展程度涵盖了从发育不全到丰满人性的各个水准。从需要层次上看，Y 理论立足于从安全需要到自我实现需要的各个层次。但随着马斯洛对两种不同类型自我实现者的区别，他对 Y 理论又有了不满足之感，由此便产生了 Z 理论。Z 理论并不排斥 X 理论和 Y 理论，而是在此基础上进一步强调，超越型自我实现者受到超越性需要即超人类价值、存在性价值或宇宙价值的激励。马斯洛实际上已将超越性需要与一般自我实现需要区分开来。如果将超越性需要纳入需要层次系统，马斯洛需要层次论可以按由低到高依次排列为六个阶层，即生理需要—安全需要—归属与爱的需要—尊重需要—健康型自我实现需要—超越型自我实现需要。
② 马斯洛：《马斯洛人本哲学》，成明编译，九州出版社 2003 年版，第 29—31 页。
③ 裴颖：《我国城市养老服务需求体系及政策制定研究》，硕士学位论文，同济大学，2009 年，第 9 页。

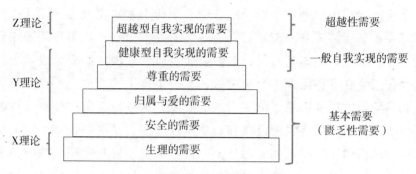

图1—1   马斯洛需要层次理论

美国耶鲁大学教授阿尔德弗把马斯洛需要层次论中的五个层次简化为三个层次，即生存需要、交往需要和发展需要，分别取其英文单词的第一个字母，简称为ERG理论。生存需要相当于马斯洛需要层次理论中的生理需要和部分安全需要，交往需要类似马斯洛需要层次理论中的全部社交需要、部分安全需要及部分尊重需要，发展需要相当于马斯洛需要层次中的整个自我实现需要和部分尊重需要。[①] 其基本假设认为：多种需要可以同时存在，高层次的需要得不到满足，低层次的需要才会更强烈等。[②] 之后，美国哈佛大学心理学家麦克利兰发展了需要理论，体现在他阐述的成就需要理论中。

二   福利多元主义理论

20世纪70年代，发达国家社会矛盾日益突出，人们对福利国家制度带来的许多问题开始思考和质疑，在这样的历史背景下产生了福利多元主义理论。福利多元主义概念源于1978年沃尔芬德提交给英国的报告：《沃尔芬德的志愿组织的未来》，在报告中主张"将志愿者组织纳入社会福利提供者的范围，将福利多元主义应用于英国社会政

---

① 颜光华、李建伟：《从人类需求理论视角对"注意力经济"的探究》，《财经研究》2000年第9期，第16、21页。
② 贾晓明、赵曙明：《对马斯洛需求理论的科学再反思》，《现代管理科学》2004年第6期，第3—5页。

策的实践"①。之后英国福利经济学家罗斯（Rose）在《相同的目标、不同的角色——国家对福利多元组合的贡献》一文中详细阐述了福利多元主义概念，他指出："社会福利不仅仅只是国家的责任，而应当是家庭、国家和市场三个部门共同的责任……市场、国家和家庭在社会中提供的福利总和即社会总福利，用公式表示为：TWS = H + M + S，其中，TWS 是一个社会的总福利，H 代表家庭提供的福利，M 代表市场提供的福利，S 代表国家提供的福利；市场、国家和家庭作为单独的福利提供者都存在一定的缺陷，因此需要三个部门联合起来，相互补充，扬长避短。"② 罗斯的福利三分法后来成为学者们研究福利多元主义的分析基础。德国学者伊瓦斯（Evers）在罗斯的理论基础上构建了理想福利三角理论，认为"市场对应的是正式组织，体现为价值的自主选择；国家对应的是公共组织，体现的是价值的平等和保障；家庭作为非正式的或私人的组织，体现的是团结和共有的价值"。约翰逊（Johnson）在罗斯的福利三分法基础上加进了志愿机构，将提供社会福利部门发展成为四个部分：（1）国家部门提供的直接和间接福利；（2）商业部门（commercial sector）提供的职工福利，向市场提供有营利性质的福利；（3）志愿部门（voluntary sector），如自助、互助组织、非营利机构、压力团体、小区组织等提供的福利；（4）非正规部门（informal sector），如亲属、朋友、邻里提供的福利。在这个社会福利多元部门的结构下，分权（decentralization）和参与（participation）是实现社会福利多元化的途径。③ 约翰逊的福利四分法是福利三分法的进一步细化，之后志愿部门的引入受到不少学者的关注和研究。伊瓦斯后来也对自己的福利三角理论进行了修正，将社会福利的来源发展为市场、国家、社区和民间社会这四个部分。④ 福利多元主

---

① 彭华民、黄叶青：《福利多元主义：福利提供从国家到多元部门的转型》，《南开学报》（哲学社会科学版）2006 年第 6 期，第 40—48 页。

② Rose, R., "Common Goals but Different Roles: The Stat's Contribution to the Welfare Mix", in Rose, R., & R., Shiratri (ed.), *The Welfare State East, and West*, Oxford University Press, 1986.

③ 彭华民：《福利三角：一个社会政策分析的范式》，《社会学研究》2006 年第 4 期，第 157—169 页。

④ 彭华民、黄叶青：《福利多元主义：福利提供从国家到多元部门的转型》，《南开学报》（哲学社会科学版）2006 年第 6 期，第 40—48 页。

义理论的核心观点是将政府由社会福利中的单一供给者转变成社会福利的规范者和管理者，社会福利由多个主体承担，即对福利供给主体进行多元组合安排，将原来仅仅由国家全面提供福利转变为由社会多个部门共同提供福利，在社会不同部门参与下，重视家庭、社区和其他非正式组织，也就是由福利国家逐步转型为福利社会，以化解福利国家的危机。这一理论产生于西方国家，是为了解决这些国家的福利危机问题，但随着这一理论的发展，如今已成为许多国家制定社会政策和解决养老服务问题的理论支持，并且在与福利相关的研究中扮演了重要角色。

三　理论框架

为了准确把握失能老人的照护服务问题，需要有科学的理论视角，需要理论与福利多元主义理论为我们提供了很好的理论视角和研究范式。需要理论与福利多元主义理论已被广泛运用到老年服务和老年福利的研究之中。马斯洛的需要理论虽然也受到一些批评，但主要部分仍为许多研究提供了理论指导。需要理论为我们分析失能老人照护服务需求提供了一个较好的研究视角，不少学者用这一理论分析老年人的不同层次的需求，有利于研究的进一步深入。根据失能老人对照护服务的需求，制定与失能老人相关的政策，从而建立完整的照护服务体系，已成为政策制定者和学者们研究的共识。从福利多元主义理论看，其核心理念已融入许多国家福利提供的研究范式之中。本书主要运用需要理论对失能老人这一特殊群体的需求进行全面分析，从而了解怎样的供给才能满足失能老人照护服务的需求，为提出构建长期照护服务体系的建议奠定基础；运用福利多元主义理论提供的研究范式，分析长期照护服务的供给主体、供给内容以及资金来源等问题，同时还运用老年社会学、社会保障等相关理论对研究内容进行分析，以实现研究的目的。

本书运用上述理论分析框架，分三大模块进行研究，即分析失能老人照护服务的需求、照护服务的供给和服务体系的构建。以分析失能老人照护服务需求为起点，根据失能老人的需求分析他们如何选择照护服务模式、照护服务主体、照护服务内容等；家庭（包括亲朋好友）、政府、社区、市场和民间为失能老人提供了哪些照护服务，存在什么问题；在此基础上分析构建怎样的照护服务体系才能提供有效的照护服务。本书还要分析我国有关养老服务的法规政策的沿革，从而看到我国近年来养老服务的法规政策的巨大变化，并将我国近年来的法规政策的主要精神贯穿于整个研究之中，使研究更贴近国情和照护服务发展的实际。

第四节　文献综述

一　国外文献综述

（一）关于老年人需求和照护的论述

西方学者将老年人的需求概括为三个"M"：第一个"M"是Money，即物质需求，也叫收入保障或经济保障；第二个"M"是Medical，即医疗需求，也叫医疗保障；第三个"M"是Mental（或Mind），即精神需求，包括精神慰藉、心理满足等。尼古因（Peter V. Nguyen）于2008年12月发表论文《关于移民和老年人长期照料的一项探索性研究》中指出老年人具有复杂的需求。国外的学者对照护的特殊性和本质有深入理解，有代表性的观点是玛丽和简（Mary & Jane，2000）的论述，他们主要从三个角度分析社会照护：第一，照护是一种特殊的劳动，应关注照护发生的环境和条件，照护是一种劳动行为，是有价值的。第二，照护产生于一定的责任和义务的框架（规范）中。照护产生于社会或家庭关系、责任的背景之下，如社会伦理和规范。第三，照护活动是有成本的，既有经济方面也有情感方面。卡罗尔（Carol，2003）认为照护的理解可从四个方面阐述：照护的定时性，即照护在一定的时间内进行；照护的接近性，即照护者在提供服务的过程中始终与被照护者有紧密或者较紧密的接近；照护者的努力，即照护者努力的程度和方向需以满足照护者的不同需要为出发点；被照护者的回应，即被照护者在接受帮助的过程中其回应是不同的，有些可能全身心地接受，有些可能不太愿意接受别人的帮助。在英国，社区照顾通常是指通过非制度性的方式对老人进行照料和安置，这种方式沿用了 40 年之久，在其他提倡社区照顾的英语国家也采用类似的方式。……在英语国家，社区照顾是一个被广泛运用的术语，但大多数概念界定模糊、内涵宽泛。

（二）关于照护模式的论述

国外的许多学者对照护服务模式进行过深入的探讨。20 世纪 60 年代西方国家就提出了 "Aging in Place"（在合适的环境中养老）这一理论，率先开始推行社区老年照护服务（Community Care for the Elderly）的是英国，巴利（M. Bayley）将社区照顾分为"在社区内照顾"和"由社区照顾"两种模式。英国学者沃克总结了社区照顾的三种含义：（1）在社区内施行照顾；（2）由社区来负责照顾；（3）对社区进行照顾。亚当·帕菲和德米（Adam Pavey & Demi Pstaios, 1999）将社区照顾分为正式照顾与非正式照顾。到了 80 年代，西方发达国家在社区照护服务方面的发展已日趋成熟。美国学者维多利亚（Victoria E. Bumagin, 1990）在其著作《协助老年家庭》中主张发展老年人社区照顾。莱赫托（Lehto, 1999）认为机构养老容易造成社会疏离，难以帮助老人过上有意义的生活或者达成老人适应环境的目的。另外，养老机构不易满足不断增长的养老和服务需求。家人和亲友虽是照顾老人的重要力量，但西方传统习俗下老人和子女分开居住也导致家庭养老的弱化。因此社区有必要在照料老人方面承担更多责任。谢里（Sherry Anne Chapman, 2002）也认为，与机构养老相比，社区提供照护对于居家生活的老人来说是最便利、最适宜的养老方式。

对于养老机构提供的照护服务，萨莉·雷德芬（Sally Redfern, 2002）等认为养老机构提供的照护服务一般是针对身体残障或自理能力差的老人的医疗护理，但这些专业医护服务收费很高，影响了养老机构的入住率。比如据调查数据显示，2004 年美国约有 3600 万 65 岁以上的老年人口，其中 4% 入住养老机构；85 岁以上高龄老人中 17% 入住养老机构。考科斯（Cox E. O., 1994）出版的《老年社会工作实务的增权取向》中也对养老方式问题进行了专门的探讨和分析，特别是对政府和社会具体服务方面进行专门的探讨和分析，并提出了一些具体服务举措。米勒和瓦尔马（Millar & Warma, 1996）认为家庭政策类型与家庭制度和社会政策模式有关。国外学者并不排除家庭成员对老年人的照护，斯托勒（Stoller，1998）等人则认为，除配偶外，成年子女是老年人的主要照顾者以及支持来源，并且总的来说女儿所做的照护工作要比儿子多。一般而言，子女都会以不同的方式与父母进行互动并尽孝。吉尔斯（Howard Giles）于 2003 年 5 月发表论文，用案例研究方式列举了各种养老方式面临的无奈与困惑。

（三）对照护服务评估的论述

乔舒亚（Joshua M. Wiener，2007）等通过对比英国、德国、澳大利亚以及日本四个国家在长期照料服务质量监管方面的经验，分析了失能老人长期照料的质量监管问题。美国、英国、澳大利亚、荷兰等西方发达国家为确保家庭护理服务的经济效益和社会效益，建立了较为完善的家庭护理评估体系。凯克（Kanc，1998）于 20 世纪 80 年代提出包含六个指标的养老机构服务质量测评工具，包括入住老年人的认知能力、健康影响、社会活动、生活自理能力、躯体功能以及满意度。以 MDS 数据库为基础，美国卫生研究分析中心（The Center for Health System Research and Analysis，CHSRA）在 MDS 数据库的基础上提出了一个新的质量评估指标体系，该体系包含 24 个条目，从功能、生理、心理社会和药物等方面对养老机构服务质量进行评价。养老机构的监督系统——OSCAR（Online Survey Certification and Reporting，在线调查认证与报告），是美国测量养老机构服务质量的全国性数据库，可以对养老机构的行为是否符合相关部门颁布的法律法规作出评价。

除上述对各种照护模式的研究外，国外学者对老年人的需求与影响老年人选择哪种养老方式的因素也有研究，如布兰奇（Branch L. G.，1982）对老年人的人口学特征、经济状况、身体状况、家庭情况等老年人个体因素如何影响机构养老服务需求进行了分析。沃尔夫（Wolf R. S.，1978）、哈林顿（Harrington C.，1987）等人通过分析机构养老服务需求的影响因素如政策及社会体系等，得出结论：年龄、性别、是否有人照顾和身体状况等因素都会在不同程度上影响老年人机构养老服务的需求及意愿。老年人对养老机构的需求会随着年龄增长和身体状况下降而增加；女性入住养老机构的意愿要强于男性，但对寿命进行调整后，性别与机构养老服务需求不再相关。詹姆斯

（James D.，1998）选取 3837 名老年人为研究对象，对联邦医疗救助计划（Mediaid）和经济因素背景下老年人机构养老服务需求的影响因素进行分析，结果显示，由医疗救助计划提供入住机构养老所需相关费用的老年人更愿意入住养老机构，同时，无配偶、子女人数少的老年人，生活不能自理或是存在认知缺陷等的老年人也同样更愿意选择机构养老；由自己支付入住机构养老相关费用的老年人，选择入住养老机构的意愿相对较低。

二　国内文献综述

（一）关于失能老人的界定

唐钧（2014）通过综合分析部分学者的相关论述后认为失能老人有狭义和广义之分。宁宏（2009）提出："所谓失能老人，是指生活完全不能自理，必须依赖他人照料的老年人。"倪荣（2010）等从长期照料的角度来界定失能老人："长期照料（Long-term Care）一般是指为生活完全不能自理，必须依赖他人照料的失能老年人群提供的综合性服务。"唐钧根据这几位学者的界定，认为必须依赖他人提供综合性服务而生存的老人，可以被视为对失能老人的一种狭义的定义。潘金洪（2012）等提出："失能老人是指因年迈虚弱、残疾、生病、智障等而不能独立完成穿衣、吃饭、洗澡、上厕所、室内运动、购物等任何一项活动的老人（即失去日常生活自理能力的老人）。"俞群（2012）等则认为："失能老人主要是指丧失部分或全部日常生活自理能力的 60 岁及以上老年人。"唐钧认为可以将潘金洪、俞群等人对失能老人的定义看作广义的失能老人的定义。

（二）对失能老人照护服务需求的分析

武学慧（2010）等对上海市老年人口长期护理需求进行了实证调查和分析。调查显示有 90.91% 的老人有长期照护需求意愿，81.82% 的老人愿意以居家照护的形式接受子女或配偶照护，认为基于有家庭成员进行长期护理所带来的沉重经济、精神等负担，应倡导发展居家与社区相结合的护理方式。俞群（2012）对上海漕河泾 1500 名老人进行日常生活活动能力量表（ADL）测评，调查失能老人社区照护需求，提出探索"三老联动"一体化照护服务模式、增加养老床位、社区医生将社区和家庭作为主要工作场所、深入家庭进行健康教育等合理化建议。景跃军、李元（2014）指出由于我国失能老年人剧增，对照护服务的需求急剧上升，而目前这方面的供需失衡，提出了建立并完善我国老年人长期护理社会保险的对策。席恒（2015）从养老服务的内容、形式等要素进行分析，提出了满足不同人群养老需求的养老服务方式——分层养老。

（三）关于照护服务模式的研究

对家庭养老模式的探索。姚远（2001）认为：家庭养老是家庭养老模式与家庭养老方式的总称。两者是一个问题的两个方面，家庭养老模式是以血缘关系为基础由家庭成员承担责任的一种养老模式，与社会养老模式相对应。而家庭养老方式，是一种行为方式。模式体现了对养老问题的基本认识、基本原则和基本的价值观。养老方式是解决养老问题的具体实施过程。解决养老问题，首先要解决认识问题，也就是了解和认识养老模式。然后才是养老的具体方式问题。所以，养老模式与养老方式代表了认识和解决养老问题的不同方面。邬沧萍（2001）认为中国的家庭养老已成为东方文化的特点，也已受到人类最先开始老龄化的发达国家的青睐。对于家庭养老问题，我国学者的共识是，家庭养老将会在我国存在一个很长时期，家庭养老模式必须坚持，特别是在广大的农村，更是如此。沈长月（2011）对三种养老模式的养老意愿、主体、资源、成本、投入、便利性、安全性、舒适度等方面进行了对比。张明锁（2014）谈到"家庭式"照护模式在西方也是备受关注和推崇的，发达国家的"伙伴家庭"失能老人照护经验也告诉我们，家庭在失能老人的长期照护中有着不可替代的优势和作用。

近年来学者们对居家养老的研究较多。穆光宗（2002）认为家庭养老制度的变革与路线首先是从家庭养老向社会养老和自我养老演变，家庭养老和社会养老的关系是此消彼长的。许多学者认为，社区居家养老是家庭和社会养老相结合的养老方式。刘婕（2012）等通过对上海720户城市居家失能老人及其主要亲属照顾者进行抽样调查，认为除从家庭获得支持外，需要政府和社会提供支持。张娴（2012）等人提出的社区失能老人"三老联动"一体化长期照料服务模式，能为失能老人提供养老、护老、终老的社区医疗服务保障。李敏

（2014）以北京为例，认为家庭养老仍是主要的养老方式，社区居家养老备受青睐，尤其是中等收入的老年人更偏好于社区居家养老。杨团（2014）认为政府支持的长照服务主要体现在机构而不是社区和家庭。学者们对社区居家养老的现状和问题进行了分析，总结了各地探索居家养老和照护中的典型经验。

学者们对机构养老进行的研究集中在机构照护的意愿、需求以及影响因素方面。如肖云等（2013）、韦云波等（2010）、董沛等（2010）、张会君等（2011）、赵怀娟（2013）等学者在对各地调研的基础上，对机构提供的养老和照护服务的满意度、养老机构提供服务的状况、护理人员的培育、资金的运行、提供照护服务的项目和质量进行了调查，认为养老机构在医疗康复、精神慰藉、临终关怀等方面的服务存在一些问题，尤其是民营养老机构因为资金和服务供给相对不足，同时提出了如何改进的建议。

（四）关于中国建立长期护理保险的研究

戴卫东等（2007）对中国人民健康保险股份有限公司推出"全无忧长护险"的动因及阻滞因素进行探讨，认为中国未来老年生活护理制度不能仅仅依靠商业保险，应以社会保险为基础。王杰等（2007）针对我国老年护理的现状，提出在中国建立长期护理保险的选择思路，并对其从价值支持、意识形态支持、成本支出和路径支持四个方面进行了制度经济学的可行性分析。施巍巍（2011）等在《德国长期照护保险制度研究及其启示》中对德国长期照护保险的背景和成因及其体制、实施效果进行分析，得出对我国的启示。

（五）关于护理工作者培育的研究

中国老龄科学研究中心课题组（2011）认为目前护理员队伍存在很大的问题，有近半数的养老机构护理员都在5人以下，护理员学历层次较低，有专业证书的很少。肖云等（2013）认为民营养老机构护理队伍发展困难的原因有：社会偏见的压力、政策扶持缺位、护理人员自身观念偏差、工作强度大收入低、缺乏科学的培训体系、激励措施过于单一，并提出了相关建议。赵怀娟等（2013）通过调查，发现目前居家照护者存在投入时间多、照护工作繁重、社会支持弱等问题，并且认为家庭照护者的年龄、职业、健康状况、消极感受以及代际关系等都影响着家庭照护服务的供给，基于此提出了相关建议。陈义媛（2013）认为老年护理从本质上说它是一种"情感劳动"，养老机构不仅控制了护工的身体，也控制了护工情感，护工采取了隐性抗争策略对待这种控制，不利于护理员队伍的发展。徐新鹏（2014）运用冰山模型对长期照护服务人才队伍进行了分析，从不同的角度对造成护理人员超负荷的原因、护理人员素质等方面进行了论述。

（六）对建立长期照护服务体系的探索

党俊武（2009）分析了中国失能老人的严峻形势，提出建立长期照护服务体系是应对人口老龄化挑战的重要战略举措。宋岳涛（2009）认为：建立老年长期照护服务体系与建立老年养老服务体系和老年医疗服务体系同样重要。张斌（2013）等以辽宁省为例，阐明了构建老年长期照护服务体系的必要性，探讨了构建社区失能老人长期照护服务体系的对策。吴蓓（2007）以上海为例，对城市社区服务的提供、人力资源、资金运作、照护力量等方面进行了系统的分析，提出了如何建立城市社区居家照护体系的建议。肖云（2013）分析了中国失能老人的生存困境后认为必须要尽快建立长期照护保险以解决失能老人的照护资金问题。朱浩（2014）通过对西方国家老年人家庭照护者支持政策的分析，认为老年服务政策在针对老年人个体的同时也应包括其家庭，同时社会化养老服务应该连接正式照顾和非正式照顾的关系；政府应该出台相应的法律法规或成立专门的部门来协同管理家庭福利。杨团（2014）认为构建我国长期照护体系，将有效资源进行合理配置，首先需要明晰我国在解除"照护贫困"方面的优劣长短。长期照护服务体系需要三大体系的支撑，即生活照顾体系、医疗服务体系和辅助社会支持体系。

除上述对失能老人需求与照护服务的探讨外，还有杨燕绥（2014）对关于老龄社会对经济发展推动的作用的探讨；原新、党俊武等（2009）、唐钧（2014）、杨团（2014）、田钰燕（2014）等对失能老人照护服务政策的探讨；王晓庆（2012）对中国老龄政策问题的探讨；唐钧（2014）对护理补贴制度的探讨；吴宏洛（2014）医疗制度设计对失能老人救助功能的探讨——基于医养结合长期照护模式的考察；赵利平（2014）"以房养老"的法律保障路径探索。

（七）研究评述

国外长期照护服务的研究早于中国，对于失能老人照护服务的理念、方式和资金以及护理保险等问题进行了详细探讨，对长期照护模式进行了深入的研究，对失能老人在长期照护方面如何获得社会支持、如何分担照护责任以及对照护服务的评估等方面进行了较为完善的阐述，取得了很多研究成果，为我们的研究奠定了理论基础。在他们的研究中对长期照护服务成功经验的介绍和总结，为中国在构建长期照护服务体系上提供了重要的借鉴。国内长期照护服务的研究相比世界上发达国家起步晚，但近年来由于政府的重视，学者们积极探索，积淀了较多的研究成果。研究涉及失能老人的照护需求及其变化、失能老人照护模式和方式、失能老人照护服务理念、照护服务队伍优化、长期照护保险的建立、照护服务体系构建、养老机构的发展和监管、失能老人的权利保护等，为中国长期照护服务在理论上进一步探讨奠定了坚实的基础。

从国内外的研究成果看，许多国家的政府和学者们高度重视失能老人的照护服务问题，研究持续多年，研究的范围从对失能老人照护的具体问题发展到更广阔的领域，从运用社会保障理论、社会学理论扩展到管理学、经济学以及法学等相关理论，使研究逐步深入；研究的方法也从单一的质性研究发展到质性与量化研究相结合，从而使相关研究成果的信度大为提高。

目前研究的趋势是：对失能老人的研究正向顶层设计方面发展，如怎样完善政策和相关制度，如何完善政府购买服务和引导自愿服务等方面的政策和制度，以保证失能老人享受均等化的公共服务；研究的趋势还表现在向更加细化的方向发展，如失能老人情感、经济地位对老年人健康的影响、失能老人长期照护保险与经济影响的问题、对不同失能程度的老年人、不同失能群体需求的分析，各项社会保障制度与失能老人照护制度衔接分析，失能老人的医养结合、医养和文养结合等。但是，因国情不同，尤其是中国城乡二元结构的许多遗留问题是国外特别是发达国家没有经历过的，因此只能借鉴国外部分研究成果，不能完全照搬。国内针对失能老人的研究多为某一地区或某一方面，较为分散，全面系统地分析失能老人的需求很少，提出完整的照护服务体系建议很少，需要对照护服务相关政策法规、制度、照护模式、护理队伍以及监管机制进行全面研究，提出完整的建议。

第五节　主要概念界定

一　失能、半失能老人

《老年人权益保障法》规定："我国的老年人是指年满 60 周岁以上的中国公民。"[①]

笔者在总结学者们对失能老人界定的基础上，采用广义的失能老人概念。失能、半失能老人指丧失或部分丧失生活自理能力，必须依靠他人照料的 60 岁以上的老人。日常生活自理能力（activities of daily living, ADLs）作为测定老年人独立生活能力的工具，最早是由 Sidney Katz 于 1963 年首先提出的，是用以评价老年人照护需求的主要指标。按照国际通行的日常生活活动能力量表（ADL）的标准分析，ADL 分为基础性日常生活活动（basic activity of daily living, BADL）和工具性日常生活活动（instrumental activity of daily living, IADL），具体由躯体生活自理量表（6 项）和工具性日常生活能力表（8 项）组成。躯体生活自理量表中的 6 项为：上厕所、进食、穿衣、梳洗、行走和洗澡；工具性日常生活能力量表的 8 项为：打电话、购物、备餐、做家务、洗衣、使用交通工具、服药和自理经济。这一标准在中国运用时进行了修订，主要用于评定被试者的日常生活能力。学术界和研究部门一直以来主要是借助各种 ADL 量表，综合构造出一个指数来反映老年人基本生活能力的状况。该量表将吃饭、穿衣、上下床、上厕所、室内走动、洗澡 6 项指标中，一到两项"做不了"的，定义为"轻度失能"，三项到四项"做不了"的定义为"中度失能"，五项到六项"做不了"的定义为"重度失能"（参考 Lawton 和 Brody 等 1969 年制定的 6 项躯体自理量表）。[②] 笔者认为全失能老人为重度失能老人；半

---

① 《中华人民共和国老年人权益保障法》，法律出版社 2013 年版。
② 中国老龄科学研究中心课题组：《全国城乡失能老年人状况研究》，《残疾人研究》2011 年第 2 期，第 11—16 页。

失能老人为轻度失能老人或中度失能老人。失能包括身体失能（日常起居困难）、心智失能（认知困难）和感官失能（视力或听力障碍）等。[①] 为了研究中阐述简便，本书所指的失能老人包括全失能老人和半失能老人。一般情况下也包括失智老人。在书中如果涉及全失能老人与半失能老人的比较时会区分两个概念。

二　长期照护服务

照护，即照顾护理，与照料相比，"照护"偏重于护理，针对失能、半失能老人提出的照护，更能体现对失能老人在生活照料基础上的专业医学的内容。学者们对长期照护有过较多的界定或论述。如美国健康保险学会（HIAA）的定义，长期护理是指"在一个比较长的时期内，持续地为患有慢性疾病，譬如早老性痴呆等认知障碍或处于伤残状态下，即功能性损伤[②]的人提供的护理。它包括医疗服务、社会服务、居家服务、运送服务或其他支持性的服务"[③]。世界卫生组织（WHO）将其定义为，"由非正规照料者（家人、朋友、邻居）和专业人员（卫生、社会工作者和其他）进行的活动体系，以保证缺乏完全自理能力的人能够根据个人的优先选择，保持较高的生活质量，并享有最大可能的独立、自主、参与、个人充实和人格尊严"[④]。邬沧萍则将长期照护定义为在一段较长的时间内，为生活不能自理的老人所提供的日常生活照料和医疗护理服务，包括医院临床护理，愈后的医疗护理，康复护理和训练等。[⑤]

笔者根据上述界定结合对失能老人的研究，将长期照护服务（Long-Term Care，LTC）界定为，在较长的时间内，为因各种疾病、意外、身体衰弱或精神受损，失去生活自理能力的老年人提供的日常生活照料、医疗护理、精神慰藉、社会交往和临终关怀等服务，包括医院临

---

① 裴晓梅、房莉杰：《老年长期照护导论》，社会科学文献出版社 2010 年版，第6页。
② 功能性损伤与身体缺陷有关，而认知损伤指的是一个人智力能力的损失和恶化。
③ 戴卫东：《长期护理保险制度理论与模式构建》，《人民论坛》2011 年第 25 期，第31—34 页。
④ WHO, "Long-Term Care Laws in Five Developed Countries: A Review", *Geneva*, 2000.
⑤ 邬沧萍：《老年人长期照料护理的社会政策和产业开发刍议》，华龄出版社 2001 年版，第 26 页。

床护理、愈后的医疗护理、康复护理和训练等。这一服务可以由多个主体提供，通常认为有正式的照护服务（由专业的护理人员如医务人员、获得资格证书的护工等提供）和非正式的照护服务（家庭成员、亲朋好友等提供）。本书特指针对失能老人、半失能老人的长期照护服务。

在世界卫生组织关于"长期照护"的定义中，列出了对失能老人进行长期照护的服务主体，即"非正式提供照护者（家庭、朋友和/或邻居）和/或专业人员（卫生、社会和其他）"。按中国国情来理解这个多样化的服务主体，可以归结成家庭、社区（朋友和邻居）、机构（卫生、社会和其他）三个层面，这与目前倡导的居家养老、社区养老和机构养老相结合的政策思路恰好吻合。[①]

三　长期照护服务体系

目前政府在社会养老服务体系建设"十二五"规划和学界对养老服务体系有界定，但对长期照护服务体系的界定不十分明确，根据养老服务体系建设"十二五"规划的界定，笔者将长期照护服务体系界定为：长期照护服务体系是与经济社会发展水平相适应的，以满足失能老人服务需求、提升失能老人生活质量为目标，面向失能老人提供生活照料、康复护理、精神慰藉、紧急救援和社会参与等设施、组织、人才和技术要素形成的网络，以及配套的服务标准、运行机制和监管制度。长期照护服务体系是养老服务体系中的重要部分。

[①]　唐钧、赵玉峰：《失能老人长期照护的政策思路》，《中国党政干部论坛》2014年第4期，第55—57页。

第 二 章

新中国成立以来养老服务
相关法规政策分析

根据宪法关于对公民年老有获得物质帮助等权利的精神，我国养老问题的相关法律法规逐步完善，许多法规政策体现在国务院及其有关部门制定的规定、办法、准则以及行业的规范和条例规章之中。本章对新中国成立以来养老服务相关法规政策发展的历程作一个梳理和阐述，旨在帮助我们深入理解养老服务问题的法规政策导向、行动原则以及具体措施，为提出失能老人的照护服务体系建议奠定基础。

第一节　养老服务法规政策初设阶段
（1949—1981 年）

1949 年新中国的诞生标志着新制度的建立和新政策的开启，因此将 1949 年作为养老服务法规政策的初设阶段的起点。以 1981 年作为这个阶段的结束，原因是 1982 年成立了中国老龄问题全国委员会，之后中国的老龄工作有了较大的变化。由于这一阶段初步设立了养老方面的法规政策，故称之为养老服务法规政策的初设阶段。1949 年人均寿命只有 37 岁，[①] 60 岁以上的老年人很少。这一时期针对老年人问题的法规政策不多，并且主要从经济上救济角度帮扶贫困老人，而不是从提供服务的角度制定养老政策。

---

① 林森：《中国人平均预期寿命的今昔——国庆 60 年专题策划之二》，《百科知识》2009 年第 16 期，第 11—13 页。

一 初设阶段养老服务相关法规政策

初设阶段的养老政策主要是针对解决农村五保老人基本生活颁布的。1953 年毛泽东同志在关于农业互助合作的两次谈话提出"互助组也要帮助鳏寡孤独",[①] 1954 年《中华人民共和国宪法》第三章第 94 条规定：中华人民共和国劳动者在年老、疾病或者丧失劳动能力的时候，有获得物质帮助的权利。国家举办社会保险、社会救济和群众卫生事业，并且逐步扩大这些设施，以保证劳动者享受这种权利。在这一阶段以宪法为根据，在婚姻法等相关法律中确认了家庭养老的责任。我国最早提出关于农村五保供养的法规性文件是 1956 年出台的《高级农业生产合作社示范章程》和 1960 年通过的《1956 年到 1967 年全国农业发展纲要》。1956 年的《章程》要求对丧失劳动能力和生活没有依靠的老、弱、孤、寡、残疾的社员，在生活上和生产上给予一定的安排和照顾，保证他们的吃、穿和柴火的供应，保证年幼的受到教育和年老的死后安葬，使他们生养死葬都有依靠，由此建立了五保制度。[②]《1956 年到 1967 年全国农业发展纲要》再次强调了五保制度，对农村的鳏寡孤独者和残废军人，做到保吃、保穿、保烧（燃料）、保教（儿童和少年）、保葬，使他们生养死葬都有指靠。[③] 后来这五保中，保"烧"改为保"住"，针对儿童和少年是"教"，针对老年人是"医"，对老年人的"五保"就是保吃、穿、住、医、葬。由于毛泽东的倡导和法规政策的明确规定，农村五保老人的生活照料服务依托农村合作社得到了基本的保障。1958 年《关于人民公社若干问题的决议》指出："要办好敬老院。"当年全国共办起 15 万多所敬老院，收养五保对象 300 余万人。[④] 之后又实行了集中供养与分散供养相结合，进一步解决农村五保老人无人照料问题。1962 年发布的

---

① 《毛泽东文集》第 6 卷，人民出版社 1999 年版，第 299 页。

② 窦玉沛：《健全中国特色社会救助制度的实践与思考》，《行政管理改革》2014 年第 10 期，第 9—14 页。

③ 《1956 年到 1967 年全国农业发展纲要》，中华人民共和国第二届全国人民代表大会第二次会议于 1960 年 4 月 10 日通过。

④ 董红亚：《中国政府养老服务发展历程及经验启示》，《人口与发展》2010 年第 5 期，第 83—87 页。

《农村人民公社工作条例（修正草案）》规定由生产队提取一定的公益金用于救济生活无着落的农村困难群体，直到 1978 年家庭联产承包责任制的实施，依托集体经济供养的五保老人的资金出现中断的危险，为了解决土地承包后五保老人依托的集体经济基金中断的问题，1982 年 1 月 1 日中共中央、国务院先后批转、出台了《全国农村工作会议纪要》（1982 年 1 号文件）等通知和条例，农村五保资金来源由集体公益金供养向村提留、乡统筹供养转变。

这一阶段城镇养老政策主要体现在国营企事业单位的退休制度方面，职工养老问题主要由政府和所在单位承担退休工资，生活照料和精神慰藉服务仍然是家庭承担责任。新中国成立初期养老福利的相关政策主要针对的是烈军属和城镇流离失所的老人，政府提供了一些救济、先后收容了孤老 10 万人左右，[①] 当时的收容与生产相联系，后来逐步演变为养老院，60 年代初期开始向福利服务方向转变。到 1964 年，全国福利机构发展到 733 个，收养城镇"三无"老人[②]近 7.9 万人。1978 年 5 月恢复成立了民政部，政府有了专门的机构对社会救济工作和福利工作进行管理，同时也开始推动养老服务法规政策的进一步完善。1979 年 11 月，全国城市社会救济福利工作会议重申福利机构工作方式是"以养老为主，通过适当劳动、思想教育和文娱活动，使老人身心健康，心情舒畅，幸福地度过晚年"。这一原则随后被进一步解释为"以养为主"、"供养与康复并重"，"福利机构由救济型向福利型的转变，由供养型向供养康复型的转变"。[③]

二　对初设阶段养老服务政策的评析

这一阶段养老政策的重心在农村，重点是解决"五保"老人的基本生活。除宪法对困难群体的生活保障有原则性的规定外，其他法律

---

① 《当代中国》编委会：《当代中国的民政》下，当代中国出版社 1994 年版，第 6 页。

② "三无"老人是指城市非农业户籍的无劳动能力、无生活来源且无法定赡养、抚养、扶养义务人，或者其法定赡养、抚养、扶养义务人无赡养、抚养、扶养能力的老年人。

③ 董红亚：《新中国养老服务 60 年》，2013 年 8 月 18 日（http://www.docin.com/p-690973977.html）。

法规关于养老问题的相关规定很少；养老服务政策主要针对的是农村的鳏寡孤独和城镇流离失所的老人，有浓厚的救济色彩，基本实现"应保尽保"；政府承担了这一类特殊困难群体的养老责任，资金来源是财政拨款和农村基层组织部分承担。这一阶段的法规政策明确了家庭养老的责任，普通农村居民是以集体经济为基础的家庭养老模式，表现为以血缘为纽带、大家庭亲属间互助为主的养老服务方式。城镇的养老政策主要体现在政府为少数国有企事业单位退休人员提供退休金，实行的是以政府提供的养老金为基础的家庭养老。而对于非国有或集体单位城镇人员和非城镇"三无"（包括特困）人员，政府基本没有专门的养老政策和提供物质帮助，这部分人员实行家庭亲属成员之间互助为主的养老服务方式。城镇"三无"人员可以入住政府提供的敬老院或福利院接受养老服务直到终老。1978年农村开始推行联产承包责任制，当时农民还没有大规模离乡，家庭养老模式几乎完全解决了中国的养老服务问题，对社会养老服务的需求不明显，政策基本没有提及失能老人照护服务问题。这一阶段养老服务需求与社会养老资源供给的矛盾并不突出。

这一阶段养老服务法规政策的不足主要体现在：（1）法律法规的相关规定较为宏观且不够全面。宪法对公民在年老的情况下，"有从国家和社会获得物质帮助的权利"的规定是原则性的，缺乏相关法律法规的具体规定进行配套支持。（2）养老服务政策覆盖面很窄。体现在养老服务政策上只针对城乡无依无靠的困难群体，没有针对广大城乡居民和生活不能自理的老人，反映出政府对养老服务的认识不够明确。（3）养老法规政策中缺乏倡导多元主体参与养老服务的规定。（4）政策缺乏突破家庭养老的局限。没有为未来社会福利社会化和养老服务社会化做准备，政策的制定缺乏前瞻性，直接影响了对养老服务模式的探讨和多元化养老服务制度的建立。（5）缺乏围绕着养老服务制定的相关配套措施，如老年福利、卫生、医疗、文化、硬件设施等。

这一阶段养老服务政策不足的主要客观原因是：新中国成立不久，百废待兴，对敌斗争和恢复经济建设是更重要的任务，没有精力将养老服务提到重要的议事日程。1966—1976年的"文化大革命"

中取消了内务部，我国民政事业遭受了严重挫折，救济和福利政策无法落实，养老服务政策不仅没有发展，在某些方面还有所倒退。在这一阶段中国人口平均寿命不长，老年人口不多等，政府没有将老年人问题作为重要的社会问题看待。孝道文化在养老服务方面还起着相当重要甚至是决定性的作用，千百年来家庭承担养老无限责任的意识根深蒂固，国家通过婚姻法、民法和继承法等法律确认了家庭养老的责任（鳏寡孤独除外），在这样的背景下，社会养老服务事业发展缓慢，没有引起群众的注意和不满。养老服务政策不足的主观原因在于政府的主要精力用于抓经济发展、社会救济和政治运动上，没有将普通大众的养老问题提到议事日程，养老服务政策制定缺乏前瞻性。政府对养老问题的认识局限在解决基本生活方面，没有注意养老服务特别是对失能老人的照护服务的问题。

总之，这一阶段养老服务的法规政策处于起步阶段，法规政策以解决老年人基本生活问题为主导，为以后相关政策的发展奠定了一定的基础，但其局限性也是十分明显的。上述养老服务法规政策的严重不足被当时子代自觉承担父代养老服务的责任所掩盖。

第二节　养老服务法规政策的探索阶段
（1982—1998 年）

以 1982 年作为探索阶段的开启年，是因为当年在联合国第一届世界老龄大会即将召开推动下，1982 年 3 月 23 日国务院批准建立了"老龄问题世界大会中国委员会"（后改为"中国老龄问题全国委员会"、"老龄协会"、"老龄委员会"）①。开创了我国老龄工作新时期。1983 年国务院正式批准中国老龄问题全国委员会为常设机构，之后各省、市、县、乡都成立了老龄工作委员会，基层成立了老龄工作的办事机构，遍布全国的老龄工作网络初步形成，从此中国有了稳定健全

---

① 1995 年更名为"中国老龄协会"；1999 年成立了全国老龄工作委员会；2005 年中国"全国老龄工作委员会"办公室与"中国老龄协会"实行合署办公。

的老龄工作机构，体现出政府将老年人问题作为一项重要的工作看
待，全国开始系统地开展老龄工作。在老龄委推动下，开创了对老年
人问题的宣传和研究，发布了老龄工作要点，对全国的老龄工作进行
具体指导。这一机构的成立对中国的老龄工作来说是由初创阶段开始
步入全面发展时期的转折点，1982 年也是中国实行改革开放初见成
效，中国社会正开始发生翻天覆地的变化的一年。以 1998 年作为这
一阶段的截止年是因为这一年是中国进入了老龄社会的前一年。
1982—1998 年虽然时段不长，但却是中国社会制度转型，社会出现
巨变，人口结构逐渐走向老龄社会转移的时期，这一时期的养老服务
政策有了新的发展变化。

一　探索阶段养老服务法规政策的发展

（一）对养老服务的相关法律法规的阐述

1982 年《宪法》继续保留了公民在年老的情况下，有获得国家
和社会物质帮助的权利。1989 年《城市居民委员会组织法》规定居
民委员会应开展社区服务活动，兴办服务事业；尤其是具有里程碑意
义的 1996 年《中华人民共和国老年人权益保障法》的颁布（下称
《老年法》），这是新中国成立以来第一部针对老年人权益保障的法
律。该法规定"老年人养老主要依靠家庭"，以法律的形式再次明确
我国主要的养老方式是家庭养老，明确规定"赡养人应当履行对老年
人经济上供养、生活上照料和精神上慰藉的义务，照顾老年人的特殊
需要"。这里所指的特殊需要应当包括对失能老人的照护。此外，还
规定"赡养人是指老年人的子女以及其他依法负有赡养义务的人"，
同时提出了"发展社区服务的设施和网点"。

（二）对养老服务相关政策的阐述

1983 年《关于老龄工作情况与今后活动计划要点》中提出"各
部门可就各自主管的业务范围，开设老年人医院和家庭病床以及日间
公寓"，这是在国家老龄政策文件中首次出现居家养老政策。[①] 1985

---

① 王莉莉：《中国居家养老政策发展历程分析》，《西北人口》2013 年第 2 期，第
66—72 页。

年《关于加强我国老年医疗卫生工作的意见》中重点提出了"面向行动不便的老年病人,把家庭病床作为解决老年人住院难的便民措施……积极改善老年人的医疗条件",这是国家职能部门针对我国老年医疗卫生工作出台的专门意见,也是对生活不能自理的老人明确提出的具体的帮助措施。

1992年《关于加快发展第三产业的决定》提出"居民服务业"成为我国第三产业的重点发展项目。1993年民政部《关于加快发展社区服务业的意见》发布,其中提到与养老有关的社区服务业的发展目标和基本任务是:到20世纪末,"85%以上街道兴办一所社区服务中心,一所老年公寓(托老所)……"兴办社区服务业,建设社区服务中心,开展便民家庭服务、养老服务,"不断壮大社区志愿者队伍和社会工作者队伍","面向社会,为老年人……提供社会福利服务"。这些规定不仅是一个普遍号召,同时还确定了具体的发展目标,虽然没有针对失能老人提出更具体的社区服务政策,但毕竟为居家养老政策的出台奠定了基础。

(三)养老服务政策开始纳入国家发展规划之中

1991年《民政事业发展十年规划和"八五"计划纲要》提出:"农村养老将成为突出的社会问题。我国老龄人口80%在农村。因此建立农村养老保险制度,将是九十年代急待探讨的新课题。""推进社会福利社会化。'八五'期间要建设一批层次较高、功能比较齐全的社会化的社会福利事业单位。全国各种福利院床位数要达到93.5万张。"由于当时重点是抓经济建设,《纲要》基本没有专门提及养老服务的问题,但《纲要》的相关规定为将要到来的老龄社会做了适当的准备。

时隔三年,随着中国老龄社会的逼近,中国政府的认识更加明确,体现在1994年12月民政部等八部委制定了《中国老龄工作七年发展纲要(1994—2000)》,对老龄工作进行了全面的部署,提出了"实现老有所养、老有所医、老有所为、老有所学、老有所乐的目标"。"从现在起到2000年我国人口老龄化到来之前,初步建立具有中国特色的老龄工作体系",其中第16条指出,"各地政府应给予高龄老人生活照顾和医疗帮助"。这表明中国政府开始了有计划有步骤地发展老龄事业。1997年《民政事业发展"九五"计划和2010年远景目标纲要》发布，提出"九五"期间与养老服务有关的民政事业发展的主要奋斗目标是"以农民自我保障为主的、实行国家、集体和个人保障相结合的社会保障制度"，"在城市，普遍实施最低生活保障制度；逐步建立起立足民政、面向社会的以社区服务为重点的社会福利和服务体系"，2010年的主要奋斗目标是：形成比较完善的城乡社会保障体系……实现民政事业全面进步与持续发展。

　　除上述主要的规划外，国务院转发国家计委等部门发布的推进残疾人事业发展文件，其中提到加快社区服务发展步伐对社区养老服务的发展有积极意义。如国务院十四部委发文提出了加快发展社区服务，接着在1995年民政部发出通知提出：要求按照社区服务示范城区标准完善社区服务，并对社区服务的资金、人员等做了较为具体的安排，以此推动社区服务的发展。①

　　（四）农村养老服务相关政策有了一定的发展

　　由于我国二元社会结构的原因，许多政策都将城乡区别对待。《中国老龄工作七年发展纲要（1994--2000）》分别对城乡养老服务问题做了规定，其中提出农村要"建立以敬老院为依托的五保服务中心，开展创建文明敬老院活动"，在农村养老也要以家庭为基础，与社区扶持相结合来保证老年人的生活问题。除这一《纲要》在一个文件里同时对城乡分别进行规定外，其余的中央政府或相关机构出台的文件都是将城乡分别规定的。这一时期针对农村的养老服务政策对象仍然是"五保"等鳏寡孤独老人，以解决其基本生活问题为主。五保制度的稳定和持续从1994年国务院颁布《农村五保供养工作条例》开始，规定了对"五保"老人在吃、穿、住、医、葬方面给予的生活照顾和物质帮助，"对生活不能自理者有人照料"；明确了五保供养的经费从"村提留或乡统筹"中列支。② 但是没有明确对生活不能自理的"五保"老人的照护经费如何列支。《农村敬老院管理暂行办法》出台，进一步规范了敬老院的工作，有利于提高五保老人的养老服务

---

① 《民政部关于印发〈全国社区服务示范城区标准〉的通知》（民福发〔1995〕28号）。
② 《农村五保供养工作条例》（2006年国务院令第456号）。

质量。除五保政策外，在农村还有扶贫政策和救济政策对特别困难非五保老人进行临时救济和帮扶，帮扶的重点是重病、残疾和生活不能自理的老人。[①] 与养老服务相关的政策主要体现在农村社会保险政策上。如《民政事业发展"九五"计划和 2010 年远景目标纲要》中提到了开拓农村养老保险工作和深化农村养老保险体制改革以及养老金保值增值的问题，没有提到农村养老服务工作。1993 年民政部《关于加快发展社区服务业的意见》也只是针对城市社区而非农村社区，这与当时中国有近七成老人居住在农村的现状很不协调。

（五）城市养老服务相关政策的规定进一步明确

这一阶段政府养老服务政策开始应对即将来临的老龄社会。城市养老政策仍实行的是依靠单位制为主，以少量福利机构养老为辅的政策，但政府开始扩宽思路，对养老服务政策的思考开始有了转变，主要体现在 1984 年 11 月召开的全国城市社会福利事业单位整顿经验交流会上，首次明确提出社会福利社会办。1998 年 3 月，民政部选定 13 个城市进行社会福利社会化试点，作为第三产业推进。当年国务院办公厅转发民政部等 11 部委发布了《关于加快实现社会福利社会化的意见》，进一步推动此项工作，以促进更多的社会主体参与社会福利工作。

1996 年颁布的《中华人民共和国老年人权益保障法》进一步确认了"城市的老年人，无劳动能力、无生活来源、无赡养人和扶养人的，或者其赡养人和扶养人确无赡养能力或者扶养能力的，由当地人民政府给予救济"。城市养老服务相关政策主要针对的对象仍然是"三无"老人，坚持集中供养和分散供养相结合的方式，集中供养的比例有所提高。

二   对探索阶段养老服务法规政策的评析

这一历史时期中国社会有两大主要的变化：一是 1984 年党的十二届三中全会通过了《关于经济体制改革的决定》，提出建立充满生机的社会主义经济体制的目标，标志着中国经济体制改革的全面展

---

① 窦玉沛：《健全中国特色社会救助制度的实践与思考》，《行政管理改革》2014 年第 10 期，第 9—14 页。

开。随后召开的中国共产党的"十二大"开启了以城市为重点的全面经济体制改革，这是继 1978 年全面推行家庭联产承包责任制的农村改革后的又一重大变化。二是 1993 年党的十四届三中全会通过了《关于建立社会主义市场经济体制若干问题的决定》，标志着改革开放进入了制度创新阶段。其中提出了建立多层次的社会保障体系，重点完善企业养老和失业制度，强化社会服务功能……农民养老以家庭保障为主，与社区扶持相结合。……发展社会化服务体系。随着社会经济体制发生的巨大变化，依靠农村集体经济和城市单位养老保障的制度已经不再适应新形势的发展，养老服务的相关政策由此发生了变化。

（一）养老服务的相关法规政策有了一定的发展

1. 相关法律法规进一步完善

《宪法》、《中华人民共和国老年权益保障法》、社会救助等相关的规章、条例、实施办法以及残疾人方面的法规等的颁布，有关养老的法律形成初步的框架，使老年人的合法权益在得到保障的基础上，接受社会帮助和社会服务等养老保障有法可依。《老年法》还专门提出"发展社区服务，逐步建立适应老年人需求的生活服务、文化体育活动、疾病护理与康复等服务设施和网点"，使养老服务政策的制定和贯彻有了明确的法律支持。

2. 首次提出了老年工作的奋斗目标

1984 年 8 月，中国老龄委召开了全国老龄工作会议，明确提出了老龄工作"五个老有"的奋斗目标，即"老有所养、老有所医、老有所为、老有所学、老有所乐"。这一概括简明通俗，容易理解和掌握，也便于行动，虽然以后的提法有些变化，但核心内容一直沿用至今，为老龄工作明确了方向，推动了老龄事业的发展。

3. 明确了老年工作的重要性并做了具体部署

在这一阶段中国老龄问题全国委员会成立，使中国有了第一个领导全国老龄工作的组织机构，从此老龄工作有领导、有组织地开展起来。1998 年劳动与社会保障部的成立使养老保险工作有了明确的工作机构，为解决老年人问题提供了组织保证，说明政府开始重视老年工作，提出"老龄事业是我国社会主义事业的重要组成部分，党和政府十分关心和支持老龄事业的发展"。通过制定国家层面的规划和工作要点，提出了"老龄工作的基本任务是：从我国国情出发，围绕老龄工作的总目标，从思想、理论、政策、法律、社会服务等方面做好迎接人口老龄化的准备工作，初步建立具有中国特色的老龄工作体系，形成适应我国人口老龄化社会的条件与环境"①。从此老年工作步入了有计划的发展轨道，有利于实现老龄工作的目标。

4. 在确认家庭养老的同时开始探索养老服务的新方式和新途径

这一阶段仍然确认家庭成员承担养老责任，在坚持家庭养老模式的同时积极探索用社区服务补充家庭养老的不足，如提出"开设日间公寓"②、"扩大社会化服务的范围"③、"发展社区服务"、"坚持家庭养老与社会养老相结合的原则"④，为以后社区居家养老政策的出台奠定了基础；提出"社会福利社会办"，倡导民间组织和民间资本积极参与并提供老年服务，这一理念的转变，突破了养老服务资金来源单一的路径，为后来多元社会主体投资养老服务事业开辟了更广泛的渠道。

5. 发现了中国老龄化带来的新问题，为以后制定新的老龄政策提供了客观依据

1994年《中国老龄工作七年发展纲要（1994—2000）》中指出：我国人口正在迅速老龄化。……根据1982年到1990年的统计，80岁以上的高龄老人年均增长5.4%，明显高于60岁以上老年人口的增长速度，说明政府注意到高龄老人的出现"会给社会带来一系列问题和影响。解决人口老龄化问题……涉及到社会政治、经济、文化、代际关系等各个领域，是社会的系统工程，关系到国家的稳定、社会的发展和改革开放大业"，"是党和政府乃至全社会的共同责任"。

（二）养老服务法规政策存在的不足

1. 养老服务政策大多停留在宏观指导层面

虽然政府认识到中国老龄化加快将带来社会变化，并提出了老年

---

① 国家计委、民政部等部门联合制定了《中国老龄工作七年发展纲要1994—2000）》（中老联字〔1994〕70号）。

② 全国老龄工作委员会《关于老龄工作情况与今后活动计划要点》（中老字〔1983〕2号）。

③ 国家计委、民政部等部门联合制定了《中国老龄工作七年发展纲要（1994—2000）》（中老联字〔1994〕70号）。

④ 《中华人民共和国老年人权益保障法》（1996）。

人的相关法规政策，但能落到实处的具体政策不多，如老龄委提出的
"老年人日间照料中心（日托所）"、"家庭养老与社会养老相结合"、
"社会福利社会办"这类倡议几乎成为一种宣传口号。政府在这一阶
段对民政事业的支持明显不足，如 1995 年民政事业费支出按 1990 年
不变价计算，只相当于 1990 年民政事业费支出的 87%，预算内基本
建设投资相当于 85%。① 可见政策的支持难以见到成效，老年人难以
感受社会带来的福利。

2. 养老理念的老化限制了养老服务法规政策的发展

长期以来在制定政策的理念上，政府没有注意区分养老服务与养
老保险的不同，认为老年人的基本生活得到保障就满足了老年人的需
求，政府的养老政策淡化了服务保障的重要性。因此国内的法规政策
基本局限于满足老年人的基本生活需要，强调社会养老保险而不够重
视养老服务，放慢了养老服务政策发展的速度。

3. 法规政策未明确养老服务的投资比例

这一阶段的养老相关法规和规划，都没有具体划定养老服务投入
的比例，说明政府对养老服务的财政责任不够明确，对养老服务事业
的支持基本停留在号召、宣传的层面。经济发展状况较好的地方政府
虽采取一些积极措施发展老年服务，但全国没有形成统一的规划明确
养老服务投入的比例，使养老服务业的发展缺乏物质基础。

4. 缺乏用积极的政策拓宽养老服务发展路径

这一阶段法规政策在确认家庭养老责任的同时倡导延续家庭养老
的模式，缺乏预见独生子女政策实施后，"四二一"家庭结构难以承
受养老负担的情况。据统计，1982 年我国家庭平均规模（人/户）是
4.43，仅经过十多年的发展，到 1998 年减少为 3.63，家庭人口和劳
动力的减少，都意味着家庭收入的减少，赡养老人能力的降低。② 尤
其是对农村土地保障逐渐削弱，青壮年农民外出打工等情况带来的农
村养老服务问题缺乏应对措施。虽然《老年法》提出了"家庭养老与
社会养老相结合"的理念，但是政府的养老服务政策仍停留在确认家

---

① 《民政事业发展"九五"计划和 2010 年远景目标纲要》（民计发〔1997〕11 号）。

② 王义才：《家庭养老、土地保障与社会保险相结合是解决农村养老的必然选择》，
《人口研究》2009 年第 5 期，第 17—29 页。

庭养老方面，提出了发展社区服务、"社会福利社会办"，却缺乏明确养老服务社会化的具体措施，多元主体参与养老服务的局面没有形成，养老服务的主体仍限于家庭成员，致使养老服务发展的路径狭窄。

5. 制定养老政策缺乏公共服务均等化的理念

政府区别对待城乡社区服务的发展，将社区服务业的发展重心放在城市，政策向城市社区倾斜，1993 年《关于加快发展社区服务业的意见》中，建设社区服务业发展目标和基本任务只针对城市不包括农村。1997 年《民政事业发展"九五"计划和 2010 年远景目标纲要》中规定"大力发展社区服务业，加快建立城市福利服务体系，满足人民群众对福利服务日益增长的需求"，"到 2000 年，社区服务中心要达到 7000 个，实现每个街道（县城关镇）都有一个社区服务中心"。政府对城市福利事业和社区服务业积极推动，却忽视了有七成人口的农村社区服务业，进一步扩大了城乡之间养老服务的差距，使原本薄弱的农村养老服务业的发展刚要起步就戛然而止。

6. 缺乏应对老年特殊群体需求的政策

虽然认识到高龄老人增速加快，但对高龄老人将带来哪些具体问题和需求缺乏预见和估计，如失能的"五保"老人和高龄老人的照护服务需求，照护服务需要的资金、康复以及硬件设施等缺乏应对政策。

养老服务政策存在不足的主要原因是：在这一时期政府将经济建设作为压倒一切的工作，几乎集中了全部精力搞经济建设。1991 年的《民政事业发展十年规划》中提出：民政工作今后十年的中心任务必须围绕经济建设中心任务，为经济建设服务，服从服务于党的总任务、总目标，把民政工作融入党和国家的中心工作。从客观上看，由于改革开放不久，经济建设初见成效，中央和地方财政严重不足；对老年人问题的认识有一个逐渐成熟的过程，养老服务的相关政策法规滞后于经济发展也是世界各国都经历了的过程。从主观上看，政府对老年服务工作缺乏重视，相关法规政策大多处于号召和书面鼓励的层面。千百年来固化的家庭养老观念难以改变养老模式，也妨碍了政策的调整和更新。

总之，这一阶段中国政府已经意识到即将来临的人口老龄化是一个严峻的社会问题，开始重视老年人问题，为进入老龄社会做了一定的准备，使老龄事业的发展有了良好的开端。但由于过多地强调经济建设，应对老龄化社会的准备仍然严重不足，解决养老问题只是为了更好地发展经济和服务于经济，对政府在养老服务中应承担的财政等责任缺乏具体的规划和认定，对老龄社会将增加大量高龄老人和失能老人缺乏预测和必要的准备，没有就如何发展照护服务等相关问题进行明确规划。

第三节　养老服务法规政策的完善和
发展阶段（1999 年至今）

以 1999 年作为这一阶段的开启年是因为政府在这一年宣布中国进入了老龄社会，按照第一届世界老龄大会的文件《老龄问题维也纳国际行动计划》界定的老龄社会的标准，即 60 岁及 60 岁以上的人为老年人，老年人口占总人口的 10% 以上，就开始进入老年型国家。① 这一阶段由于老龄社会的到来，老龄人口增速进一步加快，中国政府高度重视养老问题，养老服务法规政策有了全面发展，有关老龄政策达 500 多件，② 养老服务的法规政策体系已基本形成。

一　完善和发展阶段颁布的养老服务法规政策

关于老年整体工作方面：2012 年修订了《中华人民共和国老年人权益保障法》、颁布了《关于加强基层老龄工作的意见》（老龄委，2006）、《关于加强老年人优待工作的意见》（全国老龄办发〔2005〕46 号）、《关于进一步加强老年人优待工作的意见》（全国老龄办发〔2013〕97 号）等。

关于老年工作的规划和决定：颁布了《中共中央国务院关于加强老龄工作的决定》（中发〔2000〕13 号）、《民政事业发展"十五"计划和 2015 年远景目标纲要（草案）》（民发〔2000〕149 号）、《关于

---

① admin：《联合国第一届世界老龄大会和中国老龄工作的开创阶段》，2006 年 9 月 3 日，中国老龄网。
② 陈融雪：《中国老龄政策的演变历程》，《报刊荟萃》2014 年第 5 期，第 27 页。

加快实现社会福利社会化的意见》（国办发〔2000〕19 号）、《中国老龄事业发展"十五"计划纲要（2001—2005 年）》（国发〔2001〕26号）、《中共中央关于制定国民经济和社会发展第十一个五年规划的建议》（2005）、《中共中央关于构建社会主义和谐社会若干重大问题的决定》（2006）、《民政事业发展第十一个五年规划》（民政部，2006）、《中国老龄事业的发展》白皮书（国务院新闻办，2006）、《中共中央关于制定国民经济和社会发展第十二个五年规划的建议》（2010）、《民政事业发展第十二个五年规划》（民发〔2011〕209 号）、《中国老龄事业发展"十二五"规划》（国发〔2011〕28 号）、《社会保障"十二五"规划纲要》（国发〔2012〕17 号），涉及老年人的发展规划还有：《中国残疾人事业"十五"计划纲要》（2001）、《中国残疾人事业"十一五"发展纲要》（2006）、《中共中央国务院关于促进残疾人事业发展的意见》（中发〔2008〕7 号）、《国务院关于批转中国残疾人事业"十二五"发展纲要的通知》（国发〔2011〕13 号）等。

关于社会保险与社会救助方面：《关于开展新型农村社会养老保险试点的指导意见》（国发〔2009〕32 号），《中华人民共和国社会保险法》（中华人民共和国主席令第三十五号，2010 年），《社会救助暂行办法》（中华人民共和国国务院令第 649 号，2014 年），《关于建立统一的城乡居民基本养老保险制度的意见》（国发〔2014〕8 号），人力资源社会保障部、财政部发布《城乡养老保险制度衔接暂行办法》（人社部发〔2014〕17 号）等。

关于服务业和社区服务方面：中央办公厅、国务院办公厅《关于转发〈民政部关于在全国推进城市社区建设的意见〉的通知》（中办发〔2000〕23 号），《全国社区建设示范城基本标准》（2001，民政部），民政部关于印发《"社区老年福利服务星光计划"实施方案》的通知（民发〔2011〕145 号），民政部等部门《关于进一步做好社区组织的工作用房、居民公益性服务设施建设和管理工作的意见》（民发〔2005〕85 号），《国务院关于加强和改进社区服务工作的意见》（国发〔2006〕14 号），民政部关于《农村社区建设试点工作推进社会主义新农村建设的通知》（民函〔2006〕288 号），国家发改委等部门发布《"十一五"社区服务体系发展规划》（国家发改委，

2007）,《国务院关于加快发展服务业的若干意见》（国发〔2007〕7号）,《关于进一步推进和谐社区建设工作的意见》（民发〔2009〕165号）,《关于加强和改进城市社区居民委员会建设工作的意见》（民政部，2010）,《国务院办公厅关于发展家庭服务业的指导意见》（国办发〔2010〕43号）,《城乡社区服务体系建设"十二五"规划》（国务院，2011）,《国家基本公共服务体系"十二五"规划》（国务院，2012）等。

关于养老服务与居家养老以及政府购买服务方面：民政部、财政部等部门发布了《关于开展养老服务社会化示范活动的通知》（民函〔2005〕48号）,《关于加快发展养老服务业的意见》（国办发〔2006〕6号）,《关于全面推进居家养老服务工作的意见》（全国老龄办发〔2008〕2号）,《关于印发社会养老服务体系建设规划（2011—2015年）》（国办发〔2011〕60号）,《民政部关于开展"社会养老服务体系建设推进年"活动暨启动"敬老爱老助老工程"的意见》（民发〔2012〕35号）,《国务院关于加快发展养老服务业的若干意见》（国发〔2013〕35号）,《国务院关于加快发展养老服务业的若干意见》（国发〔2013〕35号）,发展改革委、民政部等十部门联合下发《关于加快推进健康与养老服务工程建设的通知》（发改投资〔2014〕2091号）,民政部等五部门《关于加强养老服务标准化工作的指导意见》（民发〔2014〕17号）,《民政部、财政部关于政府购买社会工作服务的指导意见》（民发〔2012〕196号）,《国务院办公厅关于政府向社会力量购买服务的指导意见》（国办发〔2013〕96号）,《关于做好政府购买养老服务工作的通知》（财社〔2014〕105号）,《政府购买服务管理办法（暂行）》（财综〔2014〕96号）,《关于建立健全经济困难的高龄、失能等老年人补贴制度的通知》（财社〔2014〕113号）,《关于鼓励民间资本参与养老服务业发展的实施意见》（民发〔2015〕33号）等。

关于社区和公共卫生服务方面：卫生部等部门发布了《关于发展城市社区卫生服务的若干意见》（卫生部，1999）、《关于加强老年卫生工作的意见》（卫疾控发〔2001〕205号）、《国务院关于发展城市社区卫生服务的指导意见》（国发〔2006〕10号）、《中国精神卫生工作规划（2002—2010 年）》（卫疾控发〔2002〕96 号）、《全国健康教育与健康促进工作规划纲要（2005—2010 年）》（卫妇社发〔2005〕11 号）、《国务院关于发展城市社区卫生服务的指导意见》（国发〔2006〕10 号）、《城市社区卫生服务机构管理办法（试行）》（卫妇社发〔2006〕239 号）、《关于促进基本公共卫生服务逐步均等化的意见》（卫妇社发〔2009〕70 号）、《国家基本公共卫生服务规范（2011 年版）》（卫生部，2011）、《国务院关于印发卫生事业发展"十二五"规划的通知》（国发〔2012〕57 号）、《民政部关于加快民政精神卫生福利服务发展的意见》（民发〔2013〕213 号）等。

关于护理康复工作方面：国务院等部门发布了《国务院办公厅转发卫生部等部门关于进一步加强残疾人康复工作意见的通知》（国办发〔2002〕41 号）、《中国护理事业发展规划纲要（2005—2010 年）》的通知（卫医发〔2005〕294 号）、《中国护理事业发展规划纲要（2011—2015 年）》（卫医政发〔2011〕96 号）、《关于进一步将残疾人社区康复纳入城乡基层卫生服务的意见》（残联，2005）、《社区康复"十一五"实施方案》（卫生部等部门，2007）、《中国残疾人事业"十一五"发展纲要》（2006）等。

关于社区日间照料与养老机构发展方面：《社会福利机构管理暂行办法》（民政部，1999）、《中华人民共和国行业标准——老年人社会福利机构基本规范》（民政部，2008）、《社区老人日间照料中心建设标准》（民政部等部门，2010）《民政部关于在民政范围内推进管理标准化建设的方案（试行）》（民发〔2010〕86 号）、《农村五保供养服务机构管理办法》（中华人民共和国民政部令，2011 年第 37 号）、《光荣院管理办法》（中华人民共和国民政部令，2011 年第 40 号）、《养老机构基本规范》（中华人民共和国民政部令，2012 年第 49 号）、《老年养护院建设标准》（民政部，2011）、《养老机构设立许可办法》（中华人民共和国民政部令，2013 年第 48 号）、《养老机构管理办法》（中华人民共和国民政部令，2013 年第 49 号）、《民政部关于开展公办养老机构改革试点工作的通知》（民函〔2013〕369 号）、《社会管理和公共服务标准化工作"十二五"行动纲要》（国标委服务联〔2012〕47 号）、《老年人能力评估》（民政部，2013）、

《民政部关于推进养老服务评估工作的指导意见》（民发〔2013〕127号）、《民政部关于开展公办养老机构改革试点工作的通知》（民函〔2013〕369号）、国家质检总局和国家标准委《关于加强服务业质量标准化工作的指导意见》（国质检标联〔2013〕546号）、民政部《关于推进养老机构责任保险工作的指导意见》（民发〔2014〕47号）、《国家卫计委规定养老机构医务室和护理站基本标准》（卫计委，2014）、财政部等部门《关于支持文化服务出口等营业税政策的通知》（财税〔2014〕118号）等。

关于社工机构与社工人才以及志愿者培育方面：民政部、人事部等部门发布了《关于促进民办社会工作机构发展的通知》（民发〔2009〕145号）、《民政部关于进一步加快推进民办社会工作服务机构发展的意见》（民发〔2014〕80号）、《社会工作者国家职业标准》（劳社厅发〔2004〕7号）、《社会工作者职业水平评价暂行规定》（人事部等部门，2006）、《助理社会工作师、社会工作师职业水平考试实施办法》（国人部发〔2006〕71号）、《关于加强社会工作专业人才队伍建设的意见》（中组发〔2011〕25号）、《社会工作专业人才队伍建设中长期规划（2011—2020年）》（中组发〔2012〕7号）、《志愿者记录办法》（民函〔2012〕340号）、关于印发《中国注册志愿者管理办法》的通知（中青发〔2013〕23号）、《中国社会服务志愿者队伍建设指导纲要（2013—2020年）》（民发〔2013〕216号）、《民政部关于进一步推进志愿者注册工作的通知》（民政部，2010）、《关于推进志愿服务制度化的意见》（中央精神文明建设指导委员会，2014）等。

关于养老服务人才培育方面：国务院发布《中国老龄事业的发展白皮书》（中华人民共和国国务院新闻办公室，2006年12月）、《国家中长期人才发展规划纲要（2010—2020年）》（中发〔2010〕6号）、《民政部关于学习宣传贯彻〈中华人民共和国老年人权益保障法〉的通知》（民发〔2013〕29号）、民政部关于印发《全国民政人才中长期发展规划（2010—2020年）》的通知（民函〔2011〕265号）、教育部等九部门《关于加快推进养老服务业人才培养的意见》（教职成〔2014〕5号）等。

其他相关法规政策：国务院等部门发布了《关于加快实现社会福利社会化的意见》（国办发〔2000〕19 号）、《国务院关于鼓励和引导民间投资健康发展的若干意见》（国发〔2010〕13 号）、《关于加快推进残疾人社会保障体系和服务体系建设指导意见》（残联等部门，2010）、《关于鼓励和引导民间资本进入养老服务领域的实施意见》（民政部，2012）（民发〔2012〕129 号）、《社会管理和公共服务综合标准化试点细则（试行）》（国标委服务联〔2013〕61 号）、《关于推进社区公共服务综合信息平台建设的指导意见》（民发〔2013〕170 号）、《国务院关于加快发展现代保险服务业的若干意见》（2014）等。

除上述国家层面颁布的法规政策外，各地根据国家的指导性文件出台推动本地区社会养老服务体系建设的法规政策，仅 2014 年地方性的养老服务相关的法规政策就有 200 多个，其中包括北京起草的《居家养老服务条例》（已由北京市第十四届人民代表大会第三次会议于 2015 年 1 月 29 日通过，于 2015 年 5 月 1 日执行），以及各省市贯彻国务院 35 号文件的实施意见等，这些都有力地推动了养老服务政策的发展和各项养老制度的建立。

二　对完善和发展阶段养老服务法规政策主要内容的分析

从上述若干法规政策看到，中国进入老龄社会后，政府高度重视老龄工作，围绕着养老服务的各方面政策顶层设计得可谓全面，法规政策的内容非常丰富。

（一）涉老法律法规进一步完善

这一阶段完善的法律中特别突出的是修改后的《老年法》，其中指出"积极应对人口老龄化是国家的一项长期战略任务"。从法律的高度明确应对人口老龄化的战略定位，并从国家战略的层面谋划和推进老龄工作，具有深远的意义。[①]《老年法》还规定了"国家逐步开展长期护理保障工作，保障老年人的护理需求"。"对生活长期不能自理、经济困难的老年人，地方各级人民政府应当根据其失能程度等情

---

① 枝江市民政局：《〈中华人民共和国老年人权益保障法〉解读 100 问》，2013 年 7 月 15 日（http://info.zhijiang.gov.cn/art/2013/7/15/ art_ 109_ 163956.html）。

况给予护理补贴。"这是我国法律上第一次提出开展长期护理保障工作和建立护理补贴制度。同时"倡导全社会优待老年人"、给予老年人"精神慰藉"、"逐步增加对养老服务的投入"、"监护人在老年人丧失或者部分丧失民事行为能力时,依法承担监护责任"、"国家要推动老年宜居社区建设"。这一阶段《社会保险法》的颁布,城乡养老保险制度的建立,使老年人的基本生活进一步得到了法律保障,城乡医疗保险制度的建立和发展进一步提高了老年人的医疗保障水平。2014年《社会救助暂行办法》的实施,将社会救助上升为稳定的法律制度,为包括失能老人在内的困难群体设置了最后的安全网,形成了社会救助托底线。

(二) 对中国老龄事业发展目标做了进一步阐述

2006年中国老龄事业发展"十一五"规划中提出了"老有所养、老有所医、老有所教、老有所学、老有所为、老有所乐"是中国老龄事业的发展目标,中国老龄事业发展"十二五"规划(2011年)对这一目标再次进行了确认。这是在1984年提出的"五个老有"基础上进一步提出的"六个老有",增加了"老有所教"。通过确定"老有所教"的目标,实现对老年人的精神赡养,有利于加强老年人与社会的联系,增进身心健康,同时也体现了政府老龄工作思路的进一步拓宽。

(三) 对老龄工作进行了全面规划

政府有关部门认识到中国老龄步伐加快给社会带来或将要带来的变化,加强了对老龄工作的规划,使老龄工作有步骤地开展。这些规划涉及工作目标、原则,老年社会保障、卫生保健、养老服务、老年福利、老年家庭建设、老年工作管理、老年产业等方面。相比中国老龄事业发展"十一五"规划,工作目标更加具体明确。如中国老龄事业发展"十一五"规划中只提出了总体发展目标,而"十二五"规划中发展目标更加具体,如系统提出了"六个体系"建设,即建立健全老龄战略规划体系、社会养老保障体系、老年健康支持体系、老龄服务体系、老年宜居环境体系和老年群众工作体系。① 还提出了基层医疗卫生机构要为 65 岁及以上老年人建立健康档案等，增加了改善老年人生活环境的内容。以后又提出要大力发展并开展全托、日托、临托等多种形式的老年社区照料服务，推进供养型、养护型、医护型养老机构建设，"优先发展护理康复服务"，"加强老年护理院和康复医疗机构建设……地（市）级以上城市至少要有一所专业性养老护理机构"，"突出高龄和失能老年人居家养老服务设施、环境的无障碍改造，推行无障碍进社区、进家庭"，"研究并制定政府为特殊困难老年人群购买服务的相关政策"。② 国家层面的规划出台后，相关部门和地方政府都积极制定相应的工作规划，如 2014 年财政部等四部委发布《关于做好政府购买养老服务工作的通知》、2015 年财政部等三部门发布《政府购买服务管理办法（暂行）》等，老龄工作规划的制定，使养老服务的发展按照确定的目标有步骤地推行。

（四）社会保障法规政策的完善与养老服务政策共筑社会养老保障网

这一阶段城乡的各项社会保障法规政策体系形成，尤其是城乡养老保险和医疗保险的改革和实施，使老年人的基本生存得到保障，为养老服务提供了一定的物质基础，政府可以腾出更多精力考虑养老服务的相关问题。2014 年《社会救助暂行办法》颁布，提出"对生活不能自理的给予照料"，"社会救助制度坚持……与其他社会保障制度相衔接"。其中包括针对生活出现困难的失去生活自理能力的老人需要的医疗、养老等方面的制度衔接，说明政府开始注意加强各项政策的衔接和制度整合。

（五）养老服务政策体系初步形成

这一阶段涉老政策中对发展养老服务业的规定最多。2011 年出台了《加快发展养老服务业意见》，在政府强力推动服务业发展的同时注重发展社区服务，2000 年民政部发出推进城市社区建设的通知，2006 年决定推进农村社区建设试点，之后民政部又发布社区服务的发

---

① 闫青春：《解析〈中国老龄事业发展"十二五"规划〉》，《社会福利》2011 年第 12 期，第 13—16 页。

② 《中国老龄事业发展"十二五"规划（2011—2015）》。

展规划。2011 年颁布了社会养老服务体系建设"十二五"规划、政府购买养老服务工作的通知、2015 年政府购买服务管理办法以及民政部等十部委《关于鼓励民间资本参与养老服务业发展的实施意见》等，说明中国政府开始高度重视养老服务业的发展。

养老相关政策发展在这一阶段的一个突出特点是提出了多层次的养老服务政策。在 2007 年党的十七大提出了"老有所养"的战略目标后，同年《国务院办公厅关于发展家庭服务业的指导意见》中提出"重点发展家政服务、养老服务、社区照料服务和病患陪护服务等业态"和"加快基本养老服务体系建设"。2010 年十七届五中全会提出了"优先发展社会养老服务"的方针，认为"社会养老服务体系建设是应对人口老龄化的一项长期战略任务"，这一体系主要由居家养老、社区养老和机构养老三个部分组成，并进一步明确了各自的定位，即"应以居家为基础、社区为依托、机构为支撑"，提出了这三个部分要达到的具体目标。① 同时对居家养老服务进行了界定和阐述。② 民政部在 2012 年的文件中进一步对社会养老服务体系进行了阐释。居家为基础是绝大多数老年人的意愿和实际选择。由于家庭养老功能的弱化，老年人在家养老迫切需要社区或其他外界服务的支持；由于居家养老与社区养老的不足，需要机构作为支撑，"为失能老年人、不适宜居家和社区养老的老年人提供专业照料"，政府主要为孤老优抚对象、"三无"、"五保"、低收入和失能老年人提供机构养老保障。同时决定针对失能老人实施"爱心护理工程"③ 和"助康计划"④。同时强调了养老服务体系的建设要加强"养老院和医养结合服务设施、农

---

① 《社会养老服务体系建设"十二五"规划（2011—2015 年）》（2011）。

② 《全国老龄办等部门关于全面推进居家养老服务工作的意见》（全国老龄办发〔2008〕2 号）。

③ 民政部：《关于开展"社会养老服务体系建设推进年"活动暨启动"敬老爱老助老工程"的意见》（民发〔2012〕35 号）。

④ "爱心护理工程"即爱心护理院建设计划。支持社会力量兴办以长期照料、专业护理和临终关怀服务为核心的爱心护理院，为高龄、失能、病患老年人提供长期生活照料和医疗护理服务。"助康计划"即老年康复辅具配置计划。在养老机构和社区养老服务设施中，充分发挥民政直属假肢矫形康复机构的作用，为老年人配置符合体能心态特征的康复辅具，提高老年人的生活质量。

村养老服务设施的建设"①。到 2015 年 "县级以上城市至少建有一所以收养失能、半失能老年人为主的老年养护设施"②。

为了使需要长期照护的老年人得到更好的服务,进一步提出 "十二五" 期间,在社区重点建设能够为老年人服务的日间照料中心,达到城市社区基本覆盖,农村社区至少覆盖 50%,实现 "全国每千名老年人拥有养老床位数达到 30 张"、在社区居家养老和网络服务基本健全等建设目标。③ 阐释了社区养老服务是居家养老服务的依托,提出了居家养老服务的具体内容。

特别值得一提的是这一阶段的各类养老服务政策都将失能老人作为优先提供服务保障的对象,提出:对生活不能自理的高龄、独居、失能等老年人提供服务,对居家养老的失能老年人给予专项补贴。2013 年《民政部关于开展公办养老机构改革试点工作的通知》中提出 "明确公办养老机构职能定位。公办养老机构应当优先保障孤老优抚对象、经济困难的孤寡、失能、高龄等老年人的服务需求,充分发挥托底作用"。2014 年 10 月财政部等部门联合下发了《关于建立健全经济困难的高龄、失能等老年人补贴制度的通知》,提出建立高龄、失能老人补贴制度要达到的五个目标,同时对补贴的范围、标准、内容和方式等做了具体的规定,要求各地民政等部门根据当地实际,及时制定经济困难的高龄、失能老人补贴制度,进一步推动基本养老服务均等化。2015 年民政部等十部门发布的《鼓励民间资本参与养老服务业发展政策意见》也特别提到了鼓励民间资本向养老服务业投资,要特别为高龄、空巢、独居、生活困难的老年人提供就餐、托老、助浴等上门服务。

从 2012 年到 2014 年国务院、民政部等部门三次联合发布向社会力量购买服务的文件。其中就购买和承接主体以及购买内容进行了规定,提出购买的重点包括康复护理,特别提出了购买社区和养老机构服务中主要为 "三无" 老人和经济困难的失能半失能老人等购买供养

---

① 《关于加快推进健康与养老服务工程建设的通知》(发改投资〔2014〕2091 号)。
② 《民政事业发展第十二个五年规划》(民政部,2011)。
③ 《社会养老服务体系建设 "十二五" 规划 (2011—2015 年)》。

和护理服务。还提出彩票公益金用于养老服务不得低于 50%，支持民办养老服务发展的资金不得低于 30%。2014 年民政部等十部委发出通知，确定了养老服务体系建设具体指标："到 2015 年，基本形成养老服务体系，每千名老年人拥有养老床位数达到 30 张。到 2020 年，全面建成……养老服务体系，每千名老年人拥有养老床位数达到 35—40 张。"① 同时对建立养老服务体系的主要任务和四个具体项目进行了说明，由此可见我国养老服务体系建设进入实际性推动阶段。政府还对健全法规体系、养老服务体系、养老机构和床位、服务标准化建设、信息化支持网络、资金筹集渠道、养老产业、队伍建设、组织领导、政府购买服务的资金管理等都做了规定。

（六）推动卫生和护理事业发展的政策进一步完善

在公共卫生服务建设方面，从 2001 年卫生部发布老年卫生工作意见，提出到 2015 年年初步建立覆盖城乡居民的基本医疗卫生制度，使全体居民人人享有基本公共卫生服务。重点加强老年护理等领域的医疗服务能力建设，使护理水平和康复医学服务能力得以提高。还要"大力加强慢性病防治等工作，2015 年电子健康档案率达到 75% 以上"②，鼓励社会资本大力发展健康服务业，推动老年护理的发展。为配合养老服务体系建设，《中国护理事业发展纲要（2011—2015）》提出了"十二五"期间逐步建立和完善长期护理服务体系，将专业护理延伸到社区和养老机构，明确提出"提供居家的长期护理服务"和"提高社会养老机构的护理服务水平"，到 2015 年，"探索建立长期医疗护理服务模式，发展老年护理、临终关怀等服务……提高医疗护理服务的连续性、协调性、整体性，面向社会提供高质量的护理服务"。还对加强护士队伍建设、优化护士队伍结构、提高护理水平、加强护理型医院建设等做出了进一步规定。2014 年民政部等十部委发出通知，提出"到 2020 年，医疗卫生机构每千人口病床数（含住院护理）达到 6 张，非公立医疗机构床位数占比达到 25%"等。这些规划的提出和逐步实现为今后失能老人的康复护理提供了良好的条件。③

---

① 《关于加快推进健康与养老服务工程建设的通知》（发改投资〔2014〕2091 号）。
② 《卫生事业发展"十二五"规划（2011—2015）》。
③ 《关于加快推进健康与养老服务工程建设的通知》（发改投资〔2014〕2091 号）。

（七）完善了养老服务中心和机构建设标准的相关政策

随着社区和机构养老工作的不断推进，政府出台了较完善的指导性文件，规范养老服务行为。在《社区老人日间照料中心建设标准》中对建设的规模、面积指标、建筑标准以及设施设备，包括窗地比、房门等都作了详细的规定。① 同时对养老机构的管理、硬件设施，服务项目的内容和要求等作了具体规定，如老年护理服务应包括基础护理、健康管理、心理护理等。"心理或精神支持服务至少应包括沟通、情绪疏导、心理咨询、危机干预等服务内容。"② 2013 年 7 月 1 日执行的《养老机构设立许可》对养老机构设立的条件、程序、管理以及监督等作了详细的规定，从源头上对养老机构的设立等进行规范。③ 同日还执行了《养老机构管理办法》，其中规定：养老机构应当依法保障收住老年人的合法权益，采取措施，鼓励社会各界兴办和运营养老机构，养老机构应满足入住老人的日常生活照料、康复护理、精神慰藉、文化娱乐等方面的需求，提供相应的服务。④ 2014 年颁布的《关于推进养老机构责任保险工作的指导意见》，对于降低营运风险和维护老年人的合法权益有重要意义，其中规定"养老机构运营补贴中，应当确定一定比例专项用于支付保险费用"，还要"加强业务指导和执行监管"，这些规定有利于处理入住养老机构的老人与管理方的纠纷，有助于分担风险、化解矛盾。为了进一步鼓励民间资本投资养老服务业，从 2015 年 1 月 1 日起，对养老机构免征营业税。⑤ 这些政策有力地推动了养老机构的发展。

（八）连续出台推动社工机构发展与服务人才培育的政策

关于促进社工机构的发展，在 1998 年国务院颁布的《民办非企业单位登记管理暂行条例》的基础上，2009 年和 2013 年连续发出了

---

① 《社区老人日间照料中心建设标准》（建标 143—2010 主编部门：民政部；批准部门：住房和城乡建设部、发改委；施行日期：2011 年 3 月 1 日）。

② 《养老机构基本规范》（中华人民共和国国家标准 GB/T 29353—2012）（2012 年 12 月 31 日发布，2013 年 5 月 1 日实施）。

③ 《养老机构设立许可办法》（中华人民共和国民政部令第 48 号）2013 年 6 月 30 日。

④ 《养老机构管理办法》（中华人民共和国民政部令第 49 号）2013 年 6 月 30 日。

⑤ 《关于支持文化服务出口等营业税政策的通知》（财税〔2014〕118 号），2014 年 12 月 31 日。

民政部关于促进和进一步加快推进民办社会工作机构发展的通知，提出到 2020 年，要发展 8 万家管理规范、服务专业的民办社会工作服务机构。① 到 2020 年，建立 50 个国家级民办社会工作服务机构孵化基地……优先孵化以老年人等为重点服务对象和以卫生医疗等为重点服务领域的民办社会工作服务机构。② 近年来社工机构出现爆发式增长与政府强有力的政策推动密切相关。

关于社会工作人才的培育和志愿者队伍的培育，政府强调要"加强社会工作专业人才队伍建设"，建立健全社会工作专业人才法规、政策和制度体系，通过大规模开发社工人才，到 2015 年，社会工作专业人才总量增加到 50 万人，要整体提升社工专业人才素质，尤其要注重培养高层次的社工队伍。③ 为了推动志愿者服务的发展，2012 年民政部在《志愿者记录办法》中提出对志愿服务进行登记和评定星级的鼓励办法。同时制定了发展志愿者队伍的规划，倡导民众积极加入志愿者队伍，提出畅通志愿者参与社会服务的渠道，规范对志愿者队伍的招募、登记注册等管理，"完善社会志愿服务体系，推动志愿服务活动经常化、制度化"④，提出"到 2020 年，注册社会服务志愿者占居民总数的比例达到 10%"⑤。

关于养老服务人才的培育方面，从《老年法》到各个与养老服务有关的规划，再到政府相关文件，无一不提到对养老护理人才的培育问题。如《老年法》规定"国家建立健全养老服务人才培养、使用、评价和激励制度，依法规范用工，促进从业人员劳动报酬合理增长，发展专职、兼职和志愿者相结合的养老服务队伍"。又如，人社部等三个部门在 2014 年提出：加强老年护理人员专业培训，在养老机构和社区开发公益岗位，吸纳农村转移劳动力、城镇就业困难人员等从

　　① 《民政部关于促进和民办社会工作机构发展的通知》（民发〔2009〕145 号）。
　　② 《民政部关于进一步加快推进民办社会工作服务机构发展的意见》（民发〔2014〕80 号）。
　　③ 《社会工作专业人才队伍建设中长期规划（2011—2020 年）》（中组发〔2012〕7 号）。
　　④ 中央精神文明建设指导委员会：《关于推进志愿服务制度化的意见》，2014 年 2 月 26 日。
　　⑤ 《中国社会服务志愿者队伍建设指导纲要（2013—2020 年）》（民发〔2013〕216 号）。

事养老服务的具体措施。① 还对护理专业护士、护理员队伍的提升等有关培训工作等作了规划。同时，政府颁布实施国家职业标准，发布了养老护理员职业目录，加强养老服务队伍的专业化和规范化建设。② 力争到 2020 年，培养具备专业医护知识，实践经验丰富的养老护理员 600 万人。③ 尤其是 2014 年教育部等部门颁布的《关于加快推进养老服务业人才培养的意见》，突出强调了养老服务人才的中长期培育规划，"加快推进养老服务相关专业教育体系建设"，"到 2020 年，基本建立养老服务人才培养培训体系"。引导学生从事养老服务业，以适应养老服务业的发展需求。

三　完善和发展阶段对养老服务法规政策的推进

（一）形成了老龄法律法规政策体系框架

在宪法原则的指导下对《老年法》进一步修改，同时《民法》、《继承法》、《婚姻法》、《社会保险法》、《社会救助暂行办法》等法律法规的颁布和实施，从各个角度对不同层面的老人的权益进行保护，这一阶段的各项法律法规较之以前更加具体和全面，不仅体现了法律法规对老年人的物质保障的重视，还关注他们的精神慰藉；在重视生活自理型老人需求的同时也不忽视失能老人的需求；既保障普通老人的基本医疗，又对有特殊困难的老人给予医疗救助；既实行立法保障，又辅之以相关制度进行补充。形成了以《中华人民共和国宪法》为指导，《老年人权益保障法》为主体，包括有关法律、行政法规、地方性法规、国务院部门规章、地方政府规章和有关政策在内的老龄法律法规政策体系框架。④

（二）形成了人口老龄化战略体系基本框架

《中国老龄事业发展"十二五"规划》明确指出：应对人口老龄

---

① 《国务院关于加快发展养老服务业的若干意见》（国发〔2013〕35 号）。

② 《中国老龄事业的发展白皮书》（中华人民共和国国务院新闻办公室，2006 年 12 月）。

③ 《民政部、国家发展和改革委员会关于印发〈民政事业发展第十二个五年规划〉的通知》（民发〔2011〕209 号）。

④ 国务院新闻办公室：《〈中国老龄事业的发展〉白皮书》，2006 年 12 月 13 日（http：//jnjd. mca. gov. cn/article/zyjd/zcwj/201102/20110200133828. shtml）。

化是国家的一项长期战略任务。为此，在国民经济发展规划、社会保障的规划、民政事业发展规划、老龄事业的规划、残疾人事业的发展规划以及中央政府的决定和工作意见中都涉及应对老龄化问题，这些战略性规划具有根本性指导纲领性质，在描绘老龄事业发展美好蓝图的同时，制定了实施步骤。如老龄事业发展的总体目标、"六个体系"建设、老龄工作的基本原则和主要任务、养老服务体系建设的定位、支持系统构建等方面作出了系统部署，使老龄事业发展既有明确的方向，又有阶段性目标。

（三）明确提出了多层次养老服务政策，形成了养老服务政策体系

从《老年法》到各项相关规划，都提出了"以居家为基础、社区为依托、机构为支撑的社会养老服务体系"，并对这一体系进行了阐释。鉴于居家养老更适合中国国情，在政策方面，主张将家庭养老与社区养老相结合，进一步完善家庭养老支持政策；在老龄服务方面，提出"重点发展居家养老服务"①。政府出台了购买养老服务和社会工作服务等一系列政策支持居家养老，政策还支持社区建立托老所、日间照料中心和紧急呼叫系统等，开展社区为老服务。在一系列政策的推动下，中国社区居家养老模式逐步形成。政策对机构养老也有明确的定位，提出机构是养老的重要支撑，有利于帮助家庭照护有困难和需要专业化照护服务的失能老人。

（四）扶持失能老人的法规政策日益完善

针对失能老人的法规政策有一定的发展。在我国，对失能老人的支持已上升到法律层面，如《老年法》提出"对生活长期不能自理，经济困难的老年人，地方各级人民政府应当根据其失能程度等情况给予护理补贴"。有关法规政策等都明确提出了包括失能老人在内的老年困难群体是养老服务的重点对象，要给予优先满足。"政府优先保障孤老优抚对象及低收入的高龄、独居、失能等困难老年人的服务需求。"② 提出"优先发展护理康复服务"③，围绕着失能老人的特殊需

① 《中国老龄事业发展"十二五"规划（2011—2015）》（民政部，2011）。
② 《民政部关于开展"社会养老服务体系建设推进年"活动暨启动"敬老爱老助老工程"的意见》（民发〔2012〕35号）。
③ 《中国老龄事业发展"十二五"规划（2011—2015）》（民政部，2011）。

求提出了应加强老年护理院、康复机构以及有助于失能老人生存的辅助设施建设。同时根据失能老人康复护理的长期性的特点，提出了建立护理补贴制度，针对疾病给他们带来的痛苦，提出了加强心理慰藉、临终关怀等服务。尤其是《中国护理事业发展纲要（2011—2015年）》中提出"探索建立长期护理服务体系"，是推动失能老人照护服务发展的良好契机，体现了政府对失能老人的重视和关怀。

（五）在相关政策推动下老年卫生、健康支持体系基本形成

从1999年发展城市卫生的工作意见发布到2011年促进基本卫生服务均等化和规范化政策的出台，政策制定的理念上发生了重大变化。从泛泛提出国民的卫生工作到老年卫生、慢性病防治、社区卫生、精神卫生、健康教育、宜居环境建设等工作，使卫生工作深入更多领域，体现了卫生政策逐步走向专业化和规范化的导向。要求建立老年人的健康档案政策的发布和实践，更加明确了医治疾病向预防疾病和及时治疗思路的转变。这些政策强调全方位的卫生服务，同时还要重点服务失能老年和困难群体，促使卫生、健康支持体系的逐步形成。2014年的《加快推进健康与养老服务工程建设的通知》，强调了加快推进健康、养老服务工程建设的目标、原则和主要任务，提出"健康服务体系建设"等建议，① 使"十二五"规划的目标更加明确具体。

（六）配套政策日益完善，促使管理制度更加规范

配合养老服务的相关政策体现在多次颁布相关法规政策里，这些政策规范包括对五保供养机构和养老机构的设立、运转和规范、养老机构内部人员配备、康复护理等服务项目，还包括社区提供服务达标管理、公办养老机构的资金、慈善捐款的管理等。同时出台了对养老服务机构的免征营业税的规定，以促进养老服务业的发展。这一系列政策的实施可以使养老服务稳定地朝着规范化专业化的方向发展，有利于提高老年人的生活和医护质量。

（七）培育养老服务人才的政策日臻完善

对养老服务人才培育包括养老机构的服务人员、医务人员、护

---

① 《加快推进健康与养老服务工程建设的通知》（发改投资〔2014〕2091号）。

工、社区服务人员、专业社工人员、志愿者等。近年来养老服务人才培育重点放到护理人员方面，制定了相关规划，拟定了具体的培训计划，从落实培训经费、设立考级制度等都有相应政策和措施。政府根据不同层次的服务人员制定了分层分类培训的政策，这些政策有助于失能老人专业性护理水平的提高。

（八）针对老年特殊群体的政策进一步稳定

1. 针对农村五保老人的政策持续稳定执行

2003 年农村税费改革后，"村提留、乡统筹"的政策被取消，但对于农村特困群体仍然实行应保尽保的政策，为了解决供养老人的资金来源，2004 年民政部等部委提出供养资金列入县乡财政预算，确保五保供养资金的落实，使五保供养资金由"集体福利事业"性质转为财政转移支付的公共福利性质。2006 年新修订的《农村五保供养工作条例》第 11 条规定："农村五保供养资金，在地方人民政府财政预算中安排，……中央财政在资金上给予困难地区的农村五保户适当补助。"① 更加明确了政府对农村五保户的供养责任，以财政资金来保障五保老人的供养。新《条例》在供养的内容中特别规定："提供疾病治疗，对生活不能自理的给予照料"，按照新《条例》的规定，各地制定并下发了相关规定，民政部于 2007 年 1 月开始启动了"农村五保供养服务设施建设霞光计划"，计划在"十一五"时期，政府利用筹集的福利彩票公益基金，对各地敬老院装修和改建，使"不救不活"的五保老人在政府的关怀下提高生活质量，失去生活自理能力的五保老人基本上能够住进各农村基层的敬老院。② 2010 年 10 月 8 日民政部发布《农村五保供养服务机构管理办法》，2013 年 2 月 27 日民政部、国家档案局印发《农村五保供养档案管理办法》的通知，使五保供养法规政策进一步完善。

2. 针对城市"三无"老人的政策法制化

国务院于 1999 年 9 月颁布《城市居民最低生活保障条例》，明确了最低生活保障制度的救助原则，对传统"三无"人员按当地城市居

---

① 《农村五保供养工作条例》（中华人民共和国国务院令第 456 号，2006）。
② 《全国农村五保供养对象达 554 万人》，《农村大众》2010 年 7 月 22 日。

民最低生活保障标准全额救助。① 《条例》的颁布标志着我国城市低
保制度正式走上法制化轨道，传统社会救济改革迈出坚实的步伐。②
以后中国用法规的形式将孤老残等纳入城市低保制度的实施对象，对
"三无"老人供养经费的标准更加明确，随后各地提高了对"三无"
老人的供养标准，许多地区按照高于城市最低生活保障标准的150%
左右进行供养。城市养老政策有了立法的支持而进一步稳定。

（九）注意各项养老服务政策的衔接

这一阶段以《老年法》为指导原则，制定了多个法律法规和各部
门的规划以及工作要点等。这些法规政策彼此相互联系，相互照应，
形成了较完整的养老服务的法规政策网络。如《老年法》提出了"国
家建立和完善社会养老服务体系"，"地方各级政府应当采取措施，发
展城乡社区养老服务……为居家的老年人提供多种形式的服务"。这
些法律规定都体现在老龄事业发展和养老服务规划之中，同时强调了
我国的社会养老服务体系主要由居家养老、社区养老和机构养老三个
有机部分组成。③《中国护理事业发展纲要（2011—2015）》进一步
提出"十二五"期间将逐步建立和完善长期护理服务体系，发展老年
护理、培育养老护理人员等具体措施。2014年实施的《社会救助暂
行办法》提出"社会救助制度坚持托底线"④。这一阶段养老服务政
策与社会保障制度基本上逐渐同步完善，从各个不同角度为老年人撑
起保护伞。

（十）养老服务政策有许多创新

养老服务政策的制定在理念上有所创新，体现在老龄事业"十二
五"规划提出的"家庭养老支持建设"，为居家养老创造良好条件。
提出发展老龄产业的理念，"把老龄产业纳入经济社会发展总体规划，
列入国家扶持行业目录……鼓励社会资本投入老龄产业"，这样广开

---

① 《城市居民最低生活保障条例》（国务院令第271号，1999）。
② 窦玉沛：《健全中国特色社会救助制度的实践与思考》，《行政管理改革》2014年
第10期，第9—14页。
③ 《社会养老服务体系建设"十二五"规划（2010—2015年）》。
④ 《社会救助暂行办法》（2014）。

了筹资渠道，为解决老龄事业发展的资金不足提供了政策支持。^① 另外，系统提出了"六个体系"建设是老龄工作的重点，^② 2014 年民政部等十部委的通知里又提出了"健康服务体系建设"^③，使老龄工作重点的表述更加完善，这也是对多年来老龄工作的总结和提升，形成了老龄工作的框架，明确了实现老龄工作目标的路径。强调"老有所教"，倡导老年人与青年人相互沟通，不仅自己主动学习新知识，还要从青少年那里学习新知识，可以更好地丰富老年人精神生活。推行公办养老机构公建民营，^④ 通过政府购买服务、给予适当补贴的制度，灵活发展公办养老机构。

另外，政府更加注重从政策上体现促进公共服务均等化，如 2009 年卫生部等部门发布的《关于促进基本公共卫生服务逐步均等化的意见》提出：到 2011 年，国家基本公共卫生服务项目得到普及，城乡和地区间公共卫生服务差距明显缩小。到 2020 年，基本公共卫生服务逐步均等化的机制基本完善，重大疾病和主要健康危险因素得到有效控制，城乡居民健康水平得到进一步提高。^⑤ 在多个部门的"十二五"规划中，都提出了城市对口支援农村以缩小城乡差距，还提出了"万名医师支援农村卫生工程"、"组织协调东西部地区医院省际对口支援"、"加强院前急救体系建设，重点提高农村地区急救医疗服务能力"，"逐步缩小城乡医保筹资水平和保障水平的差距，为实现城乡统一的医疗保障制度奠定基础"。^⑥

四　完善和发展阶段养老服务政策的不足

（一）照护服务政策惠及面较为狭窄且不够具体到位

从颁布的养老服务政策看，对养老服务硬件建设方面的规定非常明确具体，如政策对社区日间照料中心和养老机构建设标准，具体到

---

① 《中国老龄事业发展"十二五"规划（2011—2015）》（民政部，2011）。
② "六个体系"，即建立健全老龄战略规划体系、社会养老保障体系、老年健康支持体系、老龄服务体系、老年宜居环境体系和老年群众工作体系。
③ 《关于加快推进健康与养老服务工程建设的通知》（民政部等十部门，2014）。
④ 《民政部关于开展公办养老机构改革试点工作的通知》（民函〔2013〕369号）。
⑤ 《关于促进基本公共卫生服务逐步均等化的意见》（卫妇社发〔2009〕70号）。
⑥ 《卫生事业发展"十二五"规划（2011—2015）》（卫生部，2011）。

日间照料中心建设的窗户与地面的比例都有详细的规定。而对失能老人的照护服务，相关政策只限于优待"三无"、"五保"以及经济困难老人中的失能老人，为他们提供入住养老机构的方便，解决基本生存问题。缺乏针对普通失能老人的优待政策，也没有全国统一的护理补贴和提供服务的具体规定。虽然全国老龄办等 24 部委的相关文件中提出："各地对经济困难的老年人要逐步给予养老服务补贴。对生活长期不能自理、经济困难的老年人，要根据其失能程度等情况给予护理补贴。"① 但是没有明确补贴经费的来源和补贴比例，缺乏强制执行的操作方案，到目前为止，全国实行护理补贴的一般是经济条件较好的少数地区，而大多数欠发达地区无法给失能老人护理补贴。在《社会救助暂行办法》中虽然提出"对生活不能自理的给予照料"，但在对救助范围的规定中只包括医疗、住房、教育、就业、救灾和临时救助，获得临时救助的条件是突发疾病等家庭难以支撑的情况，一般情况的失能老人只要不符合救助条件就不属于社会救助范围，可见，《暂行办法》提出的"对生活不能自理的给予照料"的规定惠及面较为狭窄。

（二）对健全家庭养老支持政策缺乏强有力的配套政策

2012 年颁布的《老年法》提出"建立健全家庭养老支持政策，鼓励家庭成员与老年人共同生活或者就近居住，为老年人随配偶或者赡养人迁徙提供条件，为家庭成员照料老年人提供帮助"。我国涉老的规划和工作指导意见等都强调养老服务体系中"以居家为基础"②，"完善家庭养老支持政策"，"重点发展居家养老服务……引导和支持社会力量开展居家养老服务"，"大力发展家庭服务业"，"健全家庭养老保障和照料服务扶持政策"，等等，③ 但缺乏更具体的政策支撑。这些法规政策在原则上的规定无法"落地"，现实中随迁老人因户籍等原因不能享受大城市的交通优待、无法实现异地医疗报销等，失能老人居家照护也因缺乏具体的帮扶政策而导致全家陷于窘境。

---

① 《关于进一步加强老年人优待工作的意见》（全国老龄办发〔2013〕97 号）。
② 《社会养老服务体系建设"十二五"规划（2011—2015）》。
③ 《中国老龄事业发展"十二五"规划（2011—2015）》（民政部，2011）。

（三）缺乏推动建立长期护理保险的政策

失能老人最缺乏的是长期照护服务经费和社会提供的照护服务，建立长期护理保险是解决经费困境的重要渠道，目前政府虽然在政策上提出"研究探索老年人长期护理制度，鼓励、引导商业保险公司开展长期护理保险业务"①，但由于政府没有具体的推动政策，商业保险公司建立护理保险的风险较大，已建立的商业护理保险收费昂贵使广大群众"望险兴叹"，结果是长期护理保险制度的构建停滞不前。

（四）养老服务各项政策相互衔接的顶层设计不够完善

近年来政府开始注意涉老政策和制度的相互衔接，但由中央政府制定统一的协调政策仍显不足。体现在：第一，缺乏健全的家庭养老服务的支持政策。这一支持政策涉及财政、户籍、交通、医疗、社保、社区等多个管理部门，需要制定相关政策对各部门进行协调，目前这类政策不够明确。第二，缺乏建立长期护理保险政策的顶层设计。在中国建立护理保险究竟采取怎样的筹资方式，是实行商业保险，还是各方筹资分担投保责任等，政府态度不明朗。第三，2014年民政部等部门发布的《关于推进养老机构责任保险工作的指导意见》提出建立养老机构责任保险，"要积极争取财政资金给予保费补贴"，"重视养老机构责任保险公益性"，②但推动这一责任保险不仅涉及民政、保监会和老龄办，还涉及地方政府、养老机构、财政部门等，从《指导意见》的内容看，提到的保费补贴是"争取"，由谁争取、保费如何分担都没有规定，对于政府有关部门就这项工作提供什么便利或服务没有更具体明确的规定，还缺乏与其他政策的衔接，因此这一政策缺乏可操作性。第四，2006年国家颁布实施《国民经济和社会发展"十一五"规划纲要》，提出"把实施爱心护理工程，加快发展面向高龄病残老年人的护理服务设施纳入规划重点"③。之后出台的相关政策都提到护理服务设施建设，经过了近十年，除针对一般老年人的服务设施建设有一些成效外，针对失能老人的服务设施建设见效不够明显。第五，社会保障制度如何与服务保障制度相衔接，是一个涉

---

① 《社会养老服务体系建设"十二五"规划（2011—2015）》。

② 《关于推进养老机构责任保险工作的指导意见》（民发〔2014〕47号）。

③ 《国民经济和社会发展"十一五"规划纲要》（2006）。

及面广而又复杂的问题，如基本医疗制度与长期护理制度的衔接，"低保"、"三无"制度与医疗、护理制度的衔接，养老保障与服务保障制度的衔接，养老保险与护理保险制度的建立和衔接等，都缺乏中央政府的顶层设计。

（五）吸引人才参与养老服务行业的政策力度不大

虽然 2014 年教育部等九部门发出加快推进养老服务业人才培养的意见，提出"鼓励和吸引社会工作人才和高校毕业生参与养老服务工作"[1]，但除考取护理相关证书，全国有统一的政策规定外，其他方面均缺乏吸引和留住养老服务人才的优惠政策，如根据社区或养老机构的服务人员按比例培训，对获取一定级别证书的人员给予哪些激励措施，尤其是社区和民营机构很难将获取全国统一证书的服务人员与晋升、绩效联系起来，政府关于吸引养老服务人才的政策难以落到实处。

（六）推进城乡养老服务的公共服务均等化政策动力仍显不足

近年来各项政策都在倡导公共服务均等化，具体措施也有不少，但是在一些涉老规划中，仍然坚持城乡分别规划，如《卫生事业发展"十二五"规划》中提出"完善以社区卫生服务为基础的城市医疗卫生服务体系"[2]。"符合标准的日间照料中心、老年人活动中心等服务设施覆盖所有城市社区，90%以上的乡镇和 60%以上的农村社区建立包括养老服务在内的社区综合服务设施和站点。"[3] 又如民政部提出的目标："到 2015 年，居家和社区养老服务基本覆盖 100%城市社区和50%以上的农村社区，全国基本建立起居家和社区养老服务网络。"[4]而目前，我国城乡老年人失能、半失能率达到 19.6%，其中城市为14.6%，农村已超过 20%。[5] 可见农村失能老人多于城市，但是规划提出的目标是倾斜于城镇。虽然提出："各级政府用于养老服务的财

①《关于加快推进养老服务业人才培养的意见》（教职成〔2014〕5 号）。
②《卫生事业发展"十二五"规划》（卫生部，2011）。
③《国务院关于加快发展养老服务业的若干意见》（国发〔2013〕35 号）。
④《民政部关于开展"社会养老服务体系建设推进年"活动暨启动"敬老爱老助老工程"的意见》（民发〔2012〕35 号）。
⑤《社会养老服务体系建设"十二五"规划（2011—2015）》。

政性资金应重点向农村倾斜"①，并且曾下文发起"推动农村社区建设实验全覆盖创建活动"②，但是政府在制定政策上始终缺乏考虑农村发展滞后，要实现均等化，必须加大对农村包括养老服务在内的公共服务的支持力度，确定财政上加大对农村资金支持比例，只有这样才能对城乡养老服务均等化有更大的促进作用。另外，针对困难群体的救助也是城乡区别对待，如各地方政府针对"五保"和"三无"老人采用不同的供养标准。

在针对失能老人照护服务政策方面也没有实现公共服务均等化，现有的扶持政策较多的是针对养老机构和日间照料服务中心的投入，现有的情况是生活能够自理的老人更多地享有资源。失能老人急需的照护服务，无论是经费还是照护设施设备政府的投入都严重不足，2014 年财政部等三部门发出要求各级政府建立健全经济困难的高龄、失能老人补贴制度的通知，提出省级财政部门要会同民政部门、老龄工作部门，结合当地实际，及时制定这一补贴制度。③ 但是没有具体确定失能老人补贴的参照系数和补助底线，也没有确定建立这一制度的时间界限，对于贫困地区，在当地财政支持下建立了各项保障制度和救助制度后，如果还要建立经济困难的高龄、失能老人的补贴制度，承受能力是可想而知的，在政策没有明确中央财政给予适当的经费支持的情况下，单靠贫困地区财政支持是无法实现对失能老人照护服务的投入的。

（七）公办养老机构的改革政策乏力

长期以来公办养老机构存在"职能定位不明确，运行机制不健全、发展活力不足等突出问题"，"迫切需要深化改革"。④ 政府投资的公办养老院本应首先解决失能老人等最需要的老人的困难，但《民政部关于开展公办养老机构改革的试点工作通知》中只要求各省大中城市选择一个公办养老机构进行试点，截至 2014 年 9 月，全国只有 124 家

---

① 《国务院关于加快发展养老服务业的若干意见》（国发〔2013〕35 号）。
② 《关于开展"农村社区建设实验全覆盖"创建活动的通知》（民发〔2009〕27 号）。
③ 《关于建立健全经济困难的高龄 失能等老年人补贴制度的通知》（财社〔2014〕113 号）。
④ 《民政部关于开展公办养老机构改革试点工作的通知》（民函〔2013〕369 号）。

公办养老机构试点，① 比例非常小。目前正在试点过程中，试点进程
未向社会公开。相比其他养老服务政策的实施，这一改革措施执行力
度不大，见效很慢，与政策乏力有密切的关系。

（八）政策执行缺乏强有力的制度支撑

1993 年民政部等 14 部门发布《关于加快发展社区服务业的意
见》，其中提到：社区服务业的发展目标是："到本世纪末，……85%
以上街道兴办一所社区服务中心，一所老年公寓（托老所）"，2006
年《国民经济和社会发展"十一五"规划纲要》提出"把实施爱心
护理工程，加快发展面向高龄病残老年人的护理服务设施纳入规划重
点"。"加强养老服务、医疗救助、家庭病床等面向老年人的服务设施
建设。"② 2006 年《中国老龄事业发展"十一五"规划》提出"完
善……托老所等养老设施的标准规范"。2010 年民政部等部门发布
《社区老年人日间照料中心建设标准》；2011 年《中国老龄事业发展
"十二五"规划》中又提到"把日间照料中心、托老所等社区养老服
务中心等社区养老设施，纳入小区配套建设规划"。尽管有政府规划
或文件的推动，但到 2011 年仍然存在"社区养老服务设施和养老机
构床位严重不足，供需矛盾突出；设施简陋、功能单一，难以提供照
料护理、医疗康复、精神慰藉等多方面服务"③；社区的托老所和日间
照料中心发展缓慢，长期不能达标的重要原因是政策的执行缺乏相关
制度支撑，难以落实到位。《社会养老服务体系建设"十二五"规
划》提出"增加托老设施网点"，"建设日间照料和短期托养的养老
床位"，并提出了"增加日间照料床位和机构养老床位 300 万张，实
现养老床位总数翻一番"的目标。可见，如果没有健全的社区相关制
度，政策制定后仍然存在目标难以实现的问题，尤其是农村社区养老
床位更是难以达标。

（九）政策交叉重复与政策真空并存

政府各项养老服务的规定交叉重复较多，如对养老服务体系的说

---

① 《省级民政部门确定 124 家公办养老机构改革试点单位》，2014 年 9 月 11 日，中
新网。
② 《国民经济和社会发展"十一五"规划纲要》（2006）。
③ 《社会养老服务体系建设"十二五"规划（2011—2015）》。

明、老龄事业"十二五"规划提出了养老服务体系建设包括"六个体系"建设，医疗卫生事业发展"十二五"规划提出了基层医疗卫生服务体系，民政部等十部门 2014 年联合下发的《关于加快推进健康与养老服务工程建设的通知》中提出健康服务体系建设，全都涉及养老服务体系建设，多个部门和多个规划提出的服务体系建设，从内容上有交叉重复。还有社区发展达标的指标、为老年人服务的目标、养老床位数等，许多文件都重复出现。但是一些政策仍有真空，如政策没有提出支持建立长期照护保险；没有支持发展家庭服务业的可操作性政策；许多指导性政策出台的同时缺乏财政政策支持等，使有的政策停留在倡导的层面无法具体操作。

（十）强调监管政策多于提供服务的政策

各个文件中几乎都涉及对分管领域的监管问题，但是对违规处罚的规定很少，就政府应如何为实现提出的目标提供服务的规定很少，如 2008 年《全国老龄办等部门关于全面推进居家养老服务工作的意见》中规定："对享受政府补贴的居家老人进行资格评估；对居家养老服务人员相关资格进行审查，接受服务对象的服务信息反馈，检查监督服务质量"等，这些规定是必要的，但在当时没有建立（个别发达地区除外）对居家老人的补贴制度跟进"资格评估"、"服务质量评估"，说明政府仍然是强调监管重于强调服务。另外，2014 年《关于推进养老机构责任保险工作的指导意见》①中没有确定财政补贴和养老机构支付的具体比例，就规定了对于财政部门给予的保费补贴、公办养老机构的保险费用应当列入预算管理，严格专款专用。《指导意见》还规定：各养老机构应当严格遵守保险协议约定，按期支付保险费，不得向入住老年人另行收取责任保险费，严禁截留挪用保险赔偿金。从这里可以看到，强调监管的规定多于具体操作性的规定，也多于为养老机构服务的规定。

这一阶段养老服务政策存在不足的主要原因主要是：养老服务政策处于大发展阶段，政策要达到稳定、规范和协调需要一个过程；客观上，老年人口剧增导致需求大幅度增长，目前的经济发展水平没有

———————

① 《关于推进养老机构责任保险工作的指导意见》（民发〔2014〕47 号）。

达到满足城乡养老服务均等化的程度，社会养老服务体系建设是一个宏大的工程，短时间完成有很大的困难，"仅就实现千分之三十养老床位目标而言，在已有的四年时间，需新增床位320多万张，需投资超过3000亿元"①。长期的二元社会结构背景下，要想短期内全面实现城乡公共服务均等化有很大困难。主观上，政府对养老服务业的发展相比经济发展的重视程度还有较大差距，针对失能老人的有些政策缺乏操作性致使政策目标不能完全实现；借鉴国外养老服务的先进经验与中国实际相结合还严重不足；如何拓宽养老服务资金来源渠道的思路没有完全打开；由于中国地区经济状况差异很大，中央政府的某些好政策未必适合贫困地区，并且对农村和贫困地区的倾斜力度不大，上级政府对基层执行政策的困难缺乏调研和分析，对基层落实政策的情况过多注重资金监管而缺乏全面的管理，加之对政策落实不到位的处罚力度不够，导致许多好政策执行不到位。

第四节　本章小结

综上，从养老服务政策发展的几个阶段我们看到：养老服务政策从无到有。20世纪80年代之前，只有一些零星的老年人政策，主要针对的是"三无"老人和"五保"老人。进入老龄社会以后，是养老方面的法规政策发展最快的时期，养老政策的制定从主管部门到多个部门联合制定；养老服务的对象从只救助鳏寡孤独的特殊群体到关注到失能、空巢老人直至服务普通的老年群体；养老服务的内容从保障基本生活出发附带提供少量服务到重视服务保障提高生活质量；从城乡养老服务政策差距拉大到倡导公共服务均等化以缩小城乡差距。政府政策几乎涉及养老服务的方方面面，养老法规政策体系已经建立、战略框架基本形成、具体措施更加全面、政策的针对性继续增强，各项政策的衔接性逐渐加强。这一阶段的创新点是许多新理念新

① 窦玉沛：《在全国社会养老服务体系建设工作会议上的总结讲话》，2012年3月30日（http://fss.mca.gov.cn/article/lnrfl/ldjh/201302/20130200418231.shtml）。

政策的出现，亮点是结合中国国情提出了"居家为基础、社区为依托、机构为支撑的社会养老服务体系"的养老服务格局，重点是将失能老人和经济困难老人作为优先服务的对象，不仅强调对老年人的生活照料，还强调对失能老人的特殊护理，提出了老年人的精神赡养。总体来看，经过几十年养老服务政策法规的不断完善，初步建立了老年人全方位服务保障网。

　　同时，我们也应看到针对失能老人的服务政策还十分欠缺，没有单独针对失能老人照护服务制定法规政策，对失能老人养老服务政策只是与其他困难老人并列提及，解决失能老人照护具体问题的政策严重不足；有些政策和制度存在碎片化的同时还停留在政策层面不能"下沉"落实到位；各部门颁布的养老相关政策虽将失能老人作为重点服务对象，但是重复的内容较多，能够落实的照护服务政策很少，尤其对农村失能老人应制定怎样的扶持政策没有重点考虑。另外，虽然提出了建立高龄、失能老人的补贴制度，但是中央财政基本不予支持，地方财政的支持也大多停留在较低水平，许多经济不太发达地区难以实现。正如学者唐钧所说，"十二五"期间出台了很多养老服务政策，看似面面俱到，但却没有找到真正解决问题的突破口。在中国2亿老年人中，最为困难的群体是失能老人，而其中又以完全失能老人为甚。解决失能老人，特别是完全失能老人的问题意义重大，应该是发展老年服务的突破口。[①] 而目前对失能老人的政策没有完全突破，用政策推进失能老人的服务保障与其他保障制度衔接的力度不够，这些都说明解决失能老人照护的政策体系没有完全形成，各级地方政府虽出台一些新政策体现了解决照护问题的探索，但全国构建失能老人的照护服务体系，还需要中央政府在政策方面顶层设计，通过权威性政策的强有力推动。

---

　　① 唐钧：《中国老年服务的现状、问题和发展前景》，《国家行政学院学报》2015年第3期，第75—81页。

第三章

失能老人的基本情况与特点

　　笔者于 2012—2014 年组织重庆大学等几所高校学生三次针对一般居民、普通老年人、失能老人、社区服务人员、养老院工作人员等进行了问卷调查和多次访谈，选取了 2014 年针对 50 岁以上的1732 名老年人照护服务需求的调查数据（有 311 位 60 岁及以上失能老人的数据①）作为本章分析的基础数据。同时以 2012 年对 265位失能老人的问卷调研、② 以 2013 年重庆大学和南京财经大学两校学生关于长期护理保险问卷调查的数据为辅助，这部分有效问卷共3167 份，剔除了 60 岁以下的样本后有 1948 份 60 岁以上老人的样本，用 1948 份样本（其中失能老人样本 681 份）对调研的基本情况进行补充。③

---

　　① 2014 年笔者带领的课题组成员［国家社会科学基金项目"我国失能老人多元需求与长期照护服务体系构建"（12BSH071）］，组织重庆大学等几所高校学生针对老人需求进行的问卷调查。回收的问卷中 50 岁以上样本是 1732 个，50 岁以上失能者样本 324 个；1732 个样本中 60 岁及以上样本是 1526 个，60 岁及以上失能老人样本是311 个。

　　② 这部分调查是在 2012 年 2—3 月笔者组织重庆大学学生利用寒假在全国部分地区针对失能老人及其家人的调查，调查共发出问卷 320 份，收回 280 份，回收率 87.5%，有效问卷 265 份。我们在 2014 年对失能老人的需求作了更为详细的问卷补充调查。

　　③ 本次调查主要是重庆大学和南京财经大学的学生，参与本次调查的学生还有重庆长江师范学院、重庆三峡大学、重庆青年管理干部学院、重庆计算机职业技术学院的学生。课题组动员了几所高校的学生寒暑假回家随机进行调查，南京财经大学多为东部生源，重庆大学等学校多为西部生源，回收的东中西部问卷基本上呈正态分布。收回问卷3625 份，其中有效问卷 3167 份，有效率 87.37%。其中作为主要研究对象的失能老人有效样本共 681 份，从自理能力上看，部分失能老人 600 份，完全失能老人 81 份。

第一节 受访失能老人的基本情况

一 受访失能老人的个人信息

受访失能老人样本中男性（51.2%）多于女性（48.8%），但在全部受访者中男性失能老人（17.7%）的比例低于女性失能老人（19.9%），说明女性身体状况相较男性老人差。在总样本中失能老人有18.8%，各年龄段的失能老人占该年龄段总样本的百分比分布情况为：50—59岁组（6.3%），60—69岁组（10.2%），70—79岁组（18.3%），80—89岁组（41%），90岁以上（62.5%）。各年龄段失能老人数量上升的比例也较大，70—79岁组失能老人相比60—69岁组上升8.1个百分点，80—89岁组的比70—79岁组的上升22.7个百分点，90岁组比80—90岁组上升21.5个百分点（见表3—1）。可见，随着年龄的增长失能老人的占比在快速增长。

表3—1　　　　　50岁以上受访者与受访失能老人基本情况对比

分类 （全部样本） （N＝1732）		人数 （人）	比例 （%）	分类 （失能老人样本） （N＝324）		人数 （人）	比例 （%）	失能老人占该选项总样本的比例（%）
性别	男	937	54.1	性别	男	166	51.2	17.7
	女	795	45.9		女	158	48.8	19.9
户籍类型	农业户口	1045	60.3	户籍类型	农业户口	225	69.4	21.5
	非农业户口	687	39.7		非农业户口	99	30.6	14.5
年龄（岁）	50—59	206	11.9	年龄（岁）	50—59	13	4.0	6.3
	60—69	580	33.5		60—69	59	18.2	10.2
	70—79	638	36.8		70—79	117	36.1	18.3
	80—89	268	15.5		80—89	110	34.0	41
	≥90	40	2.3		≥90	25	7.7	62.5

续表

分类 （全部样本） （N=1732）		人数 （人）	比例 （%）	分类 （失能老人样本） （N=324）		人数 （人）	比例 （%）	失能老人占该 选项总样本的 比例（%）
文化 程度	小学及 以下	989	57.1	文化 程度	小学及 以下	236	72.8	23.9
	初中	386	22.3		初中	50	15.4	13
	高中/ 中专	227	13.1		高中/ 中专	27	8.3	11.9
	大专/ 本科	124	7.2		大专/ 本科	11	3.4	8.5
	硕士及 以上	6	0.3		硕士及 以上	0	0	0
婚姻 状况	有配偶	1069	61.7	婚姻 状况	有配偶	137	42.3	12.8
	丧偶	606	35.0		丧偶	174	53.7	28.7
	离异	34	2.0		离异	6	1.9	17.6
	未婚	23	1.3		未婚	7	2.2	30.4
与谁 一起 居住	子女	298	17.2	与谁 一起 居住	子女	93	28.7	10.8
	老伴	660	38.1		老伴	71	21.9	16.5
	子女和 老伴	322	18.6		子女和 老伴	53	16.4	13.6
	独居	214	12.4		独居	29	9.0	13.6
	三代及 以上同堂	131	7.6		三代及 以上同堂	24	7.4	18.3
	养老院 老人	89	5.1		养老院 老人	49	15.1	55.1
	其他	18	1.0		其他	5	1.5	45.5

　　注：表中失能老人样本包括50岁以上退休人员。选择50岁以上年龄段作为调查样本，是因为我国女性工人是50岁退休，这部分人文化程度不高，再就业的不多，许多情况与退休人员大致相同。

　　由于四舍五入，本书各表格总和略微有偏差，但不影响结论。

调查显示，农业户口的失能老人（69.4%）比非农业户口失能老人（30.6%）多38.8个百分点。[1]居住在农村（55.1%）的略多于城镇（44.9%），说明部分农村户籍的失能老人居住在城市的养老机构或随子女迁居城镇，我们的访谈也证实了这一情况。另外，农村老年人的身体状况不如城市老年人。他们普遍文化程度很低，小学以下文化程度（73.6%）高出全体受访者（57.4%）16.2个百分点。

受访失能老人的文化程度相比全体受访者更低。50岁及以上样本中，失能老人小学文化程度（72.8%）比全体受访者（57.1%）多出15.7个百分点，初中文化程度的失能老人（15.4%）比全体受访者（22.3%）低6.9个百分点；高中/中专文化程度的失能老人（8.3%）比全体受访者（13.1%）低4.8个百分点；大专/本科段的失能老人（3.4%）比全体受访者（7.2%）低3.8个百分点。可见失能老人初中以下文化程度占88.2%，相比全体受访者，他们的文化程度处于更低端的水平，这样的文化程度将影响他们养老服务的需求。

二　受访失能老人的婚姻、居住和子女情况

失能老人的婚姻状况为：有配偶（42.3%），丧偶（53.7%），离异（1.9%），未婚（2.2%）。失能老人与全部受访者相比，丧偶的比例高出18.7个百分点（见表3—1），从表3—2中看到，随着年龄的增长，有配偶的比例在下降，老年人达到90岁时降至0，即90岁以上的受访失能老人无配偶。丧偶的比例从70岁开始不断上升，80—89岁组比70—79岁组丧偶的比例上升20.2个百分点（见表3—2）。我们的调查还显示60岁以上失能老年丧偶比例（54.7%）比自理老人（34.3%）高出20.4个百分点。

---

[1]　本书在城乡失能老人对比的分析中以户籍作为划分老年人属于农村还是城市人口的理由主要是，老年人的收入与户籍联系相比居住在城市更加紧密，因为如果老年人居住在城市，但因为老年人继续工作的很少，而由于是农业户口，许多福利待遇与城市居民仍然不同，因此本部分选取户籍作为区分城乡老人的依据，没有选取居住地为分析样本的依据。

表3—2　　　　各年龄段失能老人婚姻情况表（N=311）

婚姻状况	60—69 岁		70—79 岁		80—89 岁		≥90 岁	
	人数（人）	比例（%）	人数（人）	比例（%）	人数（人）	比例（%）	人数（人）	比例（%）
有配偶	32	54.2	61	52.1	36	32.7	0	0
丧偶	24	40.7	52	44.4	71	64.5	24	96
离异	2	3.4	2	1.7	2	1.8	0	0
未婚	1	1.7	2	1.7	1	0.9	1	4
合计	59	100	117	100	110	100	25	100

　　一般情况下，生活上的照料通常以配偶照顾为主，而随着高龄丧偶比例的增高，夫妻相互照料的条件逐渐丧失，[1] 尤其是高龄失能老人丧偶比例超过半数，生活照料的困境可想而知。另外，高龄老人的子女也有相当部分进入老年，依靠家庭成员照料更加困难。从表3—3中看到，失能老人居住在子女家和养老院的比例也随着年龄的增长在提高，90岁以上的老年人到养老院的比例升至28%，比80—89岁组增长了16.2个百分点。

表3—3　　　　各年龄段失能老人居住类型（N=311）

与谁在一起生活	60—69 岁		70—79 岁		80—89 岁		≥90 岁	
	人数（人）	比例（%）	人数（人）	比例（%）	人数（人）	比例（%）	人数（人）	比例（%）
子女	13	22.0	32	27.4	35	31.8	11	44

　　① 关于老年人年龄段的划分，有多种不同。本书采用欧洲卫生、老龄和退休调查组织 [Survey of Health, Ageing and Retirement in Europe（SHARE）（2004年至今）] 的定义：年龄在80岁及其以上的人群为高龄人群。（Andersen-Ranberg, K., I. Petersen, J. M. Robine and K. Christensen, "Who are the Oldest Old?", In: A. Börsch-Supan et al. Health, "Ageing and Retirement in Europe—First Results from the Survey of Health", *Ageing and Retirement in Europe*, 2005, pp. 35-40.）另外，中国政府在相关文件中也多次将80岁以上老人称为高龄老人。如2010年《民政部关于建立高龄津贴制度先行地区的通报》（民函〔2010〕111号）中认可各地方政府将80岁以上的老人作为高龄老人发放津贴。各地方政府在对老年人的优惠政策中基本以80岁为界区分是否高龄老人。本书采用欧洲卫生、老龄和退休调查组织对高龄老人的定义，由此称80岁以下的老人为非高龄老人。

续表

与谁在一起生活	60—69 岁		70—79 岁		80—89 岁		≥90 岁	
	人数（人）	比例（%）	人数（人）	比例（%）	人数（人）	比例（%）	人数（人）	比例（%）
老伴	15	25.4	32	27.4	21	19.1	0	0
子女与老伴	10	16.9	22	18.8	19	17.3	1	4
独居	5	8.5	9	7.7	10	9.1	3	12
三代及以上同堂	3	5.1	9	7.7	9	8.2	2	8
养老院老人	13	22.0	13	11.1	13	11.8	7	28
其他	0	0	0	0	3	2.7	1	4
合计	59	100.0	117	100.0	110	100.0	25	100.0

调查显示：60 岁以上的失能老人子女的情况为：有 1 个（5.1%）、2 个（22.5%）、3—4 个（47.6%）、5 个及以上的（22.5%）、未填写（2.3%）。失能老人拥有 5 个及以上子女数比自理型老人高出 7.3 个百分点。可见，现阶段 70.1% 的失能老人有 3 个以上的子女可以承担赡养责任，相对独生子女的经济负担较轻（见表3—4）。（在调研设置的 5 个年龄段中全体受访者的子女数均值是 2.61；失能老人的子女数均值是 2.84。）调查还显示，失能老人子女已去世的（4.2%）比自理老人（1.6%）高出近 2.6 个百分点。

表3—4　60 岁以上自理老人子女数与失能老人子女数对比情况表

子女数（60 岁以上受访者）	人数（人）	比例（%）	子女数（60 岁以上受访失能老人）	人数（人）	比例（%）
1	78	6.4	1	16	5.1
2	344	28.4	2	70	22.5
3—4	586	48.3	3—4	148	47.6
5 个及以上	184	15.2	5 个及以上	70	22.5
未选	21	1.7	未选	7	2.3
合计	1213	100	合计	311	100.0

三　受访失能老人的收入情况

低收入段的失能老人比例最高，50 岁以上失能老人月收入在 1000 元以下的有 71.6%，比同年龄段的受访者收入高出 13.9 个百分点（见表 3—5）；如果剔除 50—59 岁样本，60 岁以上失能老人月收入 1000 元以下的（70.4%）比自理老人（56%）高出 14.4 个百分点。从发放的老年津贴看，每月定期领取津贴的失能老人比全体受访老人高出 8 个百分点，说明地方政府在帮扶和救助困难群体时将失能老人作为重点人群。但各地目前发放的老龄津贴远不足以弥补失能老人的照护费用，并且还有 18.4% 的失能老人不知道什么是老年津贴，说明还有近 20% 的地方没有实施老年津贴制度。

表 3—5　50 岁以上受访者与受访失能老人收入和获得津贴情况对比表

分类 （全体受访者） （N＝1732）		人数 （人）	比例 （%）	分类 （受访失能老人） （N＝324）		人数 （人）	比例 （%）	失能老人占该选项总样本的比例（%）
月收入 （元）	500 及以下	665	38.4	月收入 （元）	500 及以下	181	55.9	27.2
	501—1000	324	18.7		501—1000	51	15.7	15.7
	1001—2000	360	20.8		1001—2000	41	12.7	11.4
	2001—3000	236	13.6		2001—3000	31	9.6	13.1
	3001—5000	107	6.2		3001—5000	11	3.4	10.3
	5001 以上	40	2.3		5001 以上	9	2.8	22.5
是否发放老年津贴	每月定期领取	694	40.1	是否发放老年津贴	每月定期领取	156	48.1	22.5
	没有发放	640	37.0		没有发放	93	28.7	14.5
	不知道什么是老年津贴	359	20.7		不知道什么是老年津贴	66	20.4	18.4
	未选	39	2.2		未选	9	2.8	

从老年人收入来源看，子女提供生活来源的比例最高，失能老人（74%）比自理老人（47%）高出 27 个百分点；其次是拥有退休金，

失能老人（28.9%）比自理老人（34.0%）低 5.1 个百分点；在是否有种、养殖业收入来源方面，失能老人（1.3%）比自理老人（14.4%）低 13.1 个百分点；依靠个人积蓄生活的失能老人（20.3%）与自理老人（17.3%）相差不大（见表 3—6）。从表中我们看到失能老人相比其他老人更需要获得社会和他人的帮助，表现在获得社会救助的失能老人（14.1%）比自理老人（7.3%）高出 6.8 个百分点，另外是亲友提供和配偶给失能老人提供生活来源高于其他老人。这些情况说明失能老人因生活不能自理，收入来源受到很大限制，尤其是农村失能老人原本可以以种、养殖业增加收入，但现实中无法实现。他们生存能力很低，经济上也大多依赖外援，包括来自于对新中国成立前老党员的补助、代耕补偿、国家的其他救助和补贴等。

表 3—6　60 岁以上自理老人与失能老人主要收入来源对比表（多选）

收入来源 （60 岁以上受访老人）	人数 （人）	比例 （%）	收入来源 （60 岁以上失能老人）	人数 （人）	比例 （%）
工资	105	6.9	工资	18	5.8
退休金	519	34.0	退休金	90	28.9
子女提供	717	47.0	子女提供	230	74.0
配偶提供	66	4.3	配偶提供	21	6.8
亲友提供	59	3.9	亲友提供	26	8.4
个人积蓄	264	17.3	个人积蓄	63	20.3
经营性收入	44	2.9	经营性收入	4	1.3
种、养殖业	220	14.4	种、养殖业	4	1.3
社会（集体）救助	112	7.3	社会（集体）救助	44	14.1
其他	33	2.2	其他	10	3.2

注：表中 60 岁以上样本为 1526 个，60 岁以上失能老人样本为 311 个。

四　受访失能老人的失能程度

国际上通常使用日常生活自理能力量表（ADL 量表）来衡量失能老人的生活自理程度，分析其具体需要的日常生活服务需要。按照国际通行标准分析，吃饭、穿衣、上下床、上厕所、室内走动、洗澡 6 项指标，一项到两项"做不了"的，定义为"轻度失能"，三项到四项

"做不了"的定义为"中度失能",五项到六项"做不了"的定义为"重度失能"。① 基于国际通用的 ADL 量表（Barthel 指数）探查课题组调研的 681 位失能和半失能老人的失能状况,他们的总得分为 58.3 分（见表 3—7）,依据 Barthel 指数的评价标准②,属于中轻度功能障碍,ADL 能力中度功能缺陷,生活自理程度不高,日常生活需要他人帮助。如果去除半失能老人再进行测量的话,平均得分会更低。部分丧失和完全丧失生活自理能力决定了基本的生活照料仍是失能老人照护的首要需求。就调查结果看,与行走相关的活动如上下楼梯、平地行走 45 米不能独立完成,是失去生活自理能力最主要的表现,另外洗澡、如厕排泄等也是失能老人明显高度依赖他人才能完成的动作。

表 3—7　受访失能老人失能程度情况表（ADL 量表）（Barthel 指数）

项目	自理	稍依赖	较大依赖	完全依赖	总分
进餐	5.6	0.9	0	0	6.5
洗澡	2.3	0	0	0	2.3
修饰	3.0	0	0	0	3.0
穿衣	4.3	1.4	0	0	5.7
控制大便	5.5	0.8	0	0	6.3
控制小便	5.7	0.7	0	0	6.4
用厕	4.6	1.6	0	0	6.2
桌椅转移	6.5	2.5	0.2	0	9.2
平地行走 45 米	6.5	1.8	0.2	0	8.5
上下楼梯	1.9	2.3	0	0	4.2
总分					58.3

注：表中分数均是剔除无效数据平均之后的分值,分数越低证明依赖程度、失能程度越高。

资料来源：重庆大学与南京财经大学 2013 年共同调查获得,表中样本为 681。

① 参考 Lawton 和 Brody 等 1969 年制定的 6 项躯体自理量表。
② Barthel 指数评分结果：正常总分 100 分,60 分以上者为良,生活基本自理；60—40 分者为中度功能障碍,生活需要帮助；40—20 分者为重度功能障碍,生活依赖明显；20 分以下者为完全残疾,生活完全依赖。

从 60 岁以上失能老人的基本情况分析看到：（1）失能老人在多方面处于低端状态。体现在生活自理能力低、文化层次低、收入低、有配偶的比例低。（2）具有极大的依赖性。体现在生活上依赖他人才能生存、经济上对家人和亲朋好友以及社会有较大的依赖性。（3）社会提供给他们的帮助超过了自理老人，体现在失能老人获得老年津贴、社会救助、入住养老机构的比例高于自理型老人，说明政府的政策开始向失能老人倾斜。（4）家庭成员对失能老人的帮助明显。随着年龄的增长、生活不能自理和丧偶比例的增加，失能老人与子女共同居住的比例在增加，独居的比例在减少。（5）失能老人的生活成本大幅度上升与收入的逐渐下降形成巨大反差。由于失能老人入住养老机构的比例随年龄的增长而提高，照护费用的增加提高了失能老人的生活成本，在失能老人收入普遍偏低的情况下，生活更是雪上加霜。总的来看，失能老人的生活状态不如自理型老人，目前失能老人的子女数多于非失能老人，高龄老人的子女数偏多，可以在一定程度上减轻失能老人的经济负担，但随着独生子女进入老龄状态，子女承担失能老人的照护责任缺乏持续性。随着独生子女父母进入老年阶段，他们赡养老人将不堪重负。

第二节　失能老人的基本特点

一　失能老人与自理型老人的共同特点

（一）身体机能衰退

人体衰老是不可逆转的自然规律，生理上老化不可避免。人进入老年以后，生理机能会出现一系列明显的衰退性变化，主要是机体细胞和组织的衰老，器官功能的衰退和环境适应性的减弱，当细胞免疫功能逐渐减退，容易出现各种慢性疾病，增大了老年人失能的风险，服务需求陡然上升。

（二）智力逐渐衰退

受身体机能衰退的影响，老年人感知功能下降，反应迟钝，行动迟缓，记忆力减退，智力水平降低，不适合劳动强度和紧张度较高的工作，不宜在领导岗位或某些主要岗位上工作，逐渐退居二线或者退休，许多老年人对年老体弱的现实从起初的不认同到逐渐接受现实，从此进入养老阶段。

（三）社会地位下降

在传统社会里老年人拥有相当多的社会资源和权力，在社会和家庭中都发挥着举足轻重的作用，占据重要的社会地位，承担重要的社会角色，他们的地位和威望较高。老年人普遍得到社会尊重，大家都愿意与老年人交往，倾听他们的意见。在现代社会中，随着生产力的发展和社会结构的变化，老年人的社会地位发生了根本性的改变，从权力的占有者逐渐变成依附于社会而生存的被赡养者，[1] 丧失了以往所拥有的决策权和管理权，社会地位随其价值和威望的下降而日渐削弱和降低。老年人的社会参与度也明显降低，人际交往的圈子转变或者缩小，社会对他们的关注度降低，其结果是在不经意间容易被社会边缘化，他们的主要注意力由关注工作转向更多关注身体。

（四）收入大幅度降低

据人民网公布的数据显示，2014 年全国平均月工资为 4164 元（2014 年全国平均工资 49969 元，除以 12 个月，得出全国平均月工资为 4164 元）[2]。2014 年企业离退休人员月人均养老金 2061 元（离休人员月人均养老金 4664 元），2014 年企业退休人员养老金替代率是 67.5%。[3] 说明退休后的收入一般不超过退休前的 70%，农村居民60 岁以后的收入比企业退休人员的养老金收入更低。中国 8000 万的企业退休人员，虽然他们的养老金经过"十一连涨"，但到 2015 年也只是平均 2200 多元。[4] 可见，企业退休人员的工资比在职人员平均工资低近 50%，农村的老年人的收入更低，而照护服务等费用支出在迅速提高，直接降低了老年人的生活质量。

（五）心理上和生活上的依赖程度提高

老年人从几十年的事业发展到退出工作岗位，心理上有很大反

---

① 张仙桥、李德滨：《中国老年社会学》，社会科学文献出版社 2011 年版，第 43 页。
② 《去年全国平均工资 49969 元》，《北京青年报》2015 年 5 月 28 日。
③ 《中国社会保险发展年度报告 2014》，《中国劳动保障报》2015 年 7 月 1 日第 3 版。
④ 唐钧：《中国老年服务的现状、问题和发展前景》，《国家行政学院学报》2015 年第 3 期，第 75—81 页。

差，当在心理上逐渐适应退出工作岗位后，对工作单位或事业的依从转到对家人的依赖，出现了对家人的依赖与担心给家人的负担的纠结心理。加之体力和精神的日益减退使老年人变得被动和退缩；为了不影响子女的工作和生活，许多老年人自觉疏离家人，产生的孤独感愈加强烈。很多老年人对外界新奇刺激的反应速度减缓、关注度降低，对新事物和新环境的适应性较差，他们往往看重自己的经验，表现出保守古板、固执己见等行为特征。随着年龄的增长和身体机能进一步衰退，交往的圈子越来越狭窄。又随着生活自理能力的降低，在日常生活方面越来越离不开家人，家庭对于他们显得比过去任何时候都重要。

二　失能老人的特点

（一）生活上有很强的依赖性

失能老人一般是因疾病或衰老丧失了生活自理能力，在日常生活中最基本的活动如进食、洗澡、修饰（洗脸等）、穿衣、系鞋带、控制大小便、用厕、上下床、平地行走 45 米、上下楼梯等，都有其中几项不能完全独立完成，生活不能或不能完全自理的状况是非常明显的。在生活上失能老人离开他人便不能生存，活动范围和行为自主性受到了极大的限制，导致对外界的接触迅速萎缩。对于生活不能自理刚开始难以接受，当逐渐接受失去生活自理能力的现实后，心理、情感等方面便发生了巨大的变化。

（二）身体状况每况愈下

由于身体机能受到严重损坏，身体许多器官开始萎缩，各部位的功能日益下降。为了稍微健康地生活，他们在生活上依赖他人的同时还要与疾病斗争，康复锻炼会长期伴随着他们，但身体却难以恢复到健康状态。

（三）经济上更加拮据

当老人出现导致失能的疾病经过抢救脱离了生命危险后，需要长期康复护理，除个别康复的外，护理费用的开支基本上会伴随终身。失能老人的收入总体上低于自理型失能老人，月收入在 500 元及以下的失能老人比自理老人高出 17.5 个百分点（见表 3—5）。同时，失能老人依靠自己获得的收入来源（工资、退休金、经营性收入和种、养殖业）明显低于自理型失能老人，靠他人资助（家人和亲友提供、社会救助等）明显高于非失能老人（见表3—6）。失能老人由于丧失生活自理能力使原本经济紧张的老人更加拮据。

（四）心理负担更加沉重

由于身体上受疾病折磨，生活不能自理、经济上拮据、行为自主性降低，加之依靠别人护理，尤其是男性失能老人由女性护理人员护理的尴尬等问题，失能老人的自尊心受到很大伤害。有的失能老人因脑溢血等疾病而不能说话，内心的想法不能表达和交流；有的完全失能老人身体康复的希望逐渐破灭，无可奈何地坐在轮椅或躺在床上，认为自己是社会和家人的负担；家庭成员关系密切的还能对其心理抚慰，家庭成员之间关系淡薄的失能老人心理问题更加严重，这种心理矛盾和问题如得不到及时排解和疏导，当身心在双重折磨下心理负担会更加沉重。

（五）有强烈的孤独感

如何维持自己的基本生活是失能老人主要考虑的问题，从某种意义上说占据了他们全部精力，眼前单调的生活代替了从前丰富的生活，内心的许多想法难以找人倾诉，对于家人来说他们在家庭中的地位和作用下降。为了不影响儿女的工作和生活，多数失能老人减少与家庭成员的交流，尤其是无配偶的失能老人内心更是极为孤独。

三　"五保"和"三无"失能老人的特点

还有部分特殊的失能老人，即农村"五保"失能老人和城市"三无"失能老人，他们除具备上述失能老人的特点外，还有自身的特殊性。

（一）完全的依赖性

因孤身一人，又没收入来源，唯一的依靠是政府或社会救助，失能后的老人基本集中居住在各地基层的敬老院，原本就属于自保自救能力低下的老人，再失去生活自理能力，只能完全依赖于政府和社会。

（二）孤独感异常强烈

敬老院居住的失能老人几乎没有亲人探望，完全失能老人天天躺在床上，缺乏护理经费和护理人员，他们在面对疾病和经济等方面困难时，许多想法无法倾诉，也没人倾听。孤独、寂寞、无助等情况并存，我们访谈到四川一个镇的敬老院，硬环境非常好，但为失能老人服务的软环境较差，没有护理床和轮椅提供给失能老人，住在二楼的失能老人，在没有护理人员的情况下，他们连简单的翻身都无法实现，更不用说能够满足外出晒晒太阳的愿望。这种情形反映了失能老人相当无助，内心的孤独难以言表。

（三）自救能力极其低下

这部分失能老人经济上很拮据，我们访谈的敬老院，除广东极个别的敬老院每月给入住老人200元外，一般每月发给老人的零用钱在30—60元之间，一旦"五保"失能老人失去生活自理能力，他们要从几十元的养老金中拿出10—20元/月不等的费用，才能获得送饭到房间里的服务，洗衣等还得另付服务费。我们访谈到重庆一个敬老院，一位癌症晚期的老人，有时需要用自己的养老金购买非医保类药，而他还要从每月30元的零花钱中拿出20元请院内一位较严重的白内障老人帮助洗衣，当问到他怎么能够洗干净衣服时，那位老人回答说"总比没有人洗好些"。

（四）地位极其弱势

相比敬老院里生活自理的老人，"五保"失能老人处于极其弱势的地位。目前财政保障了这部分老人的基本生存，但服务保障还不能满足。他们反映诉求的渠道不够畅通，即使有渠道和机会提出，也难以受到重视，他们生活中的困难和问题很难得到及时解决。另外，权益受到侵害时不能自保，我们在重庆一敬老院访谈时，一位双目失明的老人告诉笔者，他长期被同房间里的人打，但是他没有能力自保，也不知向谁反映，其地位的弱势可见一斑。

第三节　本章小结

当老年人退出职业生涯后，身体机能和智力水平呈持续降低趋势，收入水平和社会地位不断下降。失能老人除与一般老年人有共同特点外，他们因身体机能与功能急剧下降而导致生活不能完全自理或完全不能自理，行动受到了很大限制，需要依靠他人才能生存，巨额的照护费用使其经济上仅靠自己的能力难以达到失能前的生活水平，大多数失能老人要靠外援才能保证基本生活。面对失去生活自理能力的现实他们常常感到无助和无奈，认为自己是社会和他人的负担。由于失能引起的心理和认知变化，孤独感胜过身体健康时期。另外，"五保"和"三无"失能老人是更特殊的群体，由于亲人缺失，收入来源单一，他们的孤独感更强。总之，失能老人承受着经济上、心理上、身体上、护理上的多重负担，尤其是身体康复的长期性和完全康复的希望渺茫，折磨着这部分老年群体，严重地影响了他们的生活质量。这些特点提示着社会和政府相关部门，在社会经济发展的同时应更多考虑如何提升失能老人的生活质量，共享社会发展成果，使他们生活得更有尊严。

第 四 章

失能老人长期照护服务
需求分析

由于失能老人的照护服务具有长期性特征，通常被称为长期照护服务。近年来老龄人口呈现快速增长趋势。2014 年年底，全国 65 岁及以上人口为 1.37 亿，是欧盟同年龄总人口的 1.4 倍。[①] 预计到 2050 年，每 3 个到 4 个中国人之间就将有一位是老年人。[②] 从 2010 年到 2013 年平均每年增加 800 万老年人口看，[③] 按照中国老龄科学研究中心课题组公布的失能老人在全体老人中的占比 19.5% 计算，[④] 每年增加失能老人 156 万。据相关研究显示，2 亿多老年人有 1000 万完全失能老人，占 5%；3000 万部分失能老人，占 15%；还有 1.6 亿健康或轻微失能老人，占 80%。[⑤] 中国失能老年人口将从 2013 年年底的 3750 万，增长到 2020 年的 4700 万，到人口老龄化的高峰年即 2053 年，失能老年人口总量将超过 1 亿。[⑥] 如此迅速的老年人口增长，客观上会带来失能老人对照护服务的人员、机构以及服务项目的巨大需求。

---

① 张来明：《积极应对人口老龄化》，《经济日报》2016 年 4 月 7 日第 14 版。

② 李哲、陈郁：《养老院为何一床难求?》，《经济日报》2015 年 6 月 26 日第 16 版。

③ 吴玉韶：《在全国老龄工作委员会办公室新闻发布会上的讲话》，2014 年 2 月 27 日，中国老龄网。

④ 中国老龄科学研究中心课题组：《全国城乡失能老人状况研究》，《残疾人研究》2011 年第 2 期，第 11—16 页。

⑤ 唐钧：《中国老年服务的现状、问题和发展前景》，《国家行政学院学报》2015 年第 3 期，第 75—81 页。

⑥ 李哲、陈郁：《养老院为何一床难求?》，《经济日报》2015 年 6 月 26 日第 16 版。

第一节　失能老人对照护服务模式的需求分析

一　居家、社区和机构照护服务模式的概念界定和比较

养老服务的模式与方式的概念不同。姚远在《中国家庭养老研究》一书中就家庭养老模式与方式这两个概念进行阐释，认为养老服务模式与方式是一个问题的两个方面，是整体与局部的关系，是内在规定与外在形式的关系。① 根据这一阐释，我们对养老模式与养老方式理解为：养老模式体现了对养老问题的总体认识、基本原则、价值观，是社会围绕着对养老传统、现实环境（社会、经济、文化、医疗、服务等方面的环境）、范围的整体理解和思维，对养老的内在规定体现在上述各方面；而养老方式是用养老的具体行为解决养老的现实问题，是养老的内在的原则、思维等的外在表现。如居家养老体现了中国传统文化"百善孝为先"的理念，是人们对居家养老环境、价值观等方面的总体认识，基本原则是居住在家中，由儿女或与老人共同出资照料的价值取向。在这样的养老模式下，具体的方式是居住在儿子家还是女儿家，是两代同堂居住还是三代同堂居住，是居住在家里雇人照料还是由自家人照料，这就是具体的养老行为方式。因此居家养老是养老模式，具体居家怎样养老是方式，可见决定哪里养老的关键不是养老方式，而是养老模式，由于模式内涵的不同，决定了方式的不同，由此也形成了本书对失能老人照护服务的模式与方式的理解。关于养老模式，现实中有多种养老模式，学者们对此有所研究，如自我养老模式、老年人互助养老模式、一家两户的养老模式。② 无论哪种养老模式都涉及养老服务的问题，本书中针对一般老年人的服务称为养老服务，针对失能老人养老服务称为照护服务。目前我国被大家普遍认同的三种养老服务模式是：居家养老、社区养老和机构养老。与之相应，针对失能老人的照护服务模式有居家照护服务、社区

---

① 姚远：《中国家庭养老研究》，中国人口出版社 2001 年版，第 56—58 页。
② 陈赛权：《中国养老模式研究综述》，《人口学刊》2000 年第 3 期，第 30—51 页。

照护服务和机构照护服务。笔者认为对照护服务模式的界定应从服务的角度而不是单纯从经济供养的角度进行界定，因此没有用家庭照护服务而是用居家照护服务的概念对失能老人居住家中进行界定。

（一）对居家、社区和机构照护服务模式的界定

1. 居家照护服务模式

在养老服务模式中，中国广大居民认同度最高的是居家养老服务模式。"居家养老服务是指政府和社会力量依托社区，为居家的老年人提供生活照料、家政服务、康复护理和精神慰藉等方面服务的一种服务形式。"① 可见居家养老是从养老服务的角度提出的概念，居家养老有别于过去的家庭养老。家庭养老主要是指由家庭成员出资承担父辈的养老责任，是与社会养老相对应的概念。家庭养老体现了养老责任在家庭内代际相传。由于家庭养老功能的弱化，仅靠家庭已难以完全承担养老责任，需要借助社会力量解决养老问题，因此现在倡导居家养老而不是单纯地提倡仅依靠家庭在经济上供养老人，这一理念得到了社会成员的广泛认同。

笔者对居家照护服务模式的界定是：居家照护服务是指政府和社会力量依托社区，为居家的失能老人提供生活照料、康复护理、精神慰藉、社会交往、临终关怀等方面服务的一种照护服务模式。这种照护服务模式，包括以下几个层面的含义：（1）中、轻度失能老人是居家照护服务的主要对象，同时也包括部分愿意居家照护的全失能老人。（2）以家庭为主提供照护资金，社区以及更多主体为辅提供某种帮助，包括偶尔提供资金帮助，重点为困难家庭的失能老人提供医疗、保健、日常生活等方面的临时困难补助。（3）失能老人居住家中，提供照护服务主体的主要是家庭成员（包括雇请专人），但还有社区、志愿者以及其他组织。（4）服务的内容相比家庭照护更加丰富，包括了生活照护、康复护理、精神慰藉、社会交往、紧急救援、临终关怀等方面的服务，政府还通过购买服务的方式，为居家照护提供支持。（5）提供的居家照护服务是有偿、低偿和无偿服务相结合的

---

① 全国老龄办等部门：《关于全面推进居家养老服务工作的意见》（全国老龄办发〔2008〕2号）

服务。这种照护服务模式由家庭成员为主承担照护责任，但家庭照护服务向社区进行了一定的延伸和拓展，有照护服务社会化的特点，社区只是提供少量有限的照护服务，因此居家照护不同于家庭照护。

2. 社区照护服务模式

学者们对社区养老有多种解释，有的将社区养老与居家养老当作同一概念使用，笔者将这两个概念进行区分，认为从服务的角度来看，居家养老更接近家庭养老，而社区养老相比单纯居家养老不同的是社区提供了更多服务，特别是提供了托老照料的场所和机构，更多地实现了社会化的养老服务，但同时又发挥了居家养老的优势。家庭养老和机构养老的最佳结合点就在社区，社区养老服务是针对日益增大的老年人群体所提供的服务，通过社区中的各种正式和民间机构、社区志愿服务团体以及老人的家庭、亲属等积极参与提供支援，使老年人受到社区照顾。① 笔者综合学者们的研究成果，认为社区养老是指社区组织通过整合社会各方养老资源，为本社区需要服务的老年人提供照料场所、健康保健、多种上门服务等的养老服务模式。社区养老实现了居家养老进一步向社会化养老服务的延伸，使社区养老服务发挥了居家养老和机构养老的优势，同样深受广大居民的认同。

社区照护服务模式是指失能老人以社区为依托，主要居住在家中，或短期居住在社区养老场所，通过政府扶持，社会多主体参与，由社区组织等各方力量向社区失能老人提供生活照护、医疗保健、康复护理、精神慰藉、紧急救援等项服务内容的一种照护模式。这种照护模式介于居家照护与机构照护之间，轻度或中度的失能老人白天可以住在社区的日间托老所，或居住在社区的养老机构（社区为养老机构提供了一定的福利），晚上居住在家中或者社区内的养老机构，这种照护服务模式比居家照护模式的社会化程度高，提供的照护服务更全面，由于有日间照料场所和社区养老机构，又组织了较多的社会力量参与，这种照护模式不同于居家照护，更靠近但又不同于机构照护模式。

这种照护服务模式包含的几层含义是：（1）以中、轻度失能老人

---

① 《社区养老服务体系的探讨》，载《第三届全国社会福利理论与政策研讨会论文集》，2008 年 12 月 23 日，中国社会福利网。

为主要照护服务对象，有少量针对重度失能老人的照护服务，因为现阶段社区护理专业化的程度不高，无法提供更多照护服务。（2）照护服务的资金仍由失能老人家庭承担，社区提供一定的服务福利。如果家庭确有困难，在相关政策规定的条件下可获得一定的临时补助。（3）失能老人可以选择在家中居住或是社区提供的场所居住，大多数失能老人实际上主要仍在家中居住。社区为失能老人提供了比家庭稍多的专业化的照护服务。（4）社区提供服务的主体更加多元化，主要包括社区组织、志愿者组织、医疗服务点、社会保障类的工作人员以及其他自愿为老服务的人员等。（5）社区承担了更多的照护责任，提供了各类照护服务项目，包括上门提供服务。社区提供的服务采取有偿、低偿和无偿服务相结合的方式。

上述居家照护服务与社区照护服务，其相同之处是：失能老人以主要居住在家中的方式接受照护服务是最典型的共同特征；照护资金基本上是依靠失能老人个人或家庭成员提供；照护服务的提供主体离不开家庭成员和社区组织或个人；社区提供的服务项目大多相同。两种照护服务不同之处是：接受社区照护服务的程度有区别，居家照护的失能老人更多依靠家庭，重点放在家庭，更接近家庭照护；而社区照护服务重点放在社区，老人的照护更多依靠社区，如社区的日间照料中心，社区的照护服务机构，社区送餐、送医、家政等，社区的医疗点，志愿者或其他为老服务各类组织提供的服务。随着家庭支持功能的不断弱化和社区服务功能的进一步强化，家庭的照护服务责任更多地延伸到社区以至全社会，社区照护服务更多地渗透到家庭，客观上实现了社会更多地承担对老人的照护服务责任。居家照护服务和社区照护服务发展的趋势是走向融合，因此可以说广义的社区居家照护服务的概念可以涵盖居家照护服务和社区照护服务。

3. 机构照护服务模式

机构养老是指国家、社会组织和个人通过举办养老机构，为老年人提供养护、康复、托管等服务。[①] 机构养老是老年人居住的养老机

---

① 枝江市民政局：《〈中华人民共和国老年人权益保障法〉解读 100 问》，2013 年 7 月 15 日（http://info. zhijiang. gov. cn/art/2013/7/15/art_ 109_ 163956. html）。

构，离开了自己的家庭环境，由专业的养老机构和服务人员提供各类老年人需要的服务，与居家和社区养老相比，机构养老的优势主要体现在实现了养老服务的社会化，养老机构利用了社会各种资源，包括医疗、康复、保健、护理、餐饮、设施以及专业人员等，还提供了老年人集中居住、相互交往的场所，机构的养老服务更加规范，有为老服务的专业化特征。我国目前老年人口增速较快，据 2015 年 6 月民政部公布的近年来老龄人口的发展情况显示，老年人的人口增速在加快（见表4—1），对机构照护服务需求的绝对量会不断增加。

表4—1　　　　　　　60 岁以上老年人口占全国总人口比重　　　　单位：万人、%

指标　年份	2007	2008	2009	2010	2011	2012	2013	2014
60 岁以上人口	15340	15989	16714	17765	18499	19390	20243	21242
比重	11.6	12	12.5	13.26	13.7	14.3	14.9	15.5

资料来源：《民政部发布 2014 年社会服务发展统计公报》（http://news.china.com.cn/live/ 2015-06/10/content_ 33077640. htm，2015-06-10）。

机构照护服务模式是指失能老人居住在养老机构，接受国家、社会组织和个人举办的养老机构提供的专业的照护服务，是一种社会化的照护服务模式。这种服务模式包含了几层含义：（1）以应由社会供养的孤寡老人、困难的残障老人、自愿入住的健康老人和失能老人为主要服务对象。（2）政府对发展机构养老给予一定的扶持经费，针对"五保"和"三无"失能老人的照护资金由政府出资外，其余一般是由失能老人及其家庭出资获得照护服务。（3）失能老人集中居住在养老机构。（4）由养老机构提供专职照护人员、医护人员等对入住的失能老人进行规范的专业照护服务。（5）养老机构承担了全部照护服务工作，除按照政策法规应该免费享受政府提供的服务外，养老机构运行基本是市场化运行，或者半市场化运行。学者唐钧在分析三种服务模式时谈道：居家养老主要针对健康或轻微失能老人，完整的表达应该是社会服务和社区服务支持下的居家服务；社区养老主要针对部分失能老人，重点放在老年人日间照料中心；机构养老主要针对完全失能老人，对他们提供"全天候、全方位"的专业性长期照护服务。①

（二）居家、社区和机构照护服务模式比较

上述三种照护服务模式中，各自的优势和不足体现在以下几个方面：

居家照护服务模式的优势是：失能老人可以留在家中和熟悉的社区环境中，在生活照料方面，更能满足个性化和多样化的服务，亲人的陪伴使失能老人获得的精神慰藉胜过其他照护服务模式，社区能够提供适当的服务，更有利于身体的康复和生活质量的提高。这一服务模式能够减轻财政负担，社会成本较低。这种照护服务模式的不足也非常明显：参与照护的主体单一，家庭成员身心非常疲惫，即使经济条件宽裕能够雇用较好的护工，仍缺乏专业医护人员和照护手段、缺乏必要的医疗条件以及康复专用的设施，因而这一照护服务模式一般只适合失能程度较低的老人，而不太适合失能程度较高的老人。

社区照护服务模式的优势是：失能老人可以居住在熟悉的环境和家中享受亲情关怀。社区组织可以整合社区内的照护服务资源，提供适当的上门服务，也可以提供临时的或短期的照护场所，失能老人对照护服务有更多的选择。政府通过购买服务的形式，倡导和发展社工组织和志愿者为失能老人提供服务等给予社区照护服务适当的支持。相比居家照护服务模式，这一模式提供照护服务的主体和资源更多，照护服务的水平更高。这一照护服务模式也有不足，如缺乏医护专业照护服务人员和专业照护服务手段以及设施，因此这一照护模式适合的对象基本上是轻度或中度的失能老人，而不太适合重度的失能老人，尤其不适合帮助初期失能程度较重的老人康复。

机构照护服务模式的优势是：条件较好的养老机构可以整合优势的医疗资源，对照护服务的过程进行规范管理，集中为失能老人提供专业性照护服务，能够有效提高服务质量。对于失能老人来说尤其是初期的失能老人，如果有专业化的康复护理服务，对于身体功能的恢复和减轻失能带来的痛苦有着十分重要的作用。这种照护模式更适合

---

① 唐钧：《我国老年服务的现状、问题和发展前景》，《中国行政学院学报》2015年第3期，第75—81页。

重度失能老人的需求。这一模式的不足是失能老人远离亲人陪护和熟悉的环境，心理问题不易得到及时的疏导和缓解，即使专业社工介入，也不能够完全满足失能老人情感上的需求，从某种角度看缺少亲人的精神慰藉不利于失能老人的康复。另外，普通家庭很难承受较高的机构照护费用，因此70%收入在1000元以下的失能老人一般不选择机构照护服务模式。

我们用简表将三种照护服务模式进行对比，归纳如下（见表4—2）：

表4—2　　　　失能老人居家、社区和机构照护服务模式对比表

	居家照护服务模式	社区照护服务模式	机构照护服务模式
参与照护服务的主体	家庭、社区、政府、社会	家庭、社区、政府、社会	机构、家庭、政府、社会
照护服务社会化程度	较低	高于居家照护，低于机构照护	较高
照护资金来源	家庭及其亲友、政府根据情况给予补贴或购买较少养老服务、社区提供少量有偿服务	家庭及其亲友、政府根据情况给予补贴或购买较多养老服务、社区提供较多有偿服务	家庭及其亲友、政府根据情况给予养老机构补贴、政府适当购买服务促进社工介入
照护成本	总体成本较低（其中家庭承担较高，社会承担较低）	总体成本介于居家与机构照护之间（其中家庭承担较多但视具体情况与社区分担）	总体成本较高（其中社会和家庭承担部分比其他两种照护模式付出都高）
养老福利投入情况	社区投入很少	社区组织整合了相关资源进行投入、政府适当投入	政府对公办养老机构投入较高、对民营机构投入很低
安全性	家庭承担全部风险、就医不方便、紧急救援不易到达、安全性较低	家庭承担大部分风险、社区承担少量风险、就医稍方便、安全性高于居家照护，但仍不高	几乎全部风险由机构承担、就医相对方便、紧急情况方便处理、安全性较高

续表

	居家照护服务模式	社区照护服务模式	机构照护服务模式
便利性	失能老人认为便利、家庭照护人员认为不太便利	失能老人认为便利、家庭照护人员认为稍便利	失能老人认为不太便利、家庭成员与机构认为较便利
满意度	失能老人满意度较高、家庭成员满意度一般、与环境协调	失能老人满意度较高、家庭成员满意度较高、与环境协调	失能老人满意度视机构照护情况而定、家庭成员满意度较高、与环境协调性较差
个人权益保护	隐私保密、个人权益保护较好	隐私保密、个人权益保护较好	隐私保密差、个人权益容易受到侵害
舒适度	自由度较大、感觉温暖、心理负担较重	自由度较大、感觉温暖、心理负担较轻	自由度较低、温暖度较低、心理负担较轻
精神慰藉来源	家庭成员、亲朋好友、照护服务人员、志愿者、社区成员	家庭成员、社工、照护服务人员、志愿者、社区组织与其他成员	家庭成员、养老机构、社工、志愿者、其他组织和其他成员
选择意愿	自愿选择居家照护、更符合本人意愿	自愿选择居家或短暂社区托付照护、基本符合本人意愿	多数失能老人为减轻家人负担或其他原因入住养老机构，不完全符合本人意愿

注：制表时参考了沈长月、时媛媛、郭牧琦《国内外居家养老服务保障的理论、理念与发展研究》，《广西经济管理干部学院学报》2011 年第 2 期，第 8—14 页。

通过对三种照护模式对比看到，居家照护服务模式相比社区照护服务模式和机构照护服务模式来说，更接近家庭照护服务模式，与家庭照护服务模式不同的是部分实现了照护服务的社会化，但是社会化程度较低。社区照护服务模式是介于居家照护与机构照护服务模式之间，与居家照护服务模式不同的是，社区照护服务的社会化程度较高，除提供了更多的服务外，还提供了日间照料和短期照护的场所，有机构照护服务的部分优势。机构照护服务模式基本上实现了照护服务社会化，与居家和社区照护服务模式不同的是失能老人集中居住在养老机构里，接受规范而又专业的照护服务。三种照护服务从中华民族的文化传统、照护服务成本和总体效果看，失能老人更愿意选择居家照护，或选择居家由社区提供更多服务的照护模式，但我们也不能忽视机构照护的作用，养老机构专业化照护服务仍发挥着特有的作用。社会应提供不同层次的照护服务，以满足失能老人不同层次的照护服务需求。因此，我国政府提出了"以居家为基础、社区为依托、机构为支撑"养老服务格局。

二   对失能老人选择照护服务模式意愿的实证分析

我国失能老人目前基本选择居家、社区和机构照护服务三种模式。通过对失能老人选择三种照护服务模式的意愿进行分析，旨在摸清失能老人对照护服务模式的需求。

（一）自理老人与失能老人选择照护服务模式的需求对比

调查显示，60 岁以上的失能老人希望居家、社区和机构照护的比例分别是 76.8%、14.5% 和 8.7%；希望居家和社区获得照护服务的比例比自理老人低 0.7 个和 4.6 个百分点（见图 4—1）。在我国，不论老人是否失去生活自理能力，都将居家获得照护服务作为首选，说明老人对"家"非常不舍，传统文化尤其是"孝"文化对老人及其家庭成员的影响是根深蒂固的。老年人不愿意离开家的原因是离不开亲人和熟悉的环境，笔者访谈了解到老人及其子女认为，如果家里的老人入住养老院，担心别人说子女不孝敬父母。相当多的子女认为父母入住养老机构不如在家里照顾好，即使居家照护缺乏必要的医疗知识和康复条件，他们也不太愿意选择到养老机构接受照护。自理老人和失能老人选择社区养老的比例都较低的原因是目前社区提供的服务非常有限，很多社区服务看似热闹，但缺乏针对失能老人提供需要实用的项目，不能成为失能老人的依托。

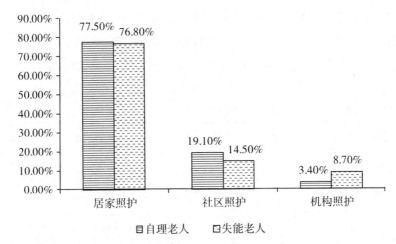

图4—1 60岁以上受访老人照护模式选择情况图 （N=311）

注：书中凡是N=311的数据来源于2014年"我国失能老人多元需求与照护服务体系构建"课题组的调研。

失能老人选择机构照护的比例是随着年龄的增长而增高。当老人伴随着高龄和失能的状况接踵而至时，家庭成员长期应对照护服务就会显得力不从心，只要家庭提供的照护服务能力逐渐衰减，失能老人及其家人选择机构照护的比例就会增加，虽然有时并不是他们的主观意愿，但现实迫使他们不得不作出这样的选择。因此，选择到养老机构接受照护服务的失能老人比自理老人高出5.3个百分点（见图4—1）。调查还显示，相比自理老人，失能老人选择机构照护愿意更强烈。80岁以上的高龄老人（11.90%）比自理老人（3.40%）选择机构养老高出8.50个百分点；而选择社区和居家的比例低于自理老人。

失能老人与自理老人选择照护服务主体也有区别。从表4—3看到两类老人都将家庭成员作为首要的照护主体，尤其是失能老人选择由子女照护的比例高达80.9%，其次是配偶（31.3%），选择其他人员的比例很低。自理老人选择子女照顾的（78.9%）比例低于失能老人（80.9%），选择配偶照顾比失能老人高4.6个百分点，是因为失能老人中高龄者偏多，丧偶的比例高于自理老人，可见，原本配偶可以作为主要的照护者，但随着丧偶的比例增高，子女成为他们主要的依靠。从这个角度也验证了为什么老年人选择居家养老的比例如此之高。数据显示，现阶段失能老人的子女数多于自理老人，当独生子女父母进入老龄后，依靠子女也将出现危机，失能老人选择机构照护的比例会逐渐上升，这一现状提示我们要加强养老机构的建设。

表4—3　60岁以上受访老人选择养老（照护）服务人员情况（多选）

60岁以上自理老人希望由谁提供养老服务			60岁以上失能老人希望由谁提供照护服务		
类别	人数（人）	个案百分比（%）	类别	人数（人）	个案百分比（%）
配偶	421	35.9	配偶	95	31.3
子女	926	78.9	子女	246	80.9
亲戚	76	6.5	亲戚	31	10.2
社区人员	60	5.1	社区人员	16	5.3
雇用人员	111	9.5	雇用人员	30	9.9
养老机构护理员	119	10.1	养老机构护理员	30	9.9
其他	3	0.3	其他	0	0
合计	1716	146.2	合计	448	147.4

注：表中60岁以上非失能老人的数据是剔除了未选部分的人数。

（二）影响选择照护服务模式意愿的因素分析

为了更深入了解失能老人选择照护服务模式的意愿，进一步将性别、年龄、户籍、文化程度、退休前的职业类型、月收入、婚姻状况以及子女数作为失能老人选择照护服务模式的影响因素进行分析（见表4—4）。

表4—4　影响失能老人养老模式选择的单因素分析（N=311）

影响因素		居家养老		社区养老		机构养老		χ^2	P
		（人）	（%）	（人）	（%）	（人）	（%）		
性别	男	123	76.4	21	13	17	10.6	1.833	0.4
	女	116	77.3	24	16	10	6.7		

续表

影响因素		居家养老		社区养老		机构养老		χ^2	P
		（人）	（%）	（人）	（%）	（人）	（%）		
年龄 （岁）	60—69	44	74.6	12	20.3	3	5.1	5.157	0.524
	70—79	93	79.5	16	13.7	8	6.8		
	80—89	84	76.4	13	11.8	13	11.8		
	≥90	18	72	4	16	3	12		
户籍	农业户口	177	81.2	26	11.9	15	6.9	7.771	0.021**
	非农业户口	62	66.7	19	20.4	12	12.9		
文化 程度	小学及以下	187	80.3	30	12.9	16	6.9	16.475	0.011**
	初中	28	66.7	5	11.9	9	21.4		
	高中（中专）	17	65.4	8	30.8	1	3.8		
	大专及以上	7	70	2	20	1	10		
退休前 属于哪 类职业 的人员	机关事业单位 人员	37	67.3	13	23.6	5	9.1	18.345	0.019**
	城镇务工人员	33	71.7	11	23.9	2	4.3		
	农民	136	84	14	8.6	12	7.4		
	个体工商户	12	75	1	6.3	3	18.8		
	其他	21	65.6	6	18.8	5	15.6		
月收入 （元）	1000 以下	178	80.2	27	12.2	17	7.7	16.123	0.096*
	1001—3000	46	64.8	16	22.5	9	12.7		
	3001—5000	7	70	2	20	1	10		
	5001 以上	8	100	0	0	0	0		
婚姻 状况	有配偶	104	80	23	17.7	3	2.3	12.345	0.002**
	无配偶	135	74.6	22	12.2	24	13.3		
子女数	1 个	8	50	4	25	4	25	21.694	0.001***
	2 个	45	64.3	13	18.6	12	17.1		
	3—4 个	126	81.3	20	12.9	9	5.8		
	5 个及以上	60	85.7	8	11.4	2	2.9		

注：显著性水平：* P<0.1，** P<0.05，*** P<0.001。

性别对失能老人选择照护服务模式的影响分析。调研显示，男性相比女性选择机构照护比例高 3.9 个百分点，选择社区照护的比女性低 3 个百分点。从日常生活习惯看，女性相比男性更愿意做家务，所以男性相比女性在生活上更依赖于他人。当生活处于半自理或完全不能自理的情况下，如果男性失能老人丧偶（失能老人无配偶的比例是57.8%），他们更愿意选择到养老机构接受照护，这样可以在生活上完全依赖于护理人员。

年龄对失能老人选择照护服务模式的影响分析。随着年龄的增长选择居家照护的比例降低，一般情况下，年龄越高失能程度越重，对于失能老人来说生活照料是第一位的，从表4—4看到，60—69 岁组选择机构照护的比例最低（5.1%），90 岁以上组这一比例上升到12%，选择居家和社区照护的比例都呈下降趋势。再次印证了随着年龄和失能程度的增高，即使失能老人不愿意离家到养老机构照护，但受各种因素的影响，选择机构的比例呈上升趋势，说明失能老人需要借助社会力量才能保证基本的照护服务。

户籍制度对照护服务模式的选择有较大的影响。直观数据显示，农业户口的失能老人选择居家照护（81.2%）比非农业户口（66.7%）高出 14.5 个百分点，而选择社区和机构照护的却比非农业户口的分别低 8.5 个和 6 个百分点，可见农业户口的失能老人更愿意选择居家照护服务。

文化程度对选择照护服务模式有较大的影响。小学及以下文化程度失能老人选择居家照护的比例最高（80.3%），其次是初中（66.7%）、高中/中专（65.4%）、大专及以上（70%）；选择社区照护的情况为：高中文化层次的最高（30.8%），其次是大专及以上（20%）、小学及以下（12.9%）、初中（11.9%）；选择机构照护的情况为：初中文化层次为（21.4%）、大专（10%）、小学及以下（6.9%）、高中（3.8%）。调查发现一个很奇怪的现象，60 岁以上受访老人回答"当你失去生活自理能力时，你希望在哪里获得照护"时，初中文化层次的老人只有 5.6% 的老人选择养老机构，但是失能后选择到机构的比例竟达到 21.4%，失能后选择社区照护的比例高居首位。一般情况下，文化层次低的老人收入相对较低，失能后缺乏经济能力雇请专人在家照护，更愿意选择到养老机构接受照护。这从另一个角度说明独生子女家庭和农村青壮年外出务工后失能老人在家无人照护，养老机构则是他们最现实的选择。我们在多地访谈也证实，许多老年人因子女外出打工无人照顾而入住养老院。

　　退休前的职业对选择照护服务模式有较大影响。农民是选择居家照护最多的群体（84%），其他的依次是个体工商户（75%）、城镇务工人员（71.7%）、机关事业单位人员（67.3%）、其他职业（65.6%）；选择社区照护最高的是城镇务工人员（23.9%），其次是机关事业单位人员（23.6%）、其他职业（18.8%）、农民（8.6%）、个体工商户（6.3%）；选择机构照护的情况是：选择最多的是个体工商户（18.8%），其次是其他职业（15.6%）、机关事业单位人员（9.1%）、农民（7.4%）、城镇务工人员（4.3%）（见表4—4）。从数据上看，选择居家照护是大多数失能老人的首选意愿，其中比较特殊的是个体工商户选择机构照护的比例高出社区照护12.5个百分点。可能的解释是，个体工商户的居住地不够稳定，对社区的概念淡薄，收入不稳定，加之现阶段社区服务非常欠缺，导致他们不太看好社区照护。

　　月收入对选择照护服务模式的影响分析。月收入在1000元以下的选择居家照护的比例较高，随着收入的提高选择居家照护的比例在增高，但是很有意思的是5001元以上收入组选择居家照护的比例最高，这可能是收入达到一定水平后，雇用1—2人在家照护成为可能时，失能老人更愿意在家接受照护，因此不选择社区照护和机构照护，虽然这个收入段的样本量较少（因失能老人的样本年龄均值是3.32，说明样本的年龄在75岁左右，现阶段这个年龄段的老人收入一般达不到5000元），但也说明收入较高的失能老人选择照护模式的趋势。调研显示月收入在1001—3000元的失能老人选择社区照护的比例（22.5%）比收入1000元以下失能老人（12.2%）高出10.3个百分点，说明中等偏低收入的失能老人更倾向于社区照护。收入稍高的失能老人有一定购买服务的能力，选择社区和机构照护的比例相对较高。

　　有无配偶对选择照护服务模式的影响分析。无论有无配偶都不影响大多数失能老人首选居家照护，有配偶的选择居家照护（80%）比无配偶的（74.6%）高出 5.4 个百分点，相差不是特别大；有配偶的选择社区照护（17.7%）比无配偶的（12.2%）高 5.5 个百分点；有配偶的选择机构照护（2.3%）却比无配偶的（13.3%）低 11 个百分点，这也反映了失能老人对配偶的依赖程度较高。一般情况下，失能老人的老伴都退休在家，有充裕的时间照护失能配偶，加上感情上的依恋，精神上的慰藉等都是其他人难以替代的。但当失能和丧偶的情况同时出现后，居家照护难以维系，对机构照护的依赖更多，加上机构照护有其特有的优势，随着机构建设的规范化，选择机构照护的失能老人会进一步增多。

子女数对选择照护服务模式的影响分析。有 5 个及以上子女的失能老人选择居家照护的比例最高（85.7%），其他依次是 3—4 个子女的（81.3%）、2 个子女的（64.3%）、1 个子女的（50%）；选择社区照护最高的是有 1 个子女的失能老人（25%），其次是有 2 个子女的失能老人（18.6%），有 3—4 个子女的（12.9%），有 5 个子女以上的（11.4%）；选择机构照护最高的是只有 1 个子女的失能老人（25%），其他依次是有 2 个子女的（17.1%），有 3—4 个子女的（5.8%），有 5 个及以上的（2.9%）。可见，拥有子女的数量对失能老人选择何种照护服务模式有明显的影响。一般情况下，失能老人无论有几个子女，都会首选居家照护模式。在选择不同的照护服务模式方面，失能老人都分别随子女数的上升或降低而依次上升或降低，呈现高度的相关性，即随着子女数的上升选择居家照护服务的失能老人人数随之上升，随着子女数的减少选择居家照护服务的失能老人在减少，这时选择社区和机构照护服务的失能老人就增加。

为了进一步验证单因素分析中的结论，我们将失能老人选择照护服务的意愿作为因变量（Y），以机构照护服务、居家照护服务和社区照护服务三类照护服务模式中的机构照护服务作为参照类，构建模型 1（居家照护服务对比机构照护服务）与模型 2（社区照护服务对比机构照护服务），建立两套参数估计值进行三分类 Logistic 回归，以单因素分析中可能有显著性影响的因素为自变量，即：将性别、年龄、户籍、文化程度、退休前的职业类型、月收入、婚姻状况、子女数作为自变量逐类纳入进行三分类 Logistic 回归，目的是检验性别等自变量对失能老人选择照护模式的影响。赋值情况如表4—5所示：

表4—5　　　　　　　　60 岁以上失能老人的变量定义与赋值

自变量（X）	变量解释与赋值
X_1 性别	男 = 0；女 = 1
X_2 年龄	60—69 岁 = 1；70—79 岁 = 2；80—89 岁 = 3；90 岁及以上 = 4
X_3 户籍	农业户口 = 0；非农业户口 = 1
X_4 文化程度	小学及以下 = 1；初中 = 2；高中（中专） = 3；大专及以上 = 4
X_5 退休前属于哪类职业的人员	农民 = 1；城镇务工人员 = 2；机关事业单位人员 = 3；个体工商户 = 4；其他 = 5
X_6 月收入	1000 元及以下 = 1；1001—3000 元 = 2；3001—5000 元 = 3；5001 元以上 = 4
X_7 婚姻状况	有配偶 = 0；无配偶 = 1
X_8 子女数	1 个 = 1；2 个 = 2；3—4 个 = 3；5 个及以上 = 4
因变量（Y）	Y_1：机构照护 = 0，居家照护 = 1；Y_2：机构照护 = 0，社区照护 = 1

对模型 1 分析如下（见表4—6）：

表4—6　60 岁以上失能老人照护服务模式选择的三分类 Logistic 回归

自变量	模型 1 （居家照护对比机构照护）			模型 2 （社区照护对比机构照护）		
	回归系数	标准误	发生比	回归系数	标准误	发生比
性别 （参照组：男性）	0.822*	0.48	2.276	1.043*	0.639	2.837
年龄 （参照组：60—69 岁）	-0.319	0.288	0.727	-0.399	0.338	0.671
户籍 （参照组：农业户口）	-0.77	0.62	0.463	-0.597	0.72	0.551

自变量	模型1 (居家照护对比机构照护)			模型2 (社区照护对比机构照护)		
	回归系数	标准误	发生比	回归系数	标准误	发生比
文化程度 (参照组：小学及以下)	-0.031	0.334	0.969	-0.077	0.401	0.926
退休前的职业属性 (参照组：农民)	-0.215	0.173	0.806	0.009	0.22	1.009
个人月收入 (参照组：1000元及以下)	0.152	0.227	1.164	0.105	0.321	1.111
婚姻状况 (参照组：有配偶)	-1.96**	0.676	0.141	-2.235**	0.784	0.107
子女数 (参照组：1个)	1.029***	0.281	2.798	0.62*	0.342	1.859

注：* P<0.1，** P<0.05，*** P<0.001。

在模型1中，失能老年人的性别、婚姻状况和子女数量对其照护服务模式的选择有显著影响。其中性别和子女数量对其照护服务方式的选择呈显著的正相关性，即相比男性，女性选择居家照护服务相对于机构照护服务的发生比是男性的 2.28 倍，说明女性比男性更接受居家养老，对机构照护的接受度相比男性要低。这与学者李敏研究结果不一致，李敏在论文《社区居家照护意愿影响因素研究》中写道，"相比较女性老年人而言，男性老年人更愿意选择居家养老"①，这一结论是在调研城市全体老年人居家养老意愿，而非城乡失能老人的基础上得出，并且论文中将社区、居家照护的划分与本书的标准不同（笔者将家庭养老与社区养老作为广义的居家养老）。但这也从另一个角度看到失能老人选择照护服务模式与一般老人不完全相同。

子女数与选择养老模式呈显著正相关，相对于只有1个子女的失

---

① 李敏：《社区居家养老意愿影响因素研究——以北京为例》，《人口与发展》2014年第2期，第102—106页。

能老人来说，多子女的失能老人选择居家照护服务的是拥有 1 个子女的 2.8 倍，说明子女数越多就越愿意选择居家养老。这也提示我们，当独生子父母进入老年，特别是进入高龄时选择机构养老的比例会增大。从前述单因素分析看，失能老人选择居家照护服务是随子女数的上升而上升，回归分析进一步验证了前面的结论。

婚姻状况对于失能老人选择照护服务模式呈现显著的负相关。与有配偶的失能老人相比，无配偶的失能老人选择居家养老相对于机构养老的发生比会下降 86%，说明老年人在失去配偶后，在生活中对配偶的依靠减少就会增加选择机构养老的可能性。

从年龄来看，虽然没有反映出统计学上的显著性，但是从回归系数看，与 60—69 岁组相比，80 岁及以上高龄组选择居家养老对比机构养老的发生比下降 27%；也就是说失能老人年龄越大越倾向于选择机构照护服务。我们对高龄失能老人与非高龄失能老人的选择意愿进行对比，可以看到随着年龄的增长选择机构养老的比例上升。

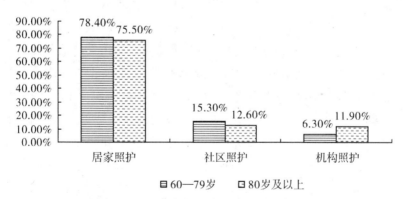

图 4—2　非高龄与高龄失能老人照护模式选择意愿图（N=311）

注：样本为：60—79 岁组有 176 人，80 岁以上组为 135 人。

从图 4—2 看到：80 岁以上的高龄失能老人选择居家照护（75.5%）比 60—79 岁组老人（78.4%）下降 2.9 个百分点，选择社区照护的高龄老人（12.6%）比 79 岁以下（以下将 60—79 岁的老人统称为非高龄老人）（15.3%）下降 2.7 个百分点，但是选择机构照护的高龄老人（11.9%）却比非高龄老人（6.3%）高出 5.6 个百分点，说明失能老人的家庭逐渐难以承受繁重的长期照护服务。据中国社科院社会政策研究中心在北京、上海等 6 个城市的问卷调查显示：老人从生活完全不能自理到去世的平均时间是 44 个月，出现完全不能自理状况的平均年龄为 79 岁。在完全失能老人中，有 25.9 % 在 6 个月内去世，57.2% 在 12 个月内去世，77.0% 在 24 个月内去世。[①]事实上半失能老人需要照护的时间相比完全失能老人更长，有的会长达几十年，目前社区对失能老人帮扶缺位的情况下，仅依靠家庭成员承担照护责任很难持之以恒，常常导致"一人失能，全家失衡"，于是随着年龄的增长和失能程度的加深，选择机构照护的比例明显上升。

从户籍来看，与农业户口失能老人相比，非农业户口失能老人选择居家照护服务相比选择机构照护的比例下降了 54%，说明农村失能老人更倾向于居家养老；从文化程度来看，与小学及以下文化程度的失能老人相比，拥有较高学历的失能老人选择居家照护服务对比机构照护服务的比例下降了 3%，说明文化程度越高越倾向于选择机构照护；从失能老人退休前职业来看，相比于务农的失能老人，非农职业的失能老人选择居家照护服务对比机构照护服务的比例下降了 19%，可见农村失能老人更愿意选择居家照护服务，对机构照护的接受度低一些。

从失能老人个人月收入来看，收入高低对其养老模式的选择没有显著影响。但从回归系数来看，相对于收入在 1000 元以下的失能老人，较高收入段的失能老人选择居家照护是低收入段的 1.16 倍。这一点和前述失能老人个人月收入与照护模式的交叉分析结果相矛盾。即相对于收入在 1001—5000 元的失能老人，收入在 1000 元以下的失能老人更倾向于选择居家照护（见表 4—4）。说明收入与失能老人的养老模式之间可能呈现出一定的复杂性。从表 4—4 的分析来看，收入在 1001—5000 元的失能老人虽然也比较倾向于居家照护，但他们接受机构养老的比例明显高于收入水平较低的老人，而收入在 5000 元以上的失能老人选择居家养老的比例却又增至 100%，这说明收入水平与选择机构照护服务可能性呈现先升后降的关系，即刚开始选择机构照护服务的可

---

① 唐钧：《中国老年服务的现状、问题和发展前景》，《国家行政学院学报》2015 年第 3 期，第 75—81 页。

能性随收入的增加而增加，但当收入到达一定值以后，选择机构照护服务的可能性会降低，可能的解释是高收入段的失能老人有条件雇请专人在家照护，这种照护服务方式更能够满足个性化的需求。

对模型2的分析如下：

为了进一步考察影响社区居家照护服务意愿的因素及其作用方向，我们建立了第二个回归模型，因变量为1时，代表老年人选择"社区居家养老"，因变量为0时，表示老年人意愿照护模式为"机构照护"。纳入回归模型的自变量包括性别、年龄、文化程度、婚姻状况、收入、子女数、户籍、退休前的职业类型等社会、经济变量。

回归结果显示，性别、婚姻和子女数对其照护服务模式的选择有显著影响。从性别看，女性选择社区照护服务相对于机构照护服务的发生比是男性的2.84倍。说明女性更倾向于居家和社区照护，她们对机构照护的接受度远不如男性。从婚姻状况看，无配偶的失能老人选择社区照护服务相对于机构照护服务的发生比会下降89%，说明无配偶的失能老人更倾向于选择机构照护服务。从失能老人拥有子女数的情况看，子女数较多的失能老人选择居家照护服务的比例是只有1个子女的失能老人的1.86倍。可见，随着子女数量的增加，失能老人更不愿意选择机构照护服务。在选择居家照护服务方面，模型2的结论与前述相同。

我们从前面描述性分析也可以证明这一点：失能老人在希望由谁照护自己的回答中，80岁以上高龄失能老人的选择顺序是：子女、配偶、养老机构护理员、亲戚、雇用人员、社区工作人员；非高龄失能老人的选择顺序是子女、配偶、亲戚、养老机构护理员和雇用人员、社区工作人员（见表4—7）。可见无论哪个年龄段的失能老人，最先都是选择子女对自己进行照护，其次是配偶，排在最后的都是社区工作人员，失能老人没有将社区工作人员作为照护的主要依靠，反映了社区照护服务非常不足，没有成为失能老人的依托。从这个角度我们也看到失能老人拥有子女数对选择居家照护的重要影响。

我们从表4—7中看到另一个情况：不同年龄段受访失能老人对照护服务提供者的选择顺序看起来变化不大，但随着年龄的增长，高龄老人比非高龄老人希望配偶提供照护的比例明显下降（下降4.5个百分点），希望由养老机构护理员提供照护服务的比例在上升（增加 2 个百分点），说明随着高龄老人丧偶的比例增加，居家照护的比例在减少，机构照护的比例在上升。

表4—7　　　　不同年龄段受访失能老人选择照护服务
提供者情况表（多选）（N＝311）

年龄 类别	60岁以上全体 受访失能老人		60—79岁 受访失能老人		80岁及以上 受访失能老人	
	人数 （人）	百分比 （%）	人数 （人）	百分比 （%）	人数 （人）	百分比 （%）
配偶	95	21.2	62	23.0	33	18.5
子女	246	54.9	143	53.0	103	57.9
亲戚	31	6.9	19	7.0	12	6.7
社区工作人员	16	3.6	11	4.1	5	2.8
雇用人员	30	6.7	19	7.0	11	6.2
养老机构护理员	30	6.7	16	5.9	14	7.9
合计	448	100	270	100	178	100

从表4—6中模型2中看到年龄、户籍、文化程度、退休前从业情况、个人收入与选择照护服务模式没有统计学上的显著性。从年龄来看，高龄失能老人选择社区照护对比机构照护服务的发生比下降了33%，说明随着年龄的增长，失能老人更倾向于选择机构照护服务。从户籍情况看，非农业户口失能老人选择社区照护服务对比机构照护服务的比例下降了45%，说明非农业户口失能老人更愿意选择机构照护服务。从文化程度看，拥有较高学历的失能老人选择社区照护服务对比机构照护服务的比例下降了7%，说明高学历的失能老人更容易接受机构照护。从退休前从业情况看，非农职业的失能老人选择社区照护服务的比例是选择机构照护服务的1.01倍，说明非农职业的失能老人更愿意选择机构照护和社区照护。从失能老人的收入情况看，收入较高的失能老人选择社区照护服务是低收入组的1.11倍，说明收入较高的失能老人更愿意选择社区照护服务。

三　失能老人选择照护服务模式需求分析的结论

（一）居家照护服务模式是失能老人的首选

在三种照护服务模式中的选择中，无论哪种影响因素，都不能动摇大多数失能老人首选居家照护服务模式。调查显示80岁以下的失能老人选择居家养老的比例是77.8%，机构照护的比例是6.3%；高龄失能老人选择机构照护服务的比例是11.9%，这一比例明显高于自理型老年人（见表4—4）。据公开资料统计，老年人对居家、社区和机构养老服务的比例为"90—7—3"或"90—6—4"，即90%的老人选择居家养老，7%或6%的老人选择社区养老，3%或4%的人选择机构养老，因此政府对我国养老服务格局的规划为"90—7—3"。从前述分析中看到失能老人对照护服务的选择与非失能老人有较大不同，他们因失去生活自理能力而必须依赖他人才能生存，选择机构照护的比例高于自理老人。因此，失能老人照护服务的格局是"77—14—9"，即选择居家照护服务的比例是77%，选择社区的比例是14%，选择机构的是9%。这一情况说明居家照护在失能老人照护模式的需求中有十分重要的地位，但在家庭养老功能弱化的情况下，应加强社会对居家照护服务的支持，才能满足失能老人居家照护的需求。同时，鉴于失能老人选择机构照护的比例明显高于自理型老人，政府应引导养老机构进一步完善康复护理功能。

（二）家庭成员的状况对失能老人照护模式的选择有显著影响

家庭成员主要包括失能老人的子女与配偶。子女的数量对失能老人选择照护服务模式有显著影响，失能老人子女数越多选择居家照护的可能性越大，反之亦然。一方面说明中国老年人在养老问题上对子女的依赖，另一方面也体现了中华民族孝文化的传承，子女愿意承担赡养老人的责任。失能老人如果有家庭成员可依赖，情感的纽带就会将失能老人与家紧紧连接在一起，这在很大程度上决定了选择照护服务的价值取向。另外，有配偶的失能老人更倾向于选择居家和社区照护，无配偶的失能老人更倾向于选择机构照护。这些提示政府以及相关部门，大力宣传中华民族的尊老敬老的传统美德，使年轻一代传承敬老、爱老、养老的优良传统，同时还要采取切实可行的措施，完善社区对居家照护服务的支持，促进社区、家庭一体化养老服务建设，与此同时也不忽略养老机构的建设。

（三）失能老人个体差异对选择照护服务模式有较重要的影响

由于年龄、婚姻状况、文化程度、收入水平等因素影响失能老人对照护服务的选择，提示政府满足多数失能老人对居家照护需求的同时也要根据个体差异提供差异化的照护服务，如高龄失能老人对护理要求更多、丧偶的失能老人生活上的依靠对象相对较少、文化程度较高的失能老人对机构照护接受度较高等，会导致失能老人更倾向于选择机构照护。因此，社会应根据需求的多样化提供不同层次的照护服务。

（四）失能老人对机构照护需求高于自理型老人

失能老人选择机构照护的比例明显高于自理型老人，提示我们应针对失能老人的对机构照护需求较高的特点，强化养老机构的护理功能，完善康复护理的相关设施，培育专业照护人员，加强养老机构规范化和专业化建设，动员更多的社会力量介入到为失能老人照护服务之中，提高照护服务水平。

第二节　失能老人对照护服务内容的需求分析

照护服务需求的内容是指失能老人需要的照护服务包含了哪些具体的服务项目。对失能老人所需服务项目的分析，可以为分析服务供给奠定基础。根据政府文件和查阅学者们的研究文献，笔者将服务项目概括为：生活照料、康复护理、精神慰藉、社会交往、临终关怀五项主要内容。在以后政府文件和研究文献中又增加了紧急救助、提供辅助设施等方面的服务内容，在后面的分析中笔者作了相应的补充。

一　生活照料是失能老人排在首位的服务需求

失能老人因疾病等原因，部分失去或完全失去生活自理能力，需要依靠他人才能生存。重庆大学与南京财大的共同调研的数据显示，失能老人在日常生活活动中，简单的活动都需要依赖他人完成，从表4—8可以看到依赖的程度，如进食（55.8%）、洗澡（65.8%）、修饰（39.6%）、穿衣（42.5%）、控制大便（26.8%）、控制小便（23.6%）、用厕（38.6%）、上下床或椅子（41.9%）、平地行走 45米（41.7%）、上下楼梯（73.4%）；完全失能老人这些日常生活基本上全部依赖他人。从表4—9看到在工具性日常生活活动中，失能老人依赖他人的程度更大，如上街购物（62.8%）、外出活动（72.3%）、食物烹调（89.5%）、家务维持（64.3%）、洗衣服（80.2%）、使用电话的能力（87.1%）、服用药物（83%）、处理财务能力（79.7%）。这些基本上每天都发生在老人生活中的活动都需要他人帮助，说明失能老人生存需要依靠他人提供的服务，尤其是完全失能老人。所以对于失能老人来说，生活照料是必需的、首位的。

表4—8　　60 岁以上失能老人日常生活活动情况表（N＝681）

分类	项目	人数（人）	比例（%）	对该项目有依赖的（%）	分类	项目	人数（人）	比例（%）	对该项目有依赖的（%）
进食	自理	501	73.6	55.8	控制小便	自理	514	75.5	23.6
	稍依赖	122	17.9			稍依赖	91	13.4	
	较大依赖	29	4.3			较大依赖	39	5.7	
	完全依赖	24	3.5			完全依赖	32	4.7	
	未填写	5	0.7			未填写	5	0.7	
洗澡	自理	228	33.5	65.8	用厕（包括拭净，整理衣裤，冲水）	自理	412	60.5	38.6
	稍依赖	229	33.6			稍依赖	159	23.3	
	较大依赖	143	21.0			较大依赖	60	8.8	
	完全依赖	76	11.2			完全依赖	44	6.5	
	未填写	5	0.7			未填写	6	0.9	
修饰（洗脸、刷牙、刮脸、梳头）	自理	406	59.6	39.6	上下床或椅子	自理	388	57.0	41.9
	稍依赖	171	25.1			稍依赖	179	26.3	
	较大依赖	62	9.1			较大依赖	62	9.1	
	完全依赖	37	5.4			完全依赖	44	6.5	
	未填写	5	0.7			未填写	8	1.2	

续表

分类	项目	人数（人）	比例（%）	对该项目有依赖的（%）	分类	项目	人数（人）	比例（%）	对该项目有依赖的（%）
穿衣（包括系鞋带等）	自理	385	56.5	42.5	平地行走45米	自理	391	57.4	41.7
	稍依赖	193	28.3			稍依赖	164	24.1	
	较大依赖	49	7.2			较大依赖	62	9.1	
	完全依赖	45	6.6			完全依赖	58	8.5	
	未填写	9	1.3			未填写	6	0.9	
控制大便	自理	492	72.2	26.8	上下楼梯	自理	175	25.7	73.4
	稍依赖	106	15.6			稍依赖	293	43.0	
	较大依赖	41	6.0			较大依赖	112	16.4	
	完全依赖	34	5.0			完全依赖	95	14.0	
	未填写	8	1.2			未填写	6	0.9	

　　注：1. 此表数据由重庆大学与南京财大 2013 年共同调查所得；在回收的 3167 份有效问卷中，抽取出 681 位 60 岁以上失能老人样本制成此表。2. 表中包括 681 位 60 岁以上的失能老人，其中有 81 位全失能老人。对系统缺失的样本按照有效百分比进行了修正。3. 上表是根据卡茨日常生活活动能力测定内容及十项指标调查所得数据而制。

表 4—9　　　　　　60 岁以上失能老人工具性日常生活
活动情况表（N=681）

分类	项目	人数（人）	百分比（%）	依赖他人完成的占比（%）
上街购物	完全不能上街购物	205	30.1	62.8
	每一次上街购物都需要有人陪	220	32.3	
	独立购买日常生活用品	161	23.6	
	独立完成所有购物需求	16	2.3	
	不适用	79	11.6	

续表

分类	项目	人数（人）	百分比（%）	依赖他人完成的占比（%）
外出活动	完全不能出门	150	22.0	
	当有人陪同时可搭出租车或大众运输工具	342	50.2	
	能够自己搭乘出租车但不会搭乘大众运输工具	46	6.8	72.3
	能够自己搭乘大众运输工具	79	11.6	
	能够自己开车、骑车	8	1.2	
	不适用	56	8.2	
食物烹调	需要别人把饭菜煮好、摆好	296	43.5	
	会将已做好的饭菜加热	175	25.7	
	如果准备好一切佐料，会做一顿适当的饭菜	138	20.3	89.5
	能独立计划、烹煮和摆设一顿适当的饭菜	21	3.1	
	不适用	51	7.5	
家务维持	完全不会做家事	135	19.8	
	所有的家事都需要别人协助	147	21.6	
	能做家事，但不能达到可被接受的整洁程度	158	23.2	64.3
	能做较简单的家事，如洗碗、铺床、叠被	201	29.5	
	不适用	40	5.9	
洗衣服	完全依赖他人	303	44.5	
	只清洗小件衣物	246	36.1	80.2
	自己清洗所有衣物	90	13.2	
	不适用	42	6.2	
使用电话的能力	完全不会使用电话	154	22.6	
	仅会接电话，不会拨电话	237	34.8	
	仅可拨熟悉的电话号码	203	29.8	87.1
	独立使用电话（含查电话簿、拨号等）	52	7.6	
	完全不会使用电话	35	5.1	

续表

分类	项目	人数（人）	百分比（%）	依赖他人完成的占比（%）
服用药物	不能自己服用药物	66	9.7	83
	如果事先准备好服用的药物分量，可自行服用	222	32.6	
	需要提醒或少许协助	276	40.5	
	能自己负责在正确的时间用正确的药物	78	11.5	
	不适用	39	5.7	
处理财务能力	不能处理钱财	268	39.4	79.7
	可以处理日常的购买，但需要别人协助与银行往来或大宗买卖	276	40.5	
	可以独立处理财务	95	14.0	
	不适用	42	6.2	

注：1. 此表数据是课题组与南京财大课题组共同调查所得（具体样本情况见表4—8的说明）。2. 表中包括681位60岁以上的失能老人，其中81位为全失能老人。对系统缺失的样本按照有效百分比进行了修正。表中的"不适用"选项是指：60岁以上对此项活动没有忧虑的选择该项。3. 上表是根据卡茨工具性日常生活活动能力测定内容及八项指标调查所得数据而制。

　　60岁以上全体受访失能老人在生活照料、康复护理、精神慰藉、社会交往和临终关怀几项主要的服务中，选择"非常需要"和"需要"的服务情况是：生活照料（95.8%）相比康复护理（82.6%）高出13.2个百分点，比精神慰藉（80.4%）高出15.4个百分点，比社会交往（55%）高出40.8个百分点，比临终关怀（59.2%）高出36.6个百分点（见表4—10）。可见，获得生活照料和康复护理是失能老人最迫切的需求。高龄失能老人对生活照料的需求明显高于非高龄失能老人，在311位失能老人中，除了0.7%的失能程度很轻的老人不需要生活照料服务外，绝大多数失能老人迫切需要生活照料服务。

表4—10　不同年龄段失能老人对服务内容需求情况表（N＝311）

类别	年龄 程度	非常需要（%）	需要（%）	较需要（%）	不需要（%）	未选（%）
生活照料	60岁以上全体失能老人	77.5	18.3	2.3	0.3	1.6
	60—79岁	70.5	23.3	4.0	0.0	2.2
	80岁及以上	86.7	11.9	0.0	0.7	0.7
	60岁以上全失能老人	88.5	6.6	3.3	0	1.6
康复护理	60岁以上全体失能老人	49.5	33.1	10.3	3.2	3.9
	60—79岁	44.9	38.6	9.1	3.4	4.0
	80岁及以上	55.6	25.9	11.9	3.0	3.7
	60岁以上全失能老人	62.3	23	8.2	3.2	3.3
精神慰藉	60岁以上全体失能老人	49.2	31.2	10.9	3.2	5.5
	60—79岁	50.0	30.7	10.2	2.8	6.2
	80岁及以上	48.1	31.9	11.9	3.7	4.4
	60岁以上全失能老人	50.9	29.5	13.1	4.9	1.6
社会交往	60岁以上全体失能老人	24.1	30.9	26.4	11.6	7
	60—79岁	21.6	31.8	29.0	9.1	8.5
	80岁及以上	27.4	29.6	23.0	14.8	5.2
	60岁以上全失能老人	29.5	21.3	21.3	23	4.9
临终关怀	60岁以上全体失能老人	34.1	25.1	14.8	9	17
	60—79岁	33.5	25.6	14.2	10.8	15.9
	80岁及以上	34.8	24.4	15.6	6.7	18.5
	60岁以上全失能老人	29.5	27.9	8.2	13.1	21.3

　　注：表4—10到表4—15中，我们将各选项中回答"不清楚"的合并到"未选"之中。在"未选"的选项中回答"不清楚"的占比约为2/3。为了区分表4—10中60岁以上全失能老人，表中提到的"60岁以上全体失能老人"是指"60岁以上全体受访失能老人与半失能老人"。

　　从表4—10中看到，全失能老人非常需要生活照料（88.5%），比全体受访失能和半失能老人组（77.5%）高出11个百分点，相对于半失能老人来说，这个比例可能会更高。全失能老人非常需要生活照料的需求（88.5%）比非常需要康复护理（62.3%）的高出 26.2 个百分点，比精神慰藉（50.9%）高出 37.6 个百分点，比社会交往（29.5%）和临终关怀服务（29.5%）分别高出 59 个百分点。可见全失能老人非常需要生活照料服务。

我们控制住子女数进行比较，在非常需要生活照料方面，总的差别不是很大，在不需要生活照料选项上全部为零，说明全体失能、半失能老人都需要生活照料，体现了失能老人的共同特征。80 岁以上高龄老人对生活照料的需求是随着子女个数的增长而上升，说明失能老人尤其是高龄失能老人对子女的依赖很大。高龄失能老人非常需要生活照料的比例高于非高龄老人，但是如果将非常需要与需要两个选项的数相加，几乎没有差别，再次证明了无论老人的年龄高低，对生活照料的需求量都很大（见表 4—11）。

表 4—11　　不同人口学特征的受访失能老人对生活照料需求情况表（N=311）

选项	类别	程度	非常需要（%）	需要（%）	较需要（%）	不需要（%）	未选（%）
生活照料 60—79 岁	子女数量	1 个	70.0	20.0	0.0	0.0	10.0
		2 个	64.0	30.0	2.0	0.0	4.0
		3—4 个	74.7	18.4	5.7	0.0	1.1
		5 个及以上	66.7	29.2	4.2	0.0	0.0
生活照料 80 岁及以上	子女数量	1 个	66.7	33.3	0.0	0.0	0.0
		2 个	80.0	15.0	0.0	0.0	5.0
		3—4 个	88.5	11.5	0.0	0.0	0.0
		5 个及以上	89.1	8.7	2.2	0.0	0.0
性别与 生活照料	60—79 岁	男	71.7	22.8	3.3	0.0	2.1
		女	69.0	23.8	4.8	0.0	2.4
	80 岁 以上	男	84.1	14.5	0.0	0.0	1.4
		女	89.4	9.1	0.0	1.5	0.0

续表

选项	程度 / 类别		非常需要（%）	需要（%）	较需要（%）	不需要（%）	未选（%）
婚姻状况与生活照料	60—79岁	在婚	77.4	17.2	3.2	0.0	2.2
		不在婚	62.7	30.1	4.8	0.0	2.4
	80岁以上	在婚	83.3	13.9	0.0	2.8	0.0
		不在婚	87.8	11.2	0.0	0.0	1.0
户籍与生活照料	60—79岁	农业户口	73.7	21.2	3.4	0.0	1.7
		非农业户口	63.6	29.1	3.6	0.0	3.7
	80岁以上	农业户口	91.7	6.3	0.0	1.0	1.0
		非农业户口	73.7	26.3	0.0	0.0	0.0

注：表4—10到表4—14是以重庆大学为主的几所高校学生于2014年调研获得的数据而制，其中60岁以上失能老人是311人。（1）311人中，男性失能老人为161人，女性失能老人为150人。（2）311人中，60—79岁失能老人为176人（男92人，女84人），80岁及以上失能老人为135人（男69人，女66人）。（3）311人中，在婚失能老人为129人，不在婚失能老人为181人（其中丧偶170人，离异6人，未婚5人），未选1人。（4）311人中，农业户口失能老人214人，非农业户口为93人，4人未选。

我们控制了性别因素，就不同性别的失能老人对生活照料需求有无区别进行分析，结果表明，男性高龄失能老人选择"非常需要生活照料"的相比男性非高龄失能老人高出12.4个百分点；女性高龄失能老人相比女性非高龄失能老人高出20.4个百分点；高龄组的女性（89.4%）高于男性（84.1%）5.3个百分点，如果将"需要"与"非常需要"合并，在各年龄段不同性别的失能老人对生活照料的需求几乎没有差别，但是高龄失能老人仍然高出非高龄失能老人，说明失能老人年龄的增长与其生活照料需求的增长成正比（见表4—11）。

我们控制住婚姻因素，分析婚姻对失能老人生活照料的需求的变化情况，结果表明，不论在婚与否，各年龄组在"非常需要"和"需要"选项上都是几乎没有差别，但是在"非常需要生活照料"方面，高龄组相比非高龄组对生活照料的需求更高；同时，高龄组不在婚的（87.8%）相比在婚的（83.3%）对生活照料的需求程度上明显增高

（见表4—11），说明不在婚的失能老人由于缺少配偶对生活照料的需求更为迫切。我们通过对数据的分析发现高龄女性对生活照料需求最为迫切，不在婚的高龄女性组比非高龄组高出25.1个百分点。一般情况下女性寿命长于男性，高龄的女性失能老人相比男性丧偶的比例更高，再婚的可能性较小，如果儿女不在身边，生活状态会很差，因此她们对生活照料的需求显得十分强烈。

我们将城乡不同户籍、不同年龄组的失能老人与选择是否需要生活照料相比较，结果表明不论哪个年龄段，"非常需要"和"需要"生活照料的占比都达到了绝大多数，高龄组比非高龄组需求更为强烈，高龄组基本上是百分之百。相比之下农业户口组（非高龄73.7%、高龄91.7%）比非农业户口组（非高龄63.6%、高龄73.7%）对生活照料需求强烈。尤其典型的是，农业户口的高龄组非常需要生活照料的（91.7%）高于非高龄组（73.7%）18个百分点，说明农村失能老人生活状态很差，对照护的需求程度更强烈。我们在访谈中了解到，农村家庭只要有一位失能老人，因无力雇人照护，只能由配偶一直守护在失能配偶身边，承担着无限照护责任，既无法外出务工又不能干农活，经济状况会愈来愈差，常常沦为贫困户或低保户，脱贫的家庭又返贫，真可谓"一人失能，全家失衡"。特别是近年来失能老人的儿女外出打工常年不在家，仅靠配偶照顾居家失能老人，同时还要承担全部家务和一些农活，能否实现生活上的较好照料是可想而知的。

访谈典型事例4—1
访谈对象：重庆涪陵李渡某农村社区陶氏夫妇（一）
访谈时间：2013年6月17日
访谈地点：重庆涪陵李渡区某社区
陶婆婆，女，80岁，患有关节炎、老年痴呆、高血压，是全失能老人。她的丈夫79岁，是主要的照护服务提供者。2—3个月前能听懂别人的问话，现在与其交谈没有任何反应。老两口育有3儿2女，大儿子50多岁，小儿子30多岁。目前与小儿子及儿媳一起生活，白天儿子在家附近做涂料，儿媳在不远处工厂上班，早饭、中饭由陶婆婆的老伴准备，老爷爷说：因陶婆婆大小便无法自理，需花费大量的时间和精力照护，每天为陶婆婆换2—3次成人尿不湿，一个月大概用两包。老爷爷没有时间和精力料理庄稼，家里的地荒着，日常消费的食用品都靠儿子媳妇在市场上购买。由于常年在家照护失能妻子，老爷爷大约1.7米的身高只有48公斤体重，我们访谈到他家时，当天重庆是40摄氏度的高温，老爷爷没有穿上衣，骨瘦如柴，陶婆婆有54公斤，盖着较厚的被子躺在床上。老爷爷告诉我们：最困难的是每天抱起老伴坐起来非常吃力。老爷爷没有任何医疗常识，只能为老伴提供最简单的生活照料。在他家里没有任何辅助工具可以帮助减轻老爷爷的生活照料的负担。老爷爷说他每天只能待在家里哪儿都去不了。

这一典型事例反映了老人失去生活自理能力后，生活照料需求是第一位也是最重要的需求，必要的经济条件是满足生活照料需求的前提，提供照护服务主体是满足生活照料需求不可缺少的因素，而一般农村家庭缺乏雇请专人的经济条件，提供照护服务的主体只能是自己的家人。我们访谈的许多农村失能老人因缺乏照护服务费用，生活状态很差，有的房屋光线和通风较差，许多农村家庭没有帮助失能老人的辅助用具，常年平躺在床上不能出门。笔者访谈到某农村社区有一位半失能的失智老人，因家里没有专人照看，又担心她外出走失，便将其反锁在缺乏光线、堆放杂物的房间里，老人在这样的条件下仅仅是活着，谈不上活得有质量和有尊严。

二　失能老人对康复护理的需求仅次于生活照料服务

康复的一般含义是恢复健康，对于失能老人来说，康复即是帮助失能老人恢复日常生活和活动能力，使之能够达到生活完全自理，以提高生活质量。护理是通过护理人员为失能老人提供个人卫生和恢复训练方面的帮助，因此康复护理对于失能老人有着十分重要的意义，也是失能老人特别需要的服务之一。调研显示，随着年龄的增长和失能程度的加深，80岁以上的失能老人非常需要康复护理服务的（55.6%）相比60—79岁组（44.9%）高10.7个百分点，60岁以上的全失能老人（62.3%）相比60岁以上全体失能与半失能组（49.5%）高出12.8个百分点（见表4—10）。可见康复护理增长的需求随着年龄和失能程度加深其比例不断增大。

我们将年龄、子女个数、性别、婚姻状况、户籍状况与康复护理需求进行交互分析，结果表明，不论失能老人的个体状况如何，他们对康复护理的需求基本相同，不因这些个体因素的不同而发生变化（见表4—12）。虽然失能老人身体功能恢复的部位不同，康复训练的内容和需要的时间长短各异，但是他们对康复护理的需求程度几乎无差别，这提示社会要同等对待失能老人的康复工作。

表4—12　　　　不同人口学特征的受访失能老人对康复护理
需求情况表（N=311）

选项	类别	程度	非常需要（%）	需要（%）	较需要（%）	不需要（%）	未选（%）
康复护理60—79岁	子女数量	1个	50.0	40.0	10.0	0.0	0.0
		2个	50.0	24.0	12.0	4.0	10.0
		3—4个	50.6	29.9	10.3	3.4	5.8
		5个及以上	41.7	45.8	8.3	0.0	4.2
康复护理80岁及以上	子女数量	1个	33.3	50.0	0.0	16.7	0.0
		2个	60.0	25.0	10.0	0.0	5.0
		3—4个	52.5	26.2	18.0	0.0	3.3
		5个及以上	60.9	21.8	6.5	6.5	4.3
性别与康复护理	60—79岁	男	44.6	41.3	7.6	1.1	5.4
		女	45.2	35.7	10.7	6.0	2.4
	80岁以上	男	58.0	26.1	10.1	1.4	4.4
		女	53	25.8	13.6	4.5	3.1
婚姻状况与康复护理	60—79岁	在婚	48.4	36.6	7.5	3.2	4.3
		不在婚	41.0	41.0	10.8	3.6	3.6
	80岁以上	在婚	66.6	25.0	5.6	2.8	0.0
		不在婚	51.1	26.5	14.3	3.0	5.1
户籍与康复护理	60—79岁	农业户口	45.8	38.1	8.5	5.1	2.5
		非农业户口	45.5	38.2	10.9	0.0	5.4
	80岁以上	农业户口	56.2	24.0	10.4	4.2	5.2
		非农业户口	55.3	28.9	15.8	0.0	0.0

　　我们对老人的失能程度与康复护理需求进行交互分析，看这一因素对康复护理需求的程度是否有差别，这时情况发生了变化，失能程度对康复护理的影响与前面几个因素的影响程度显现出不同的结果，全失能老人对康复护理需求（62.30%）相比半失能老人（46.40%）高出15.9个百分点，说明全失能老人的康复需求比半失能老人强烈，全失能老人由于自己不能自由行动，对身体功能的恢复必须完全依靠他人的帮助，因此康复护理的重点是全失能老人（见图4—3）。

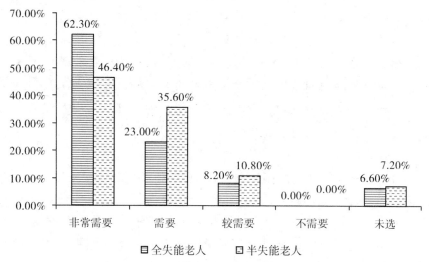

图4—3　全失能老人与半失能老人对康复护理需求对比情况图（N=311）

　　失能老人在康复护理方面，主要不是靠药物，而是要运用医疗、康复手段长期进行局部的活动和适当的训练，帮助他们尽可能恢复身体功能，这个过程是很漫长的和痛苦的，需要失能老人的意志力和信心去面对困难和痛苦。因此，帮助失能老人重塑对生活的信心，鼓足战胜困难的勇气，促使他以积极的姿态主动配合训练显得十分重要。

访谈典型事例4—2
访谈对象：入住乐山市某福利院的罗姓老人
访谈时间：2013年2月15日
访谈地点：四川乐山市某福利院

罗婆婆，80岁，因不慎摔断了股骨头，无法独立行走，三年没有恢复，可以坐轮椅，有家人辅助时平地可以走路几十米。罗婆婆曾是电影院售票员，有退休工资2000多元工资，每月缴纳福利院的全护理费2930元（包吃住），四个子女中的三个儿子帮助支付老人的全护理费用，女儿不出费用，任务是定期来福利院帮助老人恢复身体功能训练。我们到访时，女儿正在用电脑为罗婆婆播放芭蕾舞剧"红色娘子军"，因为罗婆婆非常喜欢过去的音乐，一听到这类音乐就会鼓起勇气忍痛坚持锻炼，否则老人不愿意坚持锻炼。笔者看到老人扶着巷道内的扶手，弯着腰一步一步艰难地练习走路，音乐是伴随她鼓励她坚持锻炼的力量，老人的听力不好，音量放得很大。罗婆婆的女儿临近退休，她告诉我们：由于福利院只提供生活照料，不帮助康复训练，所以只能由她到这里来帮助老人做康复训练，她感到很累，时间也很紧张。她还告诉我们，护理中有亲情，相互可以沟通和理解，也能为老人提供精神慰藉。

当老人突发疾病在医院脱离了生命危险后，接下来的重要工作就是帮助失能老人进行康复训练，尽可能恢复身体功能。即使失能老人完全失去生活自理能力，也不能忽视对他们身体部分功能的康复训练，这样才能尽可能提高其生活质量。帮助失能老人恢复身体功能的训练不仅需要医护专业知识，还需要护理人员有极大的耐心和失能老人本人的毅力以及长期训练的心理准备，因此也不能忽视心理护理，从某种程度上说心理护理的重要性不亚于实际的操作训练和药物治疗。

三　精神慰藉是失能老人重要的照护服务需求

一般情况下，老人对突如其来的疾病导致失去生活自理能力的现实缺乏心理准备，这种打击对老人来说有时是毁灭性的，特别是刚开始时很难接受这一现实，心理上容易感到自卑，脾气暴躁，焦虑不安，在努力康复的成效甚微的情况下，会产生孤独、无望、无用感，甚至出现抑郁症或丧失生活的信心。这时失能老人的精神需求是非常强烈的。精神需求是指由于受到社会环境和生活条件的影响，人们对生活、安全、社会稳定和其他影响人们切身利益方面的重大问题所产生的要求。① 满足精神需求的主要方式就是对需求者进行精神慰藉，精神慰藉一般是指：根据失能老人心理或精神上的需要，对其进行心理安慰和帮助，使他们获得外界的支持，实现心理愉悦，建立生活的信心，达到生活中的心理健康状态。调查显示，需要精神慰藉的失能老人占91.3%，不论哪个年龄组的失能老人对精神慰藉的服务需求程度几乎没有差别（见表4—13）。

表4—13　　　　　　　不同人口学特征的受访失能老人
对精神慰藉需求情况表（N=311）

选项	类别	程度	非常需要（%）	需要（%）	较需要（%）	不需要（%）	未选（%）
精神慰藉 60—79 岁	子女数量	1 个	50.0	40.0	10.0	0.0	0.0
		2 个	50.0	24.0	12.0	4.0	10.0
		3—4 个	50.6	29.9	10.3	3.4	5.8
		5 个及以上	41.7	45.8	8.3	0.0	4.2
精神慰藉 80 岁及以上	子女数量	1 个	50.0	33.3	0.0	16.7	0.0
		2 个	40.0	45.0	10.0	0.0	5.0
		3—4 个	39.3	39.3	14.8	3.3	3.3
		5 个及以上	60.9	17.4	10.9	4.3	6.5
性别与 精神慰藉	60—79 岁	男	56.5	23.9	9.8	4.3	5.5
		女	42.9	38.1	10.7	1.2	7.1
	80 岁 以上	男	45.0	27.2	19.9	4.3	3.6
		女	54.6	37.9	4.5	3.0	0.0
婚姻状况 与精神慰藉	60—79 岁	在婚	51.6	33.3	7.5	1.1	6.5
		不在婚	48.2	27.7	13.3	4.8	6.0
	80 岁 以上	在婚	44.4	30.6	16.7	5.6	2.7
		不在婚	49.0	32.7	10.2	3.0	5.1

① 张艳国：《论精神需求》，《天津社会科学》2005 年第 5 期，第 36—40 页。

续表

选项	程度 类别		非常需要 （%）	需要 （%）	较需要 （%）	不需要 （%）	未选 （%）
户籍与 精神慰藉	60— 79岁	农业户口	47.5	33.9	11.0	2.5	5.1
		非农业户口	56.4	23.6	9.1	3.6	7.3
	80岁 以上	农业户口	50.1	29.2	14.5	4.1	2.1
		非农业户口	47.4	39.5	7.9	5.2	0.0

我们将不同失能程度的老人与精神慰藉需求进行交互分析，图4—4表明，不同失能程度的老人对非常需要精神慰藉（80.8%）和需要精神慰藉（80.9%）的强烈程度几乎无差别。一个奇怪的现象是全失能老人中不需要精神慰藉的（5%）比半失能老人（3%）高出2个百分点，可能的解释是，有的全失能老人已经能够接受生活上失能的现实，自我心理调节能力较强，能够保持乐观的心态，但也不排除有的全失能老人对康复或生活的绝望，拒绝来自外界给予的精神上的安慰。

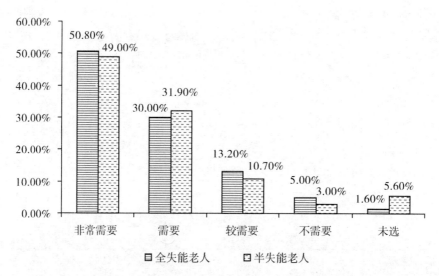

图4—4　60岁以上不同失能程度老人对精神慰藉需求情况图（N＝311）

　　我们再将不同年龄段失能老人的子女个数、性别、婚姻状况与精神慰藉需求进行交互分析，结果表明，年龄和子女个数的多少与精神慰藉的需求几乎没有差别，只有子女个数多的高龄老人的需求程度高（60.9%），而子女个数少的反而对精神慰藉需求程度相对低，可能的解释是，失能老人因子女个数少在心理上对子女很少依赖或者无所依赖，这类老人对他人的依赖更弱，在生活中独立性较强。子女个数多的失能老人对子女的依赖相对较大，多子女的高龄失能老人非常需要精神慰藉（60.9%）的高于少子女的失能老人，也说明他们对子女的依赖程度相对较高。另外，60—79岁组的男性非常需要精神慰藉（56.5%）明显高于女性（42.9%），80岁以上组的女性非常需要和需要精神慰藉（92.5%）的高于男性（72.2%）20.3个百分点，性别不同年龄段的失能老人对精神慰藉需求程度的变化，反映出他们心理的某些变化，一般情况下，失能老人出现疾病缠身、病痛折磨、缺乏安全感等情况时心理是较为脆弱的，年事越高的失能老人出现各种疾病的概率更高，对精神慰藉的需求也会相对增高，女性的身体普遍弱于男性，疾病多于男性，高龄失能的女性需要精神慰藉的程度更加强烈（见表4—13）。

　　婚姻状况对精神慰藉的需求有一定影响。不在婚的高龄失能老人非常需要和需要精神慰藉的（81.7%）比在婚的（75%）高6.7个百分点，说明没有配偶的失能老人相比有配偶的失能老人更孤独，精神慰藉需求更加强烈，提示失能老人子女应更多地关心丧偶失能老人，社会应更多关怀不在婚的失能老人。

访谈典型事例4—3

访谈对象：重庆市南岸区某养老院李爷爷

访谈时间：2012年7月2日

访谈地点：重庆南岸区某养老院

　　李爷爷，75岁，半失能老人。入住养老院半年，每个月用退休金支付入住养老院费900元。每月最大的开支是医疗费，因在养老院诊所的医疗费不能报销，老人患有慢性病，故一般去医院看病，医疗保险只能报销部分医疗费，老人表示每月花销的医疗费仍然较难承受。

老人对养老院的服务态度不太满意，主要是服务人员对他态度冷漠；老人说有的服务人员不能一视同仁，他们态度的变化不是基于老人财产的多少，而是基于老人行动不便或脏乱邋遢等。李爷爷表示，他在养老院从没有得到过社区和公益组织的帮助。他最希望的是政府能重视老年人的晚年生活，尤其是提高医疗费的报销比例。他说现在没有想过别的，只是希望能有年轻人来与老人多聊聊天，进行精神慰藉。

访谈典型事例 4—4

访谈对象：入住重庆南岸区某养老院张氏老人

访谈时间：2013 年 4 月 21 日

访谈地点：重庆南岸区某养老院

张氏老人，女，83 岁，失去生活自理能力 2 年，患有肝癌、直肠癌、心脏病、肺气肿等疾病。张婆婆可以非常吃力地拄着拐杖在走廊行走，缴纳养老院全护理费用 3200 元，但护工不是一对一提供服务。张婆婆是离休干部，能够承受全护理费用。其儿女都是下岗工人，经济比较拮据，她的儿子经常来看望老人，但不会带礼物，反而是老人每年要给儿子几千元的红包。老人的身体状况很差，笔者在访谈的半小时中，三次表示自己"活着没有什么意义，只能给社会带来负担"，反映出对生活的绝望，她因身体虚弱停顿了几次才继续我们的交谈，最后她趴在桌子上无力再回答我们的问题。老人对养老院食堂的饭菜不太满意，笔者访谈那天，看到她托人到山下买了半只卤鸡，但是老人只吃了一点，剩余的全部倒掉。

从上述案例我们看到，失能老人在饱受疾病折磨的同时还备受精神上的煎熬，心理负担非常沉重，同时还要在经济上帮扶下岗成年子女。在这样多重负担的情况下，养老机构只能满足生活照料需求，缺乏对他们的精神慰藉。老人入住的养老院在重庆近郊的山上，远离人口密集的城区，自然环境较好，但出行不方便，身体状况不佳的老人一般不离开养老院，失能老人更是寸步难行。为了深入了解老人的生活，我们在养老院居住了一天，院内的老人们除了与护工有较少的交流外，相互之间话语很少，有几位身体状况不好的失能老人坐在轮椅上在较狭窄的公共场所看了几个小时的电视，笔者看到他们多数时间在轮椅上睡觉，看电视的时间大约只有 1/4，时醒时睡，目光呆滞，非常孤独，因缺乏无障碍设施基本无法推他们出去晒晒太阳。特别是养老院的高龄失能老人，他们的子女大多进入老年，常常无暇顾及居住在养老院的父母，因此失能老人在养老机构获得的精神慰藉很少。有的大中型养老机构为老年人安排了各种各样的活动，但基本是针对自理型老年人而非失能老人，社会各界和志愿者很少参与养老机构失能老人的精神慰藉活动。我们的调研显示，失能老人对精神慰藉与康复护理的需求程度差别不大，说明失能老人精神上所受的折磨与病痛折磨几乎是同等的，当他们脱离生命危险，接受身体失能的现实时，战胜训练的痛苦会接踵而至，这时失能老人心理准备是不够的，如何帮助他们渡过难关，战胜生活和康复训练的困难，其难度不低于医学上治疗的难度，这提示社会应将失能老人精神慰藉的重视程度提高到与康复护理同等的水平。

四　失能老人对社会交往服务需求分析

社会交往是指在一定的社会历史条件下，人与人之间进行物质、精神交流的相互往来的社会活动，社会交往是人们日常生活中的普遍行为和方式。[1] 社会交往有利于身体健康，有助于化解心理上的矛盾，排解不良情绪。居家照护的失能老人与家人的交流沟通较多，有利于其保持良好的心境，促使身心健康。交往的范围一般有两类，一类是与家庭成员之间的交往，包括配偶、子女和有血缘关系的其他家庭成员；一类是社会成员之间的交往，包括工作单位上的同事、朋友以及邻居等人员。老人退休后，与外界的接触越来越少，交往的范围逐渐缩小，与家庭成员之间的交往相对增加。有研究表明：老人最愿意诉说心事的以及有困难时最想找的人都是儿子，其次则为配偶，再次则为女儿。……家庭成员的养老支持、和谐的家庭关系为老人提供了健康长寿的有力保障。[2] 受访失能老人尤其是入住养老机构的失能老人

---

① 韦艳、贾亚娟：《社会交往对农村老年女性健康自评的影响：基于陕西省调查的研究》，《人文杂志》2010 年第 4 期，第 160—165 页。

② 原野、王莉莉、张秋霞：《个人及家庭因素对彭山老人健康长寿的影响》，《人口与市场分析》2005 年增刊，第 140—145 页。

长年卧床，身体功能下降很快，特别是因经济等情况不能实现一对一服务的老人，常年没有离开过房间，居住在小型养老机构和敬老院的失能老人更是如此。他们非常希望与人交谈，看到到访者显得十分亲切，很多时候拉着我们的手不肯松开。问卷调查显示，不论哪个年龄组的失能老人在非常需要、需要和较需要社会交往的选项之和相差不大，但在非常需要社会交往的选项上，完全失能老人组（29.5%）比60岁以上全体受访失能老人（24.1%）高出5.4个百分点，高龄组（27.4%）比非高龄组（21.6%）高出5.8个百分点。可见高龄全失能组对社会交往的需求更强烈，说明高龄全失能老人因不能像过去那样主动与他人交往，逐渐被社会边缘化，但作为一个社会成员他们仍希望与人交往融入社会。调查显示出一个奇怪的现象，高龄组和全失能组对社会交往的需求呈现两极分化，即需要提供社会交往服务的与不需要的都高于其他年龄组，60岁以上全失能组不需要此项服务（23%）比全体失能老人组（11.6%）高11.4个百分点，高龄组（14.8%）比非高龄组（9.1%）高出5.7个百分点（见表4—10）。可能的解释是部分失能老人由于个体身体机能衰退，行动不便，社会地位下降，受自卑和焦躁等情绪影响，心理上发生较大变化，自觉或不自觉地回避对外界的接触、降低交往需求，以平衡自己的心理，慢慢地习惯于很窄的生活交往圈子。有的失能老人则是不愿意被别人看到自己目前的状态，主动减少与人交往，自我实现的需要逐渐减少，有时甚至是自我封闭，其结果是严重影响失能老人的心理健康。

　　虽然失能老人对社会交往的需求程度低于生活照料、康复护理和心理慰藉，但希望提供社会交往服务仍是多数失能老人的愿望，从表4—14中看到，不同年龄和不同子女数的失能老人，90%左右都需要社会交往。我们将不同性别的失能老人组和社会交往进行交互比较，总体来看女性对社会交往的需求程度高于男性，特别是女性随着年龄的增长对社会交往的需求程度在上升，女性高龄组比非高龄组增长了5.7个百分点。

　　我们控制了婚姻状况与社会交往的需求进行交互分析，结果显示在婚与不在婚的失能老人，社会交往需求程度的各选项上虽有差别，但是非常需要、需要和较需要之和差别不大。婚姻状况对是否愿意社会交往的影响度稍大一些，60—79 岁组在婚的不需要提供社会交往服务的（11.8%）比不在婚组（6.0%）高出 5.8 个百分点；80 岁以上在婚组（19.6%）比不在婚组（13.3%）高出 6.3 个百分点（见表 4—14）。说明无配偶的失能老人孤独感更强烈，相比有配偶的失能老人更需要社会交往服务。

我们对户籍状况与社会交往需求进行交互分析，结果发现，不论户籍情况如何，失能老人对社会交往的总需求程度差别不大，但是非农业户口组的高龄失能老人选择非常需要社会交往（39.5%）高出农业户口组（22.9%）16.6 个百分点，说明城镇失能老人更加希望与人交往，一般情况下，城镇老人的文化程度高于农村老人，容易接受新思想和新事物，相比之下城镇老人的思想开放，乐于交往，尽管是80 岁以上高龄又失去生活自理能力，仍然有较强烈的与人交往的愿望（见表 4—14）。

表 4—14　　不同人口学特征的受访失能老人对社会交往
需求情况表（N = 311）

选项	类别	程度	非常需要（%）	需要（%）	较需要（%）	不需要（%）	未选（%）
社会交往 60—79 岁	子女数量	1 个	10.0	60.0	10.0	10.0	10.0
		2 个	22.0	24.0	38.0	6.0	10.0
		3—4 个	21.8	33.3	25.3	11.5	8.1
		5 个及以上	20.8	33.3	29.2	8.3	8.4
社会交往 80 岁及以上	子女数量	1 个	33.3	33.3	0.0	33.4	0.0
		2 个	15.0	40.0	30.0	10.0	5.0
		3—4 个	27.9	34.4	19.7	11.5	6.5
		5 个及以上	30.4	17.4	28.3	19.6	4.3
性别与社会交往	60—79 岁	男	19.6	28.3	34.8	10.9	6.4
		女	23.8	35.7	22.6	7.1	10.8
	80 岁以上	男	26.1	23.2	26.1	17.4	7.2
		女	28.8	36.4	19.7	12.1	3.0

续表

选项	类别		非常需要 （%）	需要 （%）	较需要 （%）	不需要 （%）	未选 （%）
婚姻状况 与社会交往	60— 79岁	在婚	18.3	33.3	28.0	11.8	8.6
		不在婚	25.4	30.1	30.1	6.0	8.5
	80岁 以上	在婚	39.3	20.1	16.8	19.6	4.2
		不在婚	24.5	32.7	25.5	13.3	4.0
户籍与 社会交往	60— 79岁	农业户口	21.2	34.7	27.1	8.5	8.4
		非农业户口	23.6	25.5	30.9	10.9	9.1
	80岁 以上	农业户口	22.9	30.2	27.1	13.5	6.3
		非农业户口	39.5	26.3	13.2	18.4	2.6

我们再将老人的失能程度与提供社会交往服务需求进行交互分析，结果表明全失能老人在非常需要（比半失能组高6.7个百分点）与不需要（比半失能组高出14个百分点）的选择上都高于半失能老人（见图4—5），呈现出两头高中间低的状态。结合访谈的情况分析，部分失能老人情绪稳定、乐观开朗，很愿意与人接触和交谈，当

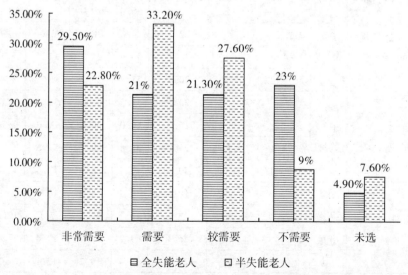

图4—5　60岁以上不同失能程度老人对社会交往需求情况图（N＝311）

他们行动受限不能主动与人交往时，非常希望提供社会交往方面的服务，如志愿者与之交谈，帮助疏通心理问题，但是我们也看到有的全失能老人常年躺在床上，基本丧失了与人交往的热情，我们访问时他们只是很简单地回答一两句，没有什么表情，不会有任何接待来访者"请坐"、"从哪里来"、"你是谁?"等问语，长此以往逐渐丧失与他人交往的愿望，因此显现社会交往服务愿望较低的情况，这也从另一个角度提示我们要更多关怀全失能老人。

访谈典型事例 4—5

访谈对象：重庆市某养老院张氏老人

访谈时间：2012 年 7 月 2 日

访谈地点：重庆某养老院

张氏老人，男，91 岁，半失能老人，退休近三十年，丧偶无子，有一个 80 多岁的弟弟，弟弟的儿子常来看望他。张爷爷的退休金足以支付养老院的费用（每月固定缴费 800 元）。他曾入住一家养老院近二十年，三年前转入这家养老院。困扰老人最大也是令他最伤心的是他原工作的企业改制后，现在的企业要求他离开入住 20 年的养老院，企业负责为他缴纳每月的入院养老费，但对于老人的股骨头疾病一直不予理睬。老人说到这里潸然泪下，平时没有人与他交谈，心理矛盾不能排解，我们在该养老院访谈几个小时，老人除回答我们的问题外，独自一人坐在二楼的窗台边望着公路上不断开过的汽车，大约近三个小时没有移动。他想与人交谈，但是年事已高，行动不便，基本不能外出与人交往，老人说养老院只提供吃住和打扫卫生，没有其他的活动。

访谈典型事例 4—6

访谈对象：重庆涪陵某社区陶姓老人（二）

访谈时间：2013 年 6 月 17 日

访谈地点：重庆涪陵区某社区

陶婆婆，女，80 岁，曾经非常能干，但从不舍得花钱。生病后，到我们访谈时为止没有接受过任何治疗，任其病情发展。医疗意识差，认为人老生病是很正常的事情，从不主动就医，导致病情一天天加重。2012 年，陶婆婆病情稍好时，非常希望与人交往，趁家人不在时，依靠双手从家里爬到公路旁边的商店里，购买了一点小东西，再从商店自己爬回来，来回的路程大约半公里。可见，失能老人长期与外界隔离，内心极度向往与人交流。

访谈典型事例 4—7

访谈对象：重庆忠县某老年公寓谭氏老人

访谈时间：2013 年 4 月 2 日

访谈地点：重庆忠县某老年公寓

老年公寓成立三年，法人代表是下岗职工，建立养老机构时享有一定的优惠政策。入住 70 多位老人，平均年龄 80 多岁。有 3 个管理人员，4 个护工，2 个厨师。半失能老人入住收费 800 元，全失能老人入住收费 1500 元。谭氏老人，女，88 岁，失能老人，因腿有病不能下床。谭婆婆没有收入，有一个儿子三个女儿，由儿子支付养老院的照护服务费用。因儿子也有疾病常常不能来看望老人，老人认为子女对她不够孝顺，老人的精神状态很不好。我们到访时她拉着我们的手给我们聊她的处境，像是很久没有人与她交谈过，老人内心感到寂寞、难过。这家小型养老机构管理和服务人员有 9 人，直接提供照护服务的只有 4 位护工（每月工资 1200 元），可见护工的劳动强度很大。谭婆婆终日躺在床上，没有轮椅可以使用，也无人借用轮椅推她到外面活动，几乎与世隔绝，谭婆婆拉着我们的手迟迟不愿松开，想多和我们交谈。由于离城区较远，志愿者或社会各界基本上不能到偏僻的私营小型养老机构提供精神慰藉方面的服务。

从以上三个典型案例看到，失能老人渴望与人交往，即便只能爬行也拼命出门与社会接触，可见他们交往的愿望是多么强烈。正如马斯洛需要理论中谈到的，当一个人生存和安全的基本需要得到满足后，还有对情感和归属的需要，如对爱情、友谊等方面的需求，这些需要的满足往往是在社会交往中实现的，或是通过失能老人与他们身边人（亲人和朋友等）相互的爱和关怀中得到满足，或是失能老人在与人交往的过程中传授自己的人生经验使自己得到满足，失能老人如果能够实现以多种方式为他人提供帮助会非常乐意，而不仅仅是接受他人对自己的帮助。失能老人社会交往方面的需求是高于基本生存的需求，这一需求的满足能使他们感到被社会需要，也使他们能体会到作为主体的人在社会中存在的价值，而不是社会和家人的负担。在这种需要和被需要的关系中，失能老人才能体会到被他人和社会尊重，生活才更有希望。据上海市老龄科研中心公布的一份调查报告显示，在老年人养老的三种支持力中，对精神慰藉的需求远远超过了经济供养和家庭照料。① 美国老年学家里查得·C.克伦塔尔在《老年学》书中写道："随着年龄的增长，交往的次数和人数都下降了。因为老年人的朋友们有的离开了，有的进了养老院，有的因病不起，或深居简出，有的去世了。因为他们的行动困难，缺乏交通工具和机会，因此，再结识新朋友对大多数老年人来说是非常困难的。"② 而老人失去生活自理能力后，社会交往严重受限，过去的交往圈子慢慢缩小，交往的需求难以得到满足。因为家人或其他人的注意力常常在生活照料上，而忽视其精神上的需求。尤其是"五保"类型的失能老人，他们没有亲人，情感上也缺乏依赖和交流，疾病和精神上的折磨使他们备受煎熬。笔者访谈的 20 多个敬老院，看到"五保"失能老人的生存状态很差，有的终年平躺在不能升降的平板床上无人帮助其简单活动肢体，他们每天见到的人基本不超过十人，不仅身体在萎缩，思维也在退化，身体和精神状态一天比一天差，脱离社会和熟人的环境，只是活着，谈不上生活质量，生活艰难的程度可想而知。社会各界应认识到人的交往是相互之间的互动，不仅是经济上和物质上的，还有精神上的，如果社会能够提供较好的社会交往环境和相关服务，如志愿者、社会工作者的介入，增加失能老人社会交往的机会，帮助失能老人排解不良情绪，则有利于他们身体功能的康复。

五　失能老人对临终关怀服务需求分析

对于一般人来说，谈论如何"生"总是积极的、愉快的，原因是"生"总是给人以希望，而谈论"死"总是消极的、恐惧的，原因是

---

　　① 胡宏伟：《社会保障与居家养老精神慰藉需求关系的实证研究》，《西华大学学报》（哲学社会科学版）2011 年第 4 期，第 91—98 页。

　　② ［美］里查得·C.克伦塔尔：《老年学》，毕可生等译，甘肃人民出版社 1986 年版。

"死"只能给人以绝望。尽管如此，"死"总是需要面对的事实，无论怎样都无法回避。人到暮年更是常常会想到"死"，好像死将面临，失能老人的这种心态胜过正常老人，恐惧、悲观、无奈、消极等情绪陡然上升。如何对待死亡，古代有"寄死窑"之说，当地民众说这是自古传下来的风俗，认为人老后不中用了，到了60岁就送进窑中，用土石把洞封死，只留一个小口送三天或七天饭，然后让老人食尽而死。①为的是避免老人流落他乡，暴死街头而无人知晓。敦煌壁画中有"老人入墓图"，画面中有老人坐在圆形墓茔中，与亲人安详告别，墓外有小孩匍匐向老人告别，家眷等仆人站在两侧以巾拭泪向老人告别，墓内给老人留有日用品和食物，老人将在墓内独自生活直至停止呼吸。这类的壁画在莫高窟等处也有，说明中国古代已有了如何对待死亡的文化。"临终关怀"一词译自英文 Hospice，原意是"招待所"、"济贫院"、"小旅馆"。Hospice 开始出现于中世纪的欧洲，最早是指设立在修道院附近为朝圣者和旅行者提供中途休息和获得给养的场所。随着社会的变迁，Hospice 从临时的救助和治病、为临终的病人提供关怀的场所发展为正规的临终关怀机构，人们对死亡的看法发生了很大的变化。现代社会，随着生活质量的提高，早已不是过去那种消极地对待死亡的态度，从中国的"寄死窑"和欧洲的 Hospice 发展到世界范围的具有现代意义的临终关怀服务。临终关怀服务就是为即将离世的老人提供心理安慰，使他们克服对死亡的恐惧，有尊严、安详地离世。

调研显示：60 岁及以上受访失能老人非常需要和需要临终关怀服务的是 59.2%、60—79 岁组非高龄老人对这一需要是 59.1%、80 岁及以上高龄老人是 59.2%，说明无论哪个年龄段的老人对此项服务的需求几乎没有差别（见表 4—10）。如果加上"较需要"的选择比例，需要这项服务的受访失能老人达到 75% 左右，说明现阶段失能老人对待死亡的态度还是比较开放的，基本接受临终关怀服务。

我们将老人拥有子女的数量与提供临终关怀服务需求进行交互分析，结果表明：60—79 岁非高龄老人组非常需要临终关怀服务呈现正

①　潘世东：《汉水流域"寄死窑"大文化观系统阐释》，《郧阳师范高等专科学校学报》2004 年第 5 期，第 7 页。

相关关系，即随着子女数的增长，需求也在提高，80 岁以上高龄组除拥有 1 个子女的以外，其余的也是随子女数的增长非常需要临终关怀的需求同样在提高。虽然出现只有一个子女的希望获得这项服务的比例（50%）较高，但是现阶段高龄老人只有一个子女的人很少，他们同样是随年龄的增长需求也在提高。但是我们从表 4—15 看出不论哪个年龄组的失能老人，只有一个子女数的失能老人对临终关怀的需求程度比拥有多个子女的失能老人强烈，说明子女数少的，得到的关怀较少，子女只要到外地工作或工作繁忙，对父母的照顾就会减少，老人内心的孤独感就会增多，迫切需要得到临终关怀服务的也随之增加。

表 4—15　　　　　不同人口学特征的受访失能老人对临终关怀
服务需求情况表（N = 311）

选项	类　别	程　度	非常需要（%）	需要（%）	较需要（%）	不需要（%）	未选（%）
临终关怀 60—79 岁	子女数量	1 个	30.0	50.0	20.0	0.0	0.0
		2 个	26.0	24.0	20.0	8.0	22.0
		3—4 个	35.6	21.8	12.6	12.6	17.4
		5 个及以上	41.7	33.3	8.3	8.3	8.3
临终关怀 80 岁及以上	子女数量	1 个	50.0	16.7	16.7	16.7	0.0
		2 个	30.0	35.0	5.0	5.0	25.0
		3—4 个	32.8	21.3	19.7	6.6	19.6
		5 个及以上	39.1	24.0	15.2	6.5	15.2
性别与临终关怀	60—79 岁	男	28.3	25.0	16.3	13.0	17.4
		女	39.3	26.2	11.9	8.3	14.3
	80 岁以上	男	33.3	23.2	14.5	7.2	21.7
		女	36.4	25.8	16.7	6.1	15.1
婚姻状况与临终关怀	60—79 岁	在婚	33.3	24.7	11.8	9.7	20.5
		不在婚	33.8	26.5	16.9	12.0	10.8
	80 岁以上	在婚	41.7	22.2	8.3	5.6	22.2
		不在婚	32.7	24.5	18.4	7.1	17.3

续表

选项	类别		非常需要（%）	需要（%）	较需要（%）	不需要（%）	未选（%）
户籍与临终关怀	60—79岁	农业户口	31.4	29.7	11.9	13.6	13.4
		非农业户口	40.0	16.4	18.2	5.5	20.0
	80岁以上	农村户籍	31.2	27.1	17.7	8.3	15.6
		非农村户籍	44.7	18.4	7.9	2.6	26.3

　　我们再将性别与提供临终关怀服务需求进行交互分析，结果表明：总体上看在非常需要、需要和较需要临终关怀服务上的差别不大，但是数据呈现出女性比男性更需要临终关怀服务，非高龄组女性非常需要临终关怀服务的（39.3%）比非高龄男性组（28.3%）高出11个百分点，女性高龄组（36.4%）比男性高龄组（33.3%）高出3.1个百分点，说明女性在面对疾病和死亡时需要临终关怀服务的程度较之男性更强烈（见表4—15）。

　　通过对婚姻状况与临终关怀的交互分析，发现除在婚的男性高龄组"非常需要"临终关怀服务（41.7%）呈现较强烈的愿望外，其他各受访组几乎没有差别，说明男性高龄组对临终关怀服务的内涵较为清楚。在数据分析时，我们将回答"不清楚"临终关怀服务的归到了未选项目中，而男性高龄组这一选项为零。

　　通过对城乡不同户籍与临终关怀服务进行交互分析，结果表明：非农业户口组比农业户口组对临终关怀服务需求强烈，60—79岁非农业户口组（40.0%）比农业户口组（31.4%）高出8.6个百分点，80岁及以上非农业户口组（44.7%）比农业户口组（31.2%）高出13.5个百分点，说明城市失能老人相比农村失能老人更懂得临终关怀服务，原因可能是城市老人普遍受教育程度高于农村，对这种正在发展的服务理解更深透。

　　我们再将不同生活自理情况的老人与临终关怀进行交互分析看到：全失能老人对临终关怀的需要并不像我们事先假设的那么需要，而半失能老人和60岁及以上全体失能老人（"非常需要"35.2%、33.9%）比全失能老人（"非常需要"29.5%）更希望得到这一服务。一个奇怪的现象是，不需要此项服务的全失能老人（13.1%）比半失能老人（8.0%）高出 5.1 个百分点，比全体失能老人（7.8%）高出 5.3 个百分点（见图 4—6）。结合我们访谈的情况分析，全失能老人在生活不能自理情况下心理和身体备受折磨，有的人会感到生不如死，面对死亡恐惧感会较大幅度减少，反而有一种想早日解脱的感觉。因此全失能老人对临终关怀服务的需求度不像我们预先想象的高。

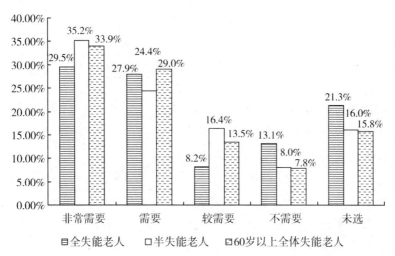

图 4—6　60 岁以上不同生活自理程度受访老人对临终关怀需求图（N＝311）

访谈典型事例 4—8

访谈对象：重庆南岸区某民营养老院院长

访谈时间：2012 年 7 月 2 日

访谈地点：重庆南岸区某民营养老院

院长，女，50 多岁，担任院长前是一名医生。院长既负责行政工作，又担任养老院的门诊医生，简单的日常病她都可以处理。该养老院又名为康复护理临终关怀中心。目前共入住 60 多位老人，其中失能老人有 40 多位。大部分老人年龄在 70 岁左右，其中有两名 90 岁以上老人。还有些失能又失智的老人，常年住在该院二楼没有下床出过门。对失能老人的临终关怀方面是该养老院的特色之一。院长理解的临终关怀是对生存时间有限的人进行心灵上的安慰，以减轻他们心理上对死亡的恐惧和身体上的痛苦，让他们在生命的最后时刻走得安宁。她认为临终关怀的主要内容是：进行心理安慰，克服恐惧，适当的医疗、护理和服务，维持该患者的生命体征，保持身体清洁，在生活上给予照顾。院长说该院有一位没有亲人患有癌症的半自理老人，临终前只有院长陪伴在他的身边，老人较长时间不能合眼，院长抚摸着他的手，半开玩笑地对他说，您到了另外一个世界，那边的世界会有一些美好的东西等着您，到那边会更好一些。老人听后接受了这种说法，面带微笑，平静地闭上双眼走了。院长告诉我们，还有一些临终关怀的方式，如采取拥抱、触摸、轻轻拍肩膀以及语言上的安慰等。院长用这些方式送走过多位老人，使他们有尊严地、平静地、没有恐惧地离世。

访谈典型事例 4—9

访谈对象： 重庆万州区某民营养老院院长

访谈时间： 2013 年 3 月 6 日

访谈地点： 重庆万州区某民营养老院

院长，男，40 多岁。养老院创办于 2008 年，他以前学的机械，还创办过一家企业。因受他老父亲去世的触动，他用夫妻两人的三峡移民款和企业的部分款创办了养老院，可以收住 85 个人到 90 个人，入住率在 90% 以上，入院老人平均年龄在 75—80 岁。院长说他们也进行临终关怀服务，他理解的临终关怀服务是两个方面，对于头脑清醒的，一方面要给予精神安慰，免除思想上和精神上的痛苦；另一方面是生活上帮他清洗身体，保持个人卫生，干干净净离世。他说曾经有一位即将离世的老人，临终前望着天花板，总是不闭眼。院长在精神上安慰他，给他讲老人一生中（年轻时）高兴和喜欢的事情，回顾老人的往事和他一生中在单位上做出的贡献和老人的表现，老人听后感到骄傲和安慰，最后老人走得很安详。院长说临终关怀就是一个人面临死亡的边缘时，人们对他进行精神上的关怀。这句话虽然不是医学上的专业术语，但是朴素通俗，表达了最基层的养老服务人员对临终关怀的理解。

从上述分析看到，为即将离世的老人提供临终关怀服务是非常必要的，临终关怀是帮助人善终，亦即"好死"，马克斯·韦伯曾经对"好死"的定义是：无痛、安详、短促。[1] 因此我们应认识临终关怀服务的社会价值，这种服务可以维护人最后的尊严，体现社会对人的尊重，减轻离世前的痛苦和恐惧，有助于提高生命的质量，对离世者的亲朋好友也是极大的安慰。因为临终关怀不仅仅是关怀离世者也包括关怀与其有密切关系的人。我们在访谈中欣慰地看到目前临终关怀已被许多老年人理解和接受，相关服务人员开始从事这一工作。尽管从医学和社会学的角度来看，人们还不能够较深刻理解其中的内涵，人们的死亡观和死亡教育还显得不足，临终关怀服务的内容非常有限，但只要有开始，就会有发展。

根据养老服务体系建设"十二五"规划中针对一般老人提出"居家养老服务涵盖生活照料、家政服务、康复护理、医疗保健、精神慰藉等，以上门服务为主要形式"。我们在问卷调查时主要调查了这五项的服务。关于照护服务内容还有对紧急救援服务、家庭保健、无障碍改造、紧急呼叫等特殊的服务需求我们通过访谈进行补充，相关分析在服务供给部分体现。对建立长期照护服务保险的需求，我们与南京财经大学共同进行了专项调查，相关分析体现在后面的服务供给部分。

第三节　本章小结

一　对失能老人照护服务模式需求分析的结论与启示

（一）结论

失能老人选择照护服务模式有特殊性。失能老人与自理老人在照护服务模式选择方面有明显的差别。因失能老人照护服务需求有长期性、服务需求的多样性和复杂性、照护服务供给的综合性等，失能老人对照护服务模式需求呈现不同的层次。目前他们主要选择的照护模式是居家照护、社区照护、机构照护。三种照护服务模式各有优劣，一般情况下机构照护有专业护理条件，更有利于失能老人的康复护理，因此失能老人选择机构照护（8.7%）的比例是自理老人（3.4%）的两倍多，尤其是高龄失能老人机构养老的比例高于非高龄失能老

---

　　① 田晓山：《姑息医学之人文化成》，博士学位论文，中南大学，2009 年，第 98 页。

人，说明对机构照护服务的需求是随着年龄增长而增长的。实地访谈
也证实入住养老机构的平均年龄基本上在 75 岁以上。因此针对失能
老人的照护服务与媒体宣传和学界倡导的"90—7—3"或"90—6—
4"养老服务格局不同，失能老人照护服务的格局是"76.8—14.5—
8.7"，即"77—14—9"。正如唐钧近期在论文中提到的：从数量上
看，2 亿老人中有 1000 万完全失能老人，占 5%；3000 万部分失能老
人，占 15%；还有 1.6 亿健康或轻微失能老人，占 80%。由此看来，
现在所说的"90—7—3"或"90—6—4"可能有其疏漏之处。如果纯
粹从需要出发，应该是"80—15—5"。① 我们调研的结论与学者唐钧
的研究较为接近，但我们在实地调查中发现入住养老机构的失能老人
的实际比例更高。

居家照护服务模式虽是老年人的首选，但难当照护服务重任。失
能老人将居家照护服务作为首选主要的原因是无法割舍的亲情和有限
的经济支付能力。中国传统文化中赡养老人的道德观念为社会成员认
同，家庭成员主动承担赡养老人的责任，法律等制度对这一责任给予
了确认。有调查显示，在回答"如果不能尽到赡养义务，您觉得自在
吗？"的问题时，回答非常不自在的是 52.3%，比较不自在的是
41.2%。② 可见，如果将老人送至养老机构，老人和家人分别会产生
被抛弃和抛弃之感。事实上，由家人或雇请专人照护失能老人，老人
的心理负担也较为沉重，这类照护者往往缺乏医疗、康复护理的常
识，不太利于失能老人身体功能恢复。由于失能老人及其家人担心离
开亲人不能得到很好照护常常选择居家照护，可见失能老人对照护模
式的选择除了受康复护理的需求影响外，还受传统文化、亲情、支付
能力、养老价值观等方面的影响，这些因素的影响从某种程度上大于
对康复护理需求的影响。

社区照护服务模式理论上的优势没有在实践中得到发挥，更没有
得到失能老人的普遍认可。社区照护本可以集聚家和机构照护的优

① 唐钧：《中国老年服务的现状、问题和发展前景》，《国家行政学院学报》2015 年
第 3 期，第 75—81 页。
② 朱海龙、欧阳盼：《中国人养老观念的转变与思考》，《湖南师范大学社会科学学
报》2015 年第 7 期，第 88—97 页。

势，既可以居家不离开家人，又可以集社会资源的优势帮助居家的失能老人，可以说是中国老人目前最理想的照护模式，但调查显示，有着巨大优势的照护服务模式并没有得到失能老人的青睐，选择这一模式的失能老人比例（14.5%）低于自理老人（19.1%），整体选择的比例都不高，说明社区照护服务不能提供有效服务以满足其需求。

（二）启示

1. 需要进一步加强机构照护服务建设

失能老人选择机构照护服务明显多于自理型老人的现实提示政府应注重加强养老机构建设。据世界卫生组织在日内瓦发布的《2013 年世界卫生统计报告》，2011 年中国人均寿命已达到 76 岁。[①] 随着我国老龄化程度不断加深，高龄老人、失能老人会逐渐增多，对机构照护服务的需求也会随之增加，政府应引导养老机构为提供专业照护服务做充分准备，帮助其完善康复护理的硬件设备和提高失能老人照护服务水平。

2. 加强社区照护服务体系建设，加大对居家照护的支持

目前居家照护与社区照护服务衔接没有实现，政府政策对社区养老服务的支持如何落地，社区从人力、物力上如何能够提供有效服务，社区的照护服务如何递送至居家的失能老人身边，是应着力解决的重大问题。

在发展三种主要的照护服务模式的同时进行探索其他照护服务模式，如对以房养老等照护模式的进一步探索。有调查显示，一般老人选择以房养老的比例很低（1.7%），[②] 但也是解决长期照护服务资金瓶颈的一种方式。总之，高龄化和少子化的情况下，对多种照护服务模式的探索，满足不同失能老人的需求很有必要。

二　对失能老人照护服务内容需求分析的结论与启示

（一）结论

1. 应重视失能老人生活照料的需求

按照马斯洛的观点，人只要活着，就有需求。由于失能老人生活

---

① 世界卫生组织：《2013 世界卫生统计报告》，2013 年 5 月 15 日。

② 朱海龙、欧阳盼：《中国人养老观念的转变与思考》，《湖南师范大学社会科学学报》2015 年第 7 期，第 88—97 页。

不能自理的特殊性，生活照料不仅是必需的，而且是首要的。我们用
SPSS 统计软件将每一项服务不同程度的需求合并，显示了在五项主
要的照护服务需求中的排列情况，结果显示，生活照料（88.5%）明
显高于康复护理（62.3%）、精神慰藉（50.9%）、社会交往（29.5%）
和临终关怀（29.5%）（见图4—7）。在重视失能老人生活照护需求
时应向重点人群倾斜。从个体因素看，高龄失能老人是提供生活照
料需求的重点，还应偏重于高龄女性失能老人，特别是其中高龄的
不在婚的女性。从中国人均寿命看，女性高于男性大约3—5岁，[1]
高龄女性丧偶的概率相比男性高，在少子化的情况下失能后的生活照
料成为难题。从社会因素看，农村失能老人相比城镇失能老人生活照
料的需求更加强烈，虽然农村人口子女数相对较多，但是青壮年常年
在外打工对家人无暇顾及，使农村失能老人生活照料的需求难以得到
满足。

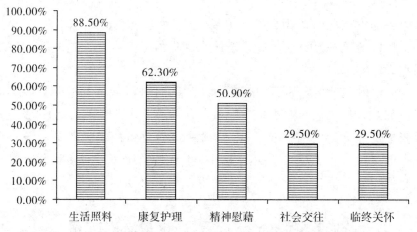

图4—7　60岁以上全失能老人对服务项目需求情况图（多选）（N=311）

　　2. 满足失能老人康复护理的需求重点是早期失能老人和全失能老人

　　一般情况下，早期的失能老人如果得到很好的护理，对于身体功

---

　　[1]　李莹:《研究发现:我国男性比女性平均寿命短3到5年》, 2013年10月25日, 新华网。

能的恢复有明显的效果，科学的护理能够使老人的身体机能部分或全部恢复，减轻失能程度，因此护理是基础，康复是目的和结果。对于全失能老人，完全恢复的可能性不大，但部分恢复身体功能对于提高失能老人的生活质量有着重要的意义，所以不能放弃康复训练的希望，有希望才能坚持。另外，对失能老人提供身体康复护理的同时还要加强心理护理，鼓励失能老人主动配合训练，用坚强的意志力坚持，减轻失能程度。

在提供康复护理的同时，还要注意对失能老人的其他疾病进行治疗。调查显示，失能老人除导致失能的疾病外，相当多的人都患有慢性疾病。如图4—8显示，这些老人有高血压（47.4%）、风湿性关节炎（27.7%）、糖尿病（17.4%）、心脏病（12.5%）、支气管哮喘（10.4%）、白内障（8.8%）、中风（5.3%）、慢性肺病（4.0%）、精神障碍（3.6%）、恶性肿瘤（2.0%）、帕金森氏症（1.7%）、其他疾病（12.5%），所以在注意恢复身体功能的同时，还要注意为失能老人治疗其他疾病，这样才能提高其生活质量，减轻病痛折磨。

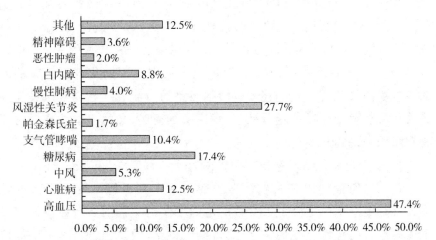

图4—8　60岁以上受访失能老人患有慢性疾病情况图（多选）（N＝311）

资料来源：南京财经大学与课题组共同调研所得，其中包括半失能600人，全失能81人（具体说明见表4—8）。

3. 应高度重视失能老人对精神慰藉服务的需求

通过对照护服务内容的不同程度整合后，我们看到对精神慰藉服务比康复护理的需求低 11.4 个百分点（见图 4—7），但是将康复护理需求不同程度与精神慰藉需求不同程度分开看，失能老人对这两项服务非常需要的占比都是在 50% 左右（见表 4—12 和表 4—13），并且对精神慰藉服务的需求明显高于社会交往和临终关怀服务的需求，说明对于失能老人来说，精神上的痛苦不次于身体上的痛苦，当医疗保障和基本生活得到一定程度的满足后，对精神上的需求会逐步提高。朱海龙等学者调研后提到：将近一半（49.9%）的受访人对精神赡养表达出了极大的渴求，远远高出选择物质赡养的比例（10.1%），也明显高出选择"生活照料"的比例（39.8%）。① 提示社会应加强失能老人精神慰藉服务，同时精神慰藉服务要向高龄女性失能老人，尤其是高龄重病失能老人倾斜。通过提高对失能老人精神上的抚慰，缓解医学上不能解决的精神负担问题，帮助失能老人在失去生活自理能力时重塑其对生活的希望。

另外，我们还应关注文化程度与精神慰藉有一定的相关性。调查显示，随着文化程度的提高，失能老人精神慰藉的需求也在提高（见表 4—16），在非常需要和需要精神慰藉服务中，高中/中专是 80.8%、大专及以上为 100%，明显高于初中以下文化程度的失能老人，说明高文化程度更能够理解精神慰藉的内涵。尽管现阶段失能老人文化程度普遍较低，随着社会的发展，老年人文化程度增高后对精神慰藉服务的需求会进一步提高。

4. 社会交往是不能忽视的照护内容

老人出现重病和失去生活自理能力后，由于行动受到很大的限制，交往需求度随之降低，交往的范围变窄，交往的次数减少，交往的内容也显得单调。他们常常认为自己是社会的负担，为了不增加家人的负担，有时会封闭自己，从减少与朋友和社会的交往到减少与家人的交流。失能老人周围的亲友主要精力往往用在照顾其饮食起居上

---

① 朱海龙、欧阳盼：《中国人养老观念的转变与思考》，《湖南师范大学社会科学学报》2015 年第 7 期，第 88—97 页。

表 4—16　　　　　不同文化程度的失能老人对精神慰藉服务的
需求情况表（N=311）

类　别	程　度	非常需要（%）	需要（%）	较需要（%）	不需要（%）	说不清楚（%）	未选（%）
精神慰藉	小学及以下	47.6	33.6	11.4	2.2	3.5	1.7
	初中	38.1	34.3	12.5	8.1	5	2
	高中/中专	69.2	11.6	11.5	3.9	0	3.8
	大专及以上	62.5	37.5	0	0	0	0

　　注：表中小学以下：230 人；初中：44 人；高中/中专：27 人；大专及以上：10 人。
合计：311 人。

而忽略他们社会交往的需求，家庭成员有的忙于工作缺少与老年人沟通，许多养老机构似乎没有与之沟通交流、精神抚慰的义务。如果老年人交往的范围越来越窄，在导致其脱离社会的同时，心理上又会脱离家庭成员，容易出现心理疾病，严重影响身体健康，长此以往会形成恶性循环。这一情况提示家庭成员要多与失能老人交往和沟通，也提示社会各界不要忽视失能老人的社会交往问题，特别是针对高龄和孤寡失能老人的社会交往，注意改善失能老人的交往环境和改变交往方式，通过各种渠道主动增加与失能老人的交往，帮助他们排解忧愁，缓解痛苦，减少孤独，战胜疾病，从而提高生活质量。

　　5. 临终关怀服务已为大多数失能老人理解和接受

　　随着人们思想观念的转变，谈论死亡已经不是十分可怕的事情。对于"是否可以谈论死亡"和讨论"应该如何对待死亡"这个话题，自理老人和半失能老人作出肯定回答的占比达到 50% 以上，失能老人占比稍低。而全失能老人非常忌讳谈论死亡（14.8%）、对死亡感到恐惧（13.1%）明显高于自理老人（5.9%），说明失能老人面对死亡的恐惧心理较为严重，需要给予更多的安慰（见表 4—17）。如前所述，各类不同人口特征和社会特征的失能老人，对待临终关怀服务的需求差别不太大，相比之下，高龄段少子女的失能老人尤其是女性对临终关怀服务的需求较之其他失能老人更强烈，城镇失能老人比农村失能老人更能够接受临终关怀服务，提示我们要面向农村老年人加强死亡观教育，宣传临终关怀服务。

表4—17   不同生活自理情况老人对谈论死亡话题的
看法对比分析（N＝1524）

对死亡话题的看法	自理老人（N＝1213）		半失能老人（N＝250）		全失能老人（N＝61）	
	频率（人）	百分比（％）	频率（人）	百分比（％）	频率（人）	百分比（％）
非常忌讳	84	6.9	17	6.8	9	14.8
感到恐惧	72	5.9	33	13.2	8	13.1
最好不谈	316	26.1	66	26.4	14	23.0
可以谈论	539	44.4	102	40.8	21	34.4
应讨论如何对待	152	12.5	24	9.6	7	11.5
其他	50	4.1	8	3.2	2	3.3

注：表中数据是除去了未选的部分后的数据。

另外，全失能老人对临终关怀服务的需求呈现出较为意外的结果，即出现两头高中间低的情况，说明全失能老人非常需要这一服务的和不需要的都高于其他年龄组，这与我们表4—17中反映出失能老人对死亡感到恐惧和非常忌讳有些矛盾，可能的解释是，现在失能老人的文化程度普遍不高，小学及以下文化程度占72.8%，初中占15.4%（见表3—1），他们很少懂得用科学的方法排解内心的恐惧。社会应针对这部分失能老人提供相关服务和宣传教育。我们访谈得知：不需要临终关怀服务的失能老人一般生活态度较乐观，相信自己能够很好地度过人生的最后时刻；而一般身体很差，往往对生活感到绝望的失能老人，更需要临终关怀服务。这也提示我们，要特别关注全失能老人，为其提供更多的服务，帮助他们尽可能稍感舒适、愉快地坦然面对人生的最后阶段。

（二）启示

失能老人照护服务的需求呈现出多元性。由于失能老人的失能程度、经济收入、文化背景、养老价值观等呈现出多样性、层次性和复杂性，决定了失能老人对照护服务需求的多样性和层次性，应深入了解失能老人的需求，整合照护服务资源，有针对性地提供照护服务。

尊重失能老人对照护服务模式选择的同时提升社区居家照护服务水平。失能老人希望居家得到照护服务，这需要加强社区服务体系建设以更好地满足失能老人居家得到较好的照护服务。同时还要看到失能老人（特别是高龄）入住养老机构的比例高于自理型老人，提示政府不能忽视养老机构的建设以应对失能老人照护服务的需求。

只有努力提高照护服务的质量才能满足失能老人的需求。应认真研究照护服务供给情况，包括服务资金来源、服务项目提供、服务主体等供给情况；还要认真研究照护服务资源如何整合、如何向特别需要的群体倾斜等问题，以提高照护服务质量，使失能老人生存质量有所提高，这样才有利于构建和谐社会。

注重提高精神慰藉、社会交往、临终关怀等服务水平。随着社会物质生活得到一定程度的满足，失能老人对精神层面的需求明显上升，在提高医疗、康复护理、精神慰藉、社会交往、临终关怀等方面的综合性服务的同时，要关注精神层面的服务，提高失能老人人生最后阶段的生命质量，体现社会的文明进步。

对农村实施倾斜政策缩小城乡失能老人生存质量的差距。调查得知，农村失能老人的照护服务水平很低，政府应采取倾斜政策，鼓励社会资本向农村地区投入，提高农村地区的照护服务质量，缩小城乡服务差距，以利于和谐社会的实现。

应高度重视失能老人中特殊群体的照护服务。这部分特殊群体是指高龄女性失能老人、鳏寡孤独失能老人的照护服务需求。高龄女性丧偶比例很高，鳏寡孤独失能老人没有亲人，怎样分类分层地为其提供有效服务，切实解决他们的困难，需要政府有针对性地采取倾斜政策。

第 五 章

失能老人长期照护服务的供给与问题

第一节　失能老人居家照护服务供给情况

在传统的中国社会，照顾老人的主体都是家庭成员，除亲朋好友外，社会其他主体基本上没有介入，仅是偶尔对特别困难的家庭有临时性的慈善捐助或帮扶。那时中国人均寿命不高，除少数意外事故导致家庭某一成员失去生活自理能力外，因老年疾病导致失去生活自理能力的人很少，失能老人照护服务没有成为社会关注的问题。随着老龄化社会的到来，老年人问题引起了社会广泛的关注，其中失能老人的照护服务问题成了社会广泛关注的热点问题。中国政府为了很好地解决养老服务问题，于 2000 年提出："在供养方式上坚持以居家为基础、以社区为依托、以社会福利机构为补充的发展方向，探索出一条国家倡导资助、社会各方面力量积极兴办社会福利事业的新路子。"①随后对相关政策进行了微调，但始终以坚持居家为基础的思路，动员社会各方面力量参与到养老服务的事业当中，其中除了社区的各方面力量，还包括志愿者、社工等方面的力量。此外，由于社会保障制度的完善，直接和间接的主体远远超过了过去唯一的家庭成员这一主体，这也是我们坚持用"居家照护"，而没有用"家庭照护"的概念的原因。尽管如此，居家照护的主要责任主体仍然是家庭成员，大多数失能老人及其家庭成员仍愿意选择居家照护模式。

---

① 国办转发的民政部等 11 部门《关于加快实现社会福利社会化意见的通知》（国办发〔2000〕19 号）。

一　居家照护服务供给主体分析

失能老人在选择居家照护服务主体时，主观意愿与现实存在差距。目前提供居家照护的直接主体仍然是家庭成员，或者是家庭雇用的护工等。从图 5—1 显示的个案百分比看到：家庭中的配偶、子女占了很大的比重，如果加上家庭的亲戚和雇用者，这一比例更大。家庭成员作为照护者的排序依次是子女、配偶，较为特殊的是全失能老人在选择子女和配偶的同时选择雇人照护明显高出其他各组的老人，但雇人的比例很低。可能的解释是，现在的失能老人及其家庭收入普遍不高，难以承受雇专人在家照护的费用，尤其是农村家庭，一般情况下只要家里有一人失去生活自理能力，只能由家庭成员进行照护，我们接触的受访失能老人农村家庭几乎没有雇请专人照护。调研还显示，随着年龄的增长，失能老人选择配偶作为照护者的比例在下降，选择子女照护的比例在上升，选择由亲戚照护的比例很低且变化不大。我们将生活自理情况不同的老人与他们希望提供的照护者相比几乎没有什么差别（见图 5—1）。

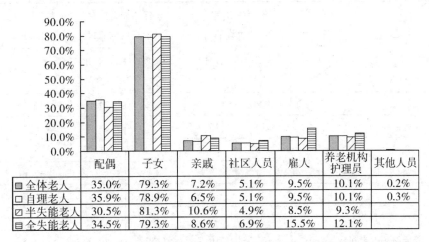

	配偶	子女	亲戚	社区人员	雇人	养老机构护理员	其他人员
全体老人	35.0%	79.3%	7.2%	5.1%	9.5%	10.1%	0.2%
自理老人	35.9%	78.9%	6.5%	5.1%	9.5%	10.1%	0.3%
半失能老人	30.5%	81.3%	10.6%	4.9%	8.5%	9.3%	
全失能老人	34.5%	79.3%	8.6%	6.9%	15.5%	12.1%	

图 5—1　60 岁以上不同生活自理能力老人选择照护服务者的情况图（多选）

资料来源：课题组与南京财经大学共同调研中提取的 681 位失能老人样本制成此图，研究报告中凡是 N = 681 的都是课题组与南京财经大学共同调研获得的数据，具体说明见表 4—8。

　　失能老人希望选择家庭哪类人员作为照护主体依次为：儿子（26.2%）、女儿（24.2%）、儿媳（15.4%）、老伴（10.6%）、女婿（7.9%）、雇人（3.6%），可见他们理想的照护者是自己的子女，子女的配偶次之。老伴本应是最有时间并有密切关系的照护者，为什么失能老人却没有将其作为首要人选呢？可能的解释是，老年丧偶或老伴身体较差难以胜任，在很大程度上他们认为"养儿防老"、照护老人是儿女的义务等。我们访谈中许多老年人都表示如果入住养老机构，担心别人说儿女不孝，儿女也担心舆论谴责自己不孝。调查显示，他们希望得到家庭成员照护主体的排序在现实中并未完全实现，尤其是失能老人首选儿子和女儿作为照护主体，但在现实中这一首选主体下降比例最大，下降的比例依次为：女儿（降5.5%）、儿子（降5.2%）、女婿（降2.8%）、儿媳（降0.1%），老伴作为照护者不仅没有下降反而增加了0.5个百分点（见表5—1），增加的还有钟点工（保姆）（增1.3%）。

表5—1　　　　　　失能老人选择照护主体的理想
与现实情况比较（多选）（N＝681）

选项 类别	您生活自理时希望由谁照料		生活不能自理时一般都由谁照料		现实比理想（%）+ －
	人数（人）	百分比（%）	人数（人）	百分比（%）	
儿子	372	26.2	256	21.0	-5.2
儿媳	220	15.4	192	15.3	-0.1
女儿	345	24.2	234	18.7	-5.5
女婿	113	7.9	64	5.1	-2.8
老伴	151	10.6	140	11.1	+0.5
钟点工（保姆）	51	3.6	62	4.9	+1.3
养老院等养老机构	152	10.7	259	20.2	+9.5
其他	15	1.4	31	2.5	+1.1
无人			15	1.2	+1.2

资料来源：课题组与南京财经大学共同调研获得，提取的681位失能老人样本制成此表。

　　城乡失能老人选择照护服务主体的意愿有一定差别，从选择的意愿看，城市选择钟点工作为照护服务主体（5.9%）比农村（2.1%）高；农村选择儿媳和儿子作为照护服务主体（16.7%、27.7%）明显多于城市（13.6%、24.8%），城乡居民选择照护服务主体的意愿差异最大的是选择钟点工（城市比农村高出 3.8 个百分点），其次是选择儿媳和儿子有一定差异（农村比城市分别高出3.1 个和 2.9 个百分点。）城乡居民选择其他的照护服务主体差异不大。（见图 5—2）

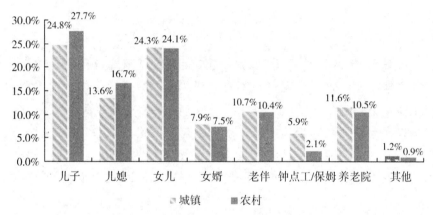

图 5—2　城乡失能老人选择照护主体意愿对比图（N=681）

　　我们将城乡失能老人现实照护主体进行对比，发现农村对儿子的依赖（21.5%）大于城市（19.2%）2.3 个百分点，对儿媳的依赖（18.7%）大于城市（11.3%）7.4 个百分点；城乡对女儿、女婿的依赖差别很小，依靠老伴照护的城市失能老人（12.3%）比农村（10.5%）高 1.8 个百分点；差别最大的是城镇家庭请钟点工照护失能老人的比例（9%）大于农村（2.6%）6.4 个百分点，在雇人照护比例都不太高的情况下，城市雇人是农村的 3 倍多；还有 8%的城市失能老人和 1.5%的农村失能老人处于无人照护的状态（见图 5—3）。

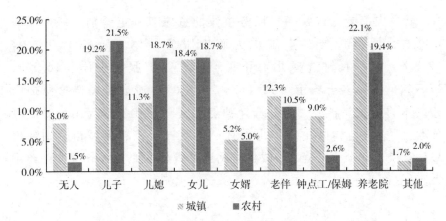

图5—3　城乡失能老人实际由谁照护对比图（N＝681）

从图5—4和图5—5看到，城乡失能老人就家庭成员提供照护服务的主体方面，理想和现实有较大差别，实际的照护主体相比希望照护主体呈下降趋势，尤其是对儿子的依赖，城乡都在下降，其下降的比例仅次于对女儿的依赖。很有意思的是，不论是城市还是农村，在现实中儿媳作为照护主体比失能老人希望其作为照护主体的比例高，尤其是农村儿媳提供的照护服务与女儿相同，说明儿媳承担了较多的

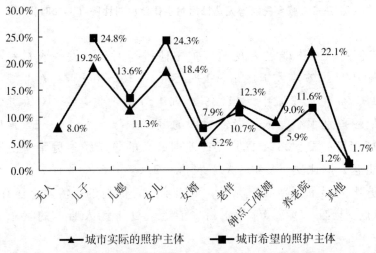

图5—4　城镇失能老人希望的和实际的照护主体对比图（N＝681）

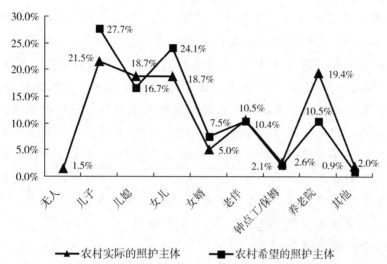

图5—5　农村失能老人希望的和实际的照护主体对比图（N = 681）

照护责任，这与传统文化有关。中国的传统文化中长期沿袭着儿子承担赡养父母的责任，儿子结婚后，儿媳有孝敬丈夫父母的义务，社会加重了儿媳替子代赡养丈夫父母的责任，父辈和子辈对儿媳承担这样的义务认为是天经地义，甚至是无限的，社会成员也自觉认同承担这一义务。调研现实也使我们看到，传统文化中女儿出嫁后就是"泼出去的水"的观念有很大的转变，特别是农村的转变较大，老人对女儿的依赖比儿子只低3.6个百分点，女儿实际承担的照护责任仅仅比儿子少2.8个百分点。我们在访谈中了解到农村家庭的女儿出嫁到另一个村后，将娘家的母亲接到夫家居住赡养的情况。

访谈典型事例5—1
访谈对象：涪陵新区李渡镇某社区刘氏老人及儿媳孙氏老人
访谈时间：2013年6月17日
访谈地点：重庆涪陵李渡镇某社区
该社区有3800多人，6个社区工作人员。因临近城区，全村2/3的人外出打工，1/10的土地因此撂荒。刘婆婆，90岁，患有骨质增生，腿、脚疼痛11年，可缓慢步行，能做少量的家务，无法外出购物，属于半失能老人。刘婆婆儿子三年前去世，64岁的儿媳孙氏老人

2012 年查出患食道癌，孙氏老人育有三子，两位老人居住在二孙子房中，两位老人主要由两位孙媳妇照护（小儿子未婚）。经济来源：享受当地低保金，再加每月 90 元的老龄补贴，孙媳妇帮助老人管理低保金。孙氏老人已花费 2.3 万元医疗费，因接受化疗，抵抗能力差，不能去人多的地方，身体情况稍好时勉强种点庄稼。平时输氨基酸提高抵抗力，因大病救助补贴可报销 70%，但还未办理。孙婆婆说积蓄花完后，将不会负债进行治疗，她说自己的病不可能治好，只能维持，花光积蓄是治疗的底线。她享受每月 80 元老龄补贴，因有儿子扶养当年未获得低保。她希望政府提供的帮助是能申请到低保，因为她没有其他固定经济来源。

访谈典型事例 5—2

访谈对象：涪陵新区李渡镇某社区李氏老人

访谈时间：2013 年 6 月 17 日

访谈地点：重庆涪陵李渡镇某社区

李氏老人，男性，87 岁，失明，因摔倒导致无法行走已 7 年，仅右手能动。可自己进食和擦脸，需要人帮助如厕；有三个女儿，无子，现由二女儿及女婿提供照护服务。三女儿有小儿麻痹症，无法照护老人。老人享受每月 90 元高龄老人补贴，未享受低保，曾经享受过 100 多元/年的困难补助。老人感到困难的：二女儿及女婿作为家庭照护者主要是洗衣、做饭等，很少有交流。不过逢年过节亲戚给老人的少量零花钱，由老人自己管理，这使他感到自己有积蓄可以安心。

访谈典型事例 5—3

访谈对象：重庆市巴南区南彭镇某农村社区李氏老人

访谈时间：2013 年 6 月 5 日

访谈地点：重庆市巴南区南彭镇某农村社区

李氏老人，女性，60 多岁，低保户，有两儿一女，两个儿子都已过世，女儿外嫁到这个村，老人在女儿家接受照护。她患有高血压引起的脑血管堵塞，可以行走、进食，还患有老年痴呆，自己时常撕碎被子，喜欢把火柴悄悄放在身上，有很大的安全隐患。我们到访时，女儿正忙着收自家种的四季豆，因担心老人出来点火烧房子或者外出走失，女儿将母亲反锁在一个存放碳酸氢铵化肥的房间里，笔者看到老人在没有灯光的房间里，正撕扯着棉絮，房间里存放的约二十袋碳酸氢铵化肥气味刺鼻，我们进去几秒钟就因受不了那个气味立即退了出来，老人生活环境非常糟糕。

上述案例说明，一般家庭的子代或孙代承担了照护失能老人的责任，孙代还承担了两代老人的照护责任；女儿尽管外嫁他村，但仍然担负了赡养和照护娘家老人的责任；如果丈夫家的老人生活不能自理，农村儿媳还要承担双方老人的照护责任。现阶段社区没有实现为居家失能老人提供上门照护服务的情况下，仅靠家庭成员作为照护主体，无论在经济上还是精力上都显得十分困难。

二　居家照护服务成本分析

居家照护服务除少数经济条件较好的以外，收入较低的家庭通常不能雇请专人进行照护，只能靠家庭成员提供照护服务。从社会的角度看，居家照护可以减轻财政负担，节约社会资源，降低照护成本，还可以满足老人和家人不离开亲人和熟悉环境的心愿。从家庭耗费的经济成本看，城市许多家庭成员是上班族的基本会雇人照护失能老人，因各城市生活成本不同雇请专人费用差别较大。我们在访谈中了解到，上海等发达地区雇专人照护费用一般是 4000 元/月左右，重庆地区一般是 2500 元/月左右，如果算上雇请的照护者食宿等日常费用，则在此基础上还要增加 20% 左右。

访谈典型事例 5—4

访谈对象：重庆沙坪坝区某城市社区照顾钱氏老人的护工

访谈时间：2014 年 7 月 3 日

访谈地点：重庆市沙坪坝区某城市社区

钱氏老人，女，91 岁。曾是离休干部，工资 6000 多元/月，全失能老人，其子女为她支付 1000 元租了一室一厅的住房。因钱婆婆身体超重，她儿子特地雇请两个护工 24 小时护理才能完成排泄照料等护理，每月合计支付两个护工的工资 4400 元，再加上两位护工的日常生活开支，一个月至少要支付 6000 元。老人的工资刚够支付两个护工的工资，但是她本人的生活费还是需要儿女支付。

　　由此我们看到，家庭雇请专人一对一照护失能老人的成本很高，如果失能者自己或子女没有较高的固定收入，难以支付雇请专人照护失能老人的护理费。在现实中，有较高收入的老人很少，实际上失能老人的收入普遍不高，尤其是高龄老人中低收入者很多。我们 2013 年的调研显示，农村失能老人月收入 500 元（70.6%）比城镇（20.6%）高出 50 个百分点，收入 501—1000 元的农村失能老人（16.0%）比城镇（15.8%）高出 0.2 个百分点，收入在 1001—3000 元农村失能老人（11.5%）比城镇（46.7%）低 35.2 个百分点。在 676 个样本中农村失能老人月收入在 3001 元以上只有 1.4%（6 人），城镇是 16.6%（45 人）。城乡失能老人收入在 3001 元以下有 625 人，占 92.5%（参见图 5—6）。即失能老人有 90% 左右的家庭要雇请专人照护家庭的失能老人都难以支付照护者的工资。据国家统计局公布的 2013 年全国职工工资月均收入是 3806 元，[①] 全国中等收入的城市雇请专人照护费用在 3000 元左右，接近全国职工月均收入，如果再加上本人康复治疗和日常生活费用，近 80% 的失能老人是难以承担的。受访低收入家庭基本上都没有雇请专人照护，一般由配偶或其他家庭成员在家照护，如果子女能够为失能父母提供雇人费用还能维持失能老人的生活质量，如果子女收入较低就很难说有较好的生活质量。因此，16.6% 的失能老人认为家庭负担非常沉重，认为比较沉重的有 57.4%（见图 5—7），[②] 这里的负担不仅是经济上的，他们还认为给家人带来了精神上的负担。

---

　　① 国家统计局：《2013 年全国平均工资 45676 元》，2014 年 5 月 29 日（http：//www.360doc.com/content/14/0529/09/3872310_381915545.shtml）。
　　② 凡是样本为 N＝265 的，是 2012 年重庆大学课题组调研获得的数据。数据来源于重庆大学"失能老人的需求和长期照护模式的构建"课题组于 2012 年 1—2 月暑假组织学生在全国部分地区的调查，调查共发出失能老人及家人部分问卷 320 份，收回 280 份，回收率 87.5%，有效问卷 265 份。

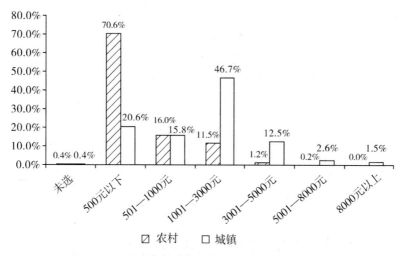

图 5—6　城乡失能老人月收入对比图（N = 676）

注：原样本为 681，剔除了回答这一问题的 5 个无效样本，即 N = 676。

　　除失能老人自己感到负担沉重外，家庭成员也同样感觉到沉重的负担，调查显示 69.4% 的失能老人家庭成员都感到经济负担沉重。68.7% 的家庭成员表示因家中有失能老人对自己的工作有影响，并且感到身心非常疲惫的有 18.9%，感到比较疲惫的有 57.7%（见表5—2）。

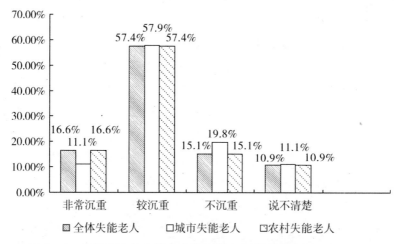

图 5—7　失能老人认为给家人带来的负担程度示意图（N = 265）

表5—2   失能老人的家庭成员对承担照护

服务的感受情况（N = 265）

您家里有失能、半失能老人使您感到经济负担情况（%）						
很重	较重	不重	无负担	不好说	未选	合计
11.7	57.7	23	2.3	4.9	0.4	100
您家里有失能、半失能老人对您工作影响情况（%）						
很大	较大	不大	无影响	不好说	合计	
14	54.7	24.9	0.8	5.6	100	
您家里有失能、半失能老人使您感到身心疲惫情况（%）						
非常疲惫	较疲惫	不疲惫	不好说	合计		
18.9	57.7	14.3	9.1	100		

资料来源：笔者于2012年组织重庆大学学生对全国部分地区针对失能老人及其家人的调查，调查共发出问卷320份，收回280份，回收率87.5%，有效问卷265份。

从人力成本来看，接受居家照护服务的失能老人，不仅是直接耗费了家庭成员的人力成本，即直接用于照护失能老人耗费的时间和精力等，如每天问候老人，陪伴老人聊天和解决思想上的问题，帮助老人做一些简单康复等，同时家庭成员也间接地耗费了人力成本，如为专人照护者做一些辅助性的工作，包括聘用护工耗费的时间和精力、培训护工如何对失能老人进行生活照料、协调护工与失能老人或者家庭成员的矛盾、护工入住失能老人家庭增加的一些生活上的事务等。

三 居家照护服务供给内容分析

（一）生活照料服务供给分析

在生活照料方面，居家照护最大的优势是失能老人身边有亲人随时关照，老人的生活需求、爱好习性容易得到满足，老人的心理能够得到很大抚慰，能够做到一对一，甚至几对一的照护服务，可以说能最大限度地满足个性化的需求。然而失能老人的康复护理有长期性的特点，完全失能老人需要24小时不离人照护，这种照护甚至是终身伴随。失能老人居家照护，除雇请专人护理外，如果还能够实现多位家庭成员共同照护，照护效果会更好一些，如洗浴时，护工单独操作有困难时，家庭成员可以帮助，遇着女性护工护理男性失能老人不方便时，家庭其他成员可帮助洗浴和排泄照料，以避免某些照护尴尬。对于失能老人来说生活照料需求始终是排在第一位的，居家照护相比社区和机构照护更能够满足失能老人生活上的个性需求，这也是大多数失能老人选择居家照护的重要原因之一。应该说，居家照护中生活照料供给比较充足，老人的生活照料需求可以基本得到满足。

（二）康复护理服务供给分析

失能老人的康复护理有着十分重要的意义，尤其对失能初期的老人更为重要，尽早做康复训练更有利于身体功能的恢复。居家进行康复护理的优势是有亲人安抚和鼓励，家人能够更耐心帮助其做康复训练，在这样的环境条件下失能老人能够较好地配合，减少负面情绪，加快身体功能恢复的进度。但是亲情代替不了科学的治疗手段，再多的亲情和经济条件也无法取代科学的康复训练，身体功能的恢复训练是长期的，需要专业医疗知识。对于不同的失能老人，康复训练的方式和部位不同，虽然家庭成员或护工可以帮助失能老人做一些简单训练，但缺乏专业培训不能达到理想的效果，有时甚至会延误最佳的康复训练的时机导致失能程度加重。对于失能老人来说，康复训练是非常痛苦的，有的家庭成员不忍心看到老人痛苦而对其迁就，不再坚持训练，致使老人的身体功能逐渐衰退以致不能部分恢复。我们走访的失能老人家庭，基本没有家庭成员帮助居家老人进行康复训练的实例，说明持续多日训练后，康复的希望和信心会降低甚至不抱希望。城市家庭成员除老年人外大多是上班族，下班后还要长期帮助做康复训练是难以坚持的，农村失能老人及家庭成员文化程度一般都较低，不懂得如何做康复训练，说明现有的居家照护，家庭成员一般只是做到了生活照料，大多没有做康复训练。因此居家失能老人依靠家庭成员或护工进行康复训练基本上是缺位的。

（三）精神慰藉服务供给分析

失能老人的生活质量也体现在精神生活方面。精神慰藉主要包括对失能老人的照料、安慰、沟通、体贴、尊重和帮助，使之达到个人精神与环境持续和谐的状态。失能老人因身体和心理受到重创生活不能自理时，其痛苦是可想而知的。由于经济和心理负担加重，其显得特别脆弱，容易产生孤独感和对疾病以及死亡的恐惧感，导致精神状态急剧恶化，甚至出现精神疾病，这时对他们进行精神慰藉十分必要。居家照护的优势是家人能直接提供精神慰藉服务，使失能老人与亲人直接交流和沟通，这种沟通往往是子辈对父辈，所以老年人在沟通中容易获得体贴和尊重以及情感上的满足，对于缓解身体上和精神上的痛苦有着不可替代的作用。居家对于失能老人来说是居住在熟悉的环境中，一切感到亲切，这是获得安全感的基础，也是精神上最大的安慰。安全感是人基本的心理需求，可以减少对疾病的恐惧和担心，平静心理，实现生活上的稳定。安全感的获得使失能老人感觉虽然活动受限，但自己对周围的一切都基本上能够掌控，许多基本需求可以满足，这样有利于消除失能带来的负面情绪。居家也方便亲朋好友前来探望，这些都给失能老人极大的精神抚慰，促进老人的身体康复和心理健康，有利于激发老人配合照护者康复训练的勇气和战胜困难的信心。家人还可以经常带老人外出参加社会活动接触社会，使其感觉自己仍然融入社会环境之中。居家照护提供的精神慰藉更直接，老人容易接受，效果较好。

（四）社会交往服务供给分析

失能老人居家与家庭成员的交往是最直接的社会交往，家庭起初是唯一的社会关系，人是从与自己家庭成员的交往开始逐步向外扩展的，就如费孝通谈到的"差序格局"观点一样，即人与人之间的关系有亲疏远近之别，这就像一个石子投入水中，形成了不同的涟漪，呈同心圆式分布。每一个人都是他社会影响推出去的圈子的中心。被圈子的波纹所推及的就发生联系。[①] 自己是圆心，不同的涟漪代表了不同的关系层，与自己这个圆心越接近的来往越密切，道德感与责任感越重。家庭关系代际也是一种基于血缘的联系的特殊的社会关系，是从属的社会关系。[②] 失能老人住在家中，也就是以自己为圆心的环境中，与最亲密的人进行交往，双方都有满足感和亲切感，使老人不感到孤独。通过交往交流感情，倾诉自己的想法，以满足失能老人自身的需要，这也是作为社会人的一种基本需要，在交往中才能感觉到自己是社会人，感受别人对自己的尊重和关爱，感知自己与社会的联系

---

① 费孝通：《乡土中国》，北京大学出版社 2012 年版，第 42 页。
② 姚远：《中国家庭养老研究》，中国人口出版社 2001 年版，第 30 页。

和存在。有些失能老人在交往中还可以为他人提供一些帮助，体现其对社会的价值，也能够满足老人社会交往的需求。失能老人在家人的陪伴下外出参观、参加社区活动时，感受到社会对老人的关心，会使老人心情愉悦，有利于心理健康和身体康复。总的来讲，居家的失能老人社会交往的范围虽然有限，但容易感到亲切和满足。相比养老机构的失能老人虽然接触的人多、范围可能会更广，但面对许多陌生人其交往的程度不会很深，不容易达到交往的目的。

（五）临终关怀服务供给分析

临终关怀服务近年来为许多老年人知晓和接受。对于临终失能老人来说，传统的医疗手段和卫生保健并不一定是提供爱心的最有效方式，这些方式可以减轻身体痛苦，但是难以减轻精神痛苦和提供人需要的尊严。具有一般常识的人都明白一个道理，即应让临终的人安详、舒适、平静而有尊严地度过他离世前的日子。随着社会的发展，人们越来越认识到临终关怀的必要性。调查显示，非常需要此项服务的失能老人达到了59.2%，比较需要的14.8%，两项之和达到74%。临终关怀服务有积极的意义，可以使濒临死亡的人减轻身体上和精神上的痛苦，坦然愉快地走向人生的终点。这项服务在国外许多国家盛行，在美国2/3病人死在家中，居家照护可能是最主要的临终关怀形式。目前美国有临终关怀护理学会专门来指导这项工作的开展。随着美国人口老龄化日益严重和正规医院费用的日渐高涨，临终关怀医院在美国正日益受到病人及家属的欢迎。[①] 一般情况下，临终前的老人最希望亲人在自己身边，希望能够平静、无痛苦、有尊严地离世。非特殊情况，老人离世前儿女都会从各地赶回来送老人最后一程，居家失能老人的临终关怀服务需求最容易得到满足。

从上述分析中我们看到失能老人居家由家庭成员提供照护服务有许多优势，受到失能老人的青睐，但发挥这类照护服务优势的前提是家庭成员有足够的精力和经济支撑，随着少子化和高龄化的趋势出现，家庭功能日益衰退，在社会力量支持不足的情况下，居家照护服务仍存在较多的问题。

---

① 《世界临终关怀的历史发展》，2013年3月16日，心脏病信息网。

第二节　居家照护服务的问题

一　照护服务供给主体疲惫不堪

在长期照护服务中，家庭照顾者的负荷成为一个专门名词，指的是照顾老人（主要是指失能、失智程度较深的老人）对家庭成员身心皆造成的沉重负担，使其经历身体、心理、就业、情绪乃至社交以及财务上的各种冲击，及至影响到自己的生活作息与工作。[①] 我国自 20 世纪 80 年代提出独生子女政策，目前第一代独生子女父母开始进入老龄，如果他们的父母失能，独生子女夫妻面临着承担双方父母的赡养或照护，加上抚养孩子，他们的负担将非常沉重。有的家庭是三代人之间的相互照顾，这些问题非常现实地摆在年轻夫妻面前，在生存和工作的竞争压力下，仅仅是失能老人的生活照料已经力不从心，尽管上班族可以雇请专人照料，但自己仍有许多辅助工作要做，回到家里已经是疲惫不堪，还要陪伴瘫痪在床的老人聊天、安抚等，其繁忙和疲惫状态是不难想象的。

访谈典型事例 5—5

访谈对象：河南三门峡灵宝市大王镇王氏老人

访谈时间：2013 年 8 月 26 日

访谈地点：河南三门峡灵宝市大王镇

王氏老人，女，67 岁，半失能情况有三年多。她的老伴今年 69 岁，身体基本正常。老人主要由大儿子和女儿照顾，另一个儿子很少管她。近 3 年来大儿子和女儿为自己的生活照料付出了很多，耽误了他们外出挣钱（特别是大儿子与妻子为照护老人经常吵架；女婿在附近一家工厂打工，女儿是家庭主妇，在家照顾孩子时经常会来照顾母亲）。平时生活费和相关费用由三个子女共同承担。家人感觉照护老人最难的是家庭成

---

① 杨团：《以家庭为本、社区服务为基础的长期照护政策探索》，《学习与实践》2014 年第 5 期，第 82—91 页。

员的精力，他们都有自己的子女，负担都比较重。而且王氏老人的丈夫身体机能也日渐衰退，两个老人都需要照顾，子女越来越感觉力不从心了。

上述案例绝非是少数家庭，中国独生子女夫妻的家庭都可能面临这样的局面，我国目前仍有许多收入较低的家庭，面对遥遥无期的护理工作，顶着工作上的压力，拖着疲惫的身躯，带有未成年子女，真有什么时候是个头的感觉。美国家庭及工作协会做过的一项研究显示，对一个老年家庭成员的护理在感情和身体上会拖垮一个正在受雇的员工，且影响到他的工作质量。研究还证实，有91%提供家庭护理的雇员都改变了他们的工作习惯，而且这些习惯通常是负面的。长此以往，雇员自身的健康状况也会恶化（Shelton，2003），[①] 这种情况在世界各国都有共识。我们从表5—2中可以看到，居家照护中家庭成员感受最深刻的是身心疲惫（76.6%），其次是对工作的影响（69.7%），再次是经济负担（68.4%）。

当今社会的发展使工作和生活节奏越来越快，工作中竞争压力日益增大，回到家中还有一位卧床老人等待你去安抚，尤其是独生子女家庭，夫妻双方要赡养四位老人，如果两边老人各有一位失能老人需要居家照护，而家里还要抚育未成年子女，随着年龄的增长，子辈慢慢成为准老年人或老年人时，照护失能老人在精力上和时间上更是显得非常不足，如何帮助家庭照护者需要多方社会力量给予帮助。

二　一般家庭难以承担居家照护服务的成本

在家庭成员照护感到力不从心的同时，护工特别难请也是居家照护的困境之一，一方面雇主方认为价钱贵，好的护工难找，另一方面护工认为工资很低，失能老人难以伺候。家庭雇请护工的费用虽高，但相比月嫂和育儿嫂这个工资的确也不算高，例如重庆，请护工包吃住每月费用在4000元左右，但是月嫂的工资一般包吃住是7000元/月，育儿嫂包吃住一般是5000元/月左右。笔者通过在无忧保姆网查询上海的护工工资在5000元/月左右，并且这些护工一般是初中或小学文化程度，月嫂的工资一般在9000元/月左右（26天），育儿嫂一

---

①　裴晓梅、房莉杰：《老年长期照护导论》，社会科学文献出版社2010年版，第111页。

般在 7000 元/月左右（做六休一）。无忧网上挂出的月嫂和育儿嫂文化程度普遍高于护工的文化程度，而护理老人的工作比带一个小孩繁重，每天的工作时间更长，特别是排泄照料使人难以坚持，这一工作基本上是全年无休。雇请专人在家中照护失能老人的费用（工资+护工日常生活费）一般超过当地的平均工资水平，如 2013 年深圳在岗职工工资是 5218 元/月，[①] 退休老人的平均工资低于在职职工的平均工资，而我们当年访谈得知，雇请一个专人照护失能老人的工资在 4500 元/月，加上护工在家食宿费用会超过职工月平均工资。在北京照料一位重度失能老人的护工护理费非常高昂，以海淀区为例，这笔费用至少在 6000 元/月左右，而退休老人的工资大都在 3000 元左右，老人一旦失能，保障很不充分。[②] 因此单靠失能老人自己很难承担雇请专人的费用，必须有家人资助，如果儿女的收入不高，全家人的生活会立即陷入困境。调查显示，失能老人依靠离退休金的城市组（39.90%）比农村组（9.10%）高出 30.8 个百分点，主要靠子女提供生活来源的农村组（41.70%）比城市组（31.50%）高出 10.2 个百分点，依靠政府救济的农村组（22.10%）比城市组（5.20%）高出 16.9 个百分点，依靠储蓄积蓄的城市组（10.00%）比农村组（8.50%）高出 1.5 个百分点。其余的都在 10% 以下，这些数据说明失能老人的收入来源单一，配偶提供的照护费用（农村 1.50%，城市 2.20%）和依靠自己储蓄（农村 8.50%，城市 10.00%）的比例很低，城乡失能老人依靠子女提供的资助比例较高（农村 41.70%，城市 31.50%）（见图 5—8）。中国大多数家庭收入不高，在农业户口 403 个总样本中 86.1% 的家庭收入在 1000 元/月以下，在 273 个非农业户口总样本中 82.8% 的城市家庭收入 3000 元/月以下；还有高龄老人家庭，因退休早收入低，其子女基本上进入老年，更是难以支付两代人所需的照护费用；还有丧偶或失独家庭，尤其是高龄丧偶和失独家庭，意味着失去亲人的同时家庭收入也在减少，特别是失独丧偶的单身老人，经济负担更为沉重。从图 5—8 中看到依靠政府救济的农

---

① 《2013 年度深圳在岗职工年平均工资》，2014 年 7 月 18 日，中国人才网。
② 《全国失能失智老年人超 4000 万　长期护理险北京破冰》，《华夏时报》2015 年 6 月 6 日。

村失能老人超过了 1/5，虽然许多地方实行了高龄津贴制度和失独家庭的补贴，但是相比高昂的照护服务费用仍是杯水车薪。可见普通家庭仅靠自己和家庭收入难以支付照护费用，如果子女经济状况较差的，照护一个失能老人会使两代人的生活陷入困境。

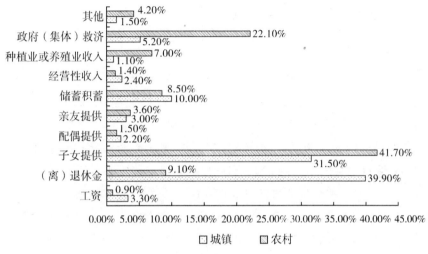

图 5—8　城乡失能老人收入来源对比图（多选）

（N＝681，其中：农村 N＝674，城镇 N＝461）

访谈典型事例 5—6

访谈对象：深圳南山区某城市社区祝女士

访谈时间：2015 年 9 月 1 日

访谈地点：深圳南山区某社区

祝女士，54 岁，她的公公（81 岁）是全失能老人，退休前是厅级干部，有退休工资 6000 元/月，为了很好地照护公公的饮食起居，在其丈夫妹妹居住的深圳某小区花费 5000 元/月租了一套住房，雇专人照护的费用是 4500 元，如果再加上每月护工食宿等开支，公公的退休金刚好可以支付护工的工资。祝女士和丈夫妹妹两个家庭共同支付房租和其他费用。祝女士的母亲是半失能老人住在祝女士家里，每月花费 4000元请专人在家照护母亲，母亲退休工资 3000 元，不够支付照护者的工资，祝女士夫妻还要支付自己母亲的照护费用。夫妻同时承担双方父母的照护费用，其负担十分沉重。当笔者问她为什么不送老人到养老院去照护时，祝阿姨说不好意思送去，感觉送养老机构像是要抛弃老人一样，同时觉得养老院没有亲人在身边，不会得到很好的照护。

访谈典型事例 5—7

访谈对象：贵州龙里县龙山镇某城市社区陈氏和李氏百岁夫妻

访谈时间：2013 年 8 月 16 日

访谈地点：贵州龙里县龙山镇某城市社区

陈氏老人（男，104 岁）、李氏老人（女，102 岁）两位老人没有退休工资，唯一的收入来源于政府给予的特殊补贴，李婆婆几年前腿摔断了卧床，是全失能老人，为了解决李婆婆的护理问题，龙里县（黔南布依族苗族自治州下辖县）每年给老人 2400 元的生活费（因是百岁老人才有此补贴），贵州省给予老人 1200 元/年的生活补贴，两位老人共计补贴 7200 元/年，生活由此得到一定的保障。老人租房子的费用每月400 元，每月雇请专人照护需要 1000 元，这位护理员按照当地一般生活的水电、吃饭等必须要开支的费用不会低于 500 元，所以护工的费用不低于 1500 元/月，房租 400 元/月，每月必须支出合计 1900 元，政府给予的补贴是每月两位老人 600 元/月，只供两位老人的吃饭的基本费用，因此这 1900 元的费用完全要依靠子女提供，而百岁老人的儿女也是老人，收入同样较低，这种老老护理的情况显得十分困难。当地政府给予他们较好的照顾，提供了一套廉价房（5.8 万元一套，50—60 平方米），购房款由子女支付，即将搬进去住。他们有两个女儿，一个儿子，大儿子 70 岁。政府预先为两位老人留出一层楼的住房，剩余的由其他人摇号购买。老人的医疗保险是政府帮助购买的，政府还通过医疗救助帮助解决老人看病的自付部分。

笔者在百岁老人家里看到他们租住的房屋十分简陋，没有一件像样的家具，家里卫生条件很差，有较多的苍蝇，床上的生活用品较脏，生活显得十分拮据。李婆婆躺在床上见到我们显得十分高兴，大概是很久没有人来访过。因是百岁夫妻极为罕见，政府给予了一般老人没有的特殊待遇，即使这样也只能解决其基本生活，照护费的缺口仍然很大。因此居家照护虽有许多优势，但家庭照护成本高也是事实。于是低收入家庭只能选择家里留一个专人进行照护，这样的结果是降低了家庭的生活水平，有的甚至两代人陷入低水平生活状态，或成为低保户，或处于贫困的边缘。虽然媒体经常宣传说居家照护成本低，是指社会负担的成本低，但对于家庭来说，雇请专人的照护成本较高，由家庭成员照护是不计成本而不是低成本。

三　居家照护服务缺乏专业性

居家照护者主要是家庭成员或雇请的护工。除有医务工作者的家庭外，一般家庭成员和护工缺乏必要的专业医护知识，尤其是雇请的护工，文化程度大多是初中以下，以小学文化程度为主，缺乏医护常识，不知道如何训练能更好地帮助失能老人恢复身体功能，在医务工作者不能入户指导的情况下，居家照护者只是凭借生活经验对失能老人进行照护，在康复护理方面非常令人担忧。在精神慰藉和社会交往方面，即使是非常了解失能老人的性格和生活习性的家人，由于缺乏心理学、社会学方面的专业知识，无法根据病人心理用科学的方法排解老人心中的痛苦或烦恼。失能老人的家人常抱怨护工不能做好护理工作，但护工难请使失能老人及家人不得不接受非专业的照护服务。调查显示，仅有4.1%的居民认为他们周围的失能老人生活状态好，认为较好的有29.8%，认为"非常不好"和"不好"的有43.9%（见表5—3），其中的原因是缺乏护理人员（30.5%）、缺乏护理经费（29.6%）、缺乏康复服务（21.7%）、缺乏心理疏导（18.1%）（见表5—4）。说明缺乏护理人员、康复服务和心理疏导都是缺乏专业人员和专业知识，是导致人们认为周围失能老人生活状况不好的主要原因。

表5—3　　　　　　　**受访者对周围失能老人与半失能老人**
生活状态的评价（N=1521）

类别	非常不好	不好	较好	好	说不清楚	未选	合计
人数	154	514	454	62	312	25	1521
百分比（%）	10.1	33.8	29.8	4.1	20.5	1.6	100

注：数据来源于课题组2014年对老年人养老服务需求调研（样本原为1732，有1521人回答此选项）。

表 5—4　　　　　　您认为周围失能老人与半失能老人的
生活状态不好的原因（多选）

类别	缺乏护理人员	缺乏护理经费	缺乏康复服务	缺乏心理疏导	合计
人数	507	492	360	301	1660
百分比（%）	30.5	29.6	21.7	18.1	100

注：数据来源于课题组 2014 年对老年人养老服务需求调研（样本原为 1732，有 1660 人次回答此选项）。

另外，居家照护中精神慰藉服务本应是非常充足的，但现实中，失能老人的家人应付本职工作已是疲惫不堪，回到家里陪伴和照护老人更是力不从心，常常在完成了生活照料后对老人的精神需求关注度不够。有的失能老人认为自己是家人的包袱，为了减轻家人的负担主动减少交流、疏远亲人，长此以往，失能老人精神上的抚慰就更难实现，结果导致居家失能老人在精神慰藉服务方面仍然不够充分。在社会相关服务不能完全到位的情况下，失能老人居家照护如果突发疾病，则易出现不能很好地解决紧急救援的问题。

四　社会力量对居家照护的支持严重不足

社会力量主要是指党团组织、社区组织、非政府组织、社工组织、志愿者、企业、老人互助组织等。这部分力量如果能够在社区得到整合，可以给居家失能老人更多的帮助。在社会力量中，党组织主要是完成政治任务；团组织有时组织青年人在养老服务方面做一点工作，但是都只是临时、零星的活动，没有形成制度安排；企业有时开展的慈善活动，一般不会专门针对失能老人；志愿者和社工组织的服务，普惠性服务较多，为失能老人的上门服务很少；社区组织在整合社会力量和各类资源方面还非常薄弱，虽然每个社区有兼职养老服务管理人员，但面对数量较多的社区老人在不能整合社会资源的情况下也难以实现上门服务。政府提倡居家养老多年，各社区开展了不少关爱老年人的服务，创新了许多养老服务的方式，如举办日间照料机构、社区食堂等，这些服务很多是针对活动型老年人而非失能老人。政府通过购买服务为空巢、孤寡、独居老人提供部分服务，基本不针对失能老人购买服务，除非失能老人属于孤寡等类型。我们 2014 年针对社区居民进行的问卷调查，列举了居（村）委会可能提供的 16 项服务中，有医疗保健（42.90%）、志愿者服务（17.80%）、家政服务（16.30%）、康复护理（17.50%）、心理疏导（10.50%）、呼叫系统（12.30%）、送餐服务（8.20%），可以为失能老人服务。医疗保健和康复护理是政府帮助建立的社区医院提供的，能够惠及失能老人，而社区服务最多的是老年文体活动（58.50%）、提供文体设施（59.10%），这两项硬件和软件的服务，基本上针对的是活动型老年人，而非失能老人（见图 5—9）。

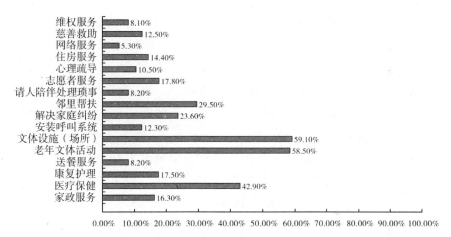

图 5—9　居（村）委会提供的为老服务项目供给图（多选）N = 1180

资料来源：笔者参加重庆市社科基金重点课题"重庆城乡社区服务发展中的差异与社区服务体系的构建"（批准号：2012ZDSH007）调查获得。课题组动员重庆大学、三峡学院等重庆几所高校于 2013 年 2 月在全国大部分地区进行问卷调查。普通大众部分问卷共发出 1296 份，收回 1180 份，回收率为 91.1%。

志愿者服务虽然偶尔可以提供一些辅助性的帮助，但基本没有针对居家失能老人的上门照护服务。在我国发达地区有少数城市社区提供的送餐和其他家政低偿或者无偿服务，主要是针对孤寡和空巢以及高龄老人，如果失能老人符合这些条件，就可以获得有政府和社区补贴的低偿服务，如果不符合就只能全部由自己或家庭承担。

　　发达国家对于居家照护的支持有明确的制度，如美国建立了家庭护理员制度，主要工作是为住在家里的孤独老人、长期病患者等需要帮助的老人提供服务，护理员由该中心统一管理和调配，中心负责护理员工资发放，每小时 6—12 美元不等，服务对象无须支付，中心按照老人的健康和失能情况安排照护时间，每天护理人员到服务对象家工作时，必须打电话向护理中心报到，护理中心会随时向老人询问护理人员的工作情况，并对其工作状况作出评价，表扬表现好的护理员，批评和教育工作情况不好的护理员。① 笔者 2011 年曾经到美国洛杉矶一位 80 多岁的半失能老人冯氏家里访问，她所在的社区每周会派人来家里帮助做清洁。笔者在美国纽约一位 80 多岁半失能老人张氏家里访问，她说社区每天会派人到家里做四个小时的家务，这些家政人员工资由社区支付。美国社区为失能、半失能老人提供的上门服务，可以很大程度上帮助居家失能老人，因此他们会尽量居家养老，较少选择机构养老。我国台湾地区，居家照护也是老年人首选的照护方式，基层政府采取许多措施增强家庭照护的能力，促使老年人居家安养，这些措施有：给予低收入老年人生活补助；给予中低收入老年人生活津贴；给予中低收入老年人的住宅设施改善补助；针对居家的中低收入老年人还有重病住院看护补助；公共住宅优先提供给三代同堂的家庭承租②等。这些措施都体现了对居家照护的实际支持。

　　而国内居家失能老人由于社会力量支持不足，有些活动型或轻度失能老人原本有很好的居家环境，但因为社区支持不足，家里 100 多平方米的房子空着不住，夫妻双双入住养老机构，我们在重庆江北区一个条件较好的养老院访谈时就遇到过多位这样的老年夫妻。

五　居家照护服务中护工管理是薄弱环节

　　居家照护中如何对护工进行管理是失能老人及其家庭最难处理的问题之一。首先，护工没有纳入家庭照护的职业资格认证标准进行管理。现有的职业标准是针对进入养老机构的护工，居家护理人员只要

---

① 穆光宗：《美国社区养老模式借鉴》，《人民论坛》2012 年第 22 期。
② 裴晓梅、房莉杰：《老年长期照护导论》，社会科学文献出版社 2010 年版，第 78—79 页。

愿意做这类工作随时可以进入，基本上进入这一职业没有门槛。其次是雇主难以掌握护工的护理情况。因户主白天上班，护工是否侵害老人的权益、是否认真对待了护理工作，在缺乏监督的情况下常常难以判断。护工虐待或伤害老人的情况时有发生，特别典型的是 2015 年 12 月一位名叫何天带的保姆为早拿当月工资，用勾兑了安眠药和敌敌畏的肉汤毒杀 70 岁老人，然后用绳子勒脖致死事件，更是令居家的失能老人及其家人担忧。① 另外，户主、失能老人与护工之间的矛盾如何协调、失能老人和护工的权益保障等方面的问题，这些看起来不是直接地对失能老人进行生活照料问题，但是却对其生活照料的质量有直接的影响，关系到护工能否对老人很好地照护。现有法律法规对雇主和护工双方的权益缺乏具体规定。因此，有的家庭因协调不好老人与护工的矛盾，家人又不能留在家中照顾，只有将老人送到养老机构照护。在重庆南岸区某养老院访谈时，一位女性半失能老人告诉笔者说自己本来很不情愿入住养老院，是家里人哄着她开车到公园赏花，直接将其送到公园附近的养老院后就离开了，老人说到这里眼眶都湿润了。

居家照护服务属于非正式照护，非正式照护主要是指由家庭、亲戚、朋友等非照护机构和人员提供的照护。② 这一照护服务模式有很多社区和机构照护所不及的优势，但是仍有难以克服的问题：对于失能老人家庭来说，雇请专人照护的成本很高，低收入家庭在无力雇请专人的情况下，只能由家里留守专人以实现对失能老人的照护，这位家庭成员无法离家打工或务农，这种照护服务的实现是以降低全家的生活水平为代价的。此外，失能老人的家人在精力上也会陷入照护服务的繁忙事务中，如果要实现较好的居家照护服务还要以牺牲家庭成员的休息为代价。因此失能老人居家照护服务虽可以实现一对一，甚至是几对一的服务，失能老人在情感上可以得到充分满足，但在社会支持不足的情况下，居家照护也有难以克服的困难。

---

① 《恐怖保姆毒杀 10 位老人》，2015 年 12 月 24 日，中国日报网。
② 裴晓梅、房莉杰：《老年长期照护导论》，社会科学文献出版社 2010 年版，第 51 页。

第三节　社区照护服务情况分析

国外许多老年人即使有能力和需要入住专门的老年照护机构，也更愿意留在自己熟悉的社区养老。西方国家的经验显示，即使在人口已经老龄化的社会，也没有哪个国家入住老年照护机构的老年人口的比重超过这个国家老年人口总数的5%，因此，各国都倡导"就地养老"。① 中国也不例外，政府根据民意倡导居家养老为基础，社区为依托。在社区照护服务的模式下，失能老人以居家为主，家庭成员仍然为照护服务主体，与居家照护不同的是社区可以整合各种照护资源为失能老人提供更多的服务。

一　社区照护服务供给主体日益增多

由于社区照护服务模式下失能老人基本上居住家中，家庭成员（或雇请专人）是照护服务的主体，对家这类照护服务主体前面已作分析，这里主要分析除家庭成员外参与社区照护服务的主体，主要有社区组织、社区医疗机构及其人员（包括社区护理人员）、志愿者、社工组织及其他的非政府组织。

（一）居（村）委会是社区养老服务起决定作用的主体

从1992年起，国家计委以社区服务站为立项指标，将社区服务业纳入国家计划，自此我国政府开始推行社区服务。1993年我国就制定了《关于加快发展社区服务业的意见》，提出社区服务业是在改革开放中发展起来的新兴社会服务业，要把社区服务业作为一项重要工作来抓，② 根据《关于加快发展社区服务业的意见》的精神，1995年《全国社区服务示范城区标准》就政策扶持和资金筹集、服务内容、设施建设、服务队伍等方面的标准进行了规定。如在经费方面规定"区有奖募捐自留福利资金的60%以上用于发展社区服务"、"区、街

---

① 裴晓梅、房莉杰：《老年长期照护导论》，社会科学文献出版社2010年版，第80—81页。

② 《关于加快发展社区服务业的意见》（民福发〔1993〕11号）。

道按每千人不低于 400 元的比例，分别建立社区服务发展基金"等。①
2000 年中共中央办公厅、国务院办公厅关于转发《民政部关于在全
国推进城市社区建设的意见》的通知是我国社区服务发展的一个重要
文件，《意见》中明确指出："社区是指聚居在一定地域范围内的人们
所组成的社会生活共同体。"对社区组织的发展作了全面的部署。②
2006 年民政部下发了《关于做好农村社区建设试点工作推进社会主
义新农村建设的通知》，阐述了开展农村社区建设的重要意义，提出
要因地制宜地抓好农村社区建设试点。③ 随后民政部牵头启动了农村
社区建设实验工作。此后，社区服务在全国城乡广泛发展起来。

　　在社区服务的发展的背景下，社区养老服务有了一定的发展。关
于居家养老的相关政策可以追溯到 1983 年，全国老龄工作委员会
《关于老龄工作情况与今后活动计划要点》（1983）中建议"开设老
年人家庭病床、轮回看病；开设老年人日间公寓，解决日间无人照顾
老年人的困难"④，在国家老龄政策文件中首次出现"老年人日间公
寓"的建议，可以被认为首次提出了社区居家养老政策。以后国家的
政策、规划等都多次倡导发展社区养老服务，使居家养老范围进一步
扩大，并受到群众的积极响应和欢迎。2008 年全国老龄委发布《关
于全面推进居家养老服务工作的意见》，指出："坚持居家、社区、机
构养老相衔接。准确把握以居家为基础、社区为依托、机构为支撑的
社会养老服务体系基本内涵。"⑤ 此后国家从多个角度下发过相关文
件，要求各级政府在经费、机构、设施、服务等方面对发展社区居家
养老服务给予足够的重视，并要求在制度上进行安排。

　　目前城乡社区的居（村）委会作为社区养老服务重要主体，承担
了本社区的为老服务的工作。主要体现在：

　　第一，落实政府政策以帮助困难老人和高龄老人对空巢、失独等

---

　　①　《全国社区服务示范城区标准》（民福发〔1995〕28 号）。
　　②　《民政部关于在全国推进城市社区建设的意见》（中办发〔2000〕23 号）。
　　③　《关于做好农村社区建设试点工作推进社会主义新农村建设的通知》（民函〔2006〕288 号）。
　　④　《关于老龄工作情况与今后活动计划要点》（中老字〔1983〕2 号）。
　　⑤　《关于全面推进居家养老服务工作的意见》（全国老龄办发〔2008〕2 号）。

特殊情况的老人建档。这些政策有利于进行有针对性的帮扶，尤其是对鳏寡孤独老人的照顾，从日常生活琐事到终老安葬的善后事宜，社区组织都义不容辞地承担了责任。

　　第二，进行养老服务中心的机构建设。据民政部网站发布，社区服务机构发展迅速（见表5—5），从2012年以后增长幅度很大。这些机构的发展，带动了社区养老服务中心的发展，特别是东部发达地区大多建立了较完善的养老服务中心，在社区组织的协调下，各项为老服务的工作才得以迅速开展。

表5—5　　　　　　　　**社区服务机构发展情况**　　　　　　单位：万个

指标	2007年	2008年	2009年	2010年	2011年	2012年	2013年	2014年
社区服务机构	12.9	14.6	14.6	15.3	16.0	20.0	25.2	31.1
社区服务中心	0.9	1.0	1.0	1.3	1.4	1.6	2.0	2.4
社区服务站	5.0	3.0	5.3	4.4	5.6	8.8	10.8	12.0
便民、利民网点	89.3	74.9	69.3	53.9	45.3	39.7	35.9	30.9

　　资料来源：《民政部发布2014年社会服务发展统计公报》，2015年6月10日，民政部网站。

访谈典型事例5—8
访谈对象：上海静安区某街道居家养老服务中心主任
访谈时间：2013年7月9日
访谈地点：上海市静安区某街道居家养老服务中心
　　中心主任，男，58岁，他介绍说：该中心成立于2008年7月，是一个民办非企业组织，它与社区助老服务社合署办公，下设七个乐龄家园助老服务站，共有员工80人。下面有七个分站，中心还招聘了大学生，每月工资3000元左右，前来应聘的人很多，几十个人竞争一个岗位。中心秉承"床位留在家、服务送到家"的宗旨，承担社区居家养老政策的宣传和服务工作；负责对社区中享受居家服务的老人进行评估，提出等级建议；协调社会力量参与和提供居家养老服务；开展咨询培训，组织调查研究；对实施助老服务的各社区"乐龄家园"站点进行指导、检查、监督、评估。近年来，居家养老服务中心以"乐龄配膳"助老为切入点，不断深化社区养老服务内涵，以"十助"为基础，为社区高龄老人、离退休干部、残疾人提供了一系列上门家政和菜单式服务项目，并拓展性地承接了"社区80岁以上高龄独居老人关爱工程"，建立了"街道80岁以上高龄独居老人关爱工作规章制度"，开展社区为老助医服务，为社区老人送去实实在在的生活援助和精神关爱。这些服务包括为高龄、独居老人建档（包括健康、子女情况、联系方式等）、建立突发事件的应急预案、监督关爱工作的落实情况等。2012年，52名独居老人专职关爱员（志愿者）承担起216名80岁以上高龄独居老人（含16名高龄纳保老人）和9名孤残老人关爱工作的社会责任。这些工作得到社区老年人和相关管理部门的好评，有效延伸了社区为老服务功能。

养老服务中心帮助社区冯氏老人的典型事例，冯氏老人是年逾九旬的高龄独居老人，身患重度尿毒症的养女由于身体的原因无法照顾老人的生活起居。2011年3月份老人不小心摔了一跤，专职关爱员得到消息后立即上门看望老人，发现她只能躺在床上而无法走动，马上与居委会联系并找到其养女，安排好老人的生活。在老人活动不便的日子里，关爱员几乎每天上门看望她，有时带上可口的饭菜和生活必需品。帮助老人更换了家里老化的电线。当老人身体逐渐恢复到能够起床时，关爱员立刻带她到理发店洗头、剪发。另外，这个中心的关爱员还帮助其他独居老人联系社区医生，送药到家，帮助老人解决实际困难等。

社区养老服务机构的建设和发展，使社区为老服务有了组织基础，提供了社区服务的平台，使社区照护服务中的主体作用得到更好的发挥，失能老人才有可能通过社区获得社会力量提供的帮助，虽然这类服务大多是东部发达地区，而中西部许多社区以及广大的农村地区还没有实现，但相信不久的将来会在全国社区实现。

第三，帮助组建社区服务队伍。许多社区有稳定的常年服务队伍，如居民小组长、楼院门栋长，这些组织的建立和服务队伍负责人的确定，可以使社区组织了解家庭个人的情况，使服务惠及每一个家庭。许多城市社区组建了志愿者组织或联络社区外的志愿组织。社区志愿者组织的发展可以吸引更多个人加入养老服务的行列中，使社区基层最需要帮助的人获得社会提供的服务。

第四，协调和整合社区为老服务的资源。社区为老服务的资源包括围绕着政府购买养老服务的慈善组织、志愿者组织、社工组织、非政府组织、社区内自发组织提供的人、财、物等方面的资源，这些资源最终通过社区惠及基层最需要的人。社区组织可以通过各种方式和途径整合这些社会资源，使之源源不断进入社区养老服务之中，失能老人也因此获得照护服务，如前述贵州龙里某社区帮助百岁失能老人解决住房困难和基本生活费用问题，上海静安区某街道养老服务中心关爱员对老人的帮助等，都充分说明了社区组织在整合社会资源方面发挥的作用。另外，中国红十字会总会事业发展中心与全国十个省市社区打造的曜阳保姆服务，该中心选择扬州市作为大规模开展曜阳保姆服务的试点城市。"曜阳"保姆以老年公寓和托老所为依托，组织护理员和志愿者将"曜阳"养老服务延伸到社区和家庭，为居家养老的失能老人提供保姆式的生活照料、医疗护理、精神慰藉等养老服务，切实改善居家养老老人，尤其是失能老人的生活境遇和生活品质。目前该服务机构每年直接受益人群达 30000 人左右，今后准备在全国推广。①

（二）志愿者组织已成为照护服务供给重要主体

志愿服务是指不以获得报酬为目的，自愿奉献时间和智力、体力、技能等，帮助他人、服务社会的公益行为。② 志愿者是不以获取物质报酬为目的，自愿奉献时间、智力、体力和技能等，为他人和社会提供公益服务的人。社会服务志愿者是指以满足全体社会成员尤其是困难群体的生活需求，提高人民生活质量为目标，在社区建设、社会福利等社会服务领域提供公益服务的人员。③ 1988 年中国社区志愿

---

① 青连斌：《曜阳养老让全体人民老有所养，对中国红十字会总会曜阳养老服务体系建设的调研》，2015 年 1 月 19 日（http：//www. jnyaoyang. com/257/0/184）。

② 民政部《志愿服务记录办法》（民函〔2012〕340 号）。

③ 《中国社会服务志愿者队伍建设指导纲要（2013—2020 年）》（民发〔2013〕216 号）。

者服务首创于天津市和平区。① 1998 年 8 月，团中央青年志愿者行动指导中心正式成立，以后志愿者队伍逐步发展，2008 年被称为中国志愿者元年，当年在汶川大地震中，中国共有 300 万余名志愿者参加了抗震救灾工作，全国参与赈灾、募捐、搬运、照顾伤病员等志愿者服务的超过 1000 万人，其经济贡献约 185 亿元。② 为了推动志愿者服务的发展，民政部颁布了《志愿者记录办法》，提出根据志愿者提供的志愿服务记录，可以申请评定星级志愿者。③ 在政府的倡导和政策鼓励下，中国志愿者服务有了较大发展。经过规范注册的青年志愿者达到 4043 万人。青年志愿者协会如今也已遍布全国各地。④ 社区养老服务方面，志愿者也发挥了积极的作用。特别是城市社区，经常能够看到医疗志愿者为老年人测量血压，大学生志愿者为老人提供无偿帮助等，充分体现了公民对社会的责任感，也是社会文明进步的重要标志。为了推行志愿服务，民政部出台了《中国社会服务志愿者队伍建设指导纲要（2013—2020 年）》，提出：力争到 2020 年，注册社会服务志愿者占居民总数的比例达到 10%。目前志愿者行动已遍及中国社会的广大社区，为社区居民提供了多方面的服务。为老年人的服务就是其中重要的内容。笔者访谈到广州越秀区某街道长者服务中心，其中有一项义工特招的事例。

访谈典型事例 5—9
访谈对象：广州越秀区某街道长者服务中心工作人员
访谈时间：2013 年 6 月 26 日
访谈地点：广州越秀区某街道长者服务中心
　　工作人员介绍中心有一项特色志愿服务是"义工特招"。其中一项服务内容：每周一次送社区老人刘氏到白云精神康复医院探望弟

---

① 王放：《人口老龄化背景下的中国老年志愿者服务》，《中国青年政治学院学报》2008 年第 4 期，第 127—131 页。
② 《我国志愿者事业的发展状况和影响调查研究》，2014 年 5 月 31 日（http://www.xzbu.com/1/view-5574784.htm）。
③ 民政部《志愿服务记录办法》（民函〔2012〕340 号）。
④ 吴佳佳：《制度化建设让志愿服务"时刻在线"》，《经济日报》2014 年 5 月 7 日第 5 版。

弟，时间是 9：30—14：00，需要义工帮助不能完全自理老人刘氏拎衣服、拿拐杖等东西，帮助刘氏上下车，上车前和下车后帮助刘氏推轮椅。义工陪同刘氏探望其弟弟后可以一起吃中餐，中餐费用由刘氏支付，有意者请联系：83547073。联系人：曾姑娘。

这项义工特招只是越秀区长者服务中心众多为老服务中的一项，这个中心还办有社区老年人食堂，可以送餐上门，为老年人提供午休的床位，锻炼身体的室内外场所等。

访谈典型事例 5—10

访谈对象：重庆市江北区某街道办事处主任

访谈时间：2013 年 3 月 20 日

访谈地点：重庆江北区某街道办事处

主任介绍说：街道办事处辖区有 3 个城市社区和 4 个农村社区。社区成立了一支志愿者队伍和爱心储蓄银行，志愿者每做一次活动都可以在爱心储蓄银行资金的户头上积分，如果自己需要帮助的时候，可以消费积分，每隔一段时间还会有积分兑换。这里的居民非常有热情积累爱心储蓄银行的积分，常常相互与别人比较积分的多少，争相累积更多的积分，将拥有更多积分看作是一种光荣。

访谈典型事例 5—11

访谈对象：重庆市忠县某社区居委会党支部书记

访谈时间：2013 年 4 月 2 日

访谈地点：忠县某社区居委会

书记介绍了该社区为老人开展了"爱心门铃"服务，在需要帮助的老人床头上（一般是独居老人、空巢老人、行动不便的老人）安装一个有线门铃，另外一头接在附近社区志愿者的家中，当志愿者听到老人的铃响，就会立即赶到老人家中为老人提供一对一的帮助或服务。该社区最早是为 180 家空巢独居的 70 岁以上的老人提供服务。经费的来源是当地企业的赞助。社区还为老人设立了唱歌、拉琴、打扑克等活动场所，每周五老年人会到社区参加这类活动，还提供日间照料午睡的床位。

志愿者作为一支有生力量活跃在最基层的社区，当社区为老服务的人力不足时，他们发挥着重要的补充作用，目前参加志愿者服务的人数不断增加，涉及的范围日益扩大，志愿服务可以无偿帮助老年人排忧解难，弥补社区工作人员未涉及的服务领域，其服务的可及性很高，已成为社区为老服务不可忽视的主体。

（三）社工组织开始介入社区照护服务

相比发达国家，我国的社会工作行业组织的发展较晚，1991年中国社会工作协会成立，开启了社会工作组织的发展。2006年中央作出建立宏大的社会工作人才队伍的决定，社会工作行业组织得到快速发展，全国已有24个省级、77个地市级、109个县级社会工作行业协会。① 近年来社工组织在地震、马航失联等重大事件中发挥了有效作用。在政府强力推动下，社工队伍也不断壮大，截至2014年，全国持证助理社会工作师和社会工作师达15.9万人，专业社工人才队伍规模进一步壮大，各方面社会工作专业人才数量突破40万人，比2010年增长1倍。……民办社会工作服务机构的发展也取得了很大突破。2014年全国共扶持培育了3522家民办社会工作服务机构，比2013年增长43.6%，其中广东民办社会工作服务机构达770家，浙江、四川民办社工服务机构数量突破400家。民办社会工作服务机构越来越受到政府的重视和社会各界的关注。② 截至2014年年底，各地在相关事业单位、城乡社区、社会组织开发设置了11.39万个社会工作专业岗位，比2013年增长37.5%；政府购买服务投入持续加大，2014年全年社会工作总投入超23.5亿元，比2013年增长40.7%。③社工队伍的发展也惠及社区的养老服务，尤其是深圳和广州的社工发展更为出色。在为社区老年人服务方面，积极开展专业的心理干预，精神慰藉，陪伴空巢、失独、失能老人谈心聊天、心理疏导等情感交流，排解老人的心结，鼓励失能老人积极配合治疗等，他们的工作在微小的细节中抚慰老人的心灵。近年来政府通过购买社会工作服务，

---

① 《宫蒲光副部长在全国社会工作行业组织管理高级研究班上的讲话》，2014年9月25日，社会工作网。

② 《2014年度全国社会工作发展报告》，2015年3月16日，社工中国网。

③ 《我国专业社会工作发展取得五成就2014呈现十亮点》，《中国社会报》2015年1月26日。

促进了专业社工走向社区，我们访谈了解到广州越秀区政府为街道购买社工服务达 200 万元/年，可见政府的支持力度很大。笔者走访的东莞市的社工组织，了解到东莞市政府购买社工服务的力度也不小。

访谈典型事例 5—12

访谈对象：某社工组织驻东莞某镇的社工

访谈时间：2014 年 1 月 17 日

访谈地点：广东东莞某社工团队驻某镇办公室

从 2012 年 9 月开始，镇政府购买的十个社工岗位，某社工组织进驻该镇正式开展工作，工作主要包括五个领域：民政社工，残联社工，学校社工，工会社工和团委社工。民政社工致力于服务全镇困难家庭（低保家庭和低保边缘家庭）、老年人（五保户，空巢老人或独居老人）和优抚对象，主要是帮助服务对象进行心理疏导、帮扶帮助，了解服务对象及其家庭的需求和困难，帮助服务对象克服困难等，这个社工组织还充分挖掘和利用资源，更好地发挥社工服务功能。镇政府根据人员购买服务，按照一个社工每年购买的服务费是 7.2 万元，规定 80% 的经费用于社工的工资，20% 用于社工活动和培训等，除此之外，偶尔还有其他的经费是来源于基金会，公益基金，但是非常少，基本上是针对某一件具体的事项需要捐款。有时为了开展活动他们就去募捐，这样可以得到很微小的资助。东莞实行"三工联动"，即社工、义工和护工联动。政府购买的服务基本上是社工组织生存的基础，这个社工团队 100% 的资金来源于政府购买的服务。社工团队负责人说，香港的社工服务在开始时也是政府购买，现在慢慢成为社会需要，才有人愿意出资购买社工服务。目前中国的社工面临的现实基本上就是香港地区当初的情况。

2014 年 2 月 21 日《社会救助暂行办法》出台，第一次将社会工作写入国家法规，这对我国社会工作的开展具有里程碑意义，使社会工作在介入社会救助领域，服务社会救助对象方面获得了法律空间，为社会工作向其他有需要对象的延伸开辟了立法起点，提供了立法示范。[①] 此后多个省份也颁布了社会救助的相关文件，进一步落实国务院的《社会救助暂行办法》，推动了社会工作的进一步发展。在我国的发达地区如上海、北京我们都看到政府购买服务的效果。通过政府购买服务，社工组织进入社区开展养老服务等活动，在帮助居家老人心理疏导方面，起到了很好的作用。

访谈典型事例 5—13

访谈对象： 上海静安区某社区敬老院副院长

访谈时间： 2013 年 7 月 9 日

访谈地点： 上海市静安区某社区蝴蝶湾敬老院

副院长告诉我们敬老院内的社工经常陪伴一位失能老人，边聊天边给她按摩，开始老人不太愿意与人交流，因为疾病使她变得心里烦躁不安，悲观失望，常常是消极地等待人帮她做康复训练。在社工的帮助下，半年后老人的心情稍好转，愿意与人交流，有一天给她做按摩时突然感到腿有疼痛感，大家为她腿部有了知觉感到很高兴，这一方面有护理的作用，另一方面也是老人在社工的心理疏导下愿意配合做康复训练的结果。

社区的为老服务主体主要有居（村）委会、志愿者组织和社工组织，除此还有社区的医务工作者、养老服务中心的工作人员、家政人员、非政府组织、一些零星的服务队伍，但这些人员更多的是针对社区居民的一般性服务，并不主要针对失能老人的服务工作，在为失能老人提供照护服务发挥的作用非常有限。

二　社区照护服务内容更加丰富

（一）发达地区社区提供的照护服务情况

社区照护服务的积极作用是将家庭成员提供的照护服务扩展到社区，使更多的人以多种形式提供服务。按照社区可能提供的服务和学

---

① 《2014 年度全国社会工作发展报告》，2015 年 3 月 16 日，社工中国网。

界研究的成果，一般认为社区能够为老年人提供的照护服务的主要内
容为：在生活照护方面，提供日间照料、托管服务、帮助失能老人做
个人或室内清洁、生活照料、服药和购物、举办社区食堂，为老人提
供送餐，另外还有适当的安全保护等；医疗康复方面，帮助处理突发
疾病，提供门诊服务、紧急救援、指导护工康复训练、慢性病管理、
日常护理等；在精神慰藉、社会交往、临终关怀服务方面，提供情感
交流、心理护理、文化娱乐、老年教育、法律援助、临终关怀的陪伴
服务等（见表5—6）。从这些服务中我们看到，居家的失能老人如果
能够得到社区提供的服务支持，会极大地减轻家庭照护的压力，从不
同层次满足老人的需求。

表5—6　　　　　社区可以为失能老人提供的照护服务内容

服务类别	服务内容	
生活照料服务（由社区服务中心、社工等社会组织、志愿者、市场提供）	饮食照料	根据老人的饮食习惯帮助制定食谱、提供为老人每天进食、进水等服务
	卫生清洁	提供老年人起居、洗浴、更衣、整理和清洁床上和室内物品的服务，以及保持个人和室内清洁卫生的相关服务
	排泄照料	提供帮助失能老人如厕或其他方式排泄；帮助正确使用坐便器等辅助性工具和排泄后的清洁服务
	室内外活动	提供帮助搀扶或用轮椅将老年人带出室外活动的服务
	家政辅助	提供上门的家庭需要的各种劳务服务，包括送餐、洗衣、购物、接送服务，但不包括接触老年人身体的各种料理家务的服务
	临时托管	家庭成员短期内外出，为老人提供临时托付给社区日间照料中心进行照护，包括供餐、陪伴、如厕等简单的综合性服务
	服药	提供对有些高龄、神志不太清楚的失能老人进行服药管理，遵照医嘱，定时提醒或帮助失能老人服药的服务

服务类别		服务内容
	安全保护	帮助失能老人正确使用轮椅、拐杖等有助行走的器具和其他的失能老人使用的辅助性保护器，帮助预防老年人走失、跌倒、烫伤、噎食，特别是预防失智老人可能做出的放火、伤人等有违安全的行为的发生
	社区养老院或虚拟养老院	提供社区养老机构，对失能老人进行较长期的包括生活照料、康复服务、精神慰藉、社会交往以及临终关怀等综合性的机构养老服务
医疗康复服务（由社区医疗卫生服务中心、医院、专科门诊等提供）	建立档案	提供为失能老人建立健康档案的服务，包括对失能程度进行评估，对其身体疾病情况进行登记等，以备随时提供医疗服务
	社区基本医疗	为失能老人提供门诊服务、日常疾病的处理，提供紧急救援服务
	日常保健	提供健康咨询服务、举办养生健康讲座等。根据健康档案的情况，提供电话或上门访问服务，告知老人相关注意事项，应做哪些预防和保健
	专业医疗	提供专业的医疗服务，针对老人的失能情况和身体疾病情况，社区医生或附近医院的医生给予专业的治疗服务。提供慢性病治疗和管理
	指导日常护理	为家庭照护者提供指导或协助失能老人的护理工作的服务，包括介绍护理常识、护理过程中的注意事项等
	指导康复训练	专科医生为居家失能老人的照护者提供康复训练的指导服务，包括如何使用康复器材，针对老人的失能状况或失能部位，按照科学的方法提出康复训练的指导性意见

续表

服务类别		服务内容
精神慰藉服务、社会交往服务（由社区服务中心、老年协会、社工等社会组织、志愿者、法律机构、市场提供）	文化娱乐	社区组织、志愿者、社工组织或其他组织、老年大学、老年协会等组织的各类书画、摄影、文体活动
	陪伴服务	陪伴失能老人外出参加社区或其他社会活动，增加社会交往机会。提供上门陪伴服务，主要是与失能老人聊天，倾听老人的心声等
	心理护理	针对老人失能后的悲观、失望、抑郁等不良情绪的波动或失控，家庭纠纷等给予疏导和排解，提供情感援助服务，帮助老人解开心结
	老年教育	组织教育活动，使老年人增长新知识，使老年人了解社会、了解形势的发展等，增进老人与社会的联系
	法律援助	当失能老人权益受到侵害时，为他们提供法律援助服务，聘请律师，联系上诉等方面的服务
临终关怀服务（由社区服务中心、社工等提供）	陪伴终老服务	对老人在人生的最后阶段，提供缓解老人紧张、恐惧和不安的心理服务，陪伴老人安详、宁静、有尊严、无痛苦地离世

本表的制定参考了黄方超、王玉环、张宏英《社区—居家式老年人长期护理的服务内容》,《中国老年学杂志》2011 年第 6 期，第 2055—2058 页。

目前东部发达地区的社区，提供的居家养老服务比较充分。我们走访的深圳、广州、上海等社区养老服务走在全国的前列。如广州市有的区政府以 200 万元/年的经费购买社工组织的包括养老服务在内的服务，笔者走访的广州越秀区两个居委会，社会工作者按照合同进行了多个服务项目。

访谈典型事例 5—14
访谈对象：广州越秀区某街道社区食堂工作人员杨姑娘
访谈时间：2013 年 6 月 25 日
访谈地点：广州越秀区某街道综合服务中心
杨姑娘是综合中心社区食堂的服务人员，她所在的养老院承包了社区食堂的服务。2013 年 1 月服务中心成立，旨在为社区内体弱的长者提供日间护理、起居照顾、康复及社交活动，以促进其身心健康、保持与家人及社区的联系、使长者可以继续在熟悉的社区内安享晚年。服务中心有五位工作人员，一位管理者，两位厨师，两位清洁工。由杨姑娘所在的养老院与街道签约，提供为老服务，服务项目包括：

（1）日常护理服务：内容为个人照顾、护理、康复治疗、膳食、健康教育、文康活动、护老教育及个案辅导等。服务对象：60 岁或以上的辖区居民；体弱或身体欠佳者；行动不便，但可借助辅助工具或轮椅自行走动者；在日间缺乏照顾者；没有严重精神疾病或急性传染病。服务时间：8∶30—17∶00；服务收费：20 元（日托+午餐）。

（2）居家照顾及支援服务。服务内容：居家照顾——个人照顾、家居清洁、助浴、洗衣服、送膳、代买菜、护送及陪诊；心理慰藉及社会支援——个案辅导、探访服务、电话慰问、社区活动等；健康护理——护理服务、康复服务。服务对象：55 岁或以上的辖区居民；体弱或身体欠佳者，又缺乏亲人照料，以致在生活起居方面需要他人协助的长者；社交薄弱，缺乏社区支援的独居长者或年长夫妇。

（3）公益食堂：服务收费 10 元（欢迎使用服务券）。

（4）暂托服务：服务目的是为有需要的长者提供短期的全天照顾，以减轻其家人的压力，使他们可以处理个人事务或稍作休息，然后再负起照顾老人的任务。服务内容：个人日常起居照顾（包括喂食、淋浴、处理失禁等）、护理等。

（5）护老者支援服务：服务内容为护老者知识讲座、照顾技巧训练、家居环境安全评估、服务转介、日间托老服务及居家护理咨询等。

该社区的公益食堂，每天中午为老年人提供午饭和其他的服务，每天中午从 11 点到大约 14 点来这里吃午饭的人是 150—200 人，由于政府购买了服务，区政府会给 80 岁以上的独居者发 12 张餐票（一张餐票是 5 元，一份午饭是 10 元），每月发 300 元补贴，但不是全部发为餐券，街道留出一部分补贴为老人提供其他的服务，如上门做家务，包括洗衣、帮助独居者到街上购物。老人们拿着餐票来这里就餐。政府为六类人（空巢、高龄、独居等）发放餐票，还为政策规定范围内的老人购买了 16 小时/月的服务。由于是养老院承包的社区食堂提供服务，养老院还可以为家里临时没人照料老人提供到养老院临时居住的服务。

服务中心提供的服务有：日间照顾、社区公益饭堂、社区居家养老服务；日托收费 20 元（10 元餐费和 10 元照料费）；暂托服务（包括个人日常起居照顾、淋浴、处理失禁）、护理等；护老者志愿服务（护老者知识讲座，照顾技巧训练，家居环境安全评估，服务转介，日间托老服务及居家护理等咨询等）、公益饭堂（食堂根据科学的配餐，每天提供多款原汁原味的菜品和汤）。

访谈典型事例 5—15

访谈对象：广州越秀区某街道长者服务中心工作人员

访谈时间：2013 年 6 月 26 日

访谈地点：广州越秀区某街道长者服务中心

工作人员介绍说：该社区居民总户数 17233 户，户籍人口 46236 人，60 周岁及以上老人有 8900 人，占总户籍人口的 19.2%。服务中心为老年人提供了日托房间，办了午餐食堂，还有各种老年人活动的器械，长者服务中心开展了各种活动。如表 5—7 所示，该中心的日间照料和夜间照料的服务项目，主要为孤寡老人提供送餐服务，政府对其中有些服务进行了补贴，比如：就餐服务，每餐进行了 3 元左右的补贴，有些老人非常愿意到这里来就餐。笔者与一位候餐的老人交谈了半小时，老人说在这里吃饭都是新鲜的，中心有空调，就餐环境很好，他对这里的服务感到很满意。

表 5—7   广州越秀区某街道长者综合服务中心服务内容及收费一览表

项目		服务内容	享受条件（需满足所有条件）	收费	名额
饭堂	爱心饭堂	午餐	60 岁以上；该街道居民；低保家庭老人或孤寡老人（经街道民政部门认定）；办理中心会员证	全免	50
	普通饭堂		60 岁以上；该街道居民；办理会员证	年费 10 元，每餐 10 元	

续表

项目	服务内容	享受条件（需满足所有条件）	收费	名额
爱心送餐	午餐+送餐	60岁以上；该街道居民；居住在街道辖区内；低保家庭老人或孤寡老人（经街道民政部门认定）；办理会员证；经社工评估自理能力较差不能到中心用餐者	全免	20
日托服务	周一至周五9：00—17：30，长者托管，包午餐下午茶	60岁以上；该街道居民；办理会员证；身体无传染性疾病	年费10元，每天25元	30
夜托服务	为短期家人外出不能照顾的长者提供暂时的托管	60岁以上；该街道居民；办理会员证；家人外出难以夜间照顾者；已享受日托服务	每天80—120元	4
康乐服务	活动室，网络室，书画室，门球场等	60岁以上	按项目定	

注：此表内容是笔者2013年7月8日到越秀区该街道长者综合服务中心调研收集

访谈典型事例5—16

访谈对象：上海市静安区某社区食堂员工

访谈时间：2013年7月9日

访谈地点：上海市静安区某社区食堂

食堂员工介绍说：社区食堂是2007年举办，由绿杰快餐有限公司承包，该公司在上海承包了大约近300个食堂。老年人来食堂吃饭，每顿吃12元餐的补贴3元，吃8元餐的补贴2元，大约每天这个食堂会给本区符合孤寡老人条件的供餐，供餐的人数大约有500人左右，中午由社区养老服务中心的工作人员专程为老人送餐到各居民点，送餐的服务费和每餐吃饭的补贴是政府购买服务实现的。食堂的房子是街道租的，食堂地处上海老城区交通十分方便的地方，街道能够用高租金举办食堂，说明实力很强。

访谈典型事例 5—17

访谈对象：上海静安区某街道敬老院副院长

访谈时间：2013 年 7 月 9 日

访谈地点：上海市静安区某街道敬老院

刘院长介绍：敬老院总建筑面积 3100 平方米，内设床位 100 张，面向本区（为主）及外区自理老人和需护理老人，经评估分级入院。敬老院有员工 35 人，护理人员 22 名，医务人员 3 名，保安及内勤 7 名。内设单人房、双人房 28 间，还有 3—4 人的房间，全护理床位以多人房为主；另设有一定的活动空间，如棋牌室、就餐室、阅览室、书画室、多功能娱乐厅等。街道租用以前的一个由宾馆改造而建成的敬老院，房间里有呼叫系统，空调、电扇各方面条件很好。敬老院除提供少数的"三无"老人床位外，还按照市场价收住一般老人，也收住外地来沪的老人。敬老院地处街道一个社区内，离社区居民家很近，既可以使老人不离开熟悉的社区环境就地养老，又方便家里的人常来探望老人，是社区老人较好的养老选择。

社区照护服务发展与强有力的资金供给渠道有密切的联系。上海和广州之所以社区的养老服务提供充分，与地方政府购买服务分不开，笔者走访的广州越秀区和上海静安区的几个社区，社区提供的服务基本是政府为居家的空巢、独居老人购买的服务，有的社区提供的居家养老服务项目繁多，涉及居民生活的方方面面，对失能老人提供的服务也在其中。我们在那里看到街道办事处租用了面积较大的当街门面为本社区居民提供的若干项服务（服务内容参见表 5—8）。

表 5—8　　　　上海静安区某社区老龄家园居家养老服务菜单

	服务项目	服务内容	服务收费标准	依托的社区服务资源
生活家政服务	就餐	一日可供一餐或二餐	中餐 5 元，晚餐 5 元	1. 协调辖区内餐厅和企事业单位食堂 2. "乐龄家园"助老服务站 3. 社区爱心助老志愿者

续表

服务项目	服务内容	服务收费标准	依托的社区服务资源
洗衣服	清洗外衣，清洗床单被套均为机洗（手工洗另计费）	外衣一套5元，被套一条5元，床单一条5元	1. "乐龄家园"助老服务站 地址：……　电话：…… 2. 社区内洗衣店，宾馆
淋浴	自浴	夏季3元，冬季5元	1. "乐龄家园"助老服务站 地址：……　电话：…… 2. 社区内浴室
理发	洗发、剪发或吹发（染发、烫发额外收费）	女宾：洗吹、洗剪各8元；洗剪吹10元 男宾：洗、理发8元；洗、理发、刮胡子10元	1. "乐龄家园"助老服务站 2. 社区内理发店
扦脚	包括修剪指甲、脚趾甲	站点服务每次8元；上门服务每次16元	1. "乐龄家园"助老服务站 2. 社区内足浴房
居室整理	居室及公共部位的清洁、整理	每小时7—12元；享受居家养老免费	1. 家政服务员 2. 社区爱心助老志愿者 3. 社区敬老服务队
代购代办	无论街道范围内外或内外环线均按小时计价	每小时5元或免费服务	1. "乐龄家园"助老服务站 2. 社区爱心助老志愿者 3. 老年协会志愿者
家居安全维修服务	煤气，热水器安全检查	—	免费	煤气公司
	电线老化改装	安全检查、解决问题	免费	物业公司

续表

服务项目	服务内容	服务收费标准	依托的社区服务资源
房屋维修	发现问题、及时联系物业	免费	物业公司
家用电器维修	发现问题、及时联系社区维修点	按市场价酌情优惠	社区维修点
按照"安康通"（紧急援助）	老人提出申请、服务社代向有关部门办理	每月10元、免费代办	街道老龄办助老服务社
健康服务	陪医	每小时6元	1. 社区卫生服务中心 2. 社区内医院药店 3. 老年协会志愿者 4. 社区爱心助老志愿者
	巡医	每次5元	
	家庭病床	每次15元	
	康复病床	优惠收费	
	医疗咨询	免费	
	医疗讲座	免费	
温馨服务	聊天	免费	1. 社区卫生服务中心 2. 社区爱心助老志愿者 3. 家政服务员
	心理辅导	免费	
	观光逛街	免费或酌情收费	
	棋牌活动	收取茶水费	1. 社区老年活动室 2. "乐龄家园"助老服务站
	司法援助	免费	司法、老龄等部门

资料来源：此表内容是笔者2013年7月9日到该街道访谈收集。

访谈典型事例5—18

访谈对象：上海静安区某街道养老服务中心主任

访谈时间：2013年7月9日

访谈地点：上海静安区某街道养老服务中心

"乐龄家园"助老服务站是政府培育发展的承担街道助老服务社职能的具有公助民办性质的居家养老服务机构，由街道居家养老服务管理中心领导，由街道助老服务社直接管理，负责为社区老人提供生活服务、医疗服务、温馨服务、安全服务的基本要求，组织协调各方开展居家养老服务，主要负责小区内孤老、独居、空巢老人家庭的关心照顾工作。

2007 年起，街道"乐龄家园"助老服务站优先为户籍在本社区并居住在本社区的无子女老人、低保或低收入老人、单身独居老人、纯老家庭老人提供助餐服务，并逐步扩大到全社区的老年人。

工作职责：

每个站点负责辖区内 2000 名老人的生活援助工作。实行"政府出资、购买服务"、"个人自理、有偿服务"相结合，做到床位不离家、服务送到家。

主要任务：站点式服务（菜单式项目）：

助浴（帮助沐浴、落实接送）；助餐（提供午餐，送饭上门）；

助聊（温馨助聊、精神慰藉）；助洁（洗衣理发、家政服务）；

助医（家庭病床、陪医送药）；助困（爱心放送、排忧解难）；

助急（生活照料、代办购物）；助游（休闲旅游、全程陪同）；

助学（远程大学、老年教育）；助乐（携老出行、快乐导购）。

表 5—8 中为本社区居民服务项目按市场价的 80%收费，其余的 20%由街道补贴。社区还为符合一定条件的老人提供免费家政服务，如广州和上海政府购买服务为社区空巢、高龄等困难老人提供每小时 15 元左右的家政服务。虽然在表 5—8、访谈事例 5—18 中没有明确将失能老人作为特殊照护对象给予更多的帮扶，但这些低偿和无偿服务也部分惠及社区的失能老人，尤其是免费的"健康服务"和"温馨服务"的某些项目同样是失能老人非常需要的。近年来政府购买养老服务都是通过社区落实到位，可见社区作为连接个人、家庭和社会的地域空间，在养老服务方面发挥着十分重要的作用。

（二）农村社区照护服务有一定发展

随着农村社区服务的发展，农村社区养老服务有了一定的发展，农村日间照料服务设施覆盖面也达到 37%，虽然相比城市（70%）[①]低 33 个百分点，但较之前几年有了很大变化。部分农村建立了幸福

① 民政部部长：《"十三五"末我国养老服务设施将实现城市全覆盖》，2015 年 3 月 12 日，新华网。

院，村集体给予适当的补贴，村里老年人只需交少量的费用就可以实现社区养老。据报道，山东东平县大羊镇后魏雪村由旧校舍改建成立了幸福院，院落里留出 1.5 亩菜园给老人们供应蔬菜，65 岁以上老人自己交 160 元，村里给予适当补贴，就可以不离开熟悉的环境实现社区养老。① 我们走访的农村社区，村委会委员基本都知道政府在推进养老服务，有条件的农村社区为高龄老人发放生活补助。如笔者在重庆南岸区某农村访谈，这个社区地处重庆近郊风景区，每年有一定的经济收入。他们给 80 岁以上高龄老人每年发放 600 元生活补助，90 岁以上的是 1200 元/年，百岁以上老人是 3600 元/年。针对五保老人，社区会把他们送到附近的养老机构去生活。几年前政府推行居家养老服务时这个社区建立了居家养老基地，为老人提供按摩等服务项目。因这个社区附近有几所高校，高校志愿者团队还经常与社区养老服务中心联系，大学生志愿者一个月也会来 3—5 次，与老人聊天解闷。该社区的墙上就挂着一块牌子，上面写着"托老室居家养老服务项目"，将具体项目写在悬挂的牌子上。

访谈典型事例 5—19

访谈对象：重庆南岸区某农村社区副主任、流动人口服务与管理员刘干事和卫生服务人员江女士

访谈时间：2013 年 4 月 22 日

访谈地点：重庆南岸区某农村社区

副主任等工作人员介绍：该社区户籍人数 1166 人，常住人口1414 人，村委会主要干部 4 人，社区有一个居家养老服务站，建立了托老室，托老室的具体职责为：对辖区养老服务资源、服务对象进行摸底、建档，同时上报备案；对提出需求服务的老人家庭情况、经济情况、身体情况进行评估等。

我们看到社区墙上挂了托老室居家养老服务项目的牌子，上面写着该托老室服务项目有：（1）日常生活照料（为老人做饭、洗衣服、

---

① 《养老离家不离村　穷村富村都能建——东平县后魏雪村"幸福院"互助养老调查》，《中国劳动保障报》2016 年 6 月 18 日第 3 版。

打扫卫生、代购物品、代交各类日常生活费用等）；（2）料理个人卫生（为老人洗澡、理发、修剪指甲等）；（3）康复护理服务（为需要护理或全护理的老人提供半护理或全护理咨询）；（4）卫生保健服务（量血压、康复理疗、健康咨询等）；（5）精神慰藉服务（上门与老人谈心聊天、读书读报、心理疏导等情感交流、心理沟通服务，同时居家养老服务站开办各种有益身心健康的娱乐、健身活动）；（6）家政服务（更换水龙头、修理水管、家庭维修、疏通下水道、擦玻璃等）。

农村社区养老服务的发展中虽然很少有针对失能老人的专项内容，但在一定程度上能够惠及失能老人，使社区为依托逐步成为现实。目前，现有的养老服务也缺乏稳定性和持续性，就如上述5—19案例，这个农村社区养老服务托老服务项目刚有一定发展，时隔不久，因该社区需要发展旅游项目，那块养老服务项目的牌子被一块发展旅游项目的牌子代替了。虽然该社区养老服务的项目仍然在做，但重视程度已经不如发展经济效益好的其他项目了。目前中西部农村社区养老服务与东部城市社区相比，照护服务的主体和服务的内容等方面存在巨大的差距。我们走访了湖南、湖北、贵州、重庆和四川的部分基层社区，养老服务的发展远未达到东部发达地区水平，即便是广东的汕头，笔者走访的居委会在养老服务方面相比广州和上海都差之甚远。

三　社区照护服务资金供给力度有较大提高

社区养老服务的经费大致来源于政府购买服务的资金投入、政府在政策范围内的社会救助等以及社区自筹（社区的创收慈善捐助）等。政府购买服务开始于对农村五保老人的救助，长期以来一直在很窄的范围内执行。近年来，为了发展养老服务事业，2012年民政部、财政部下发了《关于政府购买社会工作服务的指导意见》（民发〔2012〕196号）、国务院办公厅下发了《关于政府向社会力量购买服务的指导意见》（国办发〔2013〕96号）、财政部等四部委下发的《关于做好政府购买养老服务工作的通知》（财社〔2014〕105号）、财政部等三部门下发《政府购买服务管理办法（暂行）》（财综〔2014〕96号）等。各地政府纷纷开展了政府购买服务的工作，在财政上给予相关制度安排，尽管欠发达地区购买服务的力度不大，但毕竟开始为养老服务注入资金，有了良好的开端。总的来看，西部欠发达地区政府购买服务的力度远不如东部发达地区。如 2013 年 8 月重庆渝中区印发《关于加强居家养老服务工作的通知》，进一步加强居家养老服务工作，对渝中区 60 周岁以上的"三无"、低收入、低保等老人，提高供养金、定救金、助养补贴、居家养老服务补贴、门诊救助等，通过等额"服务券"形式实施。早在 2006 年重庆渝中区《关于在全区开展居家养老社会化服务的实施意见（试行）》（渝中府发〔2006〕55 号）中明确，凡 70 周岁以上、生活不能完全自理、无子女的困难老人，每户每月享受 200 元的养老服务补助，60—69 岁符合以上条件的，每户每月享受 100 元的养老服务补助，补助不以现金形式发放，而是折算成服务时间由社区护理员为老人提供服务；对现金折算服务的标准也作了具体规定，如陪同散步、聊天等日常陪护为每小时 2 元，代购物品、代交水电费为每小时 3 元，做饭、做清洁等家政服务为每小时 5 元等。还有政府的救助资金，也可以解决部分困难老人的基本生活，客观上也是养老服务的组成部分。2013 年重庆市渝中区人民政府办公室又颁布了《重庆市渝中区社区养老服务中心（站）管理办法（试行）》和《渝中区社区养老服务中心（站）建设及运行扶持规定》（试行），提出启动公办和社会社区养老服务中心（站）补助，启动经费的标准为 2 万元/所，还对老年人信息管理工作、老年活动组织工作、空巢老人关爱工作、日常维护等工作进行每月 500—800 元补助；对服务有成效的进行奖励。这些实例看出政府不断地加大了对养老服务的投入。①

在东部的上海对孤寡和高龄老人也有一定的补贴制度。如上海市静安区给予居家养老服务补贴：本区户籍并实际居住在本区的 60 岁及以上低保、低收入且需要生活照料的老人可申请养老服务补贴。经过评估，照料等级为轻度、中度和重度的分别给予人均每月 300 元、400 元、500 元的养老服务补贴和养老服务专项护理补贴。申请人须

---

① 《重庆市渝中区人民政府办公室关于印发〈重庆市渝中区社区养老服务中心（站）管理办法（试行）〉和〈重庆市渝中区社区养老服务中心（站）建设及运行扶持规定（试行）〉的通知》（渝文备〔2013〕154 号）。

提供居家养老服务补贴申请表、户口簿复印件、身份证复印件、参保人员社保卡（医保卡）复印件，街道救助事务管理所出具的低保、低收入证明等材料。另外，本区户籍并实际居住在本区的60周岁及以上的无子女孤寡老人可申请养老服务补贴，经过评估给予人均200元/月的养老服务补贴。申请人须提供居家养老服务补贴申请表、户口簿复印件、身份证复印件、参保人员社保卡（医保卡）复印件、事务所（居委会）出具的孤老证明等材料。百岁老人长寿政策：本区户籍的年满100周岁的老年人，每人每月可领取400元的营养补贴，须填写百岁老人登记表并提供户口簿复印件、身份证复印件等证明材料；95—99岁老人长寿政策：本区户籍年满95—99周岁的老年人，每人每月可领取100元的保健费。①

从上述可知，虽然补贴制度比较完善，但基本都不是专门针对失能老人而确定的补贴制度，如果失能老人属于孤寡、空巢、高龄这一类特殊群体，才有可能获得补助。

关于社区经费，各地差异较大，但社区工作人员认为经费非常紧张已成为共识，调查显示，93.2%的社区工作者认为社区经费非常紧张和紧张，认为不紧张的只有4.1%（见表5—9）；城乡社区经费来源于财政拨款（84.9%）、自己创收（25.3%）、社会捐助（19.5%）、其他（10%）（见表5—10）。从这里看到各地社区基本依靠财政拨款维持社区的行政运行和各类服务或活动，在这样的状况下不可能有较多的经费发展社区的养老服务事业。

表5—9　受访社区工作者对社区经费紧张程度的认识（N＝508）

社区经费紧张程度	非常紧张	较紧张	不紧张	缺失	合计
百分比（%）	44.6	48.6	4.1	2.7	100

资料来源：2013年2月"重庆城乡社区服务发展中的差异与社区服务体系的构建"课题组的调研［重庆市社会科学规划重点项目（2012ZDSH007）］，向全国大部分地区的普通居民和社区工作者发放的问卷调查。社区工作人员部分问卷共发放568份，收回508份，回收率为89.4%。

---

① 资料来源：2013年笔者到上海静安区某街道访谈收集。

表 5—10　　全国受访城乡社区经费来源情况表（多选）（N＝508）

类别	财政拨款	自己创收	社会捐助	其他
百分比（%）	84.9	25.3	19.5	10

笔者 2014 年 3 月走访到成都武侯区某社区，该社区公示当月收入情况为：财政拨款 6000 元，自己创收 4000 元，而这个社区所占面积 0.23 平方公里，常住人口约 3000 户共计 9600 人，暂住人口 900 余人。居委会当月总计 1 万元资金需面向辖区内 1 万余居民提供服务，加之日常行政开支，每位居民月平均不足 1 元的经费。我们走访的重庆多个社区，财政拨款大致在 10000 元/年左右，居（村）委会每月 1000 元左右，按照社区居民的人数计算，每月居民人均经费不足 1 元。即或是政府购买服务，就目前已购买的服务力度来看，在中西部地区也是杯水车薪。

四　对社区照护服务供给的评价

（一）社区照护服务的发展离不开政府强有力的推动

中国进入老龄社会以来政府一直坚持建立"以居家为基础、社区为依托、机构为支撑"的养老服务的发展模式，社区居家养老是政府推动的养老服务事业发展的重点，全国老龄办 2008 年专门下发过《关于全面推进居家养老服务工作的意见》。在养老服务体系建设的"十一五"、"十二五"规划中都重点提及。在政府一系列政策和措施的推动下，社区养老服务广泛发展的同时，针对失能老人的照护服务也有相应的发展。

（二）发达地区社区养老服务代表了中国社区养老服务的发展方向

广州、上海等东部城市社区的养老服务的发展，体现了中国社区养老服务发展的趋势。目前社区居（村）委会、社区医务工作者、社工组织、志愿者、社区居民、驻区单位、各类非政府组织、企业等众多主体都参与了养老服务；社区服务内容从家庭的简单生活照料扩大到多项目的提供，提高了社区养老服务水平；由于有社区组织的协调，使养老服务更加规范，增强了各方的合作和协调，提高了社会化服务程度，充分发挥了居家养老所不及的优势。社区在一定程度上整合了多方资源参与养老服务，促进了社区养老服务可持续发展，失能老人也能从中受益。

（三）政府购买服务推动了社区养老服务事业的发展

发达地区的养老服务开展较好，除经济发展给予了较好的支持外，政府购买服务的有力推动也是其中重要原因。在政府购买服务的推动下，社工组织逐步介入养老服务领域，为老年人提供更多的服务。许多社区由此建立了养老服务中心，开展了多样化、专业化的养老服务，使社区从不同层次满足包括失能老人在内的照护服务需求。虽然欠发达地区社区服务发展落后于东部，但是相比几年前也有较大发展。

（四）社区提供的养老服务一般不是专门针对失能老人

就目前中国社区养老服务发展的情况看，只有当失能老人同时属于孤寡、空巢等特殊困难老人时，才能获得社区相对优惠的福利。并且针对失能老人的专项照护服务不多，中西部欠发达社区特别是农村社区的照护服务仍非常薄弱，说明针对失能老人的照护服务有待于进一步发展。

（五）社区照护服务发展需要突破资金瓶颈

资金的严重缺乏是阻碍社区养老服务事业发展的严重障碍，需要进一步拓宽筹资渠道。就现阶段中国的发达地区政府对养老服务补贴的情况看，在欠发达的中西部地区难以推广，如果要等欠发达地区的经济发展后再发展养老服务或针对失能老人的照护服务，那真是"一万年太久"！因此如何解决资金问题是社区提供养老服务的关键。

第四节　社区照护服务的问题分析

一　社区照护服务供给主体严重不足

（一）社区组织照护服务人力资源贫乏

社区组织主要是指各社区的居委会和村委会。社区工作者是组织社会力量、整合照护服务资源或直接提供照护服务的主要主体。社区工作者以居（村）委会的工作人员为主。当前社区工作人员数量太少与居民数量太多导致了照护服务的供需矛盾非常突出。现阶段社区选举产生的工作人员一般是5—7人，加上各专业部门派往社区的社保员等，大约10人，社区工作人员与服务辖区内居民的比例一般是1∶1000左右，甚至1∶1500左右（如果城市社区再加上社区非户籍人口比例会更高），随着社区的发展，社区服务项目从过去的20多项达到现在的200多项，养老服务只是其中一项，这些工作人员的任务非常繁杂，仅仅是完成上级交给的各项任务就应接不暇，很难做到挨家访问社区老人，更不用说为失能老人提供无间断服务。我们在重庆的万州、忠县和涪陵区以及巴南区较为偏远的农村调研，农户的居民房之间不通公路，在万州龙沙镇一个农村社区调研时，从农户家里只能步行半个多小时的山路才能到村委会和社区医疗站，再加上这里的农村缺水、缺乏公共设施等情况，仅靠社区工作人员提供必要的社区服务都难以做到，更谈不上为失能老人上门服务了。社区工作人员感叹面临的工作任务太繁杂（69.9%），仅次于经费太少（82.5%），但远远超过了"服务对象不好打交道"（37.5%）等其他选项（见表5—11）。

表5—11　城乡社区工作者认为社区工作所面临的困难（多选）（N=508）

工作困难种类	工作太繁杂	是经费太少	服务对象不好打交道	服务人员不稳定	其他
百分比（%）	69.6	82.5	37.5	34.7	3.4

资料来源：2013年2月"重庆城乡社区服务发展中的差异与社区服务体系的构建"课题组的调研。具体说明见表5—9。

访谈典型事例5—20
访谈对象：重庆沙坪坝区某社区易姓老人
访谈时间：2013年6月15日
访谈地点：重庆沙坪坝区某社区
易姓老人，男，90岁，半失能老人，退休前是重庆粮食局的干部，现在与小女儿一起居住，大女儿一家在北京居住。易爷爷腿不十分方便，拄着拐杖走路，一般不出小区，需要依靠家人才能生活。易爷爷说在小区居住几年没有感觉到社区居委会对他的帮助，一直是家里人帮助自己。易爷爷有退休金，基本生活无忧，身体没有重大疾病，对自己的生活现状较为满意。

易姓老人所在社区是重庆市主城区，交通非常方便，附近有四所高校，在校学生人数至少有十多万人，可以说有丰富的大学生资源，但易姓老人从来没有得到社区工作者和志愿者的帮助，说明在社区养老服务供给主体严重不足的情况下，社区组织还缺乏整合养老服务资源的意识和能力。偏远地区的农村社区基本没有社区以外的养老服务资源可以整合，那里的社区留守在家的基本是老人和孩子，他们都是需要帮扶的对象，仅有的几位村委会委员更是无法顾及村里的失能老人。他们对失能老人的关怀也只是局限于"五保"等政策许可的范围内解决低保、临时困难补助等方面。

（二）社区医疗服务中心（站）对失能老人的服务供给十分有限

近年来我国完善了城乡社区的医疗点布局，小病就医可以不出村（社），极大地方便了城乡居民，城市社区有的医疗服务中心可以通过电话联系，医生偶尔上门服务，但这类服务并非针对失能老人的康复等专项服务。农村社区医生与村民比是1∶1000人左右，其任务还包括村里的卫生管理，建立健康档案等事务，实际上是无暇顾及社区居家的失能老人。而社区医生无法治疗失能老人许多慢性和身体功能障碍的疾病，老人还得前往正规医院就医，我们到重庆巴南区农村访谈时，失能老人讲述了他们看病的苦衷。

访谈典型事例 5—21

访谈对象：重庆市巴南区南彭镇某农村社区刘姓老人

访谈时间：2013 年 6 月 5 日

访谈地点：重庆市巴南区南彭镇某农村社区

刘姓老人，男，84 岁，2010 年二次复发脑血栓。医治后能缓慢说话、需要他人帮助扶起站立，可以借助拐杖缓慢移动。育有四个女儿，一个儿子。因高速路征地，刘爷爷从 2013 年起可得 900 元/月，加之高龄补贴 90 元/月，合计每月 990 元/月，自己有存款 3 万多元，经济条件稍好。2012 年全年，儿媳妇一个人负责刘爷爷的日常起居照护，2012 年 3 月 8 日被村里评选为"好媳妇"。后因四个女儿怀疑儿媳妇拿了父亲的养老金引起矛盾。经全家人协商，在靠近大女儿临马路的地方为刘爷爷租了房，每个子女轮流照顾刘爷爷三个月，刘爷爷对生活满意度较之前有较大降低。老人说他感到困难的是：去医院路途很困难，交通不便；附近医院的医疗条件有限，私人医院又无法报账，村卫生所没有自己需要的药，去公立医院村又没有公交车站，每次外出看病，租车费是 200 元。村里没有人提供相关服务。

这个村还有一位女性全失能老人，家庭经济非常困难，她说医疗费可以报销一部分，但无力承担看病租车 200 元费用，只好拖着尽量不去看病。重庆巴南区属于城市近郊区，失能老人外出看病有这样的困难，更何况偏远农村的失能老人。农村医务人员的服务供给在现实中非常不足，我们了解到农村社区医生工作任务不仅仅是在医疗点为居民处理简单门诊疾病，还有多项医疗服务，例如《重庆市村卫生室（所）管理办法（试行）》文件提出："合理确定乡村医生签约服务数量。为确保提供服务的质量，每位乡村医生的签约服务量应控制在一定规模，签约户数在 300 户，服务人数在 1000 人左右为宜。"[①] 可见一名乡村医生的服务量是很大的，农村居民居住分散，道路交通条件不好的情况下医生的服务可及性非常受限，他们既没有精力直接参与照护服务，也没有条件组织和指导居家失能老人进行康复等照护服务。

而在发达国家，社区配有专业的医生护士指导家庭护理人员照护失能老人，如日本社区的责任护士，其责任相当重大，他们首先必须要熟悉自己所管病人的病情、治疗以及特殊生活习惯。有老年病人或者家属咨询时，他们需要简明、通俗地讲明病人目前的状况和应该注意的问题。医护人员在做家庭护理时，必须要详细填好交班笔记，以便家属及时了解老人的病况，做到心中有数。[②] 社区有这样的专业医务工作者，失能老人居家就能够得到专业指导和帮扶，这些社区照护服务与日本政府的制度安排和资金投入不无关系。近年来我国社区养老服务有较快的发展，但在人力资源的投入上仍严重不足。

---

① 《重庆市村卫生室（所）管理办法（试行）》（渝府发〔2012〕93 号）。
② 李志建：《日本老年人社区照顾调研报告》，《中国物业管理》2010 年第 10 期，第 62—63 页。

（三）社区缺乏稳定的照护服务队伍

社区要实现照护服务离不开稳定的护工队伍。我国东部城市社区有养老服务中心为老人送餐、做家政、聊天等服务，而针对失能老人提供的生活照料、康复护理等服务，社区只是提供一些信息，由失能老人按市场价出资购买服务，社区基本上只起到中介的作用。从表5—1中看到社区可以提供许多服务项目，失能老人到社区寻找护工基本上与市场上寻找没有什么区别，只是社区为居民提供了方便而已。表里所指的专业陪护是临时性的，并非针对失能老人长期的专业照护服务。社区提供的只是一般家政人员，不是针对失能老人的稳定的照护服务人员。能够提供这样的服务的还是社区服务做得较好的城市社区。我们走访的深圳、广东、北京等东部发达地区的社区几乎都没有专业的护理人员的储备。中西部地区的情况更不乐观，相比东部的上海、广州举办的养老服务中心提供的劳务差之甚远，尤其农村社区根本没有条件提供护理人员，即使提供，农村失能老人家庭也因无力支付护理人员的劳务费用，最终仍无法聘请护理人员上门服务。

表5—12　　　上海嘉定某新区社区生活服务中心收费标准
（2013年4月1日）

钟点服务						
月工资	次数	面积（平方米）	所需时间	每小时工资	介绍费（一次性付清）	管理费
200元/月	每周一次	100以下	3小时	15元/小时	100元/年（由雇主支付）	工资3%（由家政员支付）
250元/月	每周一次	100以上	4小时	15元/小时		
400元/月	每周二次	100以下	3小时	15元/小时		
540元/月	每周二次	100以上	4小时	15元/小时		
390元/月	每周三次	100以下	2小时	15元/小时		
580元/月	每周三次	100以上	3小时	15元/小时		
780元/月	每周三次	150以上	4小时	15元/小时		

续表

半日制服务				
说明	所需时间	工资	介绍费	管理费
22 天（周一至周五）	每天 3 小时	900 元/月	100 元/年 （由雇主支付）	工资 3% （由家政员支付）
22 天（周一至周五）	每天 4 小时	1000 元/月		
26 天（周一至周六）	每天 3 小时	1000 元/月		
26 天（周一至周六）	每天 4 小时	1200 元/月		

全日制服务					
类别	说明	所需时间	工资	介绍费	管理费
包月	22 天 （买菜做饭洗衣保洁）	上午 8：00— 下午 5：00	1800 元/月	100 元/年 （由雇主支付）	工资 3% （由家政员 支付）
包月	26 天 （买菜做饭洗衣保洁）	上午 8：00— 下午 5：00	2000 元/月		

新房二手房清洁			
类别	说明	介绍费	管理费
按时间算	每小时 20 元	20 元/次	工资 3% （由家政员支付）
按面积算	5 元/平方米		

专业陪护			
类别	收费	介绍费	管理费
半陪（8 小时）	100 元/白天	20 元/次	工资 3% （由家政员支付）
全陪（24 小时）	120 元/天（不包饭），100 元/天（包饭）		

特色服务				
类别	说明	工资	介绍费	管理费
按次	擦玻璃窗	5 元/平方米（双面）	20 元/次	工资 3% （由家政员支付）
按次	清洗脱排	70—80 元/台	免费	

注：此表数据是笔者 2013 年 7 月 9 日到上海嘉定某新区调研收集。

发达国家有居家照护的支持机制。如德国于 2011 年 10 月通过了"护理法"修正案，又被称为"护理时间法"，对因需要护理家人而影响个人工作的问题专门以法律的形式规定，对于需要为家人提供护理的上班人员，在不超过两年时间之内每周工作时间可缩短至 15 小时，且工资收入也能得到部分补偿。为了增加居家照护者的数量并提高其质量，德国政府规定并鼓励部分大学生可以和独居老人合住，大学生可以帮助老人做饭、整理房间、陪老人聊天。这样既省下了房屋的租金，又照顾了独居老人。德国社会福利机构还安排了部分独居老人和单亲家庭人士住在一起，组成"三代同堂"的临时家庭，以方便互相照顾。① 又如日本，有专业的居家护理人员队伍。只有经过专业培训，具备国家执业资格后才能独立工作。在日本，市、町、村三级政府会派出不同类型的社区服务人员（如医生、护士、康复师和家庭服务员等）到那些体弱多病而生活又不能自理且无适当护理人员的老人家中，进行走访并提供多项护理服务，帮助照料老年人的日常生活，定期上门观察患病老人的病情，发现问题并及时进行诊疗护理，对老人及其家属给予营养、用药、康复训练等方面的指导。② 我们从德国护理法的规定看到，他们为增加居家照护者的数量作了具体的制度安排，这种方式也可以提高照护者的质量。从日本的经验看到，日本对专业照护服务人员的培育包括了医生、护士、康复师和家庭服务员等相关人员，有这样稳定的社区照护服务队伍，才能有效解决失能老人的照护服务问题，居家或居住在社区的失能老人的专业照护服务才能得到落实。在社区养老服务中，最需要帮助的人群是失能老人，他们除最基本的生活照料服务外，就是专业的康复护理，这类服务必须要有专业的医务人员才能胜任，我国目前的社区从制度设计到为居家失能老人提供上门的专业照护服务都十分欠缺。这将影响社区养老服务业的发展。

（四）社会其他力量参与社区照护服务缺乏持续性

我们将参与社区照护服务的志愿者、社工组织等非政府组织、邻里互助等统称为社会其他力量。近年来志愿者组织有较大的发展，在社区的养老服务中发挥的作用日益凸显。在校学生参与社区志愿活动的增多，特别在重阳节慰问老人的活动中，学生志愿者占了相当大的

---

① 施巍巍、刘一姣：《德国长期照护保险制度研究及其启示》，《商业研究》2011年第3期，第98—105页。

② 李志建：《日本老年人社区照顾调研报告》，《中国物业管理》2010年第10期，第62—63页。

比重。就目前志愿服务来看，志愿者组织和志愿者数量相比发达国家有很大差距，进入失能老人家庭参与护理服务、精神慰藉服务的很少，表面上的活动远远多于实质上的帮助，并且大多集中在敬老节这些特殊的日子，很难持之以恒。

　　社工组织介入社区服务已在大中城市社区逐步开展，目前发达地区社工组织的服务绝大部分源于政府购买。就全国来说，政府购买服务刚刚起步，许多地方政府受经济条件的限制，但又迫于形势发展的压力，开始尝试政府购买公共服务，但显得小心翼翼，担心政府花钱购买服务是否能得到预期效果。例如，2014 年 7 月重庆市江北区政府分别以 5 万元向重庆仁怀社会服务中心、重庆工商大学启明社会工作服务中心、重庆理工大学企航社会工作服务中心这三大专业社工组织购买服务，通过发挥社工和志愿者各自的特色和优势，助推共青团市民学校建设。[①] 这是重庆市首次由政府出资向专业社工组织购买公共服务。重庆是直辖市，经济发展在西部处于前列，一个区政府向三个社工组织首次购买社会服务只用了 15 万元，如果一个社工的月工资是 2500 元，这笔钱只够 5 位社工的工资，更多的公共服务如何实现呢？这样的条件又能留住多少人坚守在社工的岗位上？可见政府购买服务的力度很小，不足以解决社区照护服务的问题。目前我国社工服务的坚持主要依赖于政府购买服务，除东部少数发达地区在财政支持力度较大外，绝大多数地方社工介入社区服务还处于发展初期或萌芽阶段，许多农村社区村委会的工作人员根本不知道社工组织是指什么，可见社工介入社区服务的程度相当低。

　　非政府组织在养老服务方面起到一定的作用。关于非政府组织，学界按照不同的分类标准有多种界定。就一般而言，非政府组织是指除政府之外的其他社会公共组织，与营利性组织、亲缘性组织和政治类组织相区别，具有公益性、组织性、民间性、非营利性、自治性和自愿性的特征，包括慈善组织、社会团体、民办非企业单位。这些组织更多地活跃在环保等方面，介入养老服务的主要有社工组织、志愿者组织，其次还有一些扶贫方面的组织、慈善组织和法律援助组织。

―――――――――

　　① 《重庆启动政府购买公共演出服务》，《重庆日报》2014 年 7 月 27 日。

这些组织在宣传、协调社会矛盾和纠纷等方面发挥着一定的作用，比如唤起人们对养老服务方面的重视，他们的工作对政府的决策有一定的影响。在社区里有一些自发组织的服务队，但其作用有限，很少介入失能老人照护服务。除此还有一些邻里互相帮助、失能老人家庭出现临时困难的互助服务等，但都是零星的、临时性的，远远不能满足失能老人的需求。

相比发达国家，中国非政府组织在社会上发挥的作用十分有限，影响力还很小。例如，在美国的各大小城市社区里，大约有100万个各类非政府组织活跃在这些社区。社区中为了某些共同的社会问题或者同一的利益，一些非政府组织替代政府的服务机构，在政府的支持下行使服务职能。这些组织在养老、助残、托幼、扶孤、扶贫等方面都发挥着作用。在社区服务方面，涉及的领域较广，志愿者组织和非政府组织的活动在缓解社会矛盾，平衡社会关系方面发挥着十分重要的作用。美国的志愿服务也开展得很好，学校会将社区的志愿服务作为学生升学的必要条件，据资料统计9300万美国人热心于社区的服务工作，全国56%—62%的妇女每周奉献3.4个小时，49%的男性每周奉献3.6个小时。不过美国在家庭对老人的照顾方面仍存在诸多问题。[1] 在加拿大，大约有18万个志愿组织（非营利组织），其中8万个登记注册为慈善组织。这些志愿组织大约有工作人员130万人，占加拿大劳动力人口的9%。通过这些组织动员了650万志愿者参与社区服务，志愿者们每年贡献的时间为10亿小时，相当于58万份全职工作。志愿部门充分实现了把资本性资源和非资本性资源的有机结合来提供公共服务，实现公共目标。加拿大志愿部门每年的资金收入为900亿加元，同时他们拥有1030亿加元资产。每年有2200万加拿大人为这些志愿组织捐赠，总计50亿加元。另外，志愿组织的资金还来自省政府和地方政府。[2] 荷兰也注重家庭护理员志愿者队伍建设。居家照护志愿者主要集中的业务是为家庭提供帮助和为护理员提供相

①　蒋学基等：《美国社区非政府组织的运行情况及其启示》，《浙江社会科学》2002年第4期，第60—64页。
②　丁元竹：《加拿大的社区服务体系建设及对我国的启示》，《中国发展观察》2006年第9期，第49—56页。

关咨询服务，而且其人员数量每年都在大量增加。① 在台湾地区，对于参与社区照护服务的照服员和志工都由专门机构进行有计划的培训，颁发"志工识别证"，并且注意开发当地的高龄志工，很多人平均年龄会到 70 岁。②

总之，我国参与社区照护服务的主体不多，由于种种困难使参与社区照护服务的主体难以实现对失能老人的照护服务，作为社区服务的主体社区居（村）委会，缺乏整合资源的能力和条件，在社区养老服务中没能很好地发挥领导和指导作用。社区的其他主体，如社工组织和志愿者组织，在发展较为缓慢的同时，服务还缺乏持续性，社工组织如果没有政府购买服务作为支撑，就会停止运行或减少服务。志愿服务流动性很大，一般很难有固定的时间长期服务于某一个社区或项目。社工和志愿者组织在城市社区养老服务方面发挥的作用十分有限，对失能老人的照护服务开展很少，农村社区失能老人的照护服务几乎是空白。

二　针对失能老人的社区照护服务缺乏有效性

（一）社区提供的特殊服务主要针对政策规定帮扶范围内的老人

按照国家的法律法规和政策，对城市"三无"老人和农村"五保"老人，政府有具体的帮扶措施，如几十年来对农村"五保"老人有保"吃、穿、住、衣、葬"的政策，政府财政为每一位"五保"老人下拨经费，修建了敬老院，解决了不救不活的孤寡老人生存问题。对残障老人的生活和补贴也有相关政策和措施具体落实，而在政府的政策中，优先帮扶的是"五保"和"三无"老人，失能老人如果恰好在这类优先帮扶的范围内才能享有相应的特殊政策，并且缺乏具体的措施。（在第三章政策分析中已经阐述，这里不赘述。）因此上级对社区养老服务工作的检查，重点在于政策是否落实到"三无"、"五保"、"孤寡"、"空巢"等特殊老人身上，而一般不针对失能老人照护服务工作进行专项检查。这样的导向结果是社区的养老服务工作

---

①　孙惠中：《荷兰、德国的老年服务》，《社会福利》2012 年第 1 期，第 50—51 页。

②　高淑贵、周欣宜：《推动在地老化策略之研究——以"建立社区照顾关怀据点计划"为例》，《农业推广文汇》2008 年第 53 辑，第 35—47 页。

的重点始终不在失能老人，而在"三无"、"五保"等特殊老年群体。笔者并不否认这部分人更应该关注，但是随着老龄化程度提高，失能老人人数大幅度上升的情况下，政府和社区在养老服务重点人群的划分方面，理念应该有所转变。

（二）社区提供的照护服务内容针对性不强

现阶段，在老年人对社区提供的服务满足度不高的情况下，开展针对活动型老年人的服务内容多于失能老人，调查显示，社区为老年人提供最多的服务是老年文体活动以及相关的硬件设施上，即使这样，硬件设施都没有达到60%，而文体活动的相关服务也只有活动型老年人才能享有，失能老人尤其是全失能老人一般无法直接参与和享有。在医疗保健方面，虽然服务提供比例排在第二（见图5—10），但

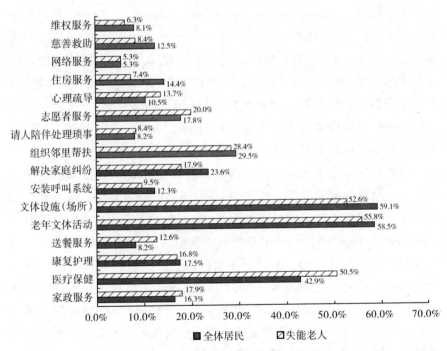

图5—10　50岁以上受访者与失能老人认为居（村）委会
提供的养老服务项目对比图（多选）

资料来源：2014年课题组针对失能老人需求的调查，回收50岁以上老人的有效问卷1732份，其中失能老人问卷311份。

受访社区医疗保健一般只是建立健康档案，慢性病管理和简单的门诊服务，并且社区医生职责中不包含定期上门访问或指导失能老人康复，社区医生人员与社区居民的比例很高，一般情况下每村 1 名医生，城市社区大多也是 1 名医生对社区上千人的医疗服务。社区医生仅应付上级交付的任务都十分繁忙，没有更多精力上门为社区内失能老人提供康复护理的指导等服务。从图 5—10 看到除文体活动和医疗保健外，其余的服务项目供给率都低于 30%，与失能老人密切相关的家政服务（生活照料）、康复护理、邻里互助、心理疏导（精神慰藉）、志愿者服务、送餐服务都非常不足，尤其是心理疏导的服务供给度很低。

我们将失能老人对社区服务供给的认识与全体 50 岁以上受访者的认识进行比较，失能老人认为有六个方面服务供给略高于全体 50 岁以上受访者（见图 5—10）：分别是医疗保健（高 7.6%）、送餐服务（高 4.4%）、心理疏导（高 3.2%）、志愿者服务（高 2.2%）、家政服务（高 1.6%）、请人陪伴处理琐事（高 0.2%），说明失能老人对生活服务较为依赖，如送餐服务、家政服务和志愿者服务，这也体现了政府和社区在医疗保健和心理疏导等服务上向失能老人倾斜，使他们感受到社区服务带来的帮助。但我们也应看到，失能老人照护服务需求远高于生活自理型老人，可是两类老人接受的社区服务差别不大，说明社区为失能老人提供的服务总量严重不足。如社区的医疗保健服务是政府全额支持提供的，但只有 50.5% 的失能老人认为社区提供了医疗保健服务。其他的家政服务（17.9%）、康复护理（16.8%）和心理辅导（13.7%）、呼叫系统（9.5%）、志愿者服务（20%）也是失能老人非常需要的，但是感受到社区提供的服务的失能老人没有超过 20%；在社区整体服务不足的情况下，组织邻里帮扶服务能够在一定程度上给失能老人以帮助（28.4%），但这种帮扶程度低于活动型老年人（29.5%）。说明失能老人社会交往参与度不高，受到周围邻居的关注度相对较低，除社区对政策强调的特别困难的老人关注外，对一般失能老人的关注度较低。由于失能老人行动不便，主动与人交往的机会减少，如果社区组织和居民不去主动关心他们，他们逐渐地会被社会边缘化，结果会导致获得的帮助更少。目前政府顺应广大老人的意愿倡导居家养老服务，但在家庭功能弱化，居家照护出现人力财力困难的情况下，如果再缺乏社区为失能老人提供较完善的照护服务，社区居家养老就会成为一种口号，而非现实帮扶，最后仍然回复到家庭养老的老路。

（三）社区提供的表层服务活动远多于实质性的帮助

目前中国的社区服务尤其是城市社区普遍发展，农村社区机构、场所和人员配备也基本实现。社区开展了较多的活动，笔者走访的社区居（村）委会门口都有宣传栏，将工作计划、活动安排、为民服务等内容展示出来，各类媒体对社区养老服务的宣传也是热热闹闹，社区也可以列举非常多的实例证明养老服务活动开展得轰轰烈烈，而事实上社区服务的各类活动主要是针对活动型老年人，对失能老人的照护服务缺乏实质性的帮扶。如解决生活照料中的具体问题，我们访谈到农村失能老人家庭，因没有经费购买轮椅，使老人终年不能出门；因缺乏具有升降功能的床，失能老人终年平躺在床上不能使身体稍微舒服一点，排泄照料也很难解决，老伴也因年老体弱无法挪动失能者，只能在床中间挖一个洞解决失能者的排泄问题；同时因许多农村缺乏公交车，导致失能老人难以出行到医院看病，使疾病不能得到及时医治，社区也无法帮助找一辆便车，即使找来便车，失能老人也因缺乏支付能力而会减少外出看病。在康复护理服务方面，社区不能整合和调集社会资源进行帮扶，帮助缺乏医护常识的家庭照护者。在精神慰藉方面，失能老人需要的精神慰藉、心理护理是长期的、持续的，社区组织成员严重不足难以做到照护服务的持续性，志愿服务许多时候是一股风吹过就没有了，这股风还难以吹到农村偏远地区。在社会交往方面，作为社会的人都有与人交往的需求，失能老人认为自己行动不便增加了他人的负担，主动减少与他人的交往，但这并不是说他们没有与外界交往的需求。这些看似简单的需求却常常被人忽略，社区不能给予他们实质性的帮助。在紧急救援方面，寻求社区帮助常常不如求助120，社区的资源在这方面十分欠缺，加之没有医护设备和常识，社区无法提供此类服务。在临终关怀服务方面，社区工作者一般缺乏临终关怀的专业知识，他们能够做的工作基本是通知家属或帮助处理日常后事。在社区应该提供的照护服务方面，很少有专业的社工介入，社区也很少有稳定的志愿者队伍可联系，其他非政府组织与社区的联系更少。如果社区能够联系社会力量帮助失能老人参与社会活动，实现交往，使他们保持良好的心态面对失能后的困难是非常有益的，但目前社区服务对失能老人的实质性帮助非常有限。

在国外许多社区服务是能够落实的，比如在德国，关于临终关怀方面，部分志愿者机构能够介入，并且提供夜间医疗护理或者临终关怀服务，以减轻家庭护理员的负担，如"交叉路径"的照顾参与项目，为照顾者提供了一个灵活的家庭照顾方式，使他们有更多休息的机会。政府还可以对照顾服务的支出给予很少的税收减免，并辅以严格的规定，最低收入线或以下的护理员可以得到社会保障系统的补贴。[①]

在欧盟和美国，有日间照顾或高级中心之类的服务，这些中心为老人们提供食物以满足老年人对营养的基本需求的同时，也满足了老人需要陪伴的愿望。居家照护在提供实质性帮助的同时，也为那些社会网络有限或行动能力受到限制的人们提供了一个与社会交往的主要渠道。这些服务都起到了较好的作用。对英国的日间照顾调查以及其他类似的研究显示了较高水平的满意度，使用者和照顾者们都非常看重陪伴和社会交往，参加社会活动的机会等。在对美国200个高级中心使用者的抽样调查中发现，90%的人认为高级中心帮助他们保持健康、积极的状态，并结交了新朋友，提升了他们的社会生活质量，使他们感觉更好（克劳特，1989：133）。[②] 从上述我们看到，社区照护服务需要在政府强有力的支持下对居家失能老人提供帮助，还要将具体的服务项目和人员落实到位，这些国外的经验都值得我们很好地学习和借鉴。

三　城乡社区照护服务供给差异很大

社区养老服务差异最大的是城乡社区照护服务。我们就失能老人照护服务问题对社区工作人员进行问卷调查，社区工作人员认为城乡社区在为老人服务供给上：康复护理方面城市（36.4%）高于农村

---

① 孙惠中：《荷兰、德国的老年服务》，《社会福利》2012年第1期，第50—51页。

② ［英］苏珊·特斯特：《老年人社区照护的跨国比较》，周向红等译，中国社会出版社2002年版，第181页。

（25.2%）11.2 个百分点；门诊医疗农村（47.7%）比城市低
（49.3%）1.6 个百分点；休闲娱乐农村（32.9%）比城市（56.0%）
低 23.1 个百分点；心理保健农村（12.3%）比城市（28.0%）低
15.7 个百分点（见图 5—11）。可见，农村照护服务供给整体上都弱
于城市社区。只有生活照料和临终关怀服务，农村分别高于城市 3.7
个百分点和 0.5 个百分点，可能的解释是，农村家庭由于受经济条件
限制一般不雇请专人照护，是留守家人专门照护失能老人，所以农村
社区工作人员认为农村的生活照料不算太差。

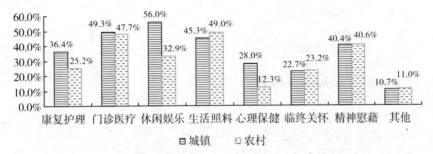

图 5—11　城乡社区照护服务内容比较图（多选）（N = 468）

资料来源：2012 年重庆大学课题组就养老服务工作对失能老人、普通大众和社区工作
人员的调研，社区工作人员部分问卷发放 550 份，收回 468 份，回收率 85.1%。

　　普通居民同样认为城乡社区服务供给有明显的差异，从图 5—12
中我们看到 16 项社区服务中，有 11 项服务供给城市高于农村，高出的
服务项目分别依次是老年文体活动（19.1%）、文体设施（场所）
（18.2%）、家政服务（11.5%）、志愿者服务（8%）、安装呼叫系统
（5.5%）、康复护理（4.4%）、网络服务（4.1%）、送餐服务（3.4%）、
住房服务（1.5%）、心理疏导（1.3%）、维权服务（0.9%）。只有 5 项
农村服务供给高于城市，组织邻里帮扶服务（农村高 7.9%）解决家
庭纠纷服务（农村高 5.9%）、医疗保健服务（农村高 2.4%）、请人
陪伴处理琐事服务（农村高 0.7%）、慈善救助（农村高 0.4%）。除
此之外，农村的医疗条件比城镇差，但数据反映比城镇稍好，可能的
解释是，随着新型农村合作医疗和医疗救助制度的完善以及健康方面
的建档工作的开展，农村的医疗条件相比过去提高较大，使农村居民

感到医疗保健相比过去供给更好。很有意思的是，组织邻里帮扶农村比城市高7.9个百分点，这也从另一个角度反映了很少有外界（如志愿者等）对农村失能老人进行帮扶，如遇困难，唯一可以依靠的外界力量是邻居。这也提示我们：在志愿者和社工以及非政府组织难以到达偏远农村的情况下，由社区组织邻里帮扶可以弥补社会组织服务供给不足的缺陷，也是为群众排忧解难的良好方式，村委会应加强这方面的工作。

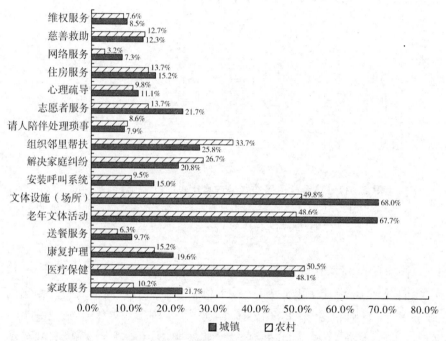

图5—12　50岁以上城乡受访者认为居（村）委会提供养老
服务项目对比图（多选）（N＝1732）

资料来源：2014年课题组针对失能老人需求的调查，回收50岁以上老人的有效问卷1732份。农村1031份，城镇687份，系统缺失14份。

城乡之间的差距，除了直接提供服务有较大差距外，照护服务的环境也有很大差异，如交通、生活资料的供给、人力资源的供给农村远不如城市，我们到访的部分农村社区，有的缺水、有的不通公路，特别是偏远地区的农村社区，外出务工的人数达到2/3，留守在家的老人和小孩都是需要帮扶的人。而城市的情况就完全不同，城市社区供给主体相对充足，社会工作、志愿者等各方面人才集中，更能够实现参与社区的照护服务。城市社区照护服务内容供给相比农村丰富，无论是哪方面照护服务的供给，城市社区的资源都比农村丰富。另外，城市社区实现照护服务的硬件设施相比农村更好，在城市社区各种人财物资源可以较为迅速地汇集和调配，仅医疗方面，除了附近有社区医院外，各大、中型医院都集中在城市，城市社区位置交通便捷，通信发达，这些都是农村多少年难以达到的。城乡之间的巨大差距直接影响到社区照护服务的发展，也影响到农村失能老人生活的质量。

四　社区组织不能很好地整合社会资源

社区能够整合的与照护服务有关的资源主要有人、财、物等方面的资源。社区居（村）委会能够整合的人力资源非常有限，对于介入社区养老服务的社工组织和一些非政府组织，社区常常只能配合，不能任意调动或整合。社区在整合物质资源缺乏必要的条件和能力。目前我国只有东部有少数社区有较好的照护服务物质资源可以整合，笔者在深圳宝安区某社区调研时，看到当地村民用拆迁款修建了大楼，划拨给社区一层楼的房屋用于办公和开展社区活动，这层楼里的图书资料室、心理咨询室、健身房等都十分齐全。但是绝大多数社区仅是办公用房都显得十分紧张，有的农村社区举行一个人数稍多的会都没有会议室，更不用说有多余的房屋用于社区养老服务中心的活动。社区还缺乏经费购买为老服务的辅助用具，如缺少帮助失能老人外出需要的推车或轮椅等。由于社区组织在协调整合社区养老服务资源的主客观条件严重不足，要实现理想的社区养老服务还有很大差距，更不用说失能老人的社区照护服务的实现。从笔者几年的实地调研来看，社区居家照护服务是备受政府和居民推崇的同时也是最薄弱的。

五　社区与居家照护服务不能有效衔接

失能老人居家照护与传统的家庭养老不同的是老人虽仍居住家中，但要以社区为依托，社区要提供必要的服务，使过去家庭照护在一定程度上向社会延伸，因此失能老人居家照护与社区照护服务不可能截然分离。就失能老人照护服务的发展趋势来看，建立一体化的服务体系需要居家照护和社区照护的衔接与整合，因为失能老人对他人的依赖性和照护服务的长期性，单靠家庭照护已难以维系，特别是困难家庭的失能老人更需要外界的帮助，社区服务是他们最容易、最便捷获得的外界帮助。社区拥有比家庭更多的各种资源，社区服务可以实现家庭照护向社会延伸，通过社会力量的参与能够使社会资源与家庭资源融合，增强了家庭照护的能力，减轻了家庭照护的压力，提高了失能老人的生活质量，最终实现居家、社区照护服务的持续性。但是现阶段社区的照护服务不能很好地与居家照护相衔接，长期以来政策总是优先倾斜鳏寡孤独老人，再考虑生活不能自理的老人，而不是将失能老人与鳏寡孤独老人看成同样需要特殊政策照顾的人，这种政策执行的结果是失能老人无法享受特殊照护服务，也不能成为社区服务的重点。从社区人力支持上看，参与养老服务的人力十分有限，无论是医疗康复，还是生活照料以至于精神慰藉等，都没有稳定的上门服务队伍。康复护理等专业技能没有通过社区传递到失能老人家庭，致使居家失能老人不能获得来自社区的专业服务；从养老服务发挥的作用上看，社区的服务方式与社会中介非常相似，也就是市场供给的方式，这种方式虽有其优势，但并未有效减轻失能老人家庭的负担。另外，社区内的硬件服务设施一般是为活动型老年人或轻度的半失能老人提供的，基本没有针对失能老人的康复训练设备。如果社区服务没有递送到家庭，社区服务就不能与家庭照护服务相衔接，社区也不能成为失能老人的依托，失能老人居家照护服务只能在低层次徘徊。

在发达国家，长期照护服务体系正朝着更加人性化和便利化的方向发展；建立了家庭、社区、专业机构立体型的长期照护服务组织递送平台，并不断将资源向着整合化的方向努力；充分考虑到失能老人的不同需要，尽可能将失能老人需要的服务送到他们身边，增强服务的可及性，切实提高长期照护服务的实际效益，满足老年人的需求。例如，英国的社区照护服务一般分六种方式，即社区服务中心、社区老年公寓、家庭照顾、暂托处、上门服务、社区养老院。英国的社区照顾包括社区内照顾和社区照顾两种模式。社区内照顾就是运用社区资源，在社区内由专业工作人员进行照顾，如利用社区内的服务设施，对孤老或者生活不能自理的老年人进行开放式的院舍照顾，老年人可以在社区内随意走动。社区照护就是由家人、朋友、邻居及社区志愿者提供服务，比如，为有各种需要的老年人提供家庭服务，这样老年人就能在自己的社区中过正常人的生活。英国社区照护服务的主要内容包括：生活照料、物质支持、心理支持、整体关怀。此外，英国政府对老年医疗保健服务也主要采取以社区为单位提供医疗保健的办法，即在每个社区设立若干老年人保健中心或老年病医疗机构，工作人员在医生的指导下，开展日常医疗护理工作。[①] 从国外的实例中，我们看到中国的居家养老为基础，社区为依托还需要搭建双方的递送平台。

第五节 养老机构及照护服务供给情况分析

近年来我国养老机构快速发展，为有机构养老意愿的失能老人提供了方便。为了使养老机构按照规范性方向发展，国家专门颁布了《养老机构基本规范》[②] 等一系列法规，对举办养老机构的基本要求、人员、管理、环境与设施设备和服务等的内容作出了规定，使养老机构从申请举办到运行过程有章可循。过去我国只有公办养老机构，如"五保"、"三无"老人入住的敬老院或福利院，优抚对象入住的光荣院等。随着政策的调整，允许民间资本参与创办养老机构后，各类养老机构纷纷建立，形成了多元养老机构向老年人提供养老服务的格局。各类养老机构的发展逐步改变了人们的养老观念，选择机构养老的老年人增多，尤其是失能老人和高龄老人选择入住养老机构的比例有较大增长，居家养老已经不是养老方式的唯一选择。从另一个角度看，失能老人之所以选择机构养老比例较高，说明居家养老不足以满足部分失能老人的需求。入住养老机构的老年人增加又促进了养老机

---

① 裴晓梅、房莉杰：《老年长期照护导论》，社会科学文献出版社 2010 年版，第85—86 页。

② 《养老机构基本规范》（中华人民共和国国家标准 GB/T 29353—2012）。

构服务供给力的提高，表现在养老机构的数量增加，服务内容不断丰富，服务队伍有较大发展等方面。

一 养老机构数量大幅度增长

养老机构（senior care organization ）是指：为老年人提供生活照料、膳食、康复、护理、医疗保健等综合性服务的各类组织。[①] 我国过去举办的敬老院、福利院和光荣院属公办养老机构，主要用于收住鳏寡孤独等无人赡养的老人，以至于在人们的印象中，入住敬老院或养老院的都是"五保"和"三无"老人。至今许多农村的老人还认为他有儿女不会到养老院去，儿女们也认为自己如果将老人送到养老机构是自己对长辈的不孝。随着中国经济的发展，人口老龄化的加重，民营资本介入养老服务业后，养老机构在各地有了较快的发展，到 2014 年年底，我国养老服务机构有 3.4 万个，其中养老床位 551.4 万张，收留养老人员 288.7 万人。[②] 《经济日报》于 2015 年 4 月 30 日报道：截至 3 月底，全国各类注册登记的养老服务机构 31833 个。机构、社区等养老床位合计达到 584.0 万张，其中社区留宿和日间照料床位 197.3 万张。目前，每千名老年人拥有养老床位数达 27.5 张，同比增长 10.0%，增长幅度明显。[③] 《中国劳动保障报》也报道全国养老服务机构及床位的增长情况（见表 5—13）。同时提出我国力争各类养老床位达到 663 万张，每千名老人拥有养老床位数达到 30 张，日间照料服务基本覆盖 100%城市社区，50%以上农村社区。[④]

表 5—13　　　　2008—2013 年全国养老服务机构及床位数量表

指标	2008 年	2009 年	2010 年	2011 年	2012 年	2013 年
全国各类养老服务机构（个）	35632	38060	39904	40868	44304	42475
年末收留抚养老年人（万人）	189.6	210.9	242.6	260.3	293.6	307.4

① 《养老机构基本规范》（中华人民共和国国家标准 GB/T 29353—2012 ）。
② 中华人民共和国国家统计局：《中华人民共和国 2014 年国民经济和社会发展统计公报》，2015 年 2 月 26 日。
③ 《我国每千名老人拥有 27.5 张养老床位》，《经济日报》2015 年 4 月 30 日第 3 版。
④ 《全国养老床位建设情况》，《中国劳动保障报》2015 年 3 月 13 日第 3 版。

续表

指标	2008 年	2009 年	2010 年	2011 年	2012 年	2013 年
每千名老年拥有养老床位（张）	14.7	15.9	17.7	19.1	21.5	24.4
养老服务机构拥有床位（万张）	234.5	266.2	314.9	352.2	416.5	493.7
社区留宿和日间照料床位（万张）	—	—	—	—	19.8	64.1

资料来源：《中国劳动保障报》2015 年 3 月 13 日第 3 版。

　　我们走访了东部的北京、上海、广州、深圳，中部的湖南、湖北，西部的兰州、四川、重庆、南宁、贵州等多地的养老机构，除少数的公办养老院满员难以入住、个别县没有民营养老机构外，民营养老机构基本上都有空置的床位。这些养老机构解决了无人赡养老人的衣食住行的基本生活问题，减轻了老人以及家庭成员在生活上的负担，使失能老人得到了较好的专业服务。由于养老机构的发展，使经济条件较好有入住养老机构愿望的失能老人基本都可以实现机构养老。我们曾经面对普通居民的问卷调查显示，居民一般都不愿意送失能老人到离家较远的养老机构去接受照护，但是希望就近入住机构接受照护的比例相当高，希望老人到社区康复机构照护的占 44.3%，到养老机构接受照护的有 19.8%，这两项相加占 64.1%；与家人一起居住的占 33.6%（见表 5—14）。而我们针对 265 位失能老人的问卷调查中，在回答"您希望您家的失能、半失能老人在哪里得到照护"时，失能老人的家人与普通大众有所不同，他们希望家里的失能老人居家照护的占 61.1%，希望失能老人到养老机构的占 14.0%；主要在养老机构，经常回家与家人在一起的有 21.5%；希望到专门的康复院和医院的分别是 1.1% 和 0.8%（见表 5—14）。从表 5—14 和表 5—15 我们看到，无论家里是否有失能老人的居民，总体来说失能老人的家人大多愿意居家照护。普通居民认为更合适的照护方式是到社区的康复机构和养老机构（64.1%）比与家人在一起的（33.6%）高出 30.5 个百分点。家里有失能老人的居民选择养老机构、主要在养老机构、医院、专门的康复院等机构照护的（37.4%）比选择由家人照护的（61.1%）低 23.7%。两类居民选择的不同，是因为调查给出的选项在有无"建立社区的康复机构"上不一致，如果社区有养老或康复机构的，选择机构养老的比例增大，但总的来说两类群体的选择都体现了选择机构照护的比例远远超出了政府和学界针对一般老年人提出"90—7—3"和"90—6—4"的养老服务格局，这也与我们前面的论据相一致，说明针对失能老人的照护需求和针对普通老人的照护需求有较大区别，客观上提示社会应针对失能老人的需求发展养老机构。

表5—14　受访者对哪种方式最适合失能老人照护的看法（N=1042）

选项	建立社区康复机构	与家人一起居住	养老机构	独居（请人照料）	未选
人数	462	350	206	11	13
百分比（%）	44.3	33.6	19.8	1.1	1.2

资料来源：重庆大学"失能老人需求与服务体系构建"课题组2012年1—2月动员本校学生进行的问卷调查，针对普通大众的问卷：发放1300份，回收1120份，回收率86.2%，有效问卷1042份。

表5—15　受访者希望家中的失能老人在哪里得到照护的看法（N=265）

选项	与家人在一起	养老机构	独居，请人照料	主要在养老机构，经常回家与家人在一起	在医院	专门的康复院	其他
人数	162	37	3	57	2	3	1
百分比（%）	61.1	14.0	1.1	21.5	0.8	1.1	0.4

资料来源：重庆大学"失能老人需求与服务体系构建"课题组2012年动员本校学生利用寒暑假进行的调研，针对失能老人及家人的问卷调查：发放320份，回收280份，回收率87.5%，有效问卷265份。

全国养老机构的较大发展，与民间资本广泛进入养老服务事业有密切的关系。目前除传统的公建公营养老机构外，还有民营养老机构，公助民营、公建民营、医院投资兴建（如重庆医科大学第一附属医院兴办）、发达地区帮助欠发达地区修建的养老机构（如5·12地震后，发达地区捐助灾区修建的养老院）等，另外社区养老机构、护理院、康复机构和临终关怀机构等也有较快的发展，多元投资养老机构格局的形成，促使养老机构有了很大的发展。

访谈典型事例 5—22

访谈对象：重庆某大学附属医院举办的老年护养中心主任

访谈时间：2012 年 8 月 28 日

访谈地点：重庆某大学附属医院举办的老年护养中心

主任介绍说：护养中心是由重庆医科大学第一附属医院投资兴建，国家发改委批准立项的全国首家大型公立医院下属的养老机构，系国家基本养老服务体系建设试点项目。中心集养生文化、康复理疗、医疗护理、休闲娱乐等功能为一体，全部完工后将成为重庆市大型五星级综合性养老机构。中心离主城区 22 公里，占地面积 773.19 亩，由普通护养区、高级护养区、临湖疗养区、学术交流中心、青杠老年医院等组成，设置护养床位 3000 张，医院床位 1000 张，分五区三期建设。中心为老人提供专业化、高品质、全方位的服务，是老人安享晚年的理想乐园。护养中心的医生来自重庆医科大学，既是医生又是教师，轮流从高校到护养中心为老人提供专业的康复训练和必要的治疗，由于中心是医院举办，费用纳入医保范围，按照国家医疗保险规定的比例报销医疗费，对有的治疗和康复属自费项目的，护养中心结算时也会按照医保的规定作必要的扣除。

二　养老机构建设向综合型服务方向发展的趋势明显

《社会养老服务体系建设规划（2011—2015）》提出，"在机构养老层面，重点推进供养型、养护型、医护型养老机构建设。县级以上城市，至少建有一所以收养失能、半失能老年人为主的老年养护机构。在国家和省级层面，建设若干具有实训功能的养老服务设施"[①]，明确了养老机构建设的方向。按照《规划》的要求，各地养老服务机构的发展由过去提供生活照料的单一功能发展到多功能的养老机构，我们走访的多个大型的养老院，院内的设置都不只是为老年人提供生活照料服务，还与市内的大中型医院合作在院内或院旁设立分院，有的与市级图书馆联合，存放一些老年人喜爱的读物供老年人阅览并定期轮换，还有社工组织参与养老机构服务，开展了多种为老服务的

---

① 《社会养老服务体系建设规划（2011—2015 年）》。

活动。

访谈典型事例 5—23

访谈对象：北京某公办社会福利院门卫

访谈时间：2013 年 8 月 11 日

访谈地点：北京某公办社会福利院

福利院门卫介绍说：该福利院是由市政府 1988 年投资兴建的老年福利事业单位，也是经卫生局批准的首都第一家集医疗、康复、颐养、科研、教学为一体的北京市老年病医院，主要接收国家优抚、需要照料的离退休老人、归国华侨以及老年病患者，同时具有对区县养老机构的人员培训、业务指导和重症病人的住院康复、治疗等功能。2001 年福利院通过了 ISO9001 国际质量认证。北京市每年都给福利院拨款，2009 年北京市政府再次投资 1.4 亿元，进行了二期建设工程，现有床位 1000 余张，有六个区，包括生活照料区、颐养区等，提供多种服务。北京第一福利院除了养老服务机构的大楼外，院内有三层楼的老年病医院，里面各科室齐全，也对外看病，条件很好，大厅里还有许多关于老年病和养生方面的宣传栏。1998 年被卫生部评为"二级甲等医院"，同时也是北京市医疗保险定点单位。往里走，有一栋小楼是社工组织机构所在地，楼内有社工服务活动的场所，里面有很多社工服务的宣传展板。2005 年福利院正式引进社会工作专业，是北京第一家开展社会工作（部门和岗位）的国办养老机构，2009 年顺利通过了民政部社工人才队伍建设试点评估检查工作，成为社工试点示范单位、团中央的文明单位、民政部的先进单位、老龄工作先进单位。

访谈典型事例 5—24

访谈对象：广州某民办老年公寓多位护工和失能老人

访谈时间：2013 年 7 月 9 日

访谈地点：广东某民办老年公寓

护工和失能老人介绍说：该老年公寓是广州市民办养老机构，2009 年被评为广东省一级社会福利机构，全国百姓放心养老院，全国爱心护理工程，广州市先进单位，养老服务机构十佳单位等。院内有一个较大的老年服务中心、医院、护理院，里面有多种帮助老年人康复的器械，还有多位医师、护理师等，入住的失能老人和半失能老人可以在这里看病，随时可以到这里来进行康复训练，笔者访问了一位正在接受康复训练的老人，他对这里的按摩、训练等项目很满意。院内有800多位工作人员，住了两千多位老年人。全国各地的老年人来这里养老，包括台湾地区和海外的老人等。院内有各类养老的住房（楼房、别墅类），接待处墙上张贴的入院须知和院内规章制度，老人住房门口的牌上写着保健师、班长、护理员的姓名，室内设备齐全。院内办公室墙上张贴着2013年6月培训安排的内容。失能老人入住这里接受照护的方式比较灵活。

访谈典型事例5—25

访谈对象：三亚某民办养老院院长

访谈时间：2013年1月30日

访谈地点：三亚市某民办养老院

院长，30多岁。该养老院地处三亚市的大东海榆红村，离市区不远，因三亚冬天暖和，寒冷地区的老人喜欢到这里过冬，因此村附近全是开发的房地产。院长是外地人，三年前到三亚修建养老院，因当地属于旅游开发区，不能再行扩建，养老院有三层楼的房子、食堂、棋牌室，能住60多人，平均入住率在70%—80%，基本不收失能老人，对于半失能老人，只有送饭、洗衣，没有护理服务。笔者到访时正遇王院长免费开自己的车送一位老人前去医院看病。养老院收费每月1800元左右；可以根据情况略有下浮，如果入住时间长，费用会适当降低。洗衣服等会另外加收服务费（洗衣1元/件）。

从上述公办、民办和医院办的养老机构看，养老服务"十二五"规划在按照计划落实，正规大型的养老机构都注意了医养结合的养老方式，朝着养老服务综合性方向发展，极大地提升了失能老人的机构照护服务质量。这是养老服务质的飞跃，也是居家与社区照护服务无法比拟的优越性，尤其是对初期失能老人和重度失能老人来说，专业的医疗康复手段有利于减轻失能老人的痛苦，尽可能恢复身体功能。我们走访的较大型和中型县级养老机构（包括公办和民办），许多都采取医院与养老院相结合的方式，经济不发达地区的中型养老机构，即使没有医院也有院医务室处理常见病。小型的养老院没有医务室的，一般都会与附近医院签约帮助处理突发疾病，如遇紧急情况，养老院可以将老人及时送到该医院救治。

三   机构养老的居住方式呈多样化发展态势

过去机构养老的居住方式非常单一，单人间基本是最好的选择并且非常少，现在各地除保留了传统的两人合住和单人居住的养老房间外，还有多种居住方式，使入住老人根据需求有多种选择，主要居住方式有以下几种：

"一套二"合租式机构养老居住方式。四川峨眉山市某公办福利院是5·12地震后援建项目，该市基本没有出资。院内有一栋楼是按照两室一厅居住格局修建，笔者走访到其中一套两居室内的刘婆婆和周婆婆是两位近80岁的老人，她俩各住一室，共用一个客厅，彼此成为生活上相互依赖的伙伴，两位老人经常在一起聊天并互相帮助，周婆婆的家人为了使老人住着更舒服，想给她换一个单人间，但是老人执意不走，因为周婆婆听力不好，想与刘婆婆一起居住可以获得很多帮助。两位老人相互很依赖，关系不错。该院的院长说设计房间的理念是大家和小家的理念，不仅要使老人能够养老，还要使老人快乐。院长告诉笔者说当初修建这样的房间，就是为了让老年人有家的感觉。

普通居家式机构养老居住方式。我们走访的深圳某民办养老院，其中一栋楼外观看起来与普通居民楼没有区别，一位瘫痪的老人租住的房间与在自己家里没有区别，楼内房间与普通的住房一样（两室一厅一厨一厕），只是这栋楼房修建在养老院内，产权属养老院，租住在楼内的老年住户交给养老机构的租金略高于市场价，每天养老院的医务人员和服务人员会提供规定的服务。这种方式最大的特点或优势是居家的感觉，失能老人既不感到离开了自己的家，又获得了养老机构的照护服务。这种方式适合家庭经济条件较好的失能老人居住和接受照护服务。

访谈典型事例 5—26

访谈对象：居住在深圳某民办养老院的张氏全失能老人的丈夫：唐姓老人

访谈时间：2013 年 8 月 26 日

访谈地点：深圳某民办养老院

唐姓老人，80 多岁，曾经是深圳某政府的秘书长，他的妻子是帕金森综合征的患者，现在已经瘫痪在床，不能正常对话，唐姓老人在养老院租住了两套两居室的房子，中间打通后成为一个大的套间，每月缴纳房租 3000 多元。他的妻子张氏居住在这里，唐姓老人在养老院请了一位军医院退休的护士长提供照护服务，每月给养老院 3000 多元的护理费，养老院扣除了一定的管理费后给护士长发工资。秘书长每周有三到四天到这里来看他的妻子。这种养老方式，被笔者称为养老院里的居家养老方式。这两套房子的外观和内部结构是按照普通居民的住房修建，房间里也是按照一般家庭的布置，所以感觉与居住在自家没有区别。

别墅居家式机构养老的居住方式。广州有一个民营老年公寓，在公寓范围内修建了多栋别墅，可以单独租住，也可以与人合租别墅的某一个单间，别墅的周围有花园、树木，环境非常不错，笔者访谈到一位 80 多岁的退休老军人，他对这里的环境非常满意。在这里养老居住除住房在养老机构外，房间里可以按照自己的需求摆放物品，老人们感觉与居住自家没有太大差别。

联排平房居家式机构养老的居住方式。我们走访的西安未央区某老年福利服务中心，有 1900 个床位，其中有几排平房，看起来与普通居民的平房没有区别，老人根据自己的需求租住在其中一套房。笔者看到住户在房门口小花园内种花和菜，和普通的住户没有两样。

宾馆式机构养老的居住方式。上海嘉定区某养老院，外观是街边的两栋大楼，表面看来如同宾馆，进入楼内大厅与宾馆的设置没有什么区别，房间里的设置与居住宾馆很相似，入住后给人以外出度假的感觉，里面仍有许多养老服务项目。

从上述机构养老的几种居住方式看到，为了满足失能老人不同层次的居住需求，养老机构改变了理念，提供了多种居住方式，提高了机构养老的居住服务水平，尤其是对不愿离家又想获得养老机构专业照护的失能老人来说，既有居住家中的感觉，又可获得较好的专业照护服务，这些典型的事例为全国养老机构居住方式的发展提供了样本。当然目前大多数养老机构提供的居住方式，仍然是以双人间和多人间为主，只是低层次地部分满足失能老人的居住需求。

四　养老机构照护服务供给力度有较大提升

机构照护服务属于正式照护服务的范畴，通常是指由公共、志愿和商业性组织提供的服务，区别于由家庭成员、亲属、朋友和邻居提供的非正式的照护服务。① 从理论上说，在养老机构接受的正式护理，有较强的专业性，主要由专业医生、护士和护理人员共同提供服务。这种护理是以治疗慢性疾病和恢复日常生活能力为目的的。

（一）养老机构能够提供较好的生活照料服务

养老机构提供的照护服务最基本的是满足失能老人生活照料的需求。《养老机构基本规范》中规定了生活照料服务至少应包括：穿衣（协助穿衣等）；修饰（洗头、洗脸等）；口腔清洁（刷牙等）；饮食照料（协助进食、饮水或喂饭等）；排泄护理（定时提醒如厕、提供便器、协助排便与排尿等）；皮肤清洁护理（清洗会阴、擦洗身体等）；压疮预防（定时更换卧位、翻身等）。② 目前不论哪类性质的养老机构都能提供多项生活照料服务。如北京某公办福利院，门厅的展板上公示出来的服务项目：（1）个人生活照料服务包括：为入住老人提供生活上的照料和协助，确保老人享有舒适的生活，协助老人进食、进水、如厕；老人的清洁服务；休息、入寝照料。（2）环境卫生服务：服务范围是老人居室内，涵盖了清洁卫生死角、卫生间日常打理、擦拭室内窗户和阳台玻璃等清洁服务。（3）洗衣服务。（4）室内设备维修服务。（5）咨询服务等。类似这些服务，各养老机构基本都能做到，特别是各养老机构的卫生方面做得很好。养老机构都可以

---

① 裴晓梅、房莉杰：《老年长期照护导论》，社会科学文献出版社 2010 年版，第 4 页。
② 《养老机构基本规范》（中华人民共和国国家标准 GB/T 29353—2012）。

根据老年人身体的不同情况，提供不同的用餐和进食服务。笔者到访的几十家不同类型的养老机构卫生环境都较好，都能提供最基本生活照料服务，只是小型民营养老机构在生活照料服务的供给上规范性方面不及大型养老机构。

（二）部分养老机构能够提供少量的康复护理服务

康复护理对失能老人十分重要，机构照护的优势之一就是能够提供专业的康复护理服务。按照颁布的国家标准，老年护理服务应包括基础护理、健康管理、健康教育、心理护理、治疗护理、感染控制等，还包括有必要的医疗机构和人员以及设备等。[①] 目前的大型养老机构有较完善的康复护理服务，如北京某公办福利院的老年护理服务，针对生活自理不同的情况，提供不同层级的基本服务，除按照老年护理的标准提供服务外，还有协助医疗护理服务，如观察老人日常生活变化、协助老人服药，协助生活不能自理的老人进行肢体活动，协助老人使用助行器具（拐杖、步行器、轮椅、移位机等）；收集标本送检等较详细的医疗服务。这个福利院可以说是全国的标杆养老机构，公示出来的服务项目中包括康复训练。目前我国较大型的养老机构有一般护理服务，在护理服务项目中特别标出了特级护理，一、二、三级护理的内容及收费标准，养老机构将康复训练服务看成医疗服务，但很多中小型的养老机构基本没有正规的康复服务，如果提供简单的康复训练服务，也是额外收费项目，虽然每次的费用并不高，但康复训练的长期性使大多失能老人仍然难以承受持续的付费。

（三）养老机构能够开展较好的精神慰藉

养老机构对失能老人进行精神慰藉服务是通过护理员、社工人员、志愿者的沟通、情绪疏导、心理干预等心理和精神支持来实现的。在养老机构，老年人集中居住，方便社会工作者介入老年人照护服务，开展一系列的活动实现精神慰藉服务。例如，北京某公办福利院提供的心理支持服务，包括社会工作者通过一对一的方式运用个案中的专业方法，为老人提供情绪疏导、危机干预等方面的心理支持，具体还包括个人心理支持服务、团体心理支持服务。另外，精神慰藉

---

① 《养老机构基本规范》（中华人民共和国国家标准 GB/T 29353—2012）。

还包括教育服务，通过举办健康知识、疾病预防支持、心理方面的知识，实现老年人自己缓解心理压力，排解不良情绪的目的。养老机构还可以通过一系列的文娱活动来实现对失能老人的精神慰藉。

访谈典型事例 5—27

访谈对象：北京某公办福利院社工科人员

访谈时间：2013 年 8 月 11 日

访谈地点：北京某公办福利院

社工科人员介绍说，福利院社工科会定期举办专题介绍老年疾病的相关知识，提示老年人尽早预防。如开展老年人精神健康系列——老龄精神伴康健，安乐幸福享晚年活动，讲解年老身体和心理的变化，其中谈道：随着年龄的增长，老年人出现了体态体型的变化和生理调节功能的衰退，这直接或间接地影响了心理的衰老和退化，如感知能力衰退、记忆力下降、思维迟缓、适应能力减弱等。由于生理和社会的诸多原因，老人可能会出现孤独、抑郁、痴呆等心理障碍或精神疾病问题，希望大家积极面对。活动主要介绍了老年抑郁症的含义、症状、发病的原因以及如何治疗等。

访谈典型事例 5—28

访谈对象：广州某公办养老院工作人员

访谈时间：2013 年 6 月 26 日

访谈地点：广州某公办养老院

工作人员介绍：养老院是广州市民政局下属的老年福利事业单位，1965 年 7 月建院，床位 1000 多张。主要为广州市的孤寡老人和在家养老有困难的企事业单位离退休人员提供生活照顾、医疗康复、痴呆护理、社会工作和临终关怀等服务。该养老院已形成颐养天年、医疗康复、特殊照顾三大功能和老年康复、痴呆照顾、临终关怀、社会工作四大服务品牌。2002 年 10 月，该养老院获广东省质量认证中心颁发 ISO9001、2000 标准认证证书；院内有社工组织综合服务中心，住院老人按身体健康状况和生活自理能力分住七个不同的园区养老。笔者到访时正是老人们午睡后，护工们将大约 30 位坐在轮椅上的失能老人推出房间到一个开放式的大厅里，然后放着音乐，护工们随着音乐为失能老人跳舞，舞姿虽然说不上优美，但是失能老人们坐在轮椅上看得很开心。

（四）养老机构可以提供较好的社会交往场所

养老机构是老年人集中居住的地方，也是老年人交流的平台。由于居住集中，有利于各种交往活动的开展，方便社工组织的介入和志愿者组织的进行，养老机构可以发挥组织的优势与各种社会组织联合开展多种活动，促进老年人相互交往，比如定期举办各种讲座使老年人老有所教，在一起交流学习的心得，我们走访到北京某社会福利院，开展的服务项目中有休闲娱乐服务，包括摄影、书画、英语、电脑、手工、台球、合唱，还有游艺会、联欢会、艺术品展览、播放电影、文艺活动等。

笔者到访的广州某公办养老院，社工组织为老人搭建了一个自治、自助的老人团体组织孵化基地。目的是为发展本院在院老人的兴趣爱好，鼓励老人发挥自身优势，开展团体活动，丰富机构文化生活。培育老人自助、互助精神和促进能力发展，做到老有所学、老有所为、老有所乐、自主自助、乐享晚年。老年人可以自己组织团体，利用这个孵化基地申请活动场地和一定的经费，还可以利用这个平台相互交往和相互鼓励，使自己感到活动或者工作的乐趣，也会感到个人对于他人或社会的价值，他们参与各项活动有助于积极面对晚年的生活，自动消除负面情绪。我们看到许多养老院内老年人彼此交往，在一起做操，跳舞，交谈，虽然失能老人行动不便不能直接参与，但也有许多坐着轮椅，在护工的陪同下观看，轻度失能老人也可以直接参与多项活动，享受其中的乐趣，以达到丰富失能老人精神生活的目的。在参与活动和相互交往中失能老人对养老机构进一步认同从而产生归属感。相比中小型养老机构，大型养老机构举办的各类活动更多，东部发达地区的养老机构比中西部地区开展得更加丰富多彩。

（五）临终关怀服务逐步受到重视

临终关怀是指病人在临终前，为了减轻病人的病痛折磨，安详而有尊严地离世而提供的一种帮助或服务。临终关怀服务最早起源于20世纪40年代的英国，1967年7月，英国女医生西塞莉·桑德斯博士在伦敦创建了世界上第一所现代临终关怀医院——圣克里斯多弗临终关怀院，随后临终关怀服务在美国等多个国家得到较快的发展。如今英国已有临终关怀机构200多家。[①] 1974年美国首家临终关怀医院建立，1982年国会颁布法令在医疗保险计划（为老年人的卫生保健计划）中加入临终关怀内容，为病人提供了享受临终关怀服务的财政支持，同时也为美国临终关怀产业的发展奠定了基础。美国国家临终关怀组织（NHO）在50个州正在运行和计划之中的临终关怀计划超过3100个。仅1998年，美国约有54万病人和他们的家属接受了这种服务。我国临终关怀服务处于起步阶段，现已经成立了第一家临终关怀医院——北京松堂关怀医院。[②] 近年来临终关怀服务得到一定程度的认可，稍具规模的养老机构都会提供临终关怀服务，只是提供的临终关怀服务在是否专业方面有差距。在大型的养老机构中能够提供专业的临终关怀服务，包括养老机构和社工组织举办讲座，引起人们对这一服务的关注和认识，促进人们对生命意义的深入理解，从而珍爱生命，珍惜现在的生活。

访谈典型事例5—29

访谈对象：北京某公办福利院工作人员

访谈时间：2013年8月11日

访谈地点：北京某公办福利院

工作人员介绍：福利院注意加强临终关怀相关知识的宣传教育，如向老年人宣传什么是安宁服务？为什么要参加安宁服务？告诉人们安宁服务是帮助老人选择自己行为的方式度过生命的最后阶段。通过专业服务，减少老人身体、心灵的痛苦，让老人回顾生命的意义，感受幸福，情绪上获得平静和安详。还宣传安宁服务的内容，如全人照顾：对晚期病人的身体、心理、社会交往的整体照顾，减轻晚期病人所承受的痛苦；全家照顾：对老人照顾者开展支持小组，缓解照顾者压力，使照顾者获得放松与休息，通过为晚期病人家属舒缓压力，解

[①] 车丽：《临终关怀——温暖人生最后一段旅程》，《经济日报》2015年4月8日第14版。

[②] 同上。

决家属身体、心理、悲伤等问题；全程照顾：安宁服务的开展将从接受晚期病人指导病人的离世，以及开展后续的家属哀伤辅导，使创伤减至最轻；全队照顾：安宁服务将会通过高素质的团队来提供服务，由社会工作者、医生、护士、义工等共同组成。福利院为临终老人具体提供护理、生活照料、安宁等综合性服务，包括遵照医嘱按时完成各种治疗及用药；护士加强巡视、根据老人身体状况做好医疗护理服务，给予语言安抚，护理员为老人提供日常生活照料服务，满足老人生活需求；有条件时将老人转至单人房间护理，方便照料及家属探望；医生及时与老人家属沟通，告知病情，老人亡故，医生开具死亡证明，护士和护理员为老人进行遗体料理；医生根据家属意愿，协助家属联系殡仪馆。

访谈典型事例 5—30

访谈对象：广州某公办养老院工作人员

访谈时间：2013 年 6 月 26 日

访谈地点：广州某公办养老院

工作人员介绍说：养老院针对老人有宁养服务。具体做法是：邀请院外心理专家对团队员工进行"生死教育"；继续开展"生命教育课程"、"世界临终关怀日"和"人生纪念册"等主题活动；拟与殡葬公司合作，了解家属对殡葬服务的需求，做好老人临终善后工作，减轻家属负担。笔者走访到这个养老机构时，正好看到他们组织的临终关怀服务活动的宣传：

感悟人生　精彩生命

——广州市某公办养老院 2012 世界临终关怀与舒缓治疗日主题活动

活动背景：

从 2005 年英国首先将 10 月的第二个星期六定为"世界临终关怀与舒缓治疗日"以来，全球各个地区每年都在这一天为临终关怀服务做宣传，让临终的病人及终老的老人得到关爱，让人们对临终关怀服务有更加深入的认识与体会，2011 年广州市老人院宁养服务区举办了首次以"关爱生命　关注宁养"为主题的"世界临终关怀与舒缓治疗日"纪念活动，通过向老人、家属、职工普及宁养服务知识，介绍老人院宁养服务开展情况，使大家对宁养服务形成了初步的认识和了解，经过宁养服务团队一年来的不断努力，宁养服务秉持"尊重生命，维护生命尊严，注重生活质量"的服务宗旨，不断提升服务品质，在院内乃至社会上都产生了一定的影响。时值 2012 年"世界临终关怀与舒缓治疗日（2012 年 10 月 13 日）"来临之际，广州市老人院宁养服务团队举办以"感悟人生　精彩生命"为主题的系列活动，希望借由活动的开展，引发人们从生命的角度思考人生，重视生命教育在宁养服务中的作用，从而对老人院宁养服务的发展起到宣传、推动作用。

活动目的：

（1）通过此次主题日活动，引起长者、职工、家属乃至社会对宁养服务的关注，对宁养服务内容有新的认识；

（2）通过"生命教育"心理讲座，让长者、职工、家属了解人在临终前的心理变化，减缓对死亡的恐惧感，学会如何去应对；

（3）通过举办"人生毕业典礼"，以直观、正面的形式，对长者、职工、家属进行生命教育，重整对生命的理解；

（4）通过此次系列活动，继续推广宁养服务理念，普及宁养服务知识，让大众对生命教育的意义有更为深入的理解，从而对老人院宁养服务的宣传、推广与发展起到推动作用。

活动主题：感悟人生　精彩生命

活动时间：2012 年 10 月 13—21 日

主办单位：广州市某公办养老院

承办部门：宁养服务区社工科

协办部门：康复科、护理部、医务科、总务科、财务科、政工科

活动内容：世界临终关怀与舒缓治疗日主题活动

活动时间：2012 年 10 月 13 日上午 10：00

活动地点：慈云礼堂

活动参与对象：院领导，宁养服务区长者、家属、职工，院内感兴趣的长者、职工，宁养服务区义工，院外机构代表等

活动内容：通过"世界临终关怀与舒缓治疗日"主题宣传活动，让更多的人关注生命质量，接受宁养服务

生命教育心理讲座

讲座一：感恩生命　时间：2012 年 10 月 16 日下午 1：30

讲座二：夕阳余晖　时间：2012 年 10 月 17 日下午 1：30

地点：院内礼堂

讲座对象：院老人、家属、职工及院外感兴趣的人员

讲座内容：由院外心理专家为大家讲解人在临终前经历的心理发展阶段及特征，揭开临终心理的神秘感，让大家对死亡心理有新的认识及理解，从而了解面对临终不同阶段心理变化的应对方法

临终关怀电影欣赏

电影欣赏时间：2012 年 10 月 18 日下午 1：30

电影名称：《海洋天堂》

放映地点：院内礼堂

参与对象：院内感兴趣的长者、工作人员

人生毕业典礼暨人生导师授予仪式

活动时间：2012 年 10 月 21 日上午 10：00

活动主题：人生毕业典礼暨人生导师授予仪式

活动对象：院老人、家属、职工及院外感兴趣的人员

毕业典礼、导师对象：唐老师、彭老师

活动内容：通过对长者人生毕业典礼的举办，让长者回顾自己的一生，让参加者感悟生命的意义，并通过人生导师的授予，让"毕业"的长者在今后的"生命教育"课程中发挥更大的作用

活动地点：院内礼堂

广州和北京的这两个公办养老机构，是当今中国养老机构的典范，它们提供的临终关怀服务非常专业，特别是广州这一公办养老机构的临终关怀活动，主持活动的牵头部门是社工科，协办部门包括康复科、护理部、医务科、总务科、财务科、政工科。虽然在中国提供这样的专业临终关怀服务的养老机构还不多，但是它们的服务代表了中国养老机构临终关怀服务发展方向，在它们的带动下，全国各地的临终关怀服务会逐步走向专业化的道路。

我们也应看到民众目前对临终关怀服务的认识还十分欠缺，社区的临终关怀服务几乎是盲点，中小型养老院一般提供临终前的擦洗身体和换衣等服务，这些服务不具有专业性。我们走访的万州一个较大

型的民营养老院，专门设置了临终关怀室，但是对如何进行正规的临终关怀服务仍不太清楚。

五　社会组织开始介入机构照护服务

随着老龄化程度的加重，高龄老年人口数量达到 2400 万，失能老年人口接近 4000 万，中国老龄科学研究中心主任、《中国养老机构发展研究报告》课题组组长吴玉韶在发布会上表示，随着人口老龄化进程的加快，家庭规模的缩小和社会的快速转型，中国老年人，特别是高龄、失能老年人的照料、康复护理服务需求迅速提高。[①] 失能老人对照护各个环节都会产生新的需求，如何更科学合理地对失能老人进行照护服务，需要多方面力量介入他们的生活和精神，给予适当的帮助，以缓解其身体和精神上的痛苦。为了促进社工机构的发展和社工人才、志愿者队伍的发展，《民政部关于促进民办社会工作机构发展的通知》（2009）、《民政部关于进一步加快推进民办社会工作服务机构发展的意见》（2014）、《社会工作者国家职业标准》（2004）等关于社工职业水平评价的文件以及发展志愿队伍的相关文件，其目的就是发展社工、志愿者队伍，发挥这两支队伍的专业服务作用，提升失能老人的照护服务质量。社工和志愿者可以运用社会工作的理论知识和社会工作的方法和技巧，帮助失能老人解决生活照料、康复护理等方面的问题，社工的介入有时可以起到医生和亲属不能起到的作用，这种帮助是必要的，不可忽视的。由于居住在养老机构的老人较为集中，社工和志愿者组织的介入更容易实现。目前中国的公办养老机构大都有社工介入失能老人服务。

访谈典型事例 5—31
访谈对象：广州某社工组织综合服务中心工作人员
访谈时间：2013 年 7 月 9 日
访谈地点：广州某公办养老院
工作人员介绍：他所在社工组织入住养老机构对老人进行综合服

---

① 《中国首部养老机构发展研究报告在京发布》，2015 年 7 月 16 日，中新网。

务，成立了综合服务中心，坚持"以人为本、持续改善、全面照顾、重点关怀"的服务宗旨，建立了老人团体组织孵化基地，成功孵化出有110人参加的万岁艺术团、15人参加的粤曲乐器小组、11人参加的老年大学学委会、11人参加的金花组、20人参加的老年义工队以及千岁献策团等。其中老年大学课程开展了生命教育系列讲座，传统文化系列讲座、易经课等，还举办了营养膳食班，桌球兴趣班，英语兴趣班，手工坊，英语兴趣班，电脑兴趣班等，吸引老年人参加，做到老有所乐，老有所教。社工综合服务中心还为新入院的老人提供院舍适应指导；为有心理情绪和行为问题的个案提供一对一的专业辅导，帮助解决问题；为有共同需要和问题的老人或员工提供小组服务，让他们在互动性的游戏和分享过程中，解决问题，提升潜能；在各类节假日开展多样化的社交康乐活动；积极联系院内外的义工为需要的老人提供服务；为痴呆患者、失能老人康复进行综合评估并制订专业康复照顾计划，组织开展各类康复性、康乐性服务，同时，为家属和护老者提供各类支援服务，此外还与心理咨询师、医生、护士、护理员等组成跨专业团队，为有需要的老人提供医疗护理、情绪疏导、社交支援等方面的服务。社工组织还全面启动社工义工联动机制；重点做好院内长者抑郁预防活动；为全院50%以上的老人建立基本服务档案。同时他们还为民办养老机构提供社工介入项目。

访谈典型事例5—32

访谈对象：重庆某公办福利院社工科科长

访谈时间：2014年6月16日

访谈地点：重庆市某公办福利院

科长介绍说：福利院可以容纳近400位老人入住，是全国示范养老机构，全国民政系统行风建设示范单位。福利院内的政工科负责社工相关工作，举办各种社工活动，坚持社工的工作原则和价值观，创办了社工季刊，记载和宣传社工工作，在社工科的组织下进行了多种小组活动，如缅怀往事小组、《红灯记》话剧、地震常识小组、健康养生小组、七彩生活健康小组、居家安全小组、耆老防跌倒小组等专项活动，还有元旦等节日活动。福利院的社工活动有一个特点是联系本地高校社工专业的研究生一起设计针对老年人的活动，介入养老服务。社工科针对介护老人设计了他们喜爱的游戏，让他们体验活动带来的快乐。

访谈典型事例 5—33

访谈对象：重庆某公办福利院社工科科长

访谈时间：2014 年 3 月 19 日

访谈地点：重庆市某公办福利院

科长介绍说：公办福利院是市民政局直属的社会福利机构，1942 年建立，至今已有 60 余年历史。目前正在扩建，院占地约 240 亩，是国家重点建设项目，也是全市最大的养老工程。民政部拨款 1 亿元，深圳有人捐款 2000 万元，市里等部门筹集了几千万元，共 2 亿元。现可以收入 800 多人，扩建后可以入住 1600 人。福利院按照政府要求收住"三无"老人，每人每月包干价 520 元，包括护理费等。将来的发展趋势是收高龄、失能、失智老人。福利院有编制的职工有 103 人，还留有编制备用。福利院大约收住了 50% 的自费老人，每人每月收费 2300 元左右。福利院有 70%—80% 的失能与半失能老人；老人平均年龄 80 多岁。福利院目前没有高级护工，部分护工是有编制的人员。对护工的培训，更多是依靠国家民政部门举办的培训项目，重庆市相关培训较少。

福利院的社工是福利院的正式职工，其中专业社工 3 人，兼职 1 人。工作的费用依靠福利院。社工组织可以向民政部门申请项目。在社工的组织下，该院的志愿者活动开展有序。社工组织也非常重视为院内老人提供临终关怀服务，如有一位 2014 年退休前担任管理干部的老人，身患癌症，但他自尊心和个性较强，不愿向他人表露病痛和对死亡的恐惧，社工经常与他聊天，在社工的介入下，老人较为轻松地度过了人生最后时刻，在福利院安详离世。

社工组织开展的活动，有利于老年人融入新的集体、融入社会，避免与社会隔离。比如，社工组织设计的康复娱乐活动，失能老人坐在轮椅上也可以参与，这些活动使失能老人身心愉悦，帮助其自主抵抗负面情绪，接受现实，积极配合康复训练。笔者访谈到东莞某镇敬老院，镇政府在敬老院隔壁为社工组织提供大约 150 平方米的办公用房，通过政府购买服务，该社工每周二为敬老院的老人们放粤剧或电影，这样普通的一件事有较大的作用，老人们每周有一个盼头，周一就会有老人去问社工第二天放映的内容。这些活动有利于丰富老人们的精神生活，增添他们生活中的希望和乐趣。社工组织的活动在东部发达地区和大型的公办的养老机构较多，许多中小型的公办和民办养老机构，很少有社工介入，志愿者服务相比社工服务参加的人员更广泛，介入为老服务方面的有学生、慈善组织、非政府组织、企业以及个体等，有组织的志愿者服务影响力逐步扩大。

访谈典型事例 5—34

访谈对象：美新路志愿组织的一位志愿者

访谈时间：2013 年 8 月 11 日

访谈地点：北京某公办福利院

笔者到该福利院访谈时，正巧碰到一位中年女性志愿者张女士，告诉笔者说她非常喜欢老人，曾经到福利院询问如何为老人提供服务，福利院的社工科建议她去联系美新路公益志愿者组织。该组织由台湾人叶祖禹发起，叶祖禹曾任美台电讯公司总裁等职，他长期参与陪伴孤寡老人的志愿服务，于 1999 年和周石生在美国新泽西州以个人积蓄创立美新路基金会。2000 年开始倡导与推广长期陪伴的志愿服务。笔者访谈的这位女性志愿者在这一精神的感召下走上了自愿为老服务的道路，一直以来，她都坚守自己的承诺，无论有无工作，每两周来福利院做一次公益活动，每次两个小时，陪一个老人聊天，时间长了，就一对一地帮助老人。

笔者在北京福利院访谈时，遇到美新路公益志愿者组织的多位成员到福利院做公益活动。目前中国志愿者组织数量虽然不太多，但近年来发展较快。另外，为养老机构提供服务的其他组织和个体服务在中国也有所发展。

六　养老机构护理员队伍的供给情况分析

（一）政府加大了助推养老服务队伍发展的力度

《老年法》规定："国家建立健全养老服务人才培养、使用、评价和激励制度，依法规范用工，促进从业人员劳动报酬合理增长，发展专职、兼职和志愿者相结合的养老服务队伍。"① 为了发展养老护理员队伍，2002 年 6 月，国家劳动和社会保障部正式颁布《养老护理员国家职业标准》，这是我国第一部针对养老行业服务人员制定的职业标准文件。该文件对养老护理员的职业进行了明确界定，指出："养老护理员是指对老年人生活进行照料、护理的服务人员。"② 其职业等级分为初级、中级、高级和技师四个等级，并且根据不同工作内容和所需的技能，确认不同等级的养老护理员标准，养老护理员工作的内容可以分为：（1）生活照料，包括清洁卫生、睡眠照料、饮食照料、排泄照料和安全保护；（2）技术护理，具体包括病情的观察、伤口给药、消毒、护理记录和临终关怀等。2011 年国家人力资源和社会保障部对该文件进行了修订，养老护理员的定义仍沿用 2002 年的定义。2014 年人社部等三部门提出"加强老年护理人员专业培训，对符合条件的参加养老护理职业培训和职业技能鉴定的从业人员按规定给予相关补贴，在养老机构和社区开发公益岗位，吸纳农村转移劳动力、城镇就业困难人员等从事养老服务"的具体措施。③ 同时对发展护理专业护士、护理员队伍作出具体的部署。政府发布养老护理员职业目录，颁布实施国家职业标准，加强养老服务队伍的专业化和规范化建设。④ 在《民政事业发展第十二个五年规划》中提出了"力争到 2020 年，培养具备老年学、护理学等专业基础知识，实践经验丰富的养老护理员 600 万人"⑤。特别是 2014 年颁布的《关于加快推进养老服务业人才培养的意见》，教育部突出了养老服务人才的中长期培育规划，"加快推进养老服务相关专业教育体系建设"，"到 2020 年，基本建立以职业教育为主体，应用型本科和研究生教育层次相互衔接，学历教育和职业培训并重的养老服务人才培养培训体系"。同时加强对养老服务从

---

① 《中华人民共和国老年人权益保障法》（2012 年修订）。
② 国家劳动和社会保障部颁布：《养老护理员国家职业标准》（2002）。
③ 《国务院关于加快发展养老服务业的若干意见》（国发〔2013〕35 号）。
④ 《中国老龄事业的发展白皮书》（中华人民共和国国务院新闻办公室，2006 年 12 月）。
⑤ 《民政部、国家发展和改革委员会关于印发〈民政事业发展第十二个五年规划〉的通知》（民发〔2011〕209 号）。

业人员的培训，引导学生从事养老服务业，以适应养老服务业的发展需求。① 在政策强有力的推动下，养老服务队伍有了较大发展，各养老机构都配有护理员，国家按照职业标准加大了培训力度，对考核合格者颁发职业资格证书，这也鼓励了更多的人从事养老服务事业。尽管现在从事这一岗位的人员缺口很大，但是目前仍有 100 多万人坚持在这个岗位上。②

（二）养老护理员的发展和工作情况

养老护理员是对老年人进行照料、护理的服务人员。为了解养老护理员供给情况，我们曾在 2012—2013 年采用问卷和访谈的形式对机构养老护理员进行了调查，调查显示（见表5—16）护理员队伍的情况为：（1）年龄结构情况。护理员队伍年龄集中在 40 岁以上，尤其是 40—50 岁的女性占比较大。（2）工资收入和工作时间情况。有 70.2% 的护理员的收入集中在 1500 元/月以下，如果加上在养老院的食宿，多数护理员收入每月大约在 2500 元左右，这样的工资水平与他们较长的工作时间不相协调。从表5—15看到，工作时间 9—10 小时的有 38.1%；11—12 小时的占 12.94%；13 小时及以上的占 2.30%；随叫随到的占 29.61%。（3）参加培训的情况。我们实地访谈了解到，政府加大了对养老院管理人员和护理员的培训，各地稍具规模的养老机构负责人均到北京参加过正规的免费培训，各级民政部门也组织过护理人员培训，调查显示参加培训的达到 46.10%，不过，很多护理员将参加其所在养老院组织的培训也计算在其中，护理员参加政府和培训机构组织的正规培训应低于 46.10%。（4）护理员素质情况。调查还显示，护理员文化程度为：小学 28.9%、初中 38.8%、高中/中专 22.2%、大专及以上 10.1%。持证上岗的人不多，调查显示有 50% 以上的护理员不知道什么是职业资格证书。即使在进入护理员行业的门槛很低的情况下，仍有半数以上的养老院院长反映目前养老院发展中最困难的是护工难请。

---

① 2014 年教育部等九部门《关于加快推进养老服务业人才培养的意见》（教职成〔2014〕5 号）。

② 《中国将建立养老人才库　养老护理人员需求 1300 万人》，2015 年 1 月 29 日，人民网。

表5—16   **养老护理员队伍基本情况表（N=564）**

项目	分类	数量（人）	百分比（%）	性别	数量（人）	百分比（%）
			调查对象性别与年龄结构			
性别	男	169	29.96			
	女	395	70.04			
年龄	30岁以下	61	10.81	男	17	27.9
				女	44	72.1
	30—40岁	162	28.72	男	42	25.9
				女	120	74.1
	40—50岁	217	38.48	男	54	24.9
				女	163	75.1
	50岁以上	124	21.99	男	60	48.4
				女	64	51.6

护理员收入、劳动时间和培训情况

项目	分类	人数	百分比（%）
工资月收入	1000元及以下	165	29.26
	1001—1500元	231	40.96
	1501—2000元	105	18.62
	2001—2500元	45	7.98
	2501元以上	18	3.19
工作时间	8小时及以下	96	17.02
	9—10小时	215	38.12
	11—12小时	73	12.94
	13小时及以上	13	2.30
	随叫随到	167	29.61
参加培训情况	参加过	260	46.10
	没有参加	304	53.90

　　资料来源：2012—2013年重庆大学"养老服务队伍建设"课题组组织学生在全国范围多个省市对护理人员进行的问卷调查，本次调查共发出问卷650份，回收有效问卷共564份，有效回收率为86.8%。

访谈典型事例 5—35

访谈对象：重庆石柱县某镇敬老院院长

访谈时间：2013 年 4 月 3 日

访谈地点：重庆石柱县某镇敬老院

敬老院院长，女，36 岁。石柱土家族自治县是一个贫困县，山路崎岖，经济较落后，全县有五十多万人。因为经济、思想观念较为落后，该县没有民办养老院。①辖区内共有 32 个乡镇，24 所敬老院。我们走访的镇敬老院是新建的条件较好的敬老院，院内干净整洁，共入住 18 位老人，平均年龄 60 多岁，两名 90 多岁，有一位年龄 50 岁以下的生活不能自理的严重疾病患者，大多数老人 70 多岁。入住的 18 个老人中，有 3 位全失能老人，3 位半自理的残疾人，4 位失明的"五保"残疾老人，占总人数的一半，只有 4 个"五保"老人身体正常。敬老院有两位工作人员，冉院长和她的父亲。因每天需要做饭等工作，他们整年没有休息日。起初只有院长一位工作人员，后来镇政府看到她实在太忙碌，请了她父亲帮助做饭。院长每天处理各种杂事，还要为三位瘫痪老人进行排泄照料等，我们到访时看到院长和她父亲正在给一位 90 多岁的全失能老人的床板挖洞，因为这位老人体重 90 公斤，两位工作人员移动他下床和排泄十分困难，只能将床挖一个洞方便排泄照料。院长的工资为财政拨款每月 950 元（当地一般外出打工的人均工资是 1200 元左右），她的医疗保险等需要从工资里支付，县财政只帮助购买了养老保险。院里的清洁是能够活动的"五保"老人负责做，我们看到一位天生就少了两根肋骨，不能直立的"五保"老人一只手挂着拐杖，一只手拿着扫帚正在帮助清扫院坝。院长既是管理人员又是护理人员，她工作繁重、工资收入低、劳动时间长的状况是护理人员的一个缩影。

访谈典型事例 5—36

访谈对象：重庆忠县某民办养老院护工张阿姨

访谈时间：2013 年 4 月 2 日

---

① 这是我们访谈到少数几个没有民营养老院的县，当地只有收住"五保"、"三无"老人的公办敬老院，没有对外收住一般老年人的公办或民办养老院。

访谈地点：重庆忠县某民办养老院

张阿姨，女，55岁，她与丈夫一同在养老院当护工已有较长时间，夫妻二人每人每月工资1200元。这家养老院是一间大约400平方米左右的大房子，隔成了若干个小房间，隔墙没有封顶，院内采光和通风都不太好，有近40位老人入住。张阿姨负责照顾6位失能老人。她从农村来做护工，文化程度不高，她说护理工作很辛苦，主要是伺候老人的大小便，她感到很累。她还叫我们看她如何给失能老人排泄照料和擦洗身体，好让我们了解她的辛苦。这个护工个子很矮小，照护男性失能老人非常吃力，她反复对我们说她感到很累，对失能老人的排泄照料感到很脏，因为这类工作使她有时感到不想吃饭。我们问她有什么愿望或要求时，她说要求就是每月按时拿工资。

访谈典型事例5—37

访谈对象：重庆南岸区某民办养老院护工王阿姨、张阿姨

访谈时间：2013年4月21日

访谈地点：重庆南岸区某民办养老院

王阿姨（53岁）、张阿姨（56岁），在这里做护工已经有较长时间，两人一起照顾12位失能老人和一个痴呆年轻人，养老院包吃住每月工资1200元。王阿姨的个子很小，我们访谈时看到她背着比她个子高的失能老人从里屋到外面的房间洗脚，老人的脚拖在地上，阿姨挪动老人显得非常吃力，房间里没有轮椅等辅助工具，两位护工基本上没有休息日，工作的辛苦程度可想而知。两位阿姨对我们说这个工作就是很脏，有时饭都吃不下。

上述护工的情况并非个案，一个护工照护5—6个全失能老人是许多中小型养老院护工的普遍现象，如果加上半失能老人，有的护工要照护7—8位老年人，工作是相当繁重的。当年重庆的社会平均工资是3783元/月，护工如此大的工作量其工资不能达到这个水平，每月1200元再加上在养老院吃住，最多达到2200元左右，没有双休日和节假日，护工难聘是预料之中。并且护工的工作量很难准确认定，主要是由于失能老人需要24小时照顾，表5—15中反映出的29.61%的护工随叫随到就是因为失能老人照护的这一特点，在人员紧张的情况

下，延长工作时间是必然的。除此，护工认为护理工作"脏"，是因为帮助失能老人排泄照料时缺乏必要卫生和辅助器械的条件，几乎全部是护理人员用手操作，直接接触失能老人的排泄物，每天面对失能和痴呆老年病人，会影响到护工本人的身心健康，这些都是护工难请的重要原因。

七　养老机构的运营方式呈现多样化

从性质上划分，中国现阶段的养老院分为公办养老机构和民办养老机构。随着举办养老机构资金投入的多元化，又出现了公助民营、公建民营、公办民营等形式。

随着人们养老观念的改变和养老服务需要的增加，有入住养老机构意愿的老人增多，有些公办养老机构改变以前单一的营运方式，开始用空余的床位收住非"五保"、"三无"类老人，于是出现了公建民营和公助民营等不同运营形式的养老机构。公建或公助民营意味着引入市场机制，部分自负盈亏，还可以用收住社会上普通老人的盈利部分补贴"五保"、"三无"老人养老的资金缺口。例如峨眉山市民政部门举办的某养老院是5·12地震后援建项目，福利院的建制是差额拨款事业单位。2013年有护工50多人，保洁工32人，主管5人，管理人员8人，加上近20位食堂等杂工共110多人。只有4个民政局正式编制的职工，其他都是招聘人员，整个养老院按照企业的管理方式运营，民政局不再给予补贴。该福利院还用收住非"五保"、"三无"老人使福利院有一定的盈利，他们用这些盈利补贴"三无"和"五保"老人，提高了困难老人的生活水平。但因福利院是政府出资修建，住房条件和服务都相对较好，又不用考虑投资成本的回收，对外收费低于民营养老机构，因此入住率较高。该院的院长告诉我们，由于收费较低，养老院运营仍然存在一定的资金困难，非常想上涨入住的价格，但是迫于舆论的压力和普通老人的消费水平压力，迟迟没有涨价。总之，由于放宽了社会资本投向养老机构的准入门槛，吸引了更多的资金投向养老机构建设，提高了机构养老服务的综合性发展能力。

八　养老机构开始配备康复训练的硬件设施

对于失能老人来说，入住养老机构是希望得到专业性的照护，除有医务人员指导外，要辅之以专业的康复设备，我们走访的大型和较大型的公办养老机构和大型的民办养老机构，都配有康复训练的设备，通过养老机构内设的医疗机构，在医生的指导下进行康复训练，相比传统的养老院只提供生活照料来说，现代的养老机构在这方面有了较大的进步，有的大型养老机构还有社工组织配合帮助制订康复训练计划，协助医生完成各阶段的康复任务。如果是初期的失能老人，通过这些训练能够部分或者全部恢复身体功能，实现生活的部分或全部自理是可能的。但是一般中小型的公办和民办养老机构没有专门的康复设备，也缺乏专职医生的指导，这很可能导致初期的失能老人永久丧失身体功能恢复的机会。

访谈典型事例 5—38

访谈对象：香港某护老中心接待人员

访谈时间：2013 年 8 月 24 日

访谈地点：香港某护老中心

接待人员介绍说：他们这个护老中心是香港政府评出的甲级护老院，地处香港城市较繁华地带，是高楼房的第二层，有 500 平方米左右，可供 67 位老人入住。笔者访谈该中心时收住了 65 位老人，其中 26 人是半自理老人，38 人是全失能老人，1 位自理老人。护老中心是一个大房间隔成了若干小房间，小房间的隔断没有封顶，隔断大约有 2 米高。房间里能放下一张大约 1.2 米宽的床和一个床头柜，一把椅子，老年人装衣服的箱子只能放在床下。院内的确整洁，隔断有花窗。护老中心对外收费：一般自理人员收费 7500 港元/月，需要部分护理的人交 8500 港元/月，需要全护理的人交 9500 港元，这个护老院有许多服务，比如中医的按摩，一小时收费是 120 港元，陪护外出看医生 200 港元/小时，车费实报实销；包月为帮助老人康复的，1000 多港元/月；并且是专门的护理人员或医生来做，如果临时来不了，就由护老院的护士或者护工帮助做。

香港地区这个护老中心有如下特点：（1）该护老中心是政府甲一级买位院，政府购买了1/3的床位，每一个床位每月用6000港元购买，其余是自己营运。因是甲一级的护老中心，各项指标都需要通过政府有关部门的审查，并且政府会每个季度进行抽查，确保护老中心的护理质量。困难老人经过申请，由政府评估审核后，要自费1070港元/月才能入住政府购买的床位。（2）护老中心的护工、社工以及护士全是持证上岗，院内还要进行培训。（3）"狗医生"来看望老人是这里一大特色，因为老人寂寞，志愿者带上自家的狗到护老中心来陪伴老人，逗老人开心。（4）每月集中给老人们过一次生日。（5）每半年会带老人去旅游一次。（6）每月会带老人出去吃一次茶（糕点和饮料）。从以上活动看出，护老中心很注意老人的精神生活和社会交往。（7）在房间很窄的范围内腾出几平方米的地方做康复训练。

我们从这个护老中心的房间情况看，空间非常窄小，但都在护老中心放有几台很简单的康复设备，我们访谈时看到护工将一位老人固定在一个立式床板式的器械上做站立训练，老人显得很自然，没有什么痛苦，看起来已做较长时间的训练。相比之下，内地许多养老机构比这家护老中心的使用面积宽裕，几台简单的设备不用太多的经费，可是没有康复训练的意识，使很容易办到的事情没有办到。

在日本有个"诚信香里园"养老院——日本高科技养老院，是松下电器公司投资修建的一家现代化养老院。有许多供老人们娱乐的设施，共有103个房间，其中双人床3间，单人床100间，当年入住了96位老人，平均年龄83岁，最高年龄96岁，男性为24人，女性72人，工作人员87人，基本是按两名工作人员负责三名老人来设置的。房间里到处有"机关"，床边的墙上有个"失禁感应器"，如果老人失禁尿湿了褥单，感应器就会发出通知。床脚处安有"离床感应器"，能让工作人员在老人不慎从床上跌落时迅速察觉并及时赶来。洗手间的高科技含量是最多的，全部设施都由电脑控制，马桶圈的放下、抬起以及方便前后的冲水都是自动感应式的，马桶两侧还有自动收放的扶手，使用轮椅的老人也能不太费力地坐下。马桶上方有呼叫用的绳圈，如果老人感到不适或无法站起，就可拉动此绳圈呼叫工作人员，此外，为能及时发现老人突发不测，洗手间的天花板上装有"动作探知感应设施"，如果老人在洗手间内 30 分钟没有什么动作，感应装置就会马上通知工作人员，这些遥感装置由工作中心进行集中管理。为了给老人们解闷，"香里园"还研发了能够和老人双向交流的宠物机器人。浴室所有的墙壁都有可辅助行走的扶栏，还有专门为坐轮椅的老人设计的电动入浴设施，可以说设计处处都体现了"以人为本"的出发点。在这里入住的老年人，每周都能接受"松下纪念医院"及"道仁医院"的远程医疗诊断，医生通过专门的仪器就能掌握老人的各项生理健康数据，对症下药，并给出建议。

如此高科技的养老院生活，入住时除了一次性缴纳一大笔钱之外，每月还要另外付费，金额分为标准、经济、悠闲三个档次。以悠闲档为例，一次性入住金需要 3017.8 万日元（合 220 多万元人民币），这笔钱可以在当地买一套不错的住宅了。此外，每人每月还要缴纳 11.5 万日元。据工作人员称，有不少老年人就是把房产全部卖掉后入住这里来安享晚年。"香里园"在日本收费标准只算中等（陈叔红，2007）。① 日本的"香里园"虽然不是中国目前要效仿的高级养老机构，但他们"以人为本"的理念，以及辅助设施设计现代化值得我们学习。

第六节　养老机构照护服务的问题分析

按照西方发达国家的现实情况看，一般到养老机构接受服务的老人是 5%—6%，在韩国、日本和港澳台地区，这一比重是 2%—3%。现阶段我国各地养老服务规划提出的"90—7—3"或"90—6—4"养老服务格局建设，是要求机构养老达到 3%—4%。按照 3% 的老年人接受机构养老的情况看，近 4000 万的失能老人有 120 万人要入住养老机构，而 2014 年年末全国养老服务机构只有 3.4 万个养老机构，②

---

① 裴晓梅、房莉杰：《老年长期照护导论》，社会科学文献出版社 2010 年版，第 90—91 页。

② 《2014 年国民经济和社会发展统计公报》，2015 年 2 月 26 日，国家统计局网站。

在数量上不足的同时，还存在其他方面的供需矛盾。

一　养老机构的结构不够合理

（一）养老机构的档次结构不尽合理

现阶段养老机构的建设缺乏对老年人支付能力的考虑。从前述我们看到，建设多年的公办养老机构条件一般较好，收费居中，性价比高，经济条件较好的老人排队也难入住。处于当地收入中等水平的退休老人家庭（包括子女的经济条件），如果选择入住公办的养老机构，基本能够支付养老院的费用，导致"一床难求"的现状。为了解决一床难求的问题，近年来建设的各类大型养老机构，都以床位多、环境好、服务功能多为目标，认为只要服务功能强就可以吸引老年人入住，忽略了中国70岁以上老人的收入水平，因此导致大量空置率。笔者走访的养老院也有空置率较高的情况。

访谈典型事例 5—39
访谈对象：上海某民办养老院工作人员
访谈时间：2013 年 7 月 7 日
访谈地点：上海某民办养老院
工作人员告诉我们：养老院坐落在上海嘉定城区，集老年营养美食、休闲养生、旅游度假、文化娱乐、生活照料、医疗保健、康复护理等服务功能于一体，总建筑面积约 4.5 万平方米，养老床位 1200 余张，2013 年 5 月正式运营。养老院是按照五星级宾馆的档次设计的，收费高于一般的养老院，走进去给人的感觉是到了一个豪华宾馆，院大楼九层处有一幅巨大的标语：颐园五星养老，生活品质无限。这句话代表了养老院追求的档次，我们访谈时，工作人员告诉我们入住率只有 20%—30%。该养老院收费在 2000—3000 元/月，这只是最基本的服务均价，如果有其他的洗衣等服务需要另外付费，表 5—17 中只包括康复训练等咨询服务不另外收费，但如果按小时帮助失能老人康复训练，收费会增加许多。

表 5—17 上海某民办养老院收费标准

名称	服务内容	餐饮	月均价（元）
全护	日间督促老人（漱口、洗脸、洗手、梳头），晚间督促老人（洗脸、洗臀、洗脚、铺床），定期协助老人修剪指（趾）甲，协助老人（白天、夜间大小便），协助老人（洗澡、洗头、洗脚、换衣服），协助老人洗臀，协助老人（穿衣、脱衣），（送饭、送水），（喂饭、喂药、喂水果），（房间清洁、床铺整理、被褥换洗），用品消毒，（休闲亭、花园散步），（阅读室、上网室），（跳舞、唱歌、戏曲），（书法、绘画、下棋），健身房，（定期测血压、血糖、体温），（康复操、康复训练、个性康复咨询）	包含	3000
半护	日间督促老人（漱口、洗脸、洗手、梳头），晚间督促老人（洗脸、洗臀、洗脚、铺床），协助老人（白天、夜间大小便），协助老人洗臀，协助老人（穿衣、脱衣），（送饭、送水），（房间清洁、床铺整理、被褥换洗），用品消毒，（休闲亭、花园散步），（阅读室、上网室），（跳舞、唱歌、戏曲），（定期测血压、血糖、体温），心理咨询，生日庆祝	包含	2500
自理	日间督促老人（漱口、洗脸、洗手、梳头），晚间督促老人（洗脸、洗臀、洗脚、铺床），协助老人（白天、夜间大小便），（送饭、送水），（房间清洁、床铺整理、被褥换洗），用品消毒，（休闲亭、花园散步），（阅读室、上网室），（跳舞、唱歌、戏曲），（定期测血压、血糖、体温），心理咨询，生日庆祝	包含	2000

资料来源：根据实地访谈与"去哪儿网"（http：//www.5199yl.com/Index/detail/id/60.html#a5）整理所得。

访谈典型事例 5—40

访谈对象：北京朝阳区某民办老年公寓工作人员

访谈时间：2013 年 8 月 10 日

访谈地点：北京朝阳区某民办老年公寓

工作人员介绍说：老年公寓（民建民营）始建于 2004 年 2 月，占地面积 160 亩，建筑面积 27000 多平方米，床位 1300 张（全部建成后），环境优美，绿化面积占总面积的 70%，又可以体验种植、采摘的乐趣，笔者 8 月份访谈到那里时，看到种植面积很大，但是烈日下有多少老人可以去种植和采摘呢？这个老年公寓的入住率不足 40%，月收费在 2660—6800 元之间（见表 5—18），如果加上冬季取暖费和一次性入住费会更高，老年人入住还要缴纳入住医疗备用金 5000—8000 元（离院时可结退）。如果是失能老人需要另交 1000—3000 元/月不等的介护费用（见表 5—19）。

表 5—18　　　　　　　　北京朝阳区某民办老年公寓月收费标准

普通月交费	床位费	伙食费	服务费	合计
单人间	2850 元	700 元	460 元/1000 元	4010 元/4550 元
双人间	1850 元	700 元	460 元/1000 元	3010 元/3550 元
高级普通间	2450 元	700 元	460 元/1000 元	3610 元/4150 元
四人间	1500 元	700 元	460 元/1000 元	2660 元/3200 元
高级套间	5100 元	700 元	460 元/1000 元	6260 元/6800 元

说明：

1. 一般服务费：每天一次清扫室内外卫生，（特殊情况随时打扫），打开水，一周洗一次衣服，每月洗两次床单、枕巾、被罩，每月统一大消毒一次脸盆、便盆。

2. 伙食费每月按 30 天计算，每天 23 元标准。

3. 床位费、伙食费入住不满半个月按半个月计算，不满一个月按一个月计算。

4. 冬季取暖费：每月 240 元，从 11 月 1 日开始至 3 月 31 日结束，合计 1200 元。

5. 一次性入住费：1000 元。

6. 本市老人入住医疗备用金：5000 元。外省市老人入住医疗备用金：8000 元。退院时一次性结清。

资料来源：笔者于 2013 年 8 月访谈该老年公寓时获得。

表 5—19　　北京朝阳区老年公寓护理等级服务内容及月收费标准

护理等级	服务内容	收费（元）
自理老人	每天打扫房间一次。定期换洗服装，春、秋、冬季每周一次，夏季经常换洗。协助老人整理床铺。每月洗两次被罩、床单、枕巾，督促老人洗头、理发、修剪指甲	460

续表

护理等级	服务内容	收费（元）
介护老人	一般服务，自理老人，定期上门理发，帮助老人起床穿衣，睡前脱衣，早晨洗漱，晚上洗脚。每周全身洗澡一次，定期修剪指甲，洗头。送饭到房间，喂饭，帮助老人排便。	1000
特护老人（一对二）	一名护理员全程服务两位老人	2000
特护老人（一对一）	一名护理员全程服务一位老人	3000

资料来源：笔者于 2013 年 8 月访谈该老年公寓时获得。

　　我们走访的养老机构，除各地政府兴建的少量养老机构一床难求外，许多养老机构空置率在 40% 左右。有的养老机构为了体现高级别，配有电脑室、上网等条件，而我们看到养老机构的这些配置一般都不太实用，好些电脑室存放的电脑布满一层灰，基本无人使用。入住养老机构的老人平均年龄在 75—80 岁，我们 2014 年的调查显示，70 岁以上老年人初中及以下文化程度的有 84.5%；在失能老人中文化程度是初中及以下的占 88.1%，而 80 岁以上的失能老人初中及以下文化程度占到了 90.4%。[①] 失能老人月收入在 2000 元以下的是 83.3%，其中月收入在 500 元以下的占全体失能老人样本的 55.6%，总体来看失能老人的收入是随着年龄的增长呈下降趋势（见表 3—5）。据报道，2013 年天津某养老院月收费标准为 3954 元，而天津市企业退休人员月平均养老金为 2100 元；上海市某养老院月收费标准为 4900 元，而上海市企业退休人员月平均养老金为 3000 元。[②] 根据失能老人现有的文化程度和收入水平，难以消受电脑之类的高档次服务，如果再加上康复等各种服务费，大多数老人难以支付养老机构的费用。因此，经济收入较低的老人只能选择条件较差的小型民营养老机构，而这类养老院的服务质量不能满足老人照护服务需求。由于新

---

①　数据来源：2014 年"我国失能老人多元需求与长期照护服务体系构建"课题组调研（国家社科基金课题：12BSH071），回收 1732 个样本中 60 岁及以上样本是 1526 个，60 岁及以上失能老人样本是 311 个。

②　林晓浩：《长期护理保险：控制医疗费用过快增长的良策》，《中国劳动保障报》2016 年 6 月 28 日第 3 版。

建的养老机构服务档次结构不合理，导致供需矛盾十分突出，正如学者唐钧指出：中国 8000 万的企业退休人员，他们的养老金经过"十一连涨"，到 2015 年是平均 2200 多元。① 失能老人的收入有效需求严重不足，无福消受养老机构提供的各种较高档次的服务。《中国养老机构发展研究报告》指出，当前我国养老机构档次分布不均。一方面，一些养老机构，特别是资金薄弱的民办养老机构设施简陋，缺乏基本的医疗设施、体育健身设施和室外活动场地，仅能提供吃、住等基本服务，服务水平有限；另一方面，一些养老机构专门服务经济状况好的老年人，这些养老机构地理位置优越，装饰豪华高档，硬件设施完备，服务内容丰富，照料品质卓越，但收费高昂。对此，许多子女和老人不愿选择前一类养老机构，又无力承担后一类养老机构的高额收费，因此全国养老机构空置率高达 48%。② 张恺悌也指出，在北京，养老机构的床位空置率在 40% 左右，资源并没有那么紧缺，但同时又存在着"一床难求"的情况。③ 《中国养老机构发展研究报告》对天津等 12 个城市的调查显示，受访养老机构平均每月收费水平为 2134 元，④ 这些城市并不都是一线发达城市，养老机构的平均收费水平相对较低，但已高出不少老年人的养老金水平。如果再加上失能老人的服务费，会远远超出 2134 元的平均水平。可见，养老机构供给与失能老人的需求矛盾十分突出。

（二）养老机构的服务功能结构不够合理

据《中国老龄产业发展报告（2014）》统计，全国的养老机构中，87% 的养老机构以提供日常生活照料为主要服务类型，仅有 10% 左右以提供护理康复为主，另外还有 3% 左右的机构以提供临终照护为主要服务。而目前，我国失能老年人已达 3500 万人，其中仅完全失能老人就有 1200 多万人，护理型养老床位十分紧缺。"养老需求

① 唐钧：《中国老年服务的现状、问题和发展前景》，《国家行政学院学报》2015 年第 3 期，第 75—81 页。
② 《中国养老机构发展研究报告：受访养老机构约三成处亏损状态》，2015 年 7 月 16 日，环球网。
③ 《北京 215 家公办养老院逐步民营化　床位空置率达 40%》，《中国青年报》2015 年 8 月 17 日。
④ 《全国养老机构平均 5 成空置》，《北京晚报》2015 年 7 月 16 日。

中，护理型养老是刚性需求，具有不可替代性。"① 许多养老院建立时没有考虑失能老人的需求，有的养老机构创始人缺乏为失能老人服务的基本常识，因此修建时没有留出失能老人康复训练的场地；还有的因资金等原因是心有余而力不足，想得到做不到。失能老人的生活照料和康复护理需求较高也很特殊，除了近一两年建成的高档养老机构以及经改造后的较大型养老机构外，中小型养老机构很少根据失能老人的特殊需求来设计修建，使大多中小型养老院不具备失能老人康复训练的功能，只能是辅助老人吃饭穿衣等生活照料。失能老人不愿意选择低档次的养老机构，但又因经济限制在无法选择高档养老机构条件下又不得不入住低档次养老机构，凸显出失能老人"高不成低还得就"的矛盾，大多失能老人只能降低生活质量应对现实。

（三）养老机构地域分布结构不够合理

现阶段在人口密集的中心城区选址修建养老院几乎不可能了，于是有的投资者选择了景色优美，空气清新，远离城市人口密集区的地方建养老院。如果失能老人选择入住这类养老机构，会远离过去熟悉的环境和亲朋好友，家人也不方便探望，很难吸引失能老人入住。目前无论公办还是民营养老机构都面临发展选址的两难问题，选址如果远离城区，环境好、征地便宜，但实难吸引老人入住；选择人口密集的城区，老人愿意入住，但成本太高且基本无地可选。结果常常是选择远离城区建立养老机构，我们走访的重庆秀山县某休养中心环境很好，休养中心离重庆人口密集城区要乘坐 4 小时的火车，中心可以入住 1000 位老人，但是居住率只有 20% 左右。在天津的一家养老院看到 1000 多人的床位，却只有 20 位老人入住，不到 2% 的入住率。② 北京、上海、广州和深圳这些一线城市都存在类似情况。

访谈典型事例 5—41
访谈对象：秀山县某休养中心的入住老人
访谈时间：2013 年 8 月 19 日

① 《养老院为何一床难求：未备先老　需求陡增》，2015 年 6 月 26 日，中金在线网。
② 《民营养老院空置率为何高》，《四川日报》2015 年 7 月 7 日。

访谈地点：重庆秀山县某休养中心

重庆秀山土家族苗族自治县某休养中心（政府支持修建），2013年我们到访时刚建成完工，环境非常好，可以供1000位老人养老，收费也不高，生活自理的老人收费是1200元/月，不能自理的老人收费是2600元/月，这个价格对于一般城市家庭来说可以接受，但是在秀山少数民族自治县，经济收入不发达的地区，人们的支付能力不高，当地老年人要入住的不多，重庆老城区的老人如果入住这里要乘坐4小时的火车。我们访谈的当年只入住了20多位老人。

访谈典型事例5—42

访谈对象：南京市鼓楼区某老年公寓院长

访谈时间：2013年10月24日

访谈地点：南京市鼓楼区某老年公寓

院长告诉我们，老年公寓是一家小型民营养老机构，位于人口密集的城区，最大的特点就是该公寓承包了一栋老式住宅楼的第一层，这一排住房门口有一个不太大的院坝，是比较小的养老机构，共有床位30多张，现入住老人20多位。这种较小的养老机构看起来设施比较落后，我们没有看到健身器材、活动室等。老年公寓接收自理老人和失能老人，收费分为三个部分：床位费、服务费（护理费）、伙食费，其中自理老人的服务费为每人250元/月，失能老人为每人900元/月，伙食费为500元/月，根据房间床位的不同，床位费也不同，如双人间收费650元，单人间收费750元等。作为城中心地区成立较早的私人养老机构，该养老院只在最初成立的时候得到过市政府和区政府补贴的床位费，现在没有任何针对入住老人的补贴，但入住率较高也可以维持养老院的运转。

从上述两个典型事例看到，自然环境很好地处偏远地区的养老机构尽管理论上更适合老年人居住，但是远离交通方便的城区和老人熟悉的环境，老年人一般不会选择；而人口密集的城区虽然条件十分有限，但入住率较高。目前中国像南京钟鼓楼区这样地处城市中心的中小型养老院不多，新建养老院大多远离城市人口密集地区，结果导致养老机构入住率低。有关报道显示，我国老年服务床位2010年有315

万张，利用率为 77%，空床率为 23%。2013 年有 494 万张，利用率是 62%，空床率为 38%。2014 年有 551 万张，利用率是 52%，空床率为 48%。[①] 可见，随着老年服务床位的增加，出现了利用率降低，空床率增高的不正常现象。

二　民营养老机构发展障碍较大

（一）征地困难是制约民营养老机构发展的最大障碍

近年来民营养老机构发展较快，政府给予了较多的扶持，比如按照床位数进行补贴，各地根据财政情况给予几千元到几万元的补贴，各地在税收、水电气费等方面给予优惠，但民营养老机构在发展中仍遭遇了不小的困难。笔者在访谈中有多位养老院院长说，征地困难是发展养老机构的最大障碍，扩建和新建养老院没有土地便无从谈起。

访谈典型事例 5—43
访谈对象：重庆东南部某区民政局干部
访谈时间：2013 年 8 月 20 日
访谈地点：重庆东南部某区民政局

这位区民政局干部谈道：该区位于重庆市东南部，地处武陵山区腹地，素有"渝鄂咽喉"之称，集革命老区、民族地区、边远山区和国家扶贫开发工作重点县于一体。居家养老工作刚起步，具体文件没有出台，主要是区政府对养老问题的看法不够统一。社区的日间照料刚刚起步，有两个社区搞了社区养老服务工作。他对笔者说，本区有十七八家民营的企业想申办养老院，但是因为很难征到土地，所以目前全区一直没有一家民营养老院，只有以收住"五保"等特殊困难老人的公办福利院，目前该区征地修建养老机构并没有考虑民政对象以外的老人。关于本区的土地规划问题，在一两年前县里对用地规划进行了调整，调整时没有考虑建养老院，目前想再将建立养老院的土地纳入用地安排是非常难的，有的用地甚至是要上报国务院的。这位民

---

① 林晓浩：《长期护理保险：控制医疗费用过快增长的良策》，《中国劳动保障报》2016 年 6 月 28 日第 3 版。

政干部还说，该区本来是一个建立养老院很好的地方，有高速，有铁路，有机场，交通方便，气候适宜，环境很好，是一个适合养老的好地方，但是征地困难难以克服，制约了养老机构的发展。

访谈典型事例 5—44

访谈对象：重庆东南部某县老龄办干部

访谈时间：2013 年 8 月 20 日

访谈地点：重庆东南部某县老龄办

该县是土家族自治县，84 万人，60 岁以上的人占比达到14.42%，县里对修建养老院没有特别的政策支持。本县给每位 90 岁以上的老年人补助 600 元/年；给每位 100 岁以上的老年人补助 2400元/年；县里最高年龄的人是 105 岁，百岁老人有 25 人；80 多岁的有1 万多人。本县还不能保证每个乡有一个敬老院，目前还在进一步修建敬老院，争取达到每个乡镇有一个敬老院。因为资金和征地困难，目前县里没有民营养老院，公办的养老院（500 个床位）正在建，预计 2014 年竣工。

（二）资金短缺是民营养老机构发展的瓶颈

据民政部测算，投资建设一家具有基本养老保障功能的养老院，初期固定投入每张床位需 5 万元。[①] 2014 年 4 月，深圳市首次用拍卖的形式出让两块养老用地，其中一块地价为 2.8 亿元，规划建设床位300 张，平均每张床位的成本是 93.3 万元，加上其他成本，专家测算，一张床位的实际投入需要 250 万元左右。[②] 北京市政协经调研后指出：在过去 3 年 82 亿元的政府投入中，有 68.8 亿元用于机构建设和增加床位的建设补贴，占投资总数的 84%。对于政府来说，包括征地、建设成本、人工成本等在内，每张床位实际建设成本约 55 万元。[③] 湖北省失能老人长期照护问题的调查报告中指出：据测算，新

---

① 吴宏洛：《独树一帜的虚拟养老院》，《中国社会保障》2013 年第 5 期，第 54—55 页。

② 《一张民办养老床位成本 250 万？》，《深圳特区报》2014 年 5 月 20 日。

③ 《一张养老床位成本 55 万》，《北京晚报》2014 年 10 月 31 日第 8 版。

建养老机构每张床位，平均投资超过 10 万元。① 建立养老机构需要如此高的投资成本，需要融资才能解决。国务院办公厅印发《社会养老服务体系建设规划（2011—2015 年）》，其中提到，将加强对非营利性社会办养老机构的培育扶持，采取民办公助等形式，给予相应的建设补贴或运营补贴，支持其发展。但是因成本高，资金来源单一，融资困难，故而严重影响了民营养老机构的发展。

民营养老机构的资金来源基本依靠养老服务市场。为了解决资金问题，大型的民营养老机构采取了随服务项目增加而提高收费的办法，有的收费可以高到一般人难以承受的程度，在高收费情况下运营情况也不容乐观，养老院内床位空置率较高，笔者走访到广州一个大型民营养老院，院内有一两栋楼完全没有住人，还有别墅院也空置较多。其他地区的大型的民营和公办养老机构都存在类似情况。基层的较大型的民营养老机构空置率没有大型养老机构高，有些收费也不太高，一位民营养老院院长告诉我们，他们经营仍非常困难，基本上处于亏损状态。因院长本人是企业家，用企业的盈利来补养老院的亏损。还有的民营养老机构是享受了国家的水电和税的一些优惠，才使养老机构的运营不太亏损。

访谈典型事例 5—45

访谈对象：重庆市万州区某民办养老院院长

访谈时间：2013 年 3 月 6 日

访谈地点：重庆市万州区某民办养老院

该民办养老院 2003 年建立，借钱 300 多万元，还用了国家移民搬迁的经费，国家划拨的土地加上在社区居委会那里买了地建成。有护理人员 28 人，大多参加了国家的、重庆的培训，其中 10 个初级护理人员，2 个中级，1 个高级护理人员，院长的女婿和女儿是康复按摩专业人士，养老院设有医务室。院长告诉笔者，招护工十分困难，护工的工资包吃住是每月 2000 元，包括养老保险费。养老院有 2 位

---

① 《重视居家照护 加快体系建设——关于湖北省失能老人长期照护问题的调查报告》，《中国劳动保障报》2015 年 9 月 1 日第 3 版。

医生，每月工资2800元。养老院有网吧、棋牌室等。因房间比较紧张不设置单人房间。院长说举办养老院是因为夫妻双方的老人没有找到好的养老院照顾，他不是以赚钱为目的。现在院长投资900万元，500多万元是自己的，300多万元是借的。养老院刚好符合重庆市政府对民营养老院补贴政策，获得每个床位4000元的政府财政补贴（重庆市政府对2012年新增床位达到100张的给予每张床位补贴4000元）。该养老院得到了100多万元的政府补贴，但是还有200万元的借款没有还。

　　我们看到的民营养老院，除大型的民营养老院收费高以外，一般中小型的养老院收费并不高，如果这类养老机构的收费高于公办养老院，难以吸引老人入住，运营会更加艰难，但降低收费标准又要维持生存，唯一的办法就是低成本运行，于是采取降低护工的工资，延长护工的劳动时间，减少服务项目等，以降低服务质量来维持养老院的生存。

访谈典型事例5—46
访谈对象：重庆沙坪坝区歌乐山某民办老年公寓李姓老人
访谈时间：2014年6月13日
访谈地点：重庆沙坪坝区歌乐山某民办老年公寓
歌乐山是重庆市全国养老示范基地，因离市区较近，山上空气好，歌乐山创办了100家左右的中小型民营养老院，该老年公寓是其中一家，可以入住100人，目前入住50多人，一位70多岁的全失能老人每月退休工资3000元左右（重庆市2013年社平工资3783元/月），入住养老院基本费用在1000元左右，全护理每月1700元左右，这是我们访谈中几乎是全失能老人最低的收费标准，整个收费不到重庆市的社平工资水平。

访谈典型事例5—47
访谈对象：重庆市某公办福利院社工科科长
访谈时间：2014年6月16日
访谈地点：重庆市歌乐山某公办福利院

该院是由政府出资兴办的公办养老院，可以收住 400 位左右的老人，离上述歌乐山民营养老院 2—3 公里，运行费用来自政府拨款和入住老人收费。自理老人的收费在 800 元/月以上，介助一级老人的收费为 1300—1600 元/月，介助二级老人的收费为 1600—1900 元/月。对于失能老人：介护一级老人收费为 1800—2000 元/月，介护二级老人收费为 2000—2400 元/月，特别护理老人收费为 2400—3000 元/月。临终关怀为 100 元/天，专人护理老人收费则是 6000 元/月起。

典型事例 5—46 和 5—47 中提到的两个重庆歌乐山的民办和公办养老机构，地理位置相隔不远，公办养老院的环境和服务项目明显好于民办养老机构，院内只有医务室但没正规的医院，工作人员的工资和部分运行经费由财政拨款，但对外收费并不低（见表 5—20）。2013 年北京市企业退休人员养老金月均 2773 元。[①] 重庆市企业退休人员养老金一般情况下低于北京市，如果失能老人照护费用最低需要 3000 元左右，一般退休失能老人没有家人的支持，则很难入住养老机构实现全面照护。民营养老院维持营运只有靠收取入住老人的费用，小型民营养老院要吸引老人入住只有将收费压低至公办养老院之下，这样的结果要实现收支平衡就十分艰难。据重庆市政府对民营养老机构的资助规定，需要在上年度新增床位 100 张以上的才给予每张床位 4000 元补贴，[②] 当年大多数民营养老机构没能达到这一标准，因此不能获得这一补贴。据 2015 年 7 月 16 日中国老龄科学研究中心在京发布的《中国养老机构发展研究报告》指出：我国养老机构运营情况不容乐观，养老产业投资呈现"收益期长、利润低"的特点。《报告》显示，在天津、哈尔滨等 12 个城市调查的 257 家养老机构中，32.5% 呈亏损状态，48.1% 不赔不赚，仅有 19.4% 的有所盈利；超四成养老机构需 10 年以上才可收回成本。[③] 我们访谈的民营养老院呈亏

---

① 《2013 年北京市企业退休人员养老金人均月增 260 元》，2013 年 2 月 7 日，中国网。
② 《重庆市人民政府办公厅关于扶持发展社会办养老机构的意见》，2012 年 8 月 30 日（http://www.cq.gov.cn/publicinfo/web/views/Show! detail.action? sid=1081101）。
③ 《中国养老机构发展研究报告：受访养老机构约三成处亏损状态》，2015 年 7 月 16 日，新华网。

损状态的，不低于老龄科学研究中心发布的 32.5%。目前各地都在有条件地给予民营养老机构进行床位补贴，北京将给予民营养老机构床位补贴提高到 5 万元/床，2014 年 1 月 15 日晚举行的北京市政务咨询会上，北京市民政局福利处处长李绍纯向记者透露，由原来每张床位 8000 元至 1.6 万元的市级支持标准，提高到 2 万元至 2.5 万元，并且区级资金还要按照 1∶1 的比例配套支持。这意味着社会力量建设一张养老床位可获得 4 万元至 5 万元补贴。每个老人住满 1 个月补贴由原来的 200—300 元提高到 300—500 元。"2015 年养老床位数 12 万张，到 2020 年规划建设 16 万到 18 万张。"① 这一补贴可以说在全国都是最高的，即使这样，民营养老机构运营的困难也没有得到根本的解决。

表 5—20　　　　　　　重庆市歌乐山某公办福利院与歌乐山
某民办老年公寓运营情况对比

项目 分类	经费来源	床位	入住率	环境	介护一级	介护二级	特级介护	专人护理	临终关怀	有无医务室
公办	主要靠财政拨款，部分靠收费运营	400 张	80% 左右	较好	1800—2000 元/月	2000—2400 元/月	2400—3000 元/月	6000 元/月	100 元/天	有
民营	全部靠收取入住老年人费用维持	100 张	50% 左右	一般	全护理费：2700 元				没有标出	无

资料来源：笔者于 2014 年实地调研获得。

（三）民营养老院之间的恶性竞争阻碍其发展

2013 年我们走访到重庆某县，这个县的民办养老院数量较多，以

---

① 《北京扶持民营养老机构 2015 年养老床位数 12 万张》，2014 年 1 月 16 日，人民网。

中小型民营养老机构为主，为了生存需要吸引更多的老人入住，于是他们之间相互压价，价格压到自理老人入住费用是 800 元/月（2013年），也就是每位老人在养老院一天的费用不到 27 元，不要说养老院还要贷款和租金等，仅是老人住一天吃饭和水电费用都难以做到收支平衡。一位养老院的院长对我们说，这样竞争的结果是尽可能降低营运成本，直接降低了服务质量，其结果是入住率降低，养老院生存更加艰难，恶性竞争造成了民营养老机构营运的恶性循环，最后导致民营养老机构几败俱伤，严重影响了其发展。

（四）民营养老机构权益难以得到保护

入住在民营养老院的老人是高风险人群，身体、智力容易出现问题，如突然摔倒、突发疾病、走失、自杀、意外伤亡等。产生的医疗费、责任的认定较为复杂，引发至老人与养老院的纠纷等难以处理，在处理这些纠纷无果上诉到法院时，因为老人是更弱势的群体，判决结果常常偏向弱者，养老院一方往往面临巨额赔偿，这让民营养老院负责人胆战心惊。我们访谈中，多位养老院的负责人谈到这类问题，都对养老机构的权益是否能够得到保障感到担忧。

访谈典型事例 5—48

访谈对象：重庆南岸区某民办养老院院长

访谈时间：2013 年 4 月 30 日

访谈地点：重庆南岸区某民办养老院

院长对我们说：养老院发生过一起老人死亡的事件。起因是老人晚上睡觉从床上摔下床骨折，经医院处理后回养老院休养，老人有老年痴呆症，不久出现肺部感染，通知家属来后到医院医治。之后家属约一伙人到养老院闹事，养老院为了院内老年人的安全只有出 15000元爱心补贴了事。后来这位老人医治无效死亡，家属更是不依不饶，扬言要用刀子捅院长，还将死者抬到养老院门口，严重影响了养老院的正常运转，养老院后来通知了民警，当天的事情才算稍有安宁，最后在多方调解下，养老院用 12 万元慰问金，所在区养老协会赠予家属 5000 元安慰死者家属才解决了此事。

访谈典型事例 5—49

访谈对象：重庆某民办养老院院长

访谈时间：2013 年 4 月 30 日

地点：重庆南岸区某民办养老院

该院院长告诉我们：院内居住一位老人，过年前一天老人的干儿子来接老人回家，按照入院协议本应由儿子来接老人，当时院长想马上要过年了，并且也是干儿子来接的，院长是女同志心软，同意干儿子接老人离院回家，老人被接回家后，她的干儿子将其房产证骗出把房子卖了，老人的儿子得知此事后找到养老院赔偿损失，最后养老院出资了结此事。

访谈典型事例 5—50

访谈对象：重庆市某公办福利院社工科科长

访谈时间：2014 年 3 月 19 日

访谈地点：重庆市公办福利院

科长说养老院缺乏法律方面的支持，其他部门，比如医疗和交通这些部门遇到纠纷都有明确详细的法律规定，但是维护养老院权益方面的法律规范很少，很希望有法律分清双方的责任。关于入住养老院参加意外保险，曾经与保险公司商量过，但是保险公司认为风险太大，所以没有谈成。入住养老机构如果要交意外保险费，也是老人的家里交的，遇到赔付时保险公司只能赔付给老人或者家属，不会给养老机构，这样养老机构面对老人出现的意外事故仍然要负责，所以双方责任划分仍不清楚。再如：关于收住外地老年人，如果遇到问题就很难处理。比如一位老人，儿女在国外，后来得了癌症，没有人照顾，只能靠养老机构。养老院的费用开支还是很大，不像事业单位或者学校，节假日和周末以及寒暑假水电气费会节省很多，而老人在养老机构是每年 365 天的水电气等都要开支，但是得到政府的支持很少。

访谈典型事例 5—51

访谈对象：重庆市万州区某公办福利院院长

访谈时间：2013 年 3 月 6 日

访谈地点：重庆市万州区民政局

院长是刚从民政局调任到福利院，他介绍说：福利院规划总建筑面积 32000 平方米，拟建休养床位 1500 张，现有休养床位 750 张。入住 486 人，职工 68 人。2011 年 2 月，民政部授予该福利院"全国民政系统行风示范单位"称号。因是公办养老院，体制上的问题有些不好解决，管理上出现困难。由于公办养老机构要体现公益性，又要自我发展，福利院曾遭遇一位老年人入住 3 年不给住宿等费用，欠款 3 万多元，老人认为这是政府办的福利院，自己住了就不交钱。院长认为这是体制原因导致老人出现这种问题。院方与老人多次沟通未果。到我们访谈时问题仍然没有得到解决。

由于是政府投资办的养老院不敢高收费，所以不能提高全护理老人收费标准，于是福利院决定现在不收需要 6 级护理的全护理老人，如果家属要送老人来，福利院不帮助老人找护工，可以提供护工的住宿，由老人自己聘用护工。福利院里有正规的医院，这也是公办的福利院特有的优势。福利院是三峡库区援建项目，不存在成本回收的问题，因此收费不高，最高的全护理收费是 2600 元。

我们还访谈到几个养老机构有的是老人走失，有的是痴呆老人溺水身亡，还有自杀的等，这些意外事故会给老人的家人和养老院带来损失，如何处理是一个难题。多位养老院院长对笔者说：很希望国家出台相关法律，在保护老人的合法权益的同时也保护养老机构的合法权益。民办养老院的普遍亏损并非个案，而是一个较为普遍的问题。"中国养老机构发展研究报告"课题组在天津、哈尔滨、重庆、南宁、济南、太原、南昌、武汉、长沙、昆明、兰州、福州 12 个城市进行了养老机构专题问卷调查与座谈，共获得有效问卷样本 257 份。调查的数据显示 48.1% 的运营状况属基本持平，32.5% 亏损，有盈余的仅占 19.4%。[1]

三 照护服务项目供给不能很好地满足失能老人的需求

（一）生活照料服务供给欠缺

一般情况下养老院的护工和老人按照 1：7 不等的比例（根据老

---

[1] 《中国养老机构发展研究报告：受访养老机构约三成处亏损状态》，2015 年 7 月 16 日，环球网。

人失能程度不同）配备，照护失能老人一般是 1∶1 或 1∶2。而现实中老人自理和失能程度不同，配备护工的比例是很难量化的，笔者走访了解到，如果收住失能老人，民营养老机构为了节约成本，通常会用绩效的方式鼓励护理人员多劳多得，护工为了获得更多的报酬，往往会选择多照护一两位失能老人，结果是一位护工除护理 5—6 位全失能老人外，有的同时还负责轻度失能老人的生活照料，可以想见，如果到了吃午饭的时间，几位老人需要帮助进食，还有其他的排泄、清洗等生活要求同时提出来时，一位护工是难以照顾应付的。民营养老机构大多缺乏照护失能老人的辅助设施，如没有升降床、轮椅，有的甚至没有坐便凳，在这种条件下护理工作是相当繁重，并且也是难以提高照护质量的。公办养老院有政府支持，对于护工与老人配备的比例稍微宽松一些。

访谈典型事例 5—52
访谈对象：重庆南岸区某养老院曾氏老人
访谈时间：2013 年 3 月 13 日
访谈地点：重庆南岸区某养老院
曾氏老人，女，83 岁，入住十来天，她说自己本不想住养老院，几天前儿女对她说带她到风景区去玩，结果将她带到地处风景区的养老院缴费后就离开了，为此老人十分伤心，到养老院的当天晚上，因自己行动不便，叫护工帮助自己小便，但是护工忙不过来，小便尿在裤子上，正值冬天棉毛裤和毛裤都打湿了，老人很难过，同时也感到很尴尬，本来心情就不好的她更增添了几分哀伤。她给笔者谈到此事时还眼泪汪汪的。

生活照料中如何保护老人的隐私问题也是十分突出的，失能老人因生活必须依靠他人，笔者在多个养老机构看到护工在公开场合为失能老人更换衣裤、进行排泄照料擦洗身体，使老人的身体完全暴露在他人面前，护工不管老人是否尴尬，只要她自己操作方便就行，还有的养老机构将不同性别的重度失能老人和失智老人安排居住在一个大房间里，每位失能老人毫无隐私和尊严可言，失能老人对此感到非常无助。有的养老院的修建是按照护理方便来设计，而不是注意保护失能老人的隐私设计，如何有效保障失能老人的最基本的人身权利是相关部门应该认真思考和对待的。

（二）康复护理服务严重不足

目前我国大型的养老机构有康复训练的场所和医生指导，但是收费昂贵，一般失能老人难以承受持续的康复训练的费用。许多中小型养老机构创办初期，缺乏了解康复护理对失能老人身体功能恢复的重要性，没有康复护理场所的安排，缺乏康复护理专用设备，院内只有扶手之类防止老人跌倒的简单的公共设施，这些中小型养老机构只是停留在一般的生活照料层次上，不具备为失能老人进行康复训练的各种条件，仅靠个人难以实现全面的康复训练。在国外，对于经济困难的失能老人进行康复训练有政府相应的补贴。

访谈典型事例 5—53

访谈对象：入住美国洛杉矶某护理中心的梁氏老人

访谈时间：1999—2011 年多次电话访谈

梁姓老人是笔者的母亲。在美国洛杉矶居住 20 多年，1998 年患脑溢血不幸成为全失能老人，同时丧失记忆力。疾病突发时在正规医院抢救，脱离生命危险后转到一个护理中心，在那里居住了 14 年。她失能初期，护士遵照医嘱每天两个小时翻一次身，采取鼻饲，自己完全不能动弹，由护士帮助她排泄等生活照料。过了大约半年，护士按照医嘱每天在一定时间段将她扶起来在床上半坐半躺，变换姿势使病人舒适一些。又过了大约 2 年，护士根据医嘱扶她下地练习走路，经过 3—4 年的训练，完全可以独立行走。在治疗的过程中也逐步恢复了记忆。因她在美国没有收入，康复期间费用按照美国的医疗保障制度由政府相关部门全额支付，包括护理费、医疗费和生活上必要费用。用了大约 5 年的时间恢复身体功能直至成为自理老人。之后又因年老身体机能衰退和肾脏疾病，每周要做三次肾透析，可以继续留在护理中心居住，从她 1998 年脑溢血病危到 2011 年去世的近 14 年时间，美国医疗、护理保障承担了全部治疗和护理的费用，生活和医疗方面得到了较好的照顾。如果不是医生指导下的康复训练和政府强有力的经费支持，不可能达到这样的效果。

从这个典型事例看到，医护人员用科学方法及时帮助失能老人康复训练，尽可能恢复身体各部位的功能是非常重要的。而现阶段中国的养老机构很难达到这样的康复护理水准，结果使很多老年人丧失了最佳的恢复时期，导致其永久卧病在床，与病床和轮椅相伴终身。我们也看到失能老人的康复护理不只是养老机构独立完成的，需要多方面政策和制度的支持，而养老机构是实现这些制度的基本场所，需要很好地建设。

（三）精神慰藉服务没有引起足够的重视

除大型养老机构有社工介入，院内能够提供场所和较多的活动使老年人在活动中得到快乐和慰藉以外，大多数中小型养老机构都没有实现提供各种有效的活动帮助失能老人彼此交往，缓解心理压力。石家庄调查队通过对入住石家庄市养老机构的老人进行问卷调查，了解到居住在这里的老人得到最多的精神慰藉是自己的子女定期来探望，而九成以上有子女的受访老人表示子女在一个月内都会探望一次，其中23.3%表示子女每天或者隔天探望一次，48.8%的表示子女每周或者半月探望一次。调查了解到，失能老人子女探望频率稍低于自理或半自理老人，但绝大多数每月都能探望一次。① 居住养老院内的老人以及与护工们，与其他老年人彼此文化背景、文化程度、从业的情况、交友的范围等都不相同，老人赡养机构的生态，好似数学"鸡兔同笼"的道理，把两种不同的动物关在一个笼子里。老人没有选择交友对象的自由，还必须每天凑合着和"非我同类"的人过团体生活，加上没有个人自由与隐私，心情的苦闷不难体会。② 不论是哪类养老机构都存在同样的问题，有时可能还会平添一些烦恼，更不要说精神慰藉了。再如失能初期的老人无法接受生活不能自理的现实时表现出的焦躁、悲观、失望等，怎样与当事人联系进行沟通和心理疏导，沟

---

① 《六成以上失能老人入住养老机构》，燕赵都市报数字报（http：//epaper. yzdsb. com. cn/201405/30/505143. html，2014-05-30）。

② 王玉民：《华人社会老人赡养之道—— 一个台湾实验性研究发现的启示》，《社会保障研究》2014年第5期，第89—100页。

通和疏导应采取哪些方法等需要有专业基础的人有效帮助失能老人，如采用"助人自助"的工作方法等，才可能帮助失能老人积极配合治疗或者康复训练。而养老机构的一般工作人员没有经过专业训练，只是凭借生活经验安慰老人，无法进行正规的精神抚慰工作，很难为失能老人提供有效的精神慰藉服务。

访谈典型事例 5—54
访谈对象：河南省西平县某敬老院院长
访谈时间：2012 年 8 月 24 日
访谈地点：河南省西平县某敬老院
院长介绍说：敬老院是公办的（政府机构管理），能接收将近 200 人，入住老人有 91 人，服务人员 11 人，有护理证书的服务人员有 2 人。养老院向县民政局争取到了养老院用水、电、气在一定范围内（都规定有上限，超过部分养老院要付费用）的免费，这就在很大程度上降低了养老院的运营成本。政府组织过热心市民参观，也有学生（主要是大学生）来过。院长说，他们不乐意接受失能半失能老人，因为是不收费的，失能半失能老人照顾困难，风险也大。他们不接受失能半失能老人的主要困难是资金不充裕，没有专业的护理设备，离医院也比较远。院长谈道：很多老人内心比较孤独，家人也不是经常来看望他们，有的好几个星期甚至好几个月才来看老人一次，老人们都比较渴望向陌生人倾诉。主要原因是养老院的管理规定及自身身体条件等原因导致他们与外界联系太少。这两年他们所在的敬老院发展很慢，基本没有任何变化，根本满足不了老人的多元需求。

（四）缺乏重视社会交往服务

由于养老院担心安全和老人走失等问题，老年人离院要请假，不允许社会人员随便出入养老院，许多老年人认为居住在养老院不自由。我们走访的养老院，有的大门被锁着，老人进出需要叫门卫开锁，老人们只能减少外出，所以感到很不方便。养老机构为了管理需要，都设置了门卫，使外面的人难以入内，笔者到北京一个公办福利院调研却根本无法进入，只能与门卫和过路的老人交谈，只交谈一会儿门卫就要求笔者尽快离开。据媒体报道：一位 85 岁的李大爷告诉记者，北京"一福"的服务、设施都挺好，人员素质也都很高，但是，"在这里生活得时间长了，感觉还是很压抑，有点被关起来的感觉"①。笔者走到上海一公办福利院更是遭到女性门卫大声呵斥，不准踏入大门半步，笔者提出看看大门附近巷道墙上的奖牌，门卫坚决不让前进一步。第二天笔者又来到福利院，与该院政工科联系，同样遭到拒绝，最后只好站在院大门与政工科的工作人员进行了电话访谈，这样封闭式的管理，虽然保证了老年人的安全，但同时也隔离了老人与社会的联系，限制了老人的行动自由和社会交往。

访谈典型事例 5—55
访谈对象：重庆市南岸区某养老院裴姓老人
访谈时间：2013 年 4 月 22 日
访谈地点：重庆市南岸区某民办养老院

裴姓老人，男，60 岁，半失能老人，因为腿脚不便，要借助拐杖行走。他年轻时离异，独自抚养女儿长大。退休前是个运输工，没有退休金，所以在养老院的费用由女儿负担，每个月要交 1300 多元。女儿住在成都不能经常来看望老人，也没什么亲戚来看望老人。对裴爷爷来说最大的问题是养老院在山上不方便，比如要买药、买生活用品等，基本不能出去，他感到很寂寞，非常希望志愿者来陪自己说话，特别想回家。当听到我们介绍了社区居家养老服务后非常感兴趣，一再对我们说：如果女儿那个社区有这种养老服务该多好啊！

养老院的这种居住方式就好比伯吉斯同心圆理论中提到的城市中不同区域住房中的人们相互隔离现象。而养老机构的这种隔离相比西方居住隔离理论中提到的状况更为严重，居住在养老院的老人除了与院内的老人或护工等人接触外，偶尔与探亲的家人接触，很少与社会其他人接触，这实际上变相地限制了人身自由，逐渐地使他们社会交

---

① 《中国老年人生存现状系列调查之一：住不进去的养老院》，2012 年 7 月 20 日，新华网。

往的圈子更窄，不利于老人的身心健康。笔者为了深入了解他们的生活，曾经在养老院住过两天，自理性老年人的相互交往不多，失能老人的交往更少。条件较好的养老机构护工在天气好时可以用轮椅推失能老人出房间晒太阳，这时护工之间的交往多于失能老人，失能老人在不熟悉的环境中彼此之间的交往很少。条件较差的养老机构没有辅助工具帮助失能老人出房间，笔者访谈到有的乡敬老院和小型民办养老院，那里的失能老人终年在病床上几乎没有出过门，基本上无法与其他人交往。

（五）临终关怀服务层次较低

中国目前大型养老机构能够提供临终关怀服务，但毕竟只占极少数。大多数养老机构虽然挂牌上有临终关怀服务，那只是临终前为老人擦洗身体和更换衣服，偶尔也有帮助安慰临终老人，但如何使老人临终前减少恐惧、痛苦，平静、安详离世，需要心理学、社会学等方面的知识为老人提供临终关怀服务。在发达国家，临终关怀服务已经非常普遍。美国自1971年成立第1所临终关怀护理院以来，到1988年止已发展至1800多所，到1995年已有2510家。1994年约有34万病人住在临终关怀医院。在美国，临终关怀已发展为一门独立的学科。[①] 在英国，20世纪80年代中期已经建立430多个各种临终关怀机构，遍及全国城乡。而在我国相关服务还很不成熟，机构护理人员缺乏专业知识，不能提供有效的相关服务。失能老人临终前往往无法表达自己的需求，失能老人在离世前常常不能得到安抚，甚至有时痛苦地带着恐惧等情绪离世。有的养老机构不仅不能提供临终关怀服务，甚至在老人临终前通知家人将老人接走，不允许在养老院离世。

四　社会组织提供的照护服务少且针对性不强

我国目前社会工作等各类社会组织介入养老机构服务很少。除东部的广州、深圳、上海、北京的社工组织有较多的介入外，中西部一般只有大型公办养老机构有社工组织介入。而社工介入的各项服务中，大多是组织老人的各种兴趣活动、养生讲座等，针对失能老人的

---

① 《世界临终关怀的历史发展》，2013年3月16日，心脏病信息网。

心理疏导、配合康复训练的辅助性的精神慰藉需要专业社工和长期的训练计划，难度大，见效慢，很难坚持下去。因此社工活动的宣传远多于实际的成效，特别缺乏针对失能老人的特殊心理、康复训练和社会交往等方面进行有针对性的服务。

志愿者组织提供的为老服务不多，多数志愿者活动都不能持续，针对失能老人的志愿活动更是寥寥无几，并且志愿服务基本上集中在城市。我们所访谈到的区县养老机构，那里的失能老人见着我们非常高兴地伸出手来与我们握手，仿佛是很久没有见到过外面的来人。目前参与养老服务机构的志愿者，大多是学生，这类志愿者服务只是偶尔（老人节）到养老院表演节目或打扫卫生，陪老人说一会儿话，半年或一年来一次，不具有持续性，给予失能老人的精神慰藉很微弱。像国外"时间储蓄"这类志愿服务，在我国没有普遍开展，许多人不知道什么是"时间储蓄"，更不用说如何参与。现阶段，公众对志愿者服务的理解有些狭隘，许多人认为退休的老年人是被服务的对象，而不是为别人服务的，这种观念导致很多老年人缺乏参加志愿服务的意识，导致大量退休人员中身体健康者参加志愿服务的人数远少于跳坝坝舞的人数。如果中国 60—70 岁的老人有 10% 左右的人参加志愿活动，中国的志愿者会增加大约 1000 万。在欧盟的一些国家，平均8% 的老年人做过志愿者工作，这些包括在法国和英国超过 10% 的比例，以及在荷兰 17% 的比例（欧盟委员会，1993）。[①]

非政府组织介入失能老人的帮扶也非常少，影响力很小。在国外，非政府组织在为老服务中的作用很大。例如，美国非政府组织在老龄服务中起了重大作用，许多非政府组织为老年人提供志愿者服务和专业服务。美国退休者协会（American Association of Retired Persons, AARP）是一个全国性的非政府组织，成立于 1958 年。目前它拥有4000 万会员，美国 50 岁以上群体中，有一半是其会员，它是美国最大的游说组织，对立法和行政都具有很大的影响力。退休者协会拥有全职员工 2100 多名，志愿者 100 多万，在各州和地区共设立了 56 个办公

---

① 苏珊·特斯特：《老年人社区照护的跨国比较》，周向红译，中国社会出版社 2002年版，第 97 页。

室，在基层设立了 2200 多个类似于俱乐部的地方分会（Chapter）。老龄服务网络拥有志愿者 50 多万，每年为 1000 万老年人提供志愿服务，仅检察官每年就为老年人提供了 80 多万小时服务。① 美国还有许多医务义工，美国的中学生和大学生都会到医院等部门做义工，这样对以后就业等都有帮助。笔者在美国亲戚家居住时，家里的一位中学生到医院做了两周的义工，每天早晨 8:30 母亲用车将他送到医院，下午下班接他回家，在医院他帮助住院病人借阅书籍，做一些力所能及的事情，其中也包括帮助失能者。类似服务目前在我国还非常欠缺。

五　护理人员队伍发展严重滞后

养老护理员队伍的发展关系着中国养老服务的发展。近年来养老机构和入住养老院的老人对护理员的服务都不尽满意，同时养老护理员"招不来、管不好、留不住"已成为常态。护理员队伍存在的主要问题是年龄结构不尽合理、学历层次低、持证上岗率低等。

护理员队伍年龄结构不合理。从表 5—16 看到护理人员集中在 40 岁以上的女性。工作的艰辛是护工难招的最重要原因。目前只有年龄较大、文化较低无法在其他行业就业的女性可能到养老院担任护理员。另外，从常理讲，女性护理员照护失能老人相比男性护理员更适合，但如果女性护理员去照护男性失能老人，免不了会有些尴尬，有的女性护理员不愿意对家人说在外照护男性失能老人。护理员队伍总体年龄偏大，说明年轻人不愿意从事这一职业，如不改变这一状况，护理队伍将后继乏人。

护理人员的学历层次低。调查显示，小学文化程度的占 28.9%，持证上岗的是 7.98%；初中文化程度的占 38.83%，持证上岗的有 12.79%；高中/中专占 22.16%，持证上岗的有 25.6%；大专及以上的只有 10.11%，但是持证上岗的有 50.88%（见表 5—21）。可见学历层次很低，初中以下学历层次很难参加培训获取职业资格证书，大专以上学历获取证书的比例虽有 50%，有的没有取得国家标准的证书。据 2015 年在北京召开的养老人才建设圆桌会议公布的统计数据

① 《美利坚合众国老年政策及服务》，2015 年 8 月 20 日，百度文库。

显示，全国养老护理人员需求为 1300 万人，目前就业 100 多万人，其中持证上岗者不足 4 万人。①

表 5—21　　　　受访养老护理员的学历与技能结构情况（N=564）

学历层次		是否取得养老护理资格证书			合计
		有	没有	没听说过	
小学及以下	数量（人）	13	92	58	163
	百分比（%）	7.98	56.44	35.58	28.9
初中	数量（人）	28	152	39	219
	百分比（%）	12.79	69.41	17.81	38.83
高中/中专	数量（人）	32	76	17	125
	百分比（%）	25.60	60.80	13.60	22.16
大专及以上	数量（人）	29	26	2	57
	百分比（%）	50.88	45.61	3.51	10.11

资料来源：2012—2013 年重庆大学"养老服务队伍建设"课题组调查。本次调查共发出问卷 650 份，回收有效问卷共 564 份，有效回收率为 86.77%。

调查还显示，有 21% 的人未听说过从业需要相关证书。养老护理员持证率低已成为一个不争的事实，从表 5—22 看到在受访者中持有初级证书的占 10.3%；中级 4.8%；高级 1.4%。调研显示，明确表示想要考取职业资格证书的只有 20.7%，42% 的人表示不打算考取，35.3% 的人表示没有想好，2% 的人未选。访谈得知，较低文化程度的护理员缺乏能力去考取职业资格证书。现实中，中小型的民营养老机构中有的护理员几乎没有人考取过护理员职业资格证书。护理员队伍的质量直接关系到养老机构服务的质量，没有经过专业培训怎么懂得遵照医嘱进行专业护理？养老机构对失能老人专业康复护理的优势又怎样体现呢？在发达国家有专业的护理院，医生和护士都必须经过专业培训后持证上岗，失能老人只有在专业护理人员的帮助下才有助

① 《中国将建立养老人才库　养老护理人员需求 1300 万人》，2015 年 1 月 29 日，人民网。

于身体机能的恢复，降低失能程度。而中国护理中心（院）很少，失能老人只能选择入住养老机构，在缺乏专业护理人员的情况下机构养老的优势不能得到很好的发挥，失能老人在缺乏专业康复护理情况下很可能会丧失恢复身体功能的最佳时机。

在护理人员的基本素质偏低的情况下，护理员的收入也不可能提高，工作积极性会受到影响，养老机构的服务质量随之降低，这样的恶性循环会导致机构养老照护服务的整体水平下降，直接影响失能老人在机构得到照护的质量。

表 5—22　　　　当前中国养老护理员职业资格情况（N=564）

证书持有情况			证书等级			证书考取意向（未取得证书者）		
选项	人数	占比（%）	选项	人数	占比（%）	选项	人数	占比（%）
有	100	17.7	初级	58	10.3	准备考取	117	20.7
没有	345	61.2	中级	27	4.8	不准备	237	42.0
没听说过	116	20.6	高级	8	1.4	没想好	199	35.3
			技师	1	0.2			

资料来源：2012—2013 年重庆大学"养老服务队伍建设"课题组调查，本表剔除了未选和系统缺乏部分。

访谈典型事例 5—56

访谈对象：山东齐河县某镇敬老院服务人员侯大姐

访谈时间：2012 年 8 月 20 日

访谈地点：山东省齐河县某镇敬老院

侯大姐介绍说：镇敬老院目前有 75 位老人入住，容纳规模为 102 个床位。目前有 7 位服务人员，符合国家规定的十位老人至少有一个服务人员。服务人员多为附近乡镇 40 岁以上的农村妇女，都没有经过相关培训。几位服务人员会分工，分别负责每一片区的工作。一周工作六天，工作期间 24 小时内的事情都要负责管理，侯大姐 47 岁，在镇敬老院工作多年，只要是自己分管的片区内的清洁、护理等工作都做，但每月工资（吃住在外）只有 450 元，即使算上每月大约 300 元吃住的费用，护工每月的工资收入不到 800 元，这是我们访谈到的工资最低的服务人员，政府也没有为她们购买养老等保险。她认为工作没有什么动力，也没有辞职的想法，毕竟做久了也产生了感情，家就在附近，回家也方便，仍然坚持在这里工作。

访谈典型事例 5—57

访谈对象：山西运城市临猗县某镇农家乐敬老院院长

访谈时间：2012 年 8 月 15 日

访谈地点：山西省运城市临猗县某农家乐敬老院

院长，男，53 岁。农家乐敬老院是目前该镇唯一的敬老院，属于民办非企业单位。目前全部入住的失能老人共 40 多位。根据老人的失能情况，收费为 800—1500 元/月。院内入住的"五保"老人有政府的补贴，本人一年只需给养老院交 300 元。其他的费用包括护理和医药费全由政府承担。该院目前仅有 5 个工作人员（包括院长和他的妻子），除院长外都是农村妇女，年龄都在 45 岁以上。上岗前有简单的培训，但没有护理员资格证书。5 个工作人员照顾全院 40 多位老人，工作非常繁忙。由于盈利不多，给员工的工资比较低，每月仅800 多元。院长说招聘护理员是个难题。因为村里人都比较嫌弃这一行业。年龄大的农村妇女都不来，怕给儿女丢脸。年龄小的出去打工都比干这一行业挣钱。大学生又不喜欢到小地方来，并且工资低还是伺候人的工作。政府政策倾向公办养老机构，对民办养老院几乎没有补贴。院长知道政府对养老服务体系的规划。他认为政府的政策是好，但执行起来就有偏差了，2009 年也提到过要给养老院工作人员工资补贴，但是至今也没落实。院长最大的希望就是政府可以帮助其解决服务人员的相关问题。

访谈典型事例 5—58

访谈对象：重庆市某公办福利院社工科科长

访谈时间：2014 年 3 月 19 日

访谈地点：重庆市某公办福利院

科长介绍了福利院其他情况后，对我们说养老院最难的是护工难请。现在的护工的年龄是 50 岁左右，工资只有 1000 多元，平均工资不到 2000 元/月。护工的文化水平低，院内没有高级护工，有少量中级护工。护工招工难，用工难。有的护工年龄大了仍然在工作，没有缴纳养老保险和医疗保险，现在的老护工还可以做这种工作，但是60岁以上的就不敢用了。护工在工作中也受委屈，有时还被老人打。

护理人员的工资水平很低，文化程度低，持证上岗率低，这种"三低"现象会严重影响养老机构的发展。2015年《南方都市报》报道的74岁的老人姚某入住广州友好老年服务中心，老人一直脾气不太好，2014年6月21日，护工在清理房间时，老人再次发脾气想要打护理人员，护理人员躲避，老人由于重心不稳从床上摔倒。事发后，老人的子女将老人送往医院救治不幸身亡。① 有的养老机构护工难请，院里干脆不帮助请护工，失能老人自己与护工协商定价请护工照护，自己负责处理与护工的关系，笔者在广州和重庆养老机构走访时，与失能老人请的护理员交谈，这类护理员与失能老人相处还算融洽。但单独由失能老人自己请的护理员，只能做一些简单的生活照料工作，没有参加养老院的统一培训和接受养老院的管理，如果出现纠纷等情况则难以处理。

六　针对特殊失能老人的照护服务被严重忽略

我们提出的特殊失能老人特指：失去生活自理能力的"五保"、"三无"老人，本书统称为"五保"失能老人。截至2014年年底，全国有农村"五保"供养对象529.1万人，比上年下降1.5%。全年各级财政共支出农村"五保"供养资金189.8亿元，比上年增长10.2%。其中农村"五保"集中供养174.3万人，集中供养年平均标准为5371元/人，比上年增长14.6%；农村"五保"分散供养354.8万人，分散供养年平均标准为4006元/人，比上年增长14.5%。② "五保"失能老人唯一的依靠是政府，属于"不救不活"的人，其最大的特点是完全的依赖性，孤独感特别强烈，自保自救能力很低。通常情况下这类老人都会到敬老院集中居住。笔者与在校学生访谈了50多个敬老院，了解到许多敬老院不具备照护失能老人的条件，"五保"

① 《老人发脾气打护工　重心不稳摔下床身亡》，《南方都市报》2015年8月20日。
② 《民政部发布2014年社会服务发展统计公报》，2015年6月10日，民政部网站。

失能老人的生活状况较差。

（一）缺少护理经费

地方政府按照法规政策会定期给集中居住的"五保"和"三无"老人按人头拨款到敬老院。根据民政部发布的 2014 年社会服务发展统计公报，农村五保集中供养的按照年平均标准为 4006 元/人计算，每人每月拨款只有 333.83 元，敬老院每月给老人们 15—200 元的零用钱。① 这种按人头拨款到敬老院的经费基本不包括失能老人的护理费用。居住在基层敬老院的失能老人为了生存，常常用自己微薄的零用钱或基础养老金支付给院友，请他们帮助端饭、洗衣等，以满足生活上的基本需求，前述我们访谈的多位"五保"失能老人都是如此，无固定护理费的来源，照护服务的缺失就不足为奇了。

（二）缺少照护服务人员

敬老院的管理人员是地方政府拨款支付工资，基层敬老院的管理人员一般是只有院长，是当地某农村居民担任，服务人员一般是煮饭的炊事员，规模稍大的敬老院还有保洁员。这些服务人员工作职责中没有护理任务，他们也无法胜任 24 小时的护理工作。敬老院的规模一般在 40—100 人之间，我们访谈的规模最小的敬老院只有 8 人，这类敬老院如果出现一位生活不能自理的老人，照护服务就会严重缺位。各地的财政负担的"五保"或"三无"老人基本生活费用中，没有将敬老院的照护服务所需费用纳入其中，在没有制度和经费支持的情况下，各地基层政府的财政也很难为敬老院的个别失能老人请护工，使这些特殊的失能老人的护理需求得不到满足。

访谈典型事例 5—59

访谈对象：重庆忠县某镇敬老院院长

访谈时间：2013 年 4 月 2 日

访谈地点：重庆忠县某镇敬老院

院长是当地的农村妇女，任院长 20 多年，这个敬老院地处偏僻

---

① 我们访谈了解到：敬老院发给入院老人零用钱最少的是山东省齐河县某镇敬老院每月给老人 15 元；最高的是东莞某镇敬老院，每月给老人 200 元。

的山上，20世纪50年代分田到户时人民公社负责人坚持留下几亩地给敬老院，至今敬老院的老人们靠着这几亩地种菜、养猪，生活费开支有结余，老人们对生活的满意度较高。院长告诉我们，前不久去世一位失能多年的80多岁的老人，没有护理经费，缺乏专人护理，院长和敬老院的老人们共同护理他多年，直到去世。这个敬老院只有院长和一位炊事员两人为敬老院的老人们服务。

（三）缺少辅助设施

在缺少经费和人员的同时，还缺少照护服务所需的必要的辅助设施，比如轮椅、坐便器、洗澡用的辅助设施等。特别是失能老人没有护理用的升降床，每天躺在平板床上，可以想象终年平躺在床上不能变换姿势的感受。笔者访谈了30多个敬老院，大多全失能老人终年躺在一张平板床上，老人身体已经萎缩，身上盖着被子，乍一看不知道床上有人躺着，老人不能说话，基本不能动弹，敬老院没有任何为老人准备的轮椅等辅助用具。

访谈典型事例5—60

访谈对象：四川彭州市某镇敬老院李氏和苏氏失能老人

访谈时间：2013年5月1日

访谈地点：四川彭州市某镇敬老院

李氏失能老人（68岁）和苏氏失能老人（55岁），两位都是"五保"失能老人，居住在敬老院，该院是5·12地震灾后重建工程，环境和住房条件很好。笔者在敬老院的一位"五保"老人带领下进入两位失能老人的房间，老人的饭碗放在嘴边不远的地方，脸上的饭粒没人帮助擦掉，小便器放在老人随手能够拿到的地方，旁边的碗看起来像是几天没有洗，老人身上没有穿衣服，盖了一床毛巾被，当天彭州的天气预报是17—24摄氏度。房间虽然有人打扫，但床上很乱很脏，苏氏老人只有55岁，但是看起来像是70多岁的人，因未满60岁没有养老金，他只能从敬老院每月获得的30元零花钱中支付10元钱给每天帮他端饭和平时帮他购物的人。值班人员帮助他洗衣，还要支付给另一位帮助他打扫床上卫生的人，但床和桌上堆放的东西很乱很脏。他的亲人只有一个弟弟，但从来不来看望他。他说生疮，没有办法，被子很久没有洗了，全身瘫痪，经过治疗，无法治好。旁边的李氏失能老人因头脑不够清醒无法交谈。敬老院没有护理床，也没有轮椅和其他辅助设施，两位老人平躺在木板床上无法变换姿势，终年无法动弹。访谈人到了房间说明来意后，老人没有什么反应，话语不多，基本上是领我们进房间的活动型老人回答我们的问话。

（四）缺少人文关怀

地处基层偏远的"五保"全失能老人终日躺在床上，除了打扫卫生和端饭的人外没有接触其他人。他们没有亲人，社会各界和志愿者和社工大多都在城市，足迹很难达到偏远地区的敬老院。笔者进入这类敬老院时，老人们都用惊奇的眼光看着来访人，反映出很久没有人来过这里。有的老人拉着笔者和随访学生的手迟迟不愿松开，很想与来访者多些时间交谈或接触。

访谈典型事例 5—61

访谈对象：西充县某中心敬老院院长

访谈时间：2014 年 4 月 4 日

访谈地点：四川南充市西充县某中心敬老院

院长介绍说：中心敬老院是 2002 年南充市标准敬老院，2008 年是南充市模范敬老院。大门中间顶上写着"某某敬老院"，两边的墙上左边写着"共产党亲"，右边写着"社会主义好"，院内入住了 20 多位老人，地处偏远地区，院长带访谈人看望了两位失能老人，一位半坐在床上，一位躺在床上，是不能说话的痴呆老人，床上没有床单，直接睡在棉絮上，盖着不太干净的棉被，床架子是几块不太规整的木板钉上的，房间里有些潮湿，除了床和桌子之外，没有其他家具。敬老院缺少人文关怀，以至于基督教等教会组织在这些敬老院做宣传。当时有一位中年妇女正在给"五保"老人讲课，笔者问院长讲课的内容是什么，院长回答我说是健康讲座。但当笔者走进教室看到黑板上写的标题则是：恩典之路。上面写着：你是我的主，引我走正义路，高山或低谷，都是你在保护，万人中唯独，你爱我认识我，永远不变的应许，这一生都是祝福；一步又一步，这是恩典之路，你爱，你手，将我紧紧抓住，一步又一步，这是盼望之路，你爱，你手，牵引我走这人生路。

看完这一幕，笔者感到很不协调，明明是社会主义制度给敬老院的老人们提供的生存保障，敬老院大门两边的墙上还写着：共产党亲，社会主义好；而外来讲课人讲的是"主"保护着这里的人们，"主"牵引着人们走这人生路。这一幕也是敬老院缺乏人文关怀的一个缩影。提示社会应引起对这类特殊失能老人的关注，尤其是政府有关部门应从制度、物质和精神保障方面考虑如何提供更好的条件以满足其基本的护理需求。

敬老院的生活保障的资金供给较为稳定。公办养老机构（敬老院、福利院和光荣院）按照社会福利的定位，收住"五保"、"三无"老人，残障退伍军人以及烈属等。目前集中居住在敬老院、光荣院的老人有政府稳定的财政拨款，有稳定的资金来源，老人们的伙食水平能够达到中等水平。各地发给老人每月的零用钱差距较大，最多的每月200元（如东莞某敬老院），最少的每月15元（山东省齐河县某镇敬老院）。敬老院老人的基本生活得到保障，但许多基层敬老院没有稳定的照护服务费用的资金来源，居住在敬老院的失能老人，只能靠院内的"五保"老人相互帮助，失能老人为了保证每天有人送饭等简单的生活照料，通常从自己几十元的基础养老金中支付10—30元不等的服务费给照顾他的人，其生存非常艰难。

第七节　本章小结

一　结论

（一）以居家为基础、社区为依托、机构为支撑的照护服务格局基本形成

通过多年各级政府和民众的努力，居家、社区、机构三种照护服务模式的发展格局已基本形成。三种照护服务模式各有优势，居家照

护最具有亲情和满足个性需求的优势，老人能得到较好的精神慰藉和生活照料，是大多数失能老人首选的照护服务模式。社区有整合社会资源，为居家的失能老人提供上门服务的优势，在一定程度上减轻了家庭成员的沉重负担，以社区为依托的照护服务有较大发展。养老机构对失能老人具有专业化照护服务的优势，高龄失能老人越来越多地选择机构照护服务，因而政府在倡导社区居家照护的同时提出以机构照护为支撑。三种照护服务格局的初步形成，体现了中国失能老人照护服务事业有了较大的发展，在一定程度上满足了失能老人的需求。

（二）居家失能老人缺乏社区照护服务的有力支持

居家照护是失能老人居住在家中，可以获得更多来自社区的服务，这是大多数失能老人及其家庭的愿望。居家的失能老人单独雇请专人照护成本很高，家庭成员疲惫不堪。如果家庭成员留守在家承担照护服务工作，大多数家庭尤其是农村家庭是以降低全家生活质量为前提的。如果要做到减轻家庭成员的负担，不降低家庭成员的生活质量，同时提高失能老人居家照护服务质量，需要有外界尤其是社区强有力的照护服务支持，而目前绝大多数社区对居家失能老人提供的支持力度很小，甚至没有提供，居家失能老人的需求实际上没有得到很好的满足。

（三）社区照护服务供给是三种服务模式中的短板

社区原本可以整合各种照护服务的资源，为居家的失能老人提供有效的服务和有力的支持，以减轻财政的压力和家庭成员照护的沉重负担，但是社区提供照护服务的人力、物力资源由谁保障，又靠谁进行整合等一系列问题没能得到有效的解决。大多数社区是以鳏寡孤独老人为前提为失能老人服务，而不是以失能老人为前提提供专项服务。并且社区在提供服务过程中常常充当的是中介角色，而不是提供服务的主体，即使这样，这种中介角色在广大农村也是没有的。因此从理论上说相比居家照护服务，社区有更多的利用和整合社会资源的优势；相比机构照护服务，社区照护服务更有熟人环境的优势。但由于社区照护服务的主体责任不明确，递送服务的方式不健全，实际能够为失能老人提供的照护服务常常落空，相比居家照护和机构照护的落实程度，目前中国针对失能老人的社区照护服务供给是最不到位的，特别是农村社区可以说是空白，社区还没有成为失能老人照护服务的依托。

（四）机构照护服务不能很好地回应失能老人的需求

现阶段养老机构发展呈现档次结构、功能结构、规模结构、地域分布结构不合理的现象。公办养老机构的发展定位不准确，没有为失能老人提供更多床位，民营养老机构的发展遭遇了征地瓶颈、融资困难、入住率低、成本回收周期长、护工难请、权益保护等方面的问题，使民营养老机构约三成处于亏损状态。[①] 养老机构"一床难求"与高达五成的空置率并存。机构养老最大的优势应是为失能老人提供及时、专业的照护服务，但现实却是许多养老机构只能提供一般生活照料服务，只有少数大型养老机构基本可以实现专业的康复护理等全方面服务，而这种实现是以高昂的服务费用为前提的，大多失能老人无福消受。尤其是失能老人康复护理和精神层面服务的供给还相当欠缺，不能很好地回应失能老人的需求。面对养老机构，失能老人真是"想说爱你不容易"。如何解决这些矛盾，考验政府的智慧。

（五）资金与人力资源严重不足阻碍了照护服务事业的发展

照护服务事业的发展，需要充足的资金支持，目前居家照护、社区照护和机构照护服务的发展都严重缺乏资金支持。我国目前单靠政府的财政不可能支撑庞大的照护服务所需要的资金，现阶段还没有建立护理保险制度，中国的社会捐赠非常有限，筹集资金发展照护服务还没有取得突破性的进展。

照护服务资金严重不足的同时人力资源也十分匮乏。首先是养老服务人员发展严重滞后，主要体现在需求量大，数量严重不足，如此缺人的岗位，还遭遇了"招不来、管不好、留不住"的窘境，如何突破这一困境需要政策上和实践中有所创新。其次是社工和志愿者以及其他社会力量的服务供给严重不足。在社工组织的数量远远不能适应

---

① 《中国养老机构发展研究报告：受访养老机构约三成处亏损状态》，2015 年 7 月 16 日，新华网。

形势发展的情况下，社工服务还主要集中在东部发达地区，志愿者服务主要集中在城市，政府缺乏有力的措施动员一切可以动员的社会力量，如调动低龄老人为高龄老人服务的积极性，以缓解照护服务主体不足。在现有的养老服务总量严重不足的情况下，针对失能老人提供有效的服务更加欠缺。

（六）居家、社区和机构照护服务模式不能很好地衔接

现阶段社区和机构各层次的照护服务组织递送平台不健全，没有很好地整合在养老服务体系之中。社区不能将照护服务递送到居家失能老人，养老机构不能充分发挥照护服务的专业优势与社区服务对接，并将服务递送到社区。2015 年的《中国养老机构发展研究报告》也指出养老机构作为养老服务体系的一部分，在近年来的发展过程中始终处于独立发展的状态，缺乏和社区养老以及居家养老的融合。[①]如果照护服务资源不能得到有效的整合和利用，居家失能老人照护服务质量也不可能得以提高，照护服务体系就不能建立。

（七）巨大的城乡差距降低了全国整体养老服务水平

在养老服务方面，绝大多数的突破和成绩都来自于城市。照护服务是养老服务体系建设中的重要组成部分，当前，对于农村失能老人来说，除医疗保险和医疗救助这类国家统一的制度或政策外，很少有来自亲朋好友以外的社会资源的帮扶，使农村失能老人的生活状态苦不堪言。城乡失能老人的照护服务差距巨大，如果占全国 50% 以上的农村失能老人没有得到较好的照护服务，中国养老服务体系的构建就不能说是成功的。

（八）政策对有特殊困难的失能老人帮扶严重不足

"三无"、"五保"失能老人是特殊的失能老人，他们人数不多，基本的服务需求总量不大，目前政策对他们的帮扶往往停留在保障吃穿等基本生活方面，忽略了照护服务需求，没有将他们的照护需求纳入基本生活需求的范围，缺乏强有力的措施给予"不救不活"的特殊失能老人充分的服务保障。

---

① 《中国养老机构发展研究报告：受访养老机构约三成处亏损状态》，2015 年 7 月 16 日，新华网。

二　启示

（一）如何将三种服务模式整合于养老服务体系之中需要多方着力

满足失能老人的需求，需要不同层次的照护服务供给。居家、社区和机构照护服务可以从不同角度满足失能老人的需求，今后的照护服务发展的趋势是将三种服务模式有效整合在构建照护服务的体系中，实现居家、社区、机构组织的服务层层递送，提升服务质量。

（二）加大社区服务供给力度促成社区与居家照护服务一体化

居家照护服务与社区照护服务不能分离，如果没有社区的支持，居家照护服务就会回到家庭成员照护的老路上。要提高居家照护服务的质量，需要社会服务的持续支持，社区与居家照护服务一体化是提高居家照护服务质量的唯一出路。重点是搭建社区组织养老服务供给的平台，将社区的照护服务递送至居家的失能老人，只有这样，居家照护服务才能真正实现。

（三）调整养老机构的结构以满足失能老人的需求

失能老人入住养老机构的意愿高于自理老人，需要调整养老机构结构，以满足失能老人入住养老机构的愿望。调整养老机构的结构包括：（1）改变公办养老机构职能定位不准确的现状，使特别需要机构照护的困难失能老人能够入住；（2）改变"哑铃状"的养老机构的结构，发展成为橄榄形的结构，着重发展民营中档次养老机构。政府还应营造民营养老机构发展的良好环境，加强指导和服务，着力解决民营养老机构的发展问题，在征地、融资、财政补贴、用人等方面给予政策倾斜，帮助其渡过回收成本的难关。

（四）采取有效措施平衡服务项目供需矛盾

需要认真分析照护服务项目供给中存在的问题，在生活照料服务、基本医疗基本满足的情况下，应更好地满足康复护理、精神慰藉、社会交往等方面的精神服务需求，提高失能老人的生活质量。

（五）拓宽筹资渠道，加大养老服务队伍的人力资源开发

拓宽筹资渠道以解决照护服务资金来源。当务之急是政府需要采取措施支持建立护理保险，由全社会的参保人员共同筹资帮助失能老

人脱困；政府应加大投入，并倡导社会各界积极捐赠和提供服务，有效缓解照护服务的压力。

养老护理员队伍是发展养老服务事业的重中之重。目前养老护理员队伍是养老服务事业发展的短板，需要理顺和整合这支队伍，加大对养老护理员、医院的护工和家政服务员的分类培训，采取更有效措施留住养老服务人才使之长期服务于养老领域；采取有效措施吸引更多优秀人才，以提高养老护理员队伍的质量；还应采取有力措施鼓励社工、非政府组织、志愿者、健康的低龄老人等更多人力资源投入照护服务之中，发挥专业服务的特长。

（六）努力缩小城乡照护服务差异使之均衡发展

缩小城乡照护服务的差距需要具有均等化的理念，使城市社区服务、社工服务以及志愿者等服务的阳光普照农村每一个角落，需要政府采取向农村倾斜的政策和措施帮扶农村失能老人，使他们在不以降低全家人生活质量为代价的情况下获得较好的照护服务。

（七）加大对特殊失能老人的帮扶力度

政府对"五保"、"三无"失能老人的政策，除定期拨款帮助他们解决吃、穿、住、医、葬的问题外，应将这类特困失能、失智老人照护服务的特殊需求纳入基本生存需求的范围，对此，需要观念上的转变和制度上的创新。

第 六 章

长期照护服务供给问题的原因分析

随着人均寿命不断延长，伴随着人口高龄化而来的是失能老人日益增多，照护服务需求量增大的同时对服务质量的要求也在不断提高。虽然近年来养老服务有较大发展，但是针对失能老人的照护服务发展相对缓慢，服务供给与失能老人需求之间的矛盾仍十分突出，供不应求的状况不利于构建长期照护服务体系。应深入分析其中的原因，为构建长期照护服务体系提供有益的参考。

第一节 法规政策缺乏细化且落实不够到位

一 涉老法律的原则性规定没有完全落地

2012 年修订的《老年法》第一次提出了"对生活长期不能自理、经济困难的老年人，地方各级人民政府应当根据其失能程度等情况给予护理补贴"。《老年法》是国家针对老年人最具权威性的法律，从公民权益的角度提出用法律保障老年人权益。根据法律的这一原则性规定，提出地方各级人民政府"应当"根据失能程度等情况给予护理补贴，而不是"必须"，这就给地方各级政府留下了遐想的空间，如何理解法律的这一原则性规定？什么是"应当"？地方各级政府可以根据自己的理解执行法律。2015 年 8 月 19 日，根据民政部新闻发布的数据显示，目前全国有 4 个省份建立了失能老人护理补贴制度。① 而

① 民政部：《全国 19 省份建立 80 岁以上高龄老人津贴制度》，2015 年 8 月 19 日，中国新闻网。

这些省份给予的高龄津贴也十分有限，如 2013 年黑龙江省政府办公厅下发了《关于建立贫困失能老年人护理补贴制度的通知》，对"低保家庭失能老年人每人每月 150 元、半失能老年人每人每月 100 元；低收入家庭失能老年人每人每月 100 元、半失能老年人每人每月 50 元"①。黑龙江是经济不太发达地区，能够从财政上给失能老人补贴已经是走在全国的前列，但是这一补贴仅限于低保家庭和低收入家庭，范围很窄，并且补助的金额也不高。《老年法》还规定了"国家逐步开展长期护理保障工作"，对老年人的护理需求给予保障，倡导增加养老服务的投入，给予老年人精神慰藉，"全社会优待老年人"这些原则性的规定，虽在政策中有所体现，但没有确定落实的具体时间表，也没明确如何做到保障老年人的护理需求。就好比要求子女"常回家看看"，怎样才算是常回家，如果没有更具体的规定就难以体现。而世界上第一个将"赡养父母"立法的国家新加坡，在 1995 年颁布的《赡养父母法》中规定了子女必须照护和赡养年老的父母，父母若遭子女遗弃，有权控告子女，一旦罪名成立，可被罚款 1 万新元或判处 1 年有期徒刑。② 此外，我国涉及老年人的法律还有《社会保险法》和《社会救助暂行办法》，《社会保险法》中仅限于因工伤生活不能自理的，经劳动能力鉴定委员会确认的生活护理费，按照国家规定从工伤保险基金中支付，这一规定显然不是针对失能老人的；《社会救助暂行办法》中对"生活不能自理的给予生活照料"仅限于特困人员的供养范围，如果失能老人不属于特困人员，就不在该《办法》规定的社会救助范围内。可见我国法律对失能老人的帮扶和救助非常有限，这些有限的原则性规定也因过于宏观难以落地。

世界上有多个国家对长期照护进行了立法，如奥地利 1993 年通过的《长期照护津贴法案》对受益资格、受益资格评定、照护服务受益者、服务提供者、资金筹集、覆盖面、费用支出等进行了规定。例如，法案规定经资格评定后，根据失能程度每月每人可以享受 50—180 小时的服务，资金筹集来自于税收和财政支持，不是社会保险基

① 《关于建立贫困失能老年人护理补贴制度的通知》（黑政办发〔2013〕4 号）。
② 张凯悌、罗晓晖：《新加坡养老》，中国社会出版社 2010 年版，第 106 页。

金提供。再如德国 1994 年颁布的《社会抚养保险法案》，除奥地利法案中规定项目外，还就法律项目责任机构、服务提供者和质量保证等作了具体规定。例如，为了保证服务质量，规定了更具体的措施，其中"要求服务机构至少雇佣一名在过去 5 年中，至少实际工作 2 年的注册护士"，申请个人照护现金补助的人有义务依法接受 3 次检查性访问，而且检查访问的费用有一部分是由申请者承担的。访问的目的是确保非正式服务的质量。还有荷兰 1968 年的《特殊医疗支出法案》，以色列 1988 年的《社区长期照护保险法》，日本 2000 年的《长期照护公共保险计划》①，丹麦 1972 年的《社会服务法案》，英国 1990 年的《NHS 与社区照顾法案》②、《社区照顾法》、《照顾标准法》，法国 2001 年的《老年人健康保险支出的国家标准》等。③ 这些国家通过更具体的立法，将长期照护服务的内容细化，落实在失能老人、照护社区以及照护的机构等各服务环节之中。

　　另外，台湾地区于 1980 年 1 月 26 日制定《老人福利法》，历经 1997 年、2000 年、2002 年及 2007 年四次修正核定，具体条款由最初的 21 条增加至 55 条，使针对老年福利的内容不仅在"量"上有所增加，在"质"上也有了很大变化。如将老人福利机构变为长期照护机构、安养机构和其他老人福利机构三类；增加了维护老人尊严、保证经济安全、强调老人政治参与的内容；明确了各主管机关的职责权限，避免了政出多门和相互推诿现象的发生；强调并细化了居家式、社区式和机构式为台湾地区养老的三大基本法定服务。这些修改为后续各项政策规范的制定与实施奠定了基础。上述各国和地区的立法都值得我们借鉴。

　　由于我国缺乏专项长期照护保险或长期照护服务的立法，关于失能老人的制度建设就缺乏权威性，也会导致制定政策的依据不够明确，因此也就没有针对失能老人的专项政策，加之各级的宏观政策多

---

① 裴晓梅、房莉杰：《老年长期照护导论》，社会科学文献出版社 2010 年版，第 12—22 页。
② 施巍巍：《发达国家老年人长期照护制度研究》，知识产权出版社 2012 年版，第 61 页。
③ 王永等：《实现老有所依　需要多方施力》，《中国劳动保障报》2016 年 3 月 4 日。

于具体可操作性的政策，便使法律的规定无法全面具体落实。我们应借鉴各国或地区立法的好经验，制定长期照护的专项法律制度，再配套制定专项细则和具体政策促使法律原则性的规定落到实处。

二 缺乏针对失能老人的专项规划和专项政策

（一）缺乏针对失能老人的专项规划

近年来我国制定了多个涉老规划，如《中国老龄事业发展"十一五"规划》、《民政事业发展第十二个五年规划》（2011）、《中国老龄事业发展"十二五"规划》（2011）、《社会保障"十二五"规划纲要》（2012）、《"社区老年福利服务星光计划"实施方案》（2001）、《城乡社区服务体系建设"十二五"规划》（2011）、《国家基本公共服务体系"十二五"规划》（2012）、《社会养老服务体系建设规划（2011—2015年）》（2011）、《中国护理事业发展规划纲要（2005—2010年）》（2005）、《社会管理和公共服务标准化工作"十二五"行动纲要》（国标委等27个部门，2012）、《国家中长期人才发展规划纲要（2010—2020年）》、《中华人民共和国老年人权益保障法》（2012）、《全国民政人才中长期发展规划（2010—2020年）》等。在这些规划中，也提到了要重点对待失能老人，但都是将失能老人与高龄老人、低收入老人等并列提出，如2011年《中国老龄事业发展"十二五"规划》中提出：把高龄……失能等老年人列为社会维权服务重点对象。再如，优先保障孤老优抚……失能等困难老年人的服务需求，提高养老服务条件。没有针对失能老人的专项规划，一般情况下就不会有专项工作要达到的目标和特殊的政策。没有将约4000万失能老人（其中绝大部分是弱势群体）单独对待，也说明在政府工作规划中缺乏足够的重视。没有专项的规划，在今后一段时期里就缺乏对失能老人照护服务业发展的专项谋划，照护服务事业发展的目标、步骤就不十分明确，这将影响照护服务事业发展的进程。

（二）缺乏针对失能老人的专项政策

我们可以从近年来颁布的各项涉老政策看到，涉老政策可谓相当全面，但缺乏重点突破。这些年颁布的政策涉及养老服务的社区建设、服务方式和服务产业、人力资源、政府购买服务、机构建设、标准化、护理康复等，可以说涉及养老的方方面面，几乎所有的养老相关政策都提到了失能老人，但基本没有针对失能老人发布专项政策。在这些政策中将失能老人与高龄、特困（孤寡、"五保"、"低保"等）、空巢、失独老人并列提出，而在落实各项政策时对失能老人的帮扶都圈定在高龄、特困、空巢、失独老人的范围内，即符合高龄、特困等前提条件才能享有政府或社区的特殊政策，如果没有满足这些前提条件的失能老人基本无法享受政府特别政策的帮扶。高龄和空巢老人大多是生活自理老人，特困、失独老人已经获得了政府相关政策的帮扶，而失能老人是养老服务中最需要帮助的群体，但政策提出重点帮扶对象中只是突出了其中少部分最困难人群，众多失能老人并不包括在其中。如 2015 年 1 月颁布的《政府购买服务管理办法（暂行）》中只是提到了购买服务的范围包括养老服务，没有专门提到失能老人。又如 2014 年 10 月民政部、财政部发出的《全国老龄办关于建立健全经济困难的高龄、失能等老年人补贴制度的通知》，提出："补贴人员范围为经济困难的高龄、失能等老年人。"对补贴人员要经过有关机构的鉴定。① 这里提出建立失能老人补贴制度，可以说是最直接的给失能老人的帮扶，但是明确了帮扶的前提是经济困难，所以也不完全是专项针对失能老人的政策。再如 2013 年 9 月颁布的《国务院关于加快发展养老服务业的若干意见》，"各地公办养老机构要充分发挥托底作用"②。在列举的托底人员中，仍是将"三无"、"五保"以及低收入失能老人并列提出，政府缺乏针对失能老人的专项政策规定，涉老法律与规划就不能通过制定具体的政策进一步落实。

而在发达国家，依据本国的法律或政策建立了长期照护制度，如普享式长期照护制度模式、商业长期照护保险制度模式和长期照护社会保险制度模式。一般情况下，缺乏政府的政策才会发展商业长期照护保险制度（如美国），财政压力太大了会采取长期照护社会保险制度模式（如德国）。政府支持的一般是普享式的长期照护制度模式，这种模式主要是依靠税收，中央政府和地方政府分担费用，只要实行

---

① 《全国老龄办关于建立健全经济困难的高龄、失能等老年人补贴制度的通知》，2014 年 10 月 23 日，民政部网站。

② 《国务院关于加快发展养老服务业的若干意见》，2013 年 9 月 13 日，民政部门户网站。

普享式的制度模式，根据制定要求会对享有长期照护补贴的人进行评估，再根据失能程度决定提供多少小时的服务或者其他形式的补助，如法国 2002 年颁布实施了 APA，即个人失能补助。其筹资来源为税收，由中央和大区政府共同筹措，并由大区政府管理。2007 年，接近 100 万人口（占总人口的 1.6%）获得了 APA 长期照护补助（Gleck-man，2010）。在瑞典，市政有义务向有长期照护需求的人提供这类服务，所有人都有权获得公共体系所覆盖的长期照护服务。但是瑞典在实施了 15 年后修改了居家照护服务的评估标准，覆盖范围不同于以前那样慷慨，主要给予失能程度更严重的老年人。总的来讲，采取普享式的长期照护服务制度模式的国家，被照护者的覆盖范围都是非常广泛的，遵循普遍原则，无须家什调查。[①] 尽管由于财政难以支撑，有些国家也在缩小补助的范围，但是这些国家对失能老人补助的依据是该国专项的法规或政策，评估是否给予补助的根据是老人的失能程度而不完全是经济困难程度，如果经济特别困难，可以纳入社会救助的范围再给予其他帮扶，其政策执行的结果就可以使失能程度严重的老人获得来自财政的帮扶。

从上述分析我们看到，由于缺乏专项的立法、缺乏专项的规划和政策，对失能老人的帮扶政策是从属性的，散落在各项养老立法和规划以及政策之中，结果是相关规定权威性不足。针对失能老人的长期照护服务的发展没有长远和近期的谋划，各项规划和政策就不能细化到工作和各服务环节之中，在顶层设计不足的情况下照护服务体系就不能健全。

第二节　居家照护服务的社会支持严重不足

一　缺乏对居家照护服务所需条件分析

倡导居家照护服务，需要在把握失能老人需求的基础上对居家照护所需条件进行分析，找准居家照护缺乏哪些条件，社会可以提供哪

---

① 施巍巍：《发达国家老年人长期照护制度研究》，知识产权出版社 2012 年版，第 61 页。

些支持来减轻家庭成员的负担，才能实现不以降低全家生活质量为代价的前提下提高居家照护的质量。现阶段虽倡导社区支持居家照护，但缺乏对社会支持的相关条件进行分析：（1）缺乏对居家照护服务的内容的分析。即社区应从哪些方面给予居家照护的失能老人支持，特别是重度失能老人，很多时候需要的不是金钱而是包括生活照料、康复护理等方面的上门服务，具体包括专职的医务人员定期上门访问、指导康复训练、社区工作者或志愿者定期心理疏导等各种帮扶。（2）缺乏对失能老人照护服务所需时间的分析。因现阶段缺乏对失能老人的失能程度进行评估，社区就无法根据不同失能程度确定提供照护服务的时间，尤其是经济困难家庭的重度失能老人。现阶段失能老人的家庭成员不计成本地承担了完全的照护责任，付出了全部的照护时间，因此人们常认为社区居家照护的成本低于机构照护服务成本，这是没有全面分析居家照护的成本和需要的时间，对于家庭成员来说，雇请专人照护失能老人，家庭付出的成本应多于机构养老的成本。（3）缺乏对现有资源条件进行分析。没有对现有资源条件的分析也就不了解社区能够为居家失能老人提供哪些支持进行分析。如对社区现阶段能够提供哪些人力和物质资源，哪些是应该提供而暂时没有做到的，哪些是以后逐步做到的等缺乏分析。（4）缺乏对社区照护服务主体进行分析。即由谁为居家照护的失能老人提供支持，怎样才能提供支持，还包括分析政府、医疗、社区、非政府组织、志愿者如何协调行动等。由于缺乏对给予居家照护所需内容和条件的分析，也就不清楚居家失能老人需要哪些帮扶，更不会提供有效的照护服务，结果导致居家照护仍然停留在传统的家庭成员照护的层面，倡导有社区支持的居家照护服务就会落空。

二　失能老人居家照护服务的支持系统没有建立

从《老年法》到政府养老服务的相关规划以及各种涉老文件，都可以看到对居家养老的支持，如2012年重新修订的《老年法》提出"建立健全家庭养老支持政策，为家庭成员照料老年人提供帮助"。在《中国老龄事业发展"十二五"规划》中提出了"完善家庭养老支持政策"，"重点发展居家养老服务……引导和支持社会力量开展居家养老服务"，"大力发展家庭服务业"等；① 民政部发布的"推进居家养老服务"，提出为老年人提供多样化的上门服务，要采取政府购买服务等方式，改善老年人居家生活环境。② 这些政策体现了从国家层面对居家养老的重视，但这些顶层设计的政策在具体落实中还没有形成完整的支持系统。各地对居家照护服务只是根据当地和社区的经济情况有一些支持，如全国 19 个省份建立了 80 周岁以上高龄老人津贴制度，23 个省份建立了生活困难老人养老服务补贴制度，4 个省份建立了失能老人护理补贴制度。③ 而针对失能老人的只有 4 个省份有护理补贴，并且基本上是经济困难家庭，并未惠及全部失能老人。能够为居家失能老人提供的服务是零星的、分散的，如社区医疗点的设立方便了失能老人就近治疗简单的疾病、志愿者组织为居家的失能老人提供临时的少量的服务、国家针对困难失能老人购买的服务、社区工作者上门问候、社工在社区组织一些活动帮助老人等。这些表层的帮助对失能老人的生活等方面有一定的作用，但是医疗系统如何为居家的失能老人定期提供康复服务，由谁对老人的失能程度进行评估，由哪个部门根据失能老人不同失能程度确定提供服务的时间、标准和方式，国家购买的服务如何能够普惠到居家照护的失能老人等，没有从政策层面完全落实到各地的具体措施之中。为居家失能老人照护服务没有形成全面的由社区工作者、医务工作者、护理员队伍、社工和志愿者以及非政府组织等全社会参与的支持系统。社会支持系统不完善，绝大多数居家失能老人照护服务仍然是事实上的传统的家庭照护，政府倡导的以社区为依托的居家养老就没有实现。

三　缺乏分析和借鉴国外家庭照护支持的典型事例与经验

世界上许多发达国家，由于机构照护的成本太高，在"去机构化"运动之后，逐步重视和倡导老人回归家庭照顾，由家庭承担照护

---

① 《中国老龄事业发展"十二五"规划（2011—2015）》。
② 《民政部关于开展"社会养老服务体系建设推进年"活动暨启动"敬老爱老助老工程"的意见》，2012 年 4 月 16 日，民政部门户网站。
③ 《民政部：全国 19 省份建立 80 岁以上高龄老人津贴制度》，2015 年 8 月 19 日，中新网。

的直接责任，许多研究已经证明居家照护较之机构照护成本更低，如尼尔森（Nielsen，1972）的研究已经表明，居家照护在整体上可以比机构照护省下 3—9 倍的费用。而家庭对老人的照顾越来越力不从心，老人进入养老机构又有许多困难，各国一致认为要使老人居家得到较好的照护，需要提供更多的社会支持。这些支持包括非正式家庭照护与正式家庭照护服务的组织。如荷兰对照护服务者的支出有很少的税收减免，在最低收入线或以下的护理员可以得到社会保障系统的补贴。英国对在自己家中接受大量照护的人可接受现金帮助，65 岁以上的老人和 65 岁以下日常生活有困难的老人都有资格享受。16—65 岁的护理人员每周照护一个老人，服务时间不少于 35 小时的，也可以领到这些补助的其中一种。在法国的医疗和社会服务两分法在家庭照护的行政体系上的情况是：负责社会和社会医疗工作以及医疗政策的是中央政府，也可以由社区通过市属社会服务中心提供某些社会服务，有 70% 的家庭照护是由非营利性组织提供，还有的服务是由商业部门提供。需要社会相关部门提供服务的，先提出申请，经过有关部门评估后，再转送到基金组织审核，然后才能提供服务的时间或经济补助。这些为家庭提供的服务包括护理与照料、物理治疗和其他配合医生诊断的治疗方法。法国建立了家庭服务体系，医院允许人们在家里继续接受必要的医疗护理，还有日常膳食、洗衣、紧急救援和电话咨询等服务都由社区或者其他组织提供。在德国，非营利性组织提供了大多数家庭照顾服务，商业机构也提供一些服务，这些服务也在不断扩大，但这些服务不属于国家资助范围。如果要国家资助提供服务，经常由福利组织通过社区照顾中心提供，比如老人可以在一定条件下在家里接受 4 周的医疗护理，在社会救助体系中，如果老人生活基本可以自理但家中没有人照顾，可获得一定的家庭护理和家庭帮助。……对于身体状况十分不好又特别需要帮助的老人，社区可提供 25 小时/月的免费护理，或领取适当的补助。①

　　从上述几个国家对居家失能老人的支持我们看到：（1）政府倡导

---

　　① 苏珊·特斯特：《老年人社区照护的跨国比较》，周向红译，中国社会出版社 2002 年版，第 109—111 页。

居家养老服务并承担了相应的责任，地方政府和职能部门以及社区也都承担了责任，体现在通过社区对居家特别需要帮助的老人进行了人力和物力的实际支持；（2）社区对居家照护的老人给予了实实在在的帮助，这些帮助包括提供上门的生活照料、医疗服务等方面；（3）将居家照顾老人的服务纳入庞大的社会服务体系之中，如纳入社会救助、医疗保障的体系，各职能部门提供本部门应当提供的服务，同时各部门在分工的基础上也能相互协作；（4）动员了社会多方力量给予居家失能老人帮助，包括医疗部门、非政府组织、志愿者、基金会等；（5）社区为居家失能老人提供的照护服务通过制度安排实现了持续性。

在我国，虽然养老服务等政策都将失能老人作为优先提供服务保障的对象，提出要提供家务劳动、家庭保健、送饭上门等服务，有的地方政府对他们提供专项补贴，但在相关文件中没有明确由哪个部门在什么时间具体怎样落实，于是文件的主要内容往往被束之高阁，缺乏下一步的制度安排。我们的访谈了解到只有东部少数城市社区提供了一些服务，但也不是专门针对失能老人持续地上门服务。由于社区为失能老人提供的照护没有落实，居家的失能老人照护仍然是家庭成员的义务，而不是家庭、社会共同承担的责任，我国社区照护服务与许多发达国家在提供照护服务上有很大的差距。目前各级政府都在倡导居家养老，社区也积累了许多养老服务的经验，养老服务的方式有一定创新，而这些热热闹闹的养老服务大多针对自理型老人和很少的经济困难的失能老人，并未很好借鉴国外的典型经验有效减轻众多失能老人家庭的负担，也没有提升居家照护的质量。总之，失能老人没有因居家得到外界支持。

第三节　社区缺乏开展长期照护服务的必要条件

20世纪80年代从国家层面提出居家养老的初步建议，以后又明确提出了建立"以居家为基础、社区为依托、机构为支撑"的养老服务体系。民政部在2012年的文件中进一步对社会养老服务体系进行了阐释，指出：坚持居家、社区、机构养老服务相衔接。基于家庭养老功能不断弱化，迫切需要社区服务支持，政府提出了以社区为依托。① 以"居家为基础、社区为依托",也就是失能老人居住在家中,由社区提供各种服务,从这个角度讲,居家照护与社区帮扶不能分开。如何实现社区对居家失能老人的帮扶,需要具备必要的条件,而目前社区的相关条件十分缺乏。

一　长期缺乏对社区服务队伍的培育使人力资源供给严重不足

参与照护服务的主体主要包括:社区工作者、医务人员、护理员、志愿者、社工人员、非政府组织的成员等。长期以来政府等有关部门缺乏对参与照护服务的人员和组织的培育。

（一）社区工作者素质不高难以应对量大繁重的照护服务工作

社区工作者是为社区居民服务的工作人员,"亦即以提供社区服务、促进社区发展为主要职业的人"②。从前述得知,社区配备的社区工作人员与居民的大概比例是 1:1000。按照公布的老龄人口的比例,1000 个居民中有大约 155 位老年人,如果是发达地区的城市社区这一比重会更高。调查显示:城市社区工作者学历在本科及以上的占20.9%,农村只有 10.8%,尤其是农村高中及以下的占到了 64%（见表 6—1）,只有 19.1% 的有社会工作职业资格证书。在现代网络技术发达、社区养老服务需求剧增的情况下,需要专业化的社区工作者,还要更新服务理念,创新服务形式,而现在他们的学历结构和知识文化水平与现代社区服务的发展很不协调,如果社区工作者缺乏良好的素质和学习能力则无法应对社区需求的巨大变化。

表 6—1　　　　城乡社区工作人员的学历结构情况 （N=506）

学历结构	城市社区工作人员（%）	农村社区工作人员（%）
硕士及以上	1.6	1.9
本科	19.3	8.9

① 《民政部关于开展"社会养老服务体系建设推进年"活动暨启动"敬老爱老助老工程"的意见》,2012 年 4 月 16 日,民政部门户网站。
② 金桥:《社区工作者队伍建设与发展的反思》,《南通大学学报》2013 年第 5 期,第 77—83 页。

续表

学历结构	城市社区工作人员（%）	农村社区工作人员（%）
大专	47.6	25.2
中专及高中	20.5	30.8
初中	9.8	27.6
小学及以下	1.2	5.6

资料来源：2013 年 2 月"重庆城乡社区服务发展中的差异与社区服务体系的构建"〔重庆市社会科学规划重点项目（2012ZDSH007）〕课题组的调研。针对社区工作人员共问卷发放 568 份，回收 506 份，回收率 89.1%。其中城市社区 273 份，农村社区 233 份。

另外，城市社区工作者的流动性较大，较多的社区工作者将这一工作作为一种过渡。当有较好的选择时，其马上就会离开社区工作岗位。调研显示，社区工作者将社区工作作为一种过渡的原因很多，但是主要的原因是待遇太低（67.3%）、没有正式编制（60.0%）、工作太繁杂（56.4%）、职业发展前景不理想（54.5%）、缺乏上升空间（43.6%）、社会地位低（30.9%）、不受人尊重（21.8%）、不能实现自我价值（17.3%）（见表6—2）。可见，待遇低是导致流动性大的重要原因。

表6—2 社区工作者将社区工作作为过渡职业的原因（多选）（N=506）

过渡的原因	待遇太低	没有正式编制	工作太繁杂	职业发展前景不理想	缺乏上升空间	社会地位低	不受人尊重	不能实现自我价值
百分比（%）	67.3	60.0	56.4	54.5	43.6	30.9	21.8	17.3

资料来源：2013 年 2 月"重庆城乡社区服务发展中的差异与社区服务体系的构建"课题组调查。

2013 年我们对重庆地区的社会工作者的月收入进行了调查，各区县根据财政状况和社区人数的多少，居（村）委会主任或书记的月收入在 1050—2700 元之间（见表6—3），月均是 1695 元，略高于当年重庆市的最低工资标准 1050 元，但低于重庆市的社平工资水平。可见，在收入和事业都不被看好的情况下，这种工作岗位是很难留住人的。能够留下来的，往往也是无奈的选择。虽然社区服务体系建设规划中提出：一个社区要有一名大学生的政策，实施 50 万大学生进入社区服务计划，支持社区服务人员参加各种职业资格考试和学历教育以及系统培训，每名社区服务人员至少培训 1 次，[①] 但是我们 2014 年走访的许多社区，并没有实现"一社区一名大学生"的目标，对社区工作者的培训力度也较小。我们访谈了解到，参加培训的社会工作者多数是专项培训，即社保员就社会保障的业务进行的培训，对于综合素质的培训一般只到社区主任和书记一级，其他人基本上没有参加综合性培训。由于社区工作者的工资低，职业发展前景不明朗，导致这支队伍流动性较大，也很难吸引专业人才到社区参加社区服务。可见社区工作者这一社区工作的主力军量少、文化素质低、流动性大，不利于社区服务工作的开展。

（二）社区医务工作者服务社区失能老人的岗位职责不明确

社区的医务人员与居（村）委会在行政上隶属不同的主管部门，各司其职、各负其责，两个机构很少有工作联系，社区组织无权调动社区医院的人员。每个社区的医疗服务中心（站）只有一两个医生，而要面对上千人的社区居民，他们的职责是为前来看病的社区居民提供基本医疗服务，工作职责中没有上门为失能老人提供服务，即使有上门提供医疗服务的职责，面对如此众多的居民也没有时间和精力。

（三）社区严重缺乏护理人员

社区也缺乏稳定的专职护理员队伍。对失能老人的照护服务需要有一定专业知识的护理人员，而目前从制度的设计到具体的措施都十分缺乏，国家卫生部发布的《中国护理事业发展规划纲要（2011—2015 年）》中提到了要将护理服务延伸到家庭和社区……提供居家的长期护理服务，社区卫生服务机构和乡镇卫生院对适合在家庭条件下进行护理的老人提供长期居家护理服务，有条件的社区，可为其开

---

① 《国务院办公厅关于印发〈社区服务体系建设规划（2011—2015 年）〉的通知》（国办发〔2011〕61 号）。

设家庭病床服务。① 《纲要》里所指的护理人员一般是指正规医院的正式照护服务的护理人员，非正式照护服务的护理人员基本不包括在其中。目前如果失能老人对护理员有需求，社区组织只能是用微薄的政府购买服务的经费或充当中介帮助其在市场上寻找。社区能够支配的人力基本上是失业、低保人员，只能做家政工作，无法作为拥有专业知识的护理员对失能老人进行照护。而在日本的市、町、村政府会派出医生、护士、康复师和家庭服务员等社区服务人员，到无适当的护理人员，又体弱多病，生活不能自理的老人家里走访，为老人日常生活提供帮助和适当帮助做一些家务，还要定期上门了解患病老人的病因、观察病情，帮助联系医院会诊，或到老人家中诊疗护理，为老人及家属提供用药、营养、康复训练等方面的指导等。②

（四）其他参与社区服务的社会力量十分薄弱

社工组织是参与社区服务的力量之一。就全国整体情况看，社工组织只是在不多的城市社区有所发展，且东部多于中西部，参与社区服务的社会力量很薄弱，不足以支撑社区的养老照护服务。社工组织目前基本上依靠政府购买服务维持持续的服务，广州的社工活动基本上是全国最活跃的，在受访的几个社工组织中95%以上的经费来自于政府购买服务，没有其他的经济来源，这使社工组织发挥的作用不大且面也很窄。志愿者组织在养老服务领域的作用相比他们参与突发事件的作用要小得多。在突发事件中需要社工服务的量大，花费的时间不长，见效较快，影响也大，因此志愿者组织的作用十分明显。但是失能老人的照护服务需要持久性、私密性，安全性，进入家庭进行帮扶涉及家庭成员的接受度，志愿者工作难以到达。非政府组织也是社区服务的一支队伍，目前我国非政府组织涉及照护服务很少，所以很少有社会力量真正参与到对失能老人的照护服务之中。从能够和有可能为社区提供照护服务的人力资源看，队伍不够稳定，整体力量不足，更多的是从事表层性的活动，无法持久深入地提供切实帮助失能

---

① 《中国护理事业发展规划纲要（2011—2015 年）》，2012 年 1 月 6 日，卫计委网站。

② 李志建：《日本老年人社区照顾调研报告》，《中国物业管理》2010 年第 10 期，第 62—63 页。

老人的照护服务，这与养老服务业发展不够成熟，社会服务的环境对队伍的培育还不十分有利，社会成员参与志愿者服务的意识和行动有限等有关。

而世界上许多国家参与社区养老服务的主体很多，并且有较为完整的制度保障这些社会主体参与社区养老服务。如意大利的家庭照顾服务，他们由法定的医疗卫生、非营利机构、社会服务体系、地方组织、社会联合机构、商业机构以及志愿者共同提供，国家医疗卫生服务基金资助地方医疗卫生部门，为老年人提供医疗卫生服务，社区按照地方政府的要求组织实施公共社会服务，由社区直接提供或通过社会联合机构提供的家庭照顾，其宗旨是帮助生活不能自理的老人留在家中生活。意大利为家庭服务的工作人员由家庭帮助者、社会工作者、护士组成，在提供的家政服务中，包括护理与个人照料，行政机关还帮助这些工作人员为正规机构服务提供补充、社交联系和进行家访，在某些地区还可以提供膳食、贷款等服务。[①] 在加拿大，联邦人力资源和社会发展部把社区活动的开展放在社会发展的优先领域，省级政府也会配合帮助社区做许多工作，如设定发展目标等，政府会经常审视与志愿者组织的关系，加强志愿组织的筹资能力帮助其可持续发展。通过志愿组织帮助政府完成许多社区的工作，因此加拿大政府视志愿组织为解决社会问题的能手。[②] 从这些事例可以看到众多的照护服务主体参与到了社会支持的组织系统之中，才有丰富的社区照护服务的人力资源，社区为家庭提供全方位的照护服务才有可能。而我国投入到照护服务的人力资源明显不足，这些主体提供的零星服务还缺乏很好的合作，导致对居家失能老人的支持严重不足。

二 社区缺乏照护服务多元筹资渠道

社区开展照护服务缺乏资金的支持。为居家失能老人提供照护服务需要必要的资金，而社区基本上没有为失能老人上门服务的经费，

---

① ［英］苏珊·特斯特：《老年人社区照护的跨国比较》，周向红译，中国社会出版社2002年版，第112页。

② 丁元竹：《加拿大的社区服务体系建设及对我国的启示》，《中国发展观察》2006年第9期，第49—56页。

从第五章社区的经费来源表（表5—10）中可以看到社区经费靠财政拨款的占84.9%，而财政拨款是用于社区办公经费，一般情况下，财政按照一个社区以及社区人数拨款，拨款金额大约是社区居民人均1—3元钱。根据重庆市给居（村）委会的财政拨款情况就可以看出社区的经费非常有限（见表6—3）。有的社区有创收途径，如出租门面、建房出售等，这类社区不多，其收益可以用于社区养老服务活动，因数量非常有限，不能成为社区失能老人的长期照护服务稳定的资金来源。

目前全国有四个省份建立了失能老人补贴制度，失能老人可以用这笔经费购买社区的服务，但发放面很窄，金额也很少，如前述黑龙江对失能老人的补贴限于低保和低收入家庭的失能老人，平均每人每月100元的补助对于政府财政补贴全省82.7万失能老人已经是尽力了，但是如果全失能老人用150元能够支付多少时间的服务经费呢？政府在购买养老服务方面下发的文件规定：重点选取生活照料、康复护理和养老服务人员培养等方面开展政府购买服务工作。在购买居家养老服务方面，主要包括为符合政府资助条件的老年人购买助餐、助浴、助洁、助急、助医、护理等上门服务，以及养老服务网络信息建设，还包括社区日间照料、康复文体等方面的服务。[①] 但是这些规定需要依靠地方政府的财力才能实现，很多经济不发达的地区缺乏实施的能力，所以单靠政府财政不可能完全解决照护服务经费问题。而我国目前没有开展长期护理保险的业务，照护服务资金的筹集是一大难题。

表6—3　　　　　　重庆市部分区县上一级财政对
居（村）委会的拨款数额　　　　　　单位：元

区/县	居委会	村委会	居委会主任/书记每月工资	村主任/书记每月工资	小组长每月补贴
万州	8000	8000	1050	1050	80
巴南	18000—30000	10000	1800—2200	1200—1400	/

———————————

① 财政部等四部委《关于做好政府购买养老服务工作的通知》（财社〔2014〕105号）。

续表

区/县	居委会	村委会	居委会主任/书记每月工资	村主任/书记每月工资	小组长每月补贴
涪陵	30000	15000	2000	1500	/
大渡口	20000	20000	2440—2700	2020—2280	/
忠县	15000	15000	1900	1500	/
石柱	15000	10000	1800	1500	/
巫山	/	/	1800	1300	83.33
云阳	1500	1000	1880—1830	1300—1330	75
开县	12000—30000	/	/	1300	83.33
沙坪坝	30000—50000	/	/	1600	/

　　资料来源：2013 年 2 月 "重庆城乡社区服务发展中的差异与社区服务体系的构建"课题组的调研［重庆市社会科学规划重点项目（2012ZDSH007）］。万州数据由 2014 年 7 月电话回访当地居（村）委会主任或书记获得（万州城乡社区经费，2014 年访谈时社区主任告诉我们只有 8000 元/年，但是查阅的文件："万州财乡管〔2011〕23 号"拨给社区的款是 10000 元；居委会主任和书记的月工资根据社区人数不同在 1500—1600 元，村主任在1000—1100 元）；巫山的数据来自于《巫山县在职村（社区）干部补贴调整方案》（巫山委办〔2014〕16 号）；沙坪坝区的数据来源于《重庆日报》2013 年 1 月 1 日，其经费具体划拨情况为：社区按照 5000 人以下、5001—10000 人、10000 人以上三个等级调整工作经费，分别由每年 2 万元、2.5 万元、3.1 万元上调到 3 万元、4 万元和 5 万元；云阳县的数据来源于：重庆市民政局公众信息网（http：//jmz.cq.gov.cn/main/mzj/mzzx/gzdt/1_9487/default.shtml）；开县的数据来自于开县政府信息网（http：//kx.cq.gov.cn/zfxx/zfxxgk/bmxxgk/2014—7/16969.html），划拨给社区的经费具体情况为：3000 人以下的村办公经费补助标准调整为 1.2 万元/年，3000 人及以上的村调整为 1.35 万元/年，社区办公经费补助标准调整为 1.5 万元/年（其中，汉丰、文峰、云枫三个主城街道 1 万人以下的社区补助标准为 2.25 万元/年，1 万人以上的社区为 3 万元/年），小组长的经费按本小组村民数每人每年 3 元计发，不足 1000 元的补足 1000 元。（表中空格是因没有搜索到相关数据）

　　从发达国家的情况看，为居家失能老人提供非正式照护支持的经费除来源于亲朋好友外，还来源于正式照护的支持，现实中对失能老人的照护服务支持由家庭移至公共领域处理，虽然照护仍然是由家人提供，但是支持的属性有了变化，即有了正式支持的参与。如在澳大利亚，为了尽可能让老年人在家中得到照护，有三个主要的计划：居家和社区照护计划、社区老年人照护计划以及扩展的老年人居家照护计划。其中，居家和社区照护计划是澳大利亚主要的照护计划，由澳大利亚政府、州/准州政府进行筹资，服务的对象是老年人、残障人士以及他们的照护者，州/准州政府负责计划的日常管理。居家和社区照护服务包括社区护理、居家帮助、个人照护、吃饭以及房屋改善、维修、交通及社区的喘息服务（OECD，2005）。[①] 许多发达国家通过制订计划，将失能老人居家需要的某些经费纳入政府管理的范围，由政府等部门筹措资金，解决失能老人的护理问题，社区只是提供联系本社区内有关失能老人的事务，衔接一些工作环节，为相关事务的管理提供必要的支持。又如日本，通过护理保险在居家服务中包括的项目有：访问护理、访问入浴护理、访问看护、访问康复护理、居家疗养管理指导、来所护理（日间服务）、来所康复训练、福利用品租赁、短期入住生活护理、短期入住疗养护理、特定机构入住者生活护理、居家护理支持、特定福利用品销售、居家住宅改造费支付。[②] 在加拿大，社会企业和志愿组织越来越多的由社会企业家来运作，为了增加组织的收入维持基本运行，他们还销售自己的产品和服务以增加收入，提高组织的可持续性发展。社会企业这些收入将用于组织的社会目标和使命，如推动扩大就业和促进青年的参与；2004 年加拿大志愿组织创造的产值占全国 GDP 的 2.6%，远远高于航天工业（0.6%），采矿业（1.0%）以及纸浆和造纸业（2.5%）；社会企业使接近 90 万人在社区组织就业，占全国劳动人口的 5.4%。此外，从 2007 年开始，加拿大政府把新东方老年人基金（Funding for the New Horizons forseniors）从每年 1000 万加元增加到 2500 万加元，支持志愿部门参与老年人保护活动。[③]

各国的实践使我们看到，要实现以居家为基础，社区为依托的养

---

① 施巍巍：《发达国家老年人长期照护制度研究》，知识产权出版社 2012 年版，第82 页。

② 包敏：《关于中国城市社区老龄服务今后方向的研究：从日本护理保险的居家服务实践来看》，会议论文，2009 年。

③ 丁元竹：《加拿大的社区服务体系建设及对我国的启示》，《中国发展观察》2006 年第 9 期，第 49—56 页。

老服务，政府在起主导作用的同时需要广泛动员社会力量，对社区和非政府组织有较多的投入，采取各种措施拓宽筹集渠道。而我国政府相关政策对社区养老服务资金来源不够明确，各级政府支持社区养老服务的资金筹集责任没有很好地落实，筹资渠道不够畅通，使社区开展养老服务失去了强有力的经济基础。

三　多数社区缺乏提供照护服务的机构和场所

许多社区没有独立的养老服务的机构，居（村）委会委员中只有一位兼任养老工作的委员。社区还缺乏非政府组织的机构、志愿者组织的机构等，说明社区为老服务的组织不够健全，结果是参加社区照护的服务人员不稳定。在其他国家或地区，社区有专门评估失能老人的机构和为老年人提供服务的机构，如香港地区，有综合家居照顾服务队、为长者评估失能程度的机构等，为了改善老年人的生活质量，使他们能够在熟悉的社区安老，政府资助的长者日间照料护理中心共有 58 家。[①]

我国目前社区缺乏养老机构的同时还缺乏服务场所。社区提供照护服务需要建立日间照料中心的场所、暂托所、康复训练、心理疏导等场所，虽然近两年政策规定了现在修建的居民住宅房必须留出一定的面积为居民提供活动场所，但是绝大多数非新建社区缺乏活动场所，也就难以满足失能老人的需求。失能老人大多因失能心理上有负面情绪，又因行动不便，参加社会活动十分有限，需要开展一些他们能够参加的活动，提供失能老人接触社会、与人交往的机会，帮助疏通心结，避免失能老人与社会隔绝。但是我们走访的绝大多数社区办公场所很拥挤，根本没有场地开展一些老年人喜爱的活动。而在美国，以社区为基础的服务主要提供社会和休闲设施，以帮助老年人独立生活。这些服务主要是依照 1965 年美国《老龄人口行动法案》而获得政府资助，并得以发展，依照这一法案，联邦基金通过国家老龄人口机构和地区老龄人口机构与服务提供者共同发展服务，依据国家和地方政策发展起来的服务，还包括志愿者组织提供服务。这些服务

---

① 刘芳:《香港养老》，中国社会出版社 2010 年版，第 119—120 页。

包括多功能的服务中心以及这些中心提供的食物、成人日间看护、交通、体能恢复和娱乐、教育、志愿者服务以及老年护理中心日托活动，还强调向身体虚弱、经济困难的老人倾斜。① 由于我国缺乏提供服务的机构和场所，服务没有依托，许多服务无法落实到位。

四　社区组织缺乏整合各方资源的权限和能力

在照护服务资源十分有限的情况下，社区如果能够很好地整合人财物资源就能使有限的资源发挥更大的作用。这需要给社区增权增能，社区才能调动资源。而社区是最基层的自治组织，法律和上级部门都没有赋予社区组织管理其他部门人员的权利，如政府职能部门管辖下的社区医疗服务中心的人员，居（村）委会无权调动与管理，居（村）委会与社区之间只是协商合作的关系。再如社区居（村）委会与社工组织关系的处理也是社区不太好解决的问题，社工组织为居民提供的服务是政府购买的，而不是社区购买，社工组织是与政府有关部门签订购买服务合同，对购买方负责，虽然也要满足社区老年人的需要，接受社区的监督，但社区也无法调动社工组织成员，包括与非政府组织的关系也存在同样的问题，社区居（村）委会无法调动和调配人力和物力资源的情况下就谈不上整合，有限的资源就不能经过整合后发挥更有效的作用。

社区的组织协调能力十分欠缺。目前社区人员创新了一些养老服务的方式，如虚拟养老院、爱心服务队、时间储蓄银行等，但缺乏能力组织更多的居民参与为老服务。要搞好社区的养老服务，这需要协调政府职能部门、非政府组织、社工组织等的关系，需要社区工作者具备一定的知识和能力，但现阶段社区工作者还较为欠缺。相比许多国家和地区的社区服务，我们还有较大的差距。如在香港地区，社区为老年人提供服务的同时也为护老者提供支援服务，社区推动护老者成立互助小组，设置资源共享平台，提供简单辅导及转接服务、提供长者有关资讯及文献，示范及借用康复器材等。② 目前我国常常是通

① ［英］苏珊·特斯特：《老年人社区照护的跨国比较》，周向红译，中国社会出版社2002年版，第162页。

② 刘芳：《香港养老》，中国社会出版社2010年版，第119—120页。

过社区居（村）委会来实现这些服务，而国外许多做法是政府通过社区的志愿组织和非政府组织实现这些服务，如前述加拿大、日本、德国等是通过社区的志愿者部门（如加拿大）、相关的政府部门（如日本）、非政府组织（如德国）以及医疗部门（多国）。社区居（村）委会要实现国外成熟社区的服务功能，需要提供一定的条件，如信息、场所等帮助协调。社区还有一项重要的任务就是动员和组织，如搭建志愿服务平台，动员和组织更多的社区居民参加志愿服务。从我国社区工作者的整体素质来看，要具备这样的组织能力动员辖区内广大社区居民积极参与养老服务，还有很大的差距，尤其是农村社区的组织能力相当薄弱。

五　优先发展城市社区导致城乡社区照护服务的较大差异

从农村失能老人的比例看，城乡老年人失能、半失能率达到 19.6%，其中城市为 14.6%，农村已超过 20%。[1] 农村失能老人多于城市，说明农村失能老人照护服务需求量大于城市，即使城乡社区服务供给力相当，对于需求量大的农村也是不足的，而目前我国的城乡发展差异很大，体现在社区服务方面，从图5—12看到，在列举的16项社区服务中，只有5项是农村高于城市，与失能老人照护服务相关的康复护理、志愿者服务、心理疏导等方面农村获得的服务明显低于城市社区。其中的原因是多方面的。

（一）长期城乡二元结构导致城乡基础建设发展不均衡

过去我国城市因是全民所有制集中的区域，城市的各方面建设也被认为是国家理所应当投资的领域；而农村因集体所有制经济，实行以生产队（或大队）独立核算、自负盈亏的方式，很长时期被认为农村的一切公共事务应该是由集体所有制的组织承担，即人民公社（乡）或村集体承担。在计划经济时期集中农村资源推进城市工业化，在很大程度上阻隔了我国城乡经济一体化进程。在这样的体制下，导致了政策上将城乡区别对待，分别建立城乡各类制度拉大了城乡差

---

① 《社会养老服务体系建设"十二五"规划（2011—2015）》，2011年2月11日，民政部门户网站。

距。过去多年来，中央和地方财政的资金都优先投向了城市，农村地区修路等基础设施，都由集体经济用微薄的资金投入，农村经济发展和基础设施建设长期落后于城市，使农村社区照护服务严重缺乏物质基础。

（二）城市社区发展早于农村社区

1978年我国经济体制开始改革，将"社区"概念引入我国城市基层工作，并将其定位于居民委员会层次上。2000年11月，中共中央办公厅、国务院转发的《民政部关于在全国推进城市社区建设的意见》，标志着我国城市社区建设开始大力推进。而农村社区是在生产大队（后来是村）的基础上建立的。2006年9月，为了配合新农村建设，民政部发布《关于做好农村社区建设试点工作推进社会主义新农村建设的通知》，要求"因地制宜地抓好农村社区建设试点"，促进农村社区建设健康有序地发展，① 可见农村社区的发展晚于城市。在城市社区开始建设时，政策和各种资源配置都倾斜于城市，城市社区发展先于并优于农村，使城乡社区队伍建设和社区环境改造以及养老服务差距不断拉大。近年来公共服务均等化的理念为中国社会所接受，政府开始重视农村社区的发展，政策等多方面有了较大倾斜，但城乡几十年发展的差距仍然很大，如社区工作人员素质、社区服务供给等方面，农村短时间内无法达到城市发展水平，城乡社区服务的差异短时间内很难填平。

（三）城市社区服务获得的外界支持远大于农村社区

在城市社区有良好的交通、各类基础设施建设条件，城市社区附近有医院、学校、驻区单位、各种志愿组织等非政府组织，社区发展很容易获得这些组织的支持，而农村社区在养老服务发展滞后的同时，还很难获得社会各界的支持，即使社会各界愿意提供相关支持，也常常会因交通严重不便等问题使支持活动无法开展，加之农村居民居住分散，山高坡陡等不利的自然条件客观上也阻碍了社会各界对农村社区服务的支持。在这样的条件下农村社区养老服务的发展更是雪

---

① 《关于做好农村社区建设试点工作推进社会主义新农村建设的通知》（民函〔2006〕288号）。

上加霜。

（四）农村社区人力资源短缺使社区的照护服务发展受阻

农村社区大量的青壮年离乡外出打工，使农村社区服务更加薄弱。我们走访的偏远农村，2/3 左右的青壮年外出打工，村里到处是荒地，路边的草有近一人高，远处看去只见一片干枯的黄草，看不出黄草下面有一条路。村里各家各户都是留守老人和儿童，他们基本上都是需要帮助的老弱病残，无法依靠这类群体提供社区服务，村干部也基本上是 50 岁以上的老年人，现阶段农村社区严重缺乏人力资源提供社区养老服务。另外，农村社区工作者队伍的素质也不能适应社区服务的发展。我们于 2013 年对全国大部分城乡社区队伍进行的调研显示，农村社区工作人员认为缺乏工作经验、知识（43.1%）比城镇（29.7%）高出 13.4 个百分点，认为学历结构不合理的农村（34%）比城镇（30.3%）高 3.7 个百分点，农村工作者认为学历结构和知识以及工作经验较差，人才资源的匮乏使农村社区养老服务不能得到较好的发展（见表 6—4）。

表6—4　社区工作人员认为队伍建设存在的主要问题（多选）（N=506）

选项	全国城乡社区	城市社区	农村社区
没有正式单位编制	66.6%	65.2%	64.6%
工作人员少	52%	52.8%	45.8%
队伍不稳定	40.5%	45.5%	27.1%
社会尊重度不高	45.8%	46%	36.1%
缺乏工作经验、知识	31%	29.7%	43.1%
学历结构不合理	29.8%	30.3%	34%
年龄结构不合理	19.4%	21.7%	18.1%
性别结构不合理	11.1%	13.4%	4.2%
其他	1.2%	1.5%	0.7%

资料来源：2013 年 2 月"重庆城乡社区服务发展中的差异与社区服务体系的构建"课题组调查。

（五）政府促进农村社区服务发展的政策力度不大

近年来，为了缩小城乡差距，政府加大了对农村的投入，促进农村经济的发展。还推出"三支一扶"、大学生村官等人才支持计划，推进农村人才队伍建设，使农村经济有了较大的发展。但是政府在农村社区养老服务方面的政策仍不够给力，特别是对农村失能老人的照护服务上。在医疗和出行治疗等方面，如何由政府和社区共同组织力量切实帮助偏远地区农村失能老人，需要政策先行，措施跟进，行动紧跟。有些国家和地区的典型经验值得我们借鉴，如台湾地区，推行"在地老化"，即让老人在自己熟悉的环境终老。台湾地区在 1996 年将"在地老化"的概念写进"老人福利法"，并进一步落实在政府相关政策中（如"十年长期照顾计划"），具体部署了各部门进一步落实社区居家服务的工作，如按照台湾地区"关怀据点"规划的推行，在台南县设立了"村里关怀中心"，设立这个中心必须具备两个条件：其一是每个中心至少要有 20 名志工（志愿工作者）；其二是中心场地至少需要 20 坪（场地），并且鼓励为闲置空间的再利用。关怀中心的服务项目也很明确，包括关怀访视、电话问安、健康促进活动、举办讲座等。经费来源是县政府的预算和"内政部"的辅助……在经费支持方面，各中心一个月最少是一万元的业务费，根据人数会有增加。经费使用有严格的考核监督制度，每个关怀中心有志工群，包括照顾服务员（部分人员为村民）和居家服务员。关怀中心会对照顾服务员进行培训，培训时间不低于 90 小时，有规定的培训内容，志工的培训分职前培训和在职培训。许多志工还是高龄志工，平均年龄会到 70 岁。获得服务资格的，关怀中心还会发"志工识别证"，再从事某些服务。[1]

在日本，有一个自治医科大学人才培养方案，帮助社区医疗人才的培养、使用和管理。日本的自治医科大学是专门为偏远地区培养和输送医疗人才而建立的。每年日本 41 个都道府县各选拔 2 名优秀的高中毕业生到自治医科大学学习，并负担其在校 6 年间的临床学习和

---

[1]　高淑贵、周欣宜：《推动在地老化策略之研究——以"建立社区照顾关怀据点计划"为例》，《农业推广文汇》2008 年第 53 辑，第 35—47 页。

生活费用。学生毕业后回到所需安排的都道府县，服从当地卫生行政部门的分配，到指定医疗保健单位工作，义务服务 9 年。其中前一两年在县立中央医院作为进修医师在临床各科室轮修，后 7 年安排在偏远地区的市町村工作，工作单位从有多名人员医疗机构逐渐转到独自工作的个人诊所，其间还安排有 1—2 年的外出研修时间，义务期满后可自由择业。从 1971 年自治医科大学创立以来，共有 2584 名毕业生被安排到全国各地的偏远地区，很大程度上解决了偏远地区医师不足的问题。①

六　国外社区照护服务典型经验给我国的启示

许多国家和地区的社区服务发展早于我国的城乡社区服务，它们通过多年探索，在社区照护服务的发展中有许多典型经验，值得我们借鉴，通过上述介绍的经验，我们得到如下启示。

（一）居家照护服务应与社区照护服务实现对接

在现代社会，失能老人居家照护与过去的家庭成员照护不同的是，居家照护能得到来自社区或社会的支持。在倡导居家养老的国家或地区，政府和社会组织为居家的失能老人提供了诸多支持，而这些支持通常是通过社区递送至家庭的失能老人来体现的。在家庭养老功能弱化的今天，离开了社会力量的支持，难以保证失能老人居家照护服务的质量。

（二）居家照护减轻财政负担的同时政府仍承担重要责任

凡是倡导居家养老的国家，政府都发挥了重要作用，采取了多项政策支持居家照护的失能老人。如通过对社区一定的财政投入，给予居家的失能老人生活照料、康复护理、交通等方面的帮助，有的国家还对参与社区养老服务的机构、志愿者组织以及非政府组织进行投入，对环境和康复训练设施以及房屋改善、维修进行投入，对家庭护老者给予帮扶以免使其过于疲劳。尤其是在扶持农村的养老服务方面，如台湾地区在县级设立"村里关怀中心"，日本的自治医科大学

---

① 张亚武等：《日本偏远地区社区医疗运作个案分析》，《中华全科医师杂志》2003年第 3 期，第 167—169 页。

人才培养方案等都是政府投入了大量的资金，在一定程度上改善了农村的养老服务现状。可见，虽然各国因居家照护成本低又可以减轻财政负担而倡导居家养老，但政府仍然给予了大量的支持，使失能老人更安心于居家照护。

（三）提升照护服务质量需要全社会共同努力

照护服务具有长期性，耗时耗力是众所周知的，许多国家参加养老服务的志愿者和非政府组织的人数之多，贡献的时间之长，是我国远远不及的。如在加拿大，大约有18万个志愿组织（非营利组织），其中8万个登记注册为慈善组织。这些志愿组织大约有130万名工作人员，占加拿大劳动力人口的9%。同时，这些组织还动员了650万名志愿者参与社区服务，这些志愿者每年贡献的时间为10亿小时，相当于58万份全职工作。加拿大政府还给予志愿者组织资金支持，如政府专门制定有关法律加以界定，并对志愿部门进行资金等方面的支持，加拿大志愿者协会90%的资金来自政府部门拨款。[①] 参与养老服务的各层次的机构也不少，并与社区的养老服务相连接，这些都为该国的养老服务业的发展起到了不可低估的作用。

（四）应分类对居家失能老人进行照护服务

许多国家建立了老年人失能程度的评估机制，根据老人的失能程度评估情况，社区给予不同时间和方式的照护服务，这样既节省了照护经费，又使重度失能程度的老人得到更好的照护服务。

（五）社区照护服务的内容十分丰富

社区照护服务主要体现在：社区服务机构多样化，如社区日间照料中心的服务分时间长短的灵活多样的托老服务，香港地区的护理中心有全时间服务、部分时间服务、暂托服务等就属于这一类。[②] 社区服务项目丰富，包括失能老人生活照料、康复护理以及精神慰藉等各个方面，针对不同程度的失能老人提供的服务层次也是不同的。如英国，政府出资兴办的具有综合性服务功能的社区活动中心，主要是为

---

① 丁元竹：《加拿大的社区服务体系建设及对我国的启示》，《中国发展观察》2006年第9期，第49—56页。

② 刘芳：《香港养老》，中国社会出版社2010年版，第116页。

老年人提供一个娱乐社交场所。行动不便的老年人则由活动中心定期派车接送。同时还有让老年人提供发挥才能的场所——老年人工作室，每日两小时左右。另外，还有一些志愿者工作可供老年人参加，各地还经常举办各种联谊会，提出带老年人到乡间郊游的口号。社区居民也经常自愿组织起来和老年人交朋友，利用休息日和老年人谈心，带老年人去郊游等。①

（六）非正式照护与正式照护服务的联结有力提升了照护服务的水平

从前述各国的具体实践中看到，失能老人居家照护，主要是非正式照护人员承担了直接的照护责任，但是这些国家的政府通过一些措施，将部分非正式照护服务纳入正式照护服务的范围（如澳大利亚），还通过建立长期护理保险制度为居家失能老人提供资金支持，这些支持中不仅是针对失能老人，还针对失能老人的照护者，通过正式的与非正式的照护服务、政府的与市场的多种力量的共同作用，使居家的非正式照护服务得到了有力的支持，提升了居家照护服务的质量。

当然各国也面临难以解决的难题和挑战，还有许多问题没有得到完全的解决，如照护经费仍然是各国发展照护服务的瓶颈，对社区服务发展的投入问题、志愿者组织成员的素质提高问题、各部门之间如何协调的问题等。

我国在构建社区照护服务体系的过程中，政府除倡导居家养老外，也注意完善相关制度，比如各社区医疗服务中心的建立，医疗保险、医疗救助制度、养老保险等制度的完善，最近建立的大病医疗保险制度，高龄老人津贴和困难老人补助制度，家庭医生签约制度的建立等，都配合了社区养老服务的发展。但是相比发达国家社区养老服务的体系，我国社区养老服务还非常欠缺，尤其是针对失能老人的社区服务相差甚远，体现在社区照护服务发展所需要的人力、资金、场地、组织运行等条件十分欠缺，从全国整体社区照护服务的

---

① 王莉莉：《英国老年社会保障制度》，中国社会出版社2010年版，第202页。

现实来看，与少数典型地区的照护服务差距很大，尤其是稍微偏远的农村地区，失能老人的生活状态用"凄惨"来形容都不为过。社区居家养老本是政府积极倡导、最受居民欢迎的一种照护服务模式，但目前又是最欠缺、最不到位的。失能老人的长期照护服务是养老服务的重点也是难点，我们应学习国外和地区的典型经验，结合自己的实际，使重点得到重视，难点得以突破，这样社区、居家照护服务才会落到实处。

第四节　机构照护服务发展困境的原因分析

一　缺乏对老年群体有效需求的准确分析致使供需错位

我国目前每千名老年人的床位达到 30.3 张，相比几年前的床位数增速较快，但是仍低于主要发达国家每千名老人拥有的 50—70 张的水平，① 我国的养老床位从数量上看应是供不应求，但现实中仍然存在"一床难求"的局面，同时还伴随着 48% 养老机构的空置率，② 这个现象很不正常。主要原因有以下几个方面。

（一）对老年群体的有效需求缺乏准确分析

现阶段选择机构养老的老年人平均年龄在 75—80 岁，这个年龄段的老人是在 20 世纪 90 年代初期或中期之前退休的，大多处于平均退休工资的中下水平，文化程度低，大多数不会电脑操作。他们消受不起"高大上"养老院里的现代化的高消费，如网络服务供给对他们中的大多数基本不适用。而失能老人急需的价廉物美的康复器材和康复服务在大多数养老院却没有。

据吴玉韶在《中国养老机构发展研究报告》发布会上说，本次被访养老机构平均月收费水平为 2134 元，而 2014 年我国企业退休人员

---

① 《〈社会养老服务体系建设规划（2011—2015）〉问答解读》，2011 年 12 月 27 日，民政部门户网站。

② 《全国养老机构平均 5 成空置　老年人购买能力不足》，《北京晚报》2015 年 7 月 16 日。

基本养老金水平月均为 2061 元。[①] 中国 8000 万的企业退休人员，他们的养老金经过"十一连涨"，到 2015 年是平均 2200 多元。[②] 且不说每月服务费万元以上还要数百万元押金的"高大上"养老地产、养老社区，即使是收费在 3000—5000 元的中档水平的老年服务机构，光凭养老金收入，绝大多数老年人也无福消受。[③] 这还是一般老人的收费，失能老人入住养老机构还要至少加 800 元/月以上的介护费用，更是难以承受，不论是公办还是民办养老机构收费都不便宜。笔者在北京某公办福利院和北京某公办民营养老机构了解到收费情况，北京某公办福利院的收费稍微便宜一点，全失能老人入住中档床位 3000元/月（见表 6—5、表 6—6），但是这个公示出来的标准没有显示照护的其他费用。如果是一对一的护理，3000 元/月不够支付在北京的护理人员工资。从表 6—6 看到北京这一公办福利院二期新楼没有收取全失能老人的费用，其意是不收住全失能老人。媒体报道北京这一福利院虽然收费不太贵，但是"一床难求"是众所周知的，但因要求入住的人太多，根本排不上。笔者访谈时询问什么时候才能排上队入住，工作人员回答说：不要排，根本排不上。

表 6—5　　　　　　北京市某公办社会福利院收费标准（一）

功能简介及床位费收费标准					
服务区域	接收对象及服务功能	房间类别	收费标准（元/日）	每月收费（元/月）	房间配置
服务楼	接受生活自理，身体基本健康，行动自由的老人。提供文化娱乐、康复锻炼等方面的服务	阳面双人间	35	1050	洗手间、家具、电视、冰箱、呼叫器、空调、24小时生活热水、公用灶间等
		阳面单人间	63	1890	
		阴面单人间	40	1200	
		豪华套间	120	3600	

---

① 《费用高昂服务差　民办养老机构"一床难求"》，2015 年 7 月 22 日，央视网。
② 《企业退休人员基本养老金"十一连涨"》，《工人日报》2015 年 1 月 17 日。
③ 唐钧：《中国老年服务的现状、问题和发展前景》，《国家行政学院学报》2015 年第 3 期，第 75—81 页。

续表

服务区域	接收对象及服务功能	房间类别	收费标准（元/日）	每月收费（元/月）	房间配置
养护楼	1—2 层为生活照料区，接受生活半自理老人，提供生活照料服务 3—5 层为养护区，接收全卧床及需要提供医疗、护理、康复的老人，提供生活照料、临床医疗护理以及临终关怀等方面的服务	阳面双人间	35	1050	洗手间、家具、电视、冰箱、呼叫器、空调、24小时生活热水、公用灶间等
		阳面三人间	30	900	
		阴面单人间	40	1200	
医疗楼	3—5 层接受患有各种老年性疾病的老人，提供医疗、抢救、康复、护理和疾病观察等方面的服务	阳面双人间	26	780	洗手间、家具、电视、冰箱、呼叫器、空调、24小时生活热水、公用灶间等
		四人间	24	720	
		豪华套间	100	3000	

其他收费：（1）住院押金：8000 元（多交不限）。（2）一次性住院安置费：300 元。（3）冬季取暖费：9 元/日。（4）餐饮费：自理。（5）老人诊疗费、医疗护理费：360元。（6）陪护费：特别照料3600 元；一类1800 元；二类1500 元；三类1200 元。

资料来源：笔者于2013 年8 月到北京该公办福利院访谈获得。

表6—6　　　　　北京市某公办社会福利院收费标准（二）

《二期新楼养老床位收费试行标准》*

户型	朝向	面积	收费标准	接收对象、配备设施、服务提供		相关收费
				颐养一区和二区（自理区）	生活照料区（介助区）	
A 户型（标间）	南	含卫生间，约 26.24m²	1500×2 人 = 3000 元/月（50 元/日）	收住对象：接收身体健康，生活完全自理，行动自由的老人配备设施：配有起居家具、电话、液晶电话、冰箱、卫生间、淋浴、生活热水公共电磁开水器、公共灶间等生活必备设施设有公共网吧、阅览室、书画室、棋牌室、台球室、乒乓球、沙狐球室、手工艺室、健身房等文化娱乐设施。配备紧急呼叫、供暖、空调、电梯、无障碍通道、消防喷淋、安保监控、防雷等生活保障和安全保障系统服务提供：提供文化娱乐、康体健身、门诊就医、社工介入等方面的服务；不提供生活照料服务	收住对象：接收身体健康，生活完全自理，行动自由的老人配备设施：配有起居家具、电话、液晶电话、冰箱、卫生间、淋浴、生活热水公共电磁开水器、公共灶间等生活必备设施。设有公共网吧、阅览室、书画室、棋牌室、台球室、乒乓球、沙狐球室、手工艺室、健身房等文化娱乐设施。配备紧急呼叫、供暖、空调、电梯、无障碍通道、消防喷淋、安保监控、防雷等生活保障和安全保障系统服务提供：提供文化娱乐、康体健身、门诊就医、社工介入、就餐等方面的服务。按老人身体状况有偿提供不同比例的生活照料服务	1. 生活照料费按评估等级确定，按照料等级和比例收取2. 床位费押金10000元（多交不限）3. 首次入住安置费500 元。确需再次更新时，更新费用按实际成本收取4. 冬季取暖费按本市规定 9 元/日·床收取5. 单项收费；单项收费按本院《单项服务收费标准表》收取
	北		1200×2 人 = 2400 元/月（40 元/日）			
B 户型（套间）	南	含卫生间，约 34.98m²	2250×2 人 = 4500 元/月（75 元/日）			
	北		1950×2 人 = 3900 元/月（65 元/日）			
C 户型（单间）	南	含卫生间，约 17.49m²	2550 元/月（85 元/日）			
	北		2250 元/月（75 元/日）			
D 户型（单间）	南	含卫生间，约 25.20m²	1350×2 人 = 2700 元/月（45 元/日）			

注：* 收费标准不考虑楼层的高低

资料来源：笔者于 2013 年 8 月到北京该公办福利院访谈获得。

　　笔者走访到北京海淀某敬老院，这是一个非营利性事业单位，有多个荣誉称号，院内条件比较好。如果是全失能老人按照该院中档价格每月要花费 5560 元（见表 6—7），而 2013 年北京市职工月平均工资是 5793 元，[①] 也就基本上是当年北京市的职工月平均工资。全失能老人如果刚好达到这一工资水平，将全部工资交到养老院后所剩无几，必须依靠子女资助才能长久入住养老院，否则就难以入住养老机构得到照护。在没有对有意愿入住养老机构的老年人的需求进行准确分析的情况下，各地大力投资建设大型养老机构，就会出现盲目性，供需错位就不难解释了。

表 6—7　　　　　　　　北京海淀某敬老院各项收费标准

床位费	福海园	标准间阳面	1500 元/月·人	其他费用	自带护工管理费		90 元/月·人
		标准间阴面	1450 元/月·人		留置导尿，随时观察尿液、颜色、尿量，两小时放尿一次		150 元/月·人
		普通间	900 元/月·人		鼻饲		150 元/月·人
	义霖园	单人间	3000 元/月·人		特殊需要帮助服药		150 元/月·人
		标准间	1500 元/月·人		食物加工粉碎		150 元/月·人
	寿山园	单人间	4200 元/月·人		外用敷药		150 元/月·人
		标准间	2100 元/月·人		伙食费	福海园、义霖园	700 元/月·人
		套间	8400 元/月·1—4 人			寿山园	800 元/月·人
护理费	全自理		300 元/月·人		冬季取暖费	普通间	180 元/月·人
	介助服务		450—750 元/月·人			标准间	210 元/月·人
	介护服务		1200—1800 元/月·人			单人间	420 元/月·人
						套间	840 元/月·1—4 人

资料来源：笔者于 2013 年 8 月到北京该敬老院访谈获得。

---

① 《2013 年度北京市职工平均工资为 69521 元》，2014 年 6 月 7 日，人民网。

（二）养老机构的供给结构缺乏针对性

养老机构供给结构的问题主要体现在近年来建立的不论公办还是民办的养老机构，都有朝着"高大上"的方向发展的趋势。我们访谈到重庆某医院创办的护养中心最好的房间，设有远程视频，从窗户看出去有很好的风景，房间里有呼叫系统等，有很好的医疗康复设施，收费很高。一位高校离休校级领导在病重到离世时入住这个养老机构，学校全额报销其每月 9000 多元的费用，但其夫人陪伴他每月花费 3000 多元要家属自己承担，就这一项家属表示很难承受。普通公民又有多少人能够承受这样的消费？另外，政府近年来鼓励民间资本投向养老服务事业，采取了多种优惠措施鼓励民间资本投向养老机构，截至 2014 年年中，各家险企计划投资养老地产的金额已超过 2000 亿元；① 截至 2014 年年末，全国已有超过 80 家房企进入养老地产领域，投资总额超过 800 亿元。但有媒体评论，实际投入可能会少于计划额度。② 这种市场化的运作筹建的养老机构从一开始就不可避免地思考如何收回投入的资本，于是近年来民营养老机构的建立与高大上的服务相联系，也与高消费相联系。我们到广州某民办老年公寓访谈得知：该老年公寓根据不同的入住房间收费的标准不同，但都需要在入住前缴纳购置费，比如豪华双人房，入住前需缴纳购置费 6500 元/人，入住费 700 元/月·人，伙食费 650 元/月·人。如果夫妻两人入住一间豪华双人房就是两倍于这个价款。失能老人还要再交 3200 元/月·人的服务费，这 3200 元付给护工工资 2800 元，有 400 元是养老院提留的管理费。这个老年公寓最贵购置费是 10 多万元，③ 入住的房间费也相应会提高。而这些消费很少认真考虑失能老人及其照护服务、康复训练等方面的支付能力，养老机构更多是从收回成本的角度考虑如何提供养老服务产品，而较少从医学和照护的角度考虑失能老人的需求。同时也缺乏考虑中国普通居民经济收入状况，尤其是民营资本更多时候是奔着优惠政策以抢占地盘为主导，将资本投向养老

① 《千亿险资抢"啃"养老地产，饕餮盛宴尚待文火细烹》，2014 年 5 月 9 日，新华网。
② 《开发商实际投入低于计划额度，养老地产投资雷声大雨点小》，2015 年 1 月 22 日，新华网。
③ 笔者 2013 年 8 月在该老年公寓访谈获得。

产业，结果是养老机构的数量上去了，但是床位的空置率也跟着上去，即"十二五"期间养老机构数增长了 6.4%，床位数增长了 75.1%……床位利用率为 52.36%，而空床率上升为 47.64%，[①] 导致供需错位的局面出现。

二　政府缺乏对进入养老机构的资金投向的引导

目前全国养老机构的整体发展结构在层次、服务功能、地域分布方面不够合理，其中重要的原因是政府在追求养老机构发展的目标时将主要注意力放到了增加养老床位的数量上，忽略了对养老需求的深入分析，缺乏对进入养老机构资金的投向进行适宜的引导。养老服务体系建设"十二五"规划中提出：到 2015 年每 1000 名老年人要达到 30 张养老床位，为了实现这一目标，政府积极倡导全社会关注养老服务，鼓励社会资本投向机构养老建设以增加养老床位，有些地方政府集中了财力举办或扩建公办养老机构。同时各地政府采取了多种优惠政策鼓励民营养老机构的发展，如征地、水电气费用、养老床位的补贴、培训等方面的优惠，另有公助民营、公建民营等政府的投资资助，到 2015 年 3 月每 1000 名老年人的养老床位达到 27.5 张。民政部部长李立国在接受记者采访时说：仅在 2014 年，"财政部门和民政部门利用财政资金和彩票公益金加大投入，共有约 250 亿元用于养老服务设施建设"[②]。由于政府的重点放在养老床位数量的增加，认为数量增加就能满足老年人对养老床位的需求，因而在注重老年人的潜在需求的同时忽略了有效需求。学者唐钧指出："消费者有购买欲望也有支付能力的需求才是有效需求，而消费者虽有购买欲望但没有支付能力的需求只是潜在需求。"[③] 不能将两者混淆。为了增加养老床位，政府以优惠的政策吸引民营资本投向养老产业。而民营资本关注的是养老产业而不是养老服务业，这一字之差，反映的是投资的价值取向

---

① 唐钧：《中国老年服务的现状、问题和发展前景》，《国家行政学院学报》2015 年第 3 期，第 75—81 页。

② 《去年 250 亿投向养老服务设施》，2015 年 3 月 14 日，新华网。

③ 唐钧：《中国老年服务的现状、问题和发展前景》，《国家行政学院学报》2015 年第 3 期，第 75—81 页。

截然不同，发展产业更多考虑资本投资如何得到回报，投资以赚取利润为目的，赚钱是民间资本的关注点；发展服务业更多考虑民生、公益事业兼顾投资回报，注重公共服务和公益事业是政府的关注点。如果政府不注意导向，政府的关注点会在不知不觉间被资本的关注点所替代，事实上民营资本投向养老服务产业已有了这方面的苗头，有些公办养老机构的定位也开始偏移，朝着"高大上"的方向发展，忘记了应以什么为"本"。

　　在"高大上"豪华型民营养老机构发展的同时，中小型的民营养老机构也在快速发展，尤其是靠近农村的小型养老机构的发展，为外出打工不能照顾父母的农民工提供了帮助。但是有些小型养老机构难以达到政府颁布的建立养老机构的标准，如 1999 年民政部颁布的《社会福利机构管理暂行办法》中规定社会福利机构要有固定的服务场所、必备的生活设施及室外活动场地，符合国家消防安全和卫生防疫标准，符合《老年人建筑设计规范》和《方便残疾人使用的城市道路和建筑物设计规范》等。2010 年之后民政部等又下发了《民政部关于在民政范围内推进管理标准化建设的方案（试行）》（民发〔2010〕86 号）、《农村五保供养服务机构管理办法》（民政部，2011）、《光荣院管理办法》（民政部，2011）、《养老机构基本规范》（民政部等，2012），《老年养护院建设标准》（城乡建委等，2012）。比如在《养老机构基本规范》中规定：养老机构建筑及设施的设计与设置应符合 GB/T 50340—2003 的相关要求；机构管理者应具有高中及以上文化程度，具有五年以上的相关工作经验，并经行业培训合格，获得相关资质证书；专业技术人员应持有与其岗位相适应的专业资格证书；养老护理员应持有与岗位要求一致的职业资格证书；宜配备社会工作者、康复师、营养师等。按照这样的要求严格执行，许多小型的民营养老机构无法达到，主要表现在房间拥挤、卫生条件较差，养老院内没有正规的医务人员，养老院的负责人的管理不太正规。笔者到访的某民营养老院，不要说进入房间，就是进入养老院都有一股难闻的气味。特别是有的小型养老机构，老年人的生活质量不能得到很好保障，更谈不上康复护理等方面的需求。

　　目前新建设的豪华型的养老机构与条件较差的小型养老机构发展

较多，两类养老机构并存，条件太好的老年人住不起，条件太差的老年人不愿去，因此被称之为"哑铃"形结构。由于政府相关部门缺少对老年人需求和市场的调研分析，缺乏对民间资本投向哪类养老机构进行政策导向，使养老机构的结构不合理，即高档养老机构空置床位达到40%，较差的养老机构入住率稍高，但是不能很好满足一般老年人的需求。虽然民政部2013年12月在下发的文件中提出了：公办养老机构应"发挥面向社会示范培训、调控养老服务市场、化解民办养老机构因暂停或终止服务导致的老年人安置风险等作用"①。文件下发两年多收效甚微，没有完全起到文件上说的示范作用。政府对养老机构发展引导不足还体现在对中西部的养老机构的发展支持力度较小，《中国老龄产业发展报告（2014）》统计，从地域分布情况来看，中东部地区养老服务机构数量较多。② 我们走访的中西部地区，有五六个县除了收留"五保"、"三无"老人的敬老院外，没有其他的公办养老机构和民办养老机构可以收住一般老年人，使这些地区有入住养老机构意愿的老人无法实现机构养老的愿望，其中有一个县曾经批准了外来资本在本土建立民营养老机构的项目，后因担心民营资本借此获得土地使用权后不建养老机构而被撤销。中西部的贫困地区，如果没有中央和省级政府的支持，单靠县级财政要公建民营或公助民营养老机构十分困难。另外，随着全国社会保障制度的逐步完善，一个经济状况不太好的地方县财政要支付的医疗保险、最低生活保障、社会救助、失业等费用已经不堪重负，再出资修建养老院更是艰难，所以至今有些贫困县还没有养老机构，导致养老机构的地域分布不够合理。

三　养老机构缺乏全面照护服务意识导致康复功能不完备

（一）建设养老机构时缺乏突出康复护理功能的意识

入住养老院的老人大多是高龄和生活依赖度较大的失能和半失能老人。养老机构的功能完善应着重考虑这部分老年人。受访者在问卷调查对"老人失去生活能力后希望在哪里得到照护"的回答中，全失

---

① 《民政部关于开展公办养老机构改革试点工作的通知》（民函〔2013〕369号）。
② 《养老院为何一床难求：未备先老　需求陡增》，2015年6月26日，中金在线网。

能老人及家人希望在养老机构得到照护的（15.60%）比半失能老人（12.20%）高3.4个百分点，主要在养老机构并能经常回家获得照护的全失能老人（39.00%）更是比半失能老人（18.90%）高出20.1个百分点，希望住医院或康复院的全失能老人是2.80%，这几项相加，全失能老人希望接受机构照护服务比半失能老人高出26.3个百分点（见图6—1）。现实中入住养老机构接受照护服务全失能老人也高于半失能老人。政府相关部门与学界一般认为养老服务格局是"90—7—3"，学者唐钧提出的是"80—15—5"，① 这些是针对一般老年人提出的。我们经调查认为失能老人照护服务格局是"77—14—9"，也就是说选择入住养老机构的有9%，其中大多数是全失能老人。失能程度高的老人选择机构照护服务的重要原因除不拖累家人外，还在于可以接受专业的照护服务。我们实地考察的结果是各养老机构都能够用传统的方式对失能老人进行较好的生活照料，但是许多早期的养老机构缺乏对失能老人康复训练的意识，没有留出康复训练的场地，

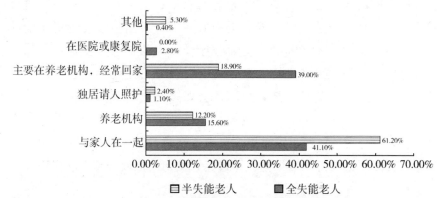

图6—1　受访者对家中失能老人在哪里得到
照护服务的意愿对比图（N＝265）

　　资料来源：重庆大学"失能老人需求与服务体系构建"课题组2012年动员本校学生进行的调研，针对失能老人及家人的问卷调查发放问卷320份，回收280份，回收率87.5%。有效问卷265份。

---

　　① 唐钧：《中国老年服务的现状、问题和发展前景》，《国家行政学院学报》2015年第3期，第75—81页。

有的养老院即使有场地也不愿意为失能老人做康复训练，因为这需要
增加康复训练的人力，还需要聘请医师做专业的指导，这些都会提高
养老机构照护服务的成本。有的养老机构即使愿意承担这一成本，也
会因缺少专业指导的医师而不能实现康复训练。

　　笔者走访到香港街边二层楼的民办某护老中心，在一大间房子里
住了近 40 位老人，每位老人拥有的隔断面积不足 5 平方米，可见老
年人居住的密集程度，但这个小型养老机构也留出了一个角落，放了
几样很简单的康复器材。笔者看到护理人员正在用简易的设备帮助一
位失能老人进行站立的康复训练。可是笔者近两年走访过内地几十家
养老机构，除了大型养老院有收费的康复训练外，大多数养老机构没
有这类设施，几乎所有养老机构的场地都比香港这个养老机构富余，
由于缺乏康复训练的意识，想不到应如何满足失能老人康复需求的情
况下，更是做不到。因此许多养老机构没有利用现有的场地进行康复
训练，加之缺乏医师指导，导致大多养老机构康复护理功能缺失，有
违失能老人入住养老机构获得专业照护服务的初衷。根据《中国老龄
产业发展报告（2014）》，我国目前的养老机构 10% 左右以提供护理
康复为主，87% 以提供生活照料为主，还有 3% 左右的机构以提供临
终照护为主要服务。因此，吴玉韶说，"在养老机构的发展中，目前
最重要的是调整结构，要加大对护理型养老床位的投入力度"①。也就
是说需要提高助养型养老机构和养护型养老机构的比例。

　　（二）缺乏关注失能老人精神生活的意识

　　目前养老机构对失能老人照护的主要关注点几乎都在保障他们的
物质生活方面，有的大型养老机构也提供康复护理服务，但大都属于
机械性的动作，照护层次不高，一般限于生理方面需求的满足。四川
大学华西医院的护师胡晓宜对成都 5 所医院 4 个社区老年卧床患者的
调查，认为老人卧床时间和卧床分级情况以及病情等对社会活动有显
著的影响，大部分长期卧床的老人对周围发生的事情很少关心，很少
参与社会活动，也极少动用社会资源。在这样的情况下，影响老年人
的自我评价，会使他们产生自卑、孤独等负面情绪，这样的情况持

①《养老院为何一床难求：未备先老　需求陡增》，2015 年 6 月 26 日，中金在线网。

续，也会影响到老年人的身体健康，因此，应加大对卧床老年患者的关注力度，在为其疾症治疗提供帮助的同时也要从精神、心理方面予以更多的关怀与疏导，为其能主动参与社会活动提供指导和支持，以减少卧床时间。[①] 中度和重度失能老人长期卧床，特别需要养老机构提供良好的社会交往的环境，减少他们的卧床时间，增加离床外出活动的时间，如在护理人员陪同下借助辅助工具参加一些社会交往的活动，这样精神上的愉悦也有助于身体的康复。而目前养老机构缺乏这种意识，没有深刻认识到精神生活对于老人特别是重病和失能者的重要性，养老院的护理员大多没有经过正规的培训，对失能老人精神上的关怀仅限于一般聊天。而在加拿大，养老院多"设置"成社区，把老人作为"居民"。服务人员经常征求"居民"意见，"居民"对养老院管理有参与权。养老院的房间大多是一居室的单间。室内通常布置有老人和家庭子女的照片以及老人喜欢的小摆设，部分房间还有电视机，给人一种充满温馨的公寓式家庭氛围。此外，养老机构设计安排了丰富多彩适合老人的活动。如对最近事务的讨论，健身练习、艺术与手工、体能游戏、节目表演、音乐、跳舞、画图、文学和旅游等，以满足老人的一系列认知体能。一般来说，每个老人会选择两三项活动，以表达自己的要求和兴趣。[②] 加拿大养老机构开设的活动使老年人参与其中，较好地营造了养老环境，有利于老年人社会交往，起到了精神慰藉的作用。我国的养老机构应学习国外先进经验，有意识地在细节上关怀失能老人的精神生活。这主要不是资金的问题，而是意识的问题。

四　公办养老机构改革进展缓慢致使困难失能老人入院难

说到公办养老机构"一床难求"，人们都会想起北京市第一社会福利院，有记者访谈该院后写道："一福"里面的环境和条件不亚于星级酒店。这里共有 1100 张床位，自理、半自理、不能自理的老人分别住在不同区域，院内还有一所老年病医院，阅览室、书画室、棋

---

① 胡晓宜：《老年卧床患者社会活动情况调查分析》，《华西医学》2012 年第 10 期，第 1523—1526 页。

② 张秋霞等：《加拿大养老保障制度》，中国社会出版社 2010 年版，第 205 页。

牌室、台球室、健身房、网吧和多功能厅等活动场所一应俱全。居住区分为套房、单间和双人间，平均每个房间二三十平方米，都配备了电视、空调等家用电器。此外，24小时生活热水、供氧、呼叫、消防报警等生活辅助系统也十分完备。① 笔者曾到"一福"访谈时，接待人员说目前无法通过排队入住。笔者又到北京"一福"旁边的北京市第五福利院（"五福"），但那里不接收失能老人，只接收自理型老人。我们访谈到重庆沙坪坝区某镇的敬老院，入住的都是"五保"老人，条件看起来不错，但不收住失能老人，当我们问到"五保"失能老人怎么办时，院长告诉我们，要政府下拨了照护老人的款项他们才会收住"五保"失能老人。针对公办养老机构定位不准确的情况，2013年12月民政部下发了《关于开展公办养老机构改革试点工作的通知》，《通知》指出：公办养老机构应当优先保障孤老优抚对象、经济困难的孤寡、失能、高龄等老年人的服务需求，充分发挥托底作用，以老年人经济状况和身体状况评估为重点，建立健全养老服务评估制度，以增加入住养老机构的公开透明性为重点，建立健全社会评议和公示制度，确保公办养老机构职能落实到位。② 按照民政部通知的精神，优先选择大中城市市级民政部门举办的公办养老机构进行试点。2014年9月，各省民政部门确定了124家公办养老机构改革试点单位。③ 试点的任务是：明确公办养老机构职能定位、增强公办养老机构服务功能、推行公办养老机构公建民营、探索提供经营性服务的公办养老机构改制。从2013年12月下发改革试点通知到2014年9月公布改革名单用了9个月的时间，目前没有看到相关改革进展的报道。在资源有限的情况下，能够优先入住公办养老机构的很多是曾经社会地位高或有特殊关系的老人。"五保"和"三无"老人只能入住基层条件一般的敬老院，而失能程度较高不属于"三无"和"五保"的困难老人一般在多方面处于弱势地位，难以入住费用较低的公办养

---

① 《中国老年人生存现状系列调查之一：住不进去的养老院》，2012年7月20日，新华网。

② 《民政部关于开展公办养老机构改革试点工作的通知》（民函〔2013〕369号）。

③ 《省级民政部门确定124家公办养老机构改革试点单位》，2014年9月11日，中国新闻网。

老机构。甚至还出现了基层公办养老机构不接收失能老人、入院后因疾病失能的老人被劝退离院回家的现象。

五　民营养老机构发展中遭遇社会资源不足和融资困境

（一）民营养老机构在享有优惠政策和利用社会资源方面先天不足

公办养老机构大多是政府早年投资建立的，许多优惠政策和资源被公办养老机构优先享有。民营养老机构起步晚，不能与公办养老机构平等分享社会资源，如在适宜区域占地修建养老机构、财政按照编制负担养老机构的人员工资等；社会慈善等公益资金包括国际援助资金总是公办养老机构能够优先取得享有资格；还有政府掌握的其他人、财、物资源多年来都是向公办养老机构倾斜。虽然近年来政府给予民营养老机构床位补贴等政策，仍不能在根本上改变民营养老机构自负盈亏的局面，土地划拨和资金来源仍是发展的瓶颈。在征地方面，最好最适宜修建养老机构的土地早已被公办养老机构占有，民办养老机构往往在远离城区人口密集地段修建，征地方面没有优势；在税收方面，对民办营利性养老机构的优惠少于非营利性民办养老机构。有的民营养护型为主的养老机构在设备方面的投入，更增大了资金的压力。

（二）民营养老机构融资困难

融资困难也是民营养老机构发展的一大障碍。养老产业投资的特点是投资大、盈利微薄、资本回收周期长等，《中国养老机构发展研究报告》课题组对 257 家民营养老机构进行调查的结果显示：民营养老机构有整体投资收益期较长、利润相对较低的特点。40.5%的受访养老机构认为投资预期回收周期为 10 年以上，仅 8.8%的机构认为投资预期回收周期为 1—3 年。257 家养老机构中，48.1%的运营状况属基本持平，32.5%亏损，有盈余的仅占 19.4%。[①] 目前仅靠各地政府根据当地财政情况给予民营养老机构床位补贴解决不了根本问题，尤其是经济发展相对落后地区，不可能像北京、广州那样对民营养老床位给予较大力度的补贴。从失能老人的照护需求的角度看，往往不会

---

① 《中国养老机构发展研究报告：受访养老机构约三成处亏损状态》，2015 年 7 月 16 日，新华网。

因为地方财政收入低就降低需求，如生活照料等刚性需求不受经济条件的影响而降低，所以不管经济是否发达，民营养老机构从建立到运营都需要同等程度的投入。

面对失能老人的刚性需求，政府也对民营养老机构进行了一定扶持，但来自政府的补贴非常有限，因此民营养老机构要有其他融资的途径。非营利养老机构的发展获得了政府部分资助，但民办非营利组织贷款融资方面有所限制，如不得盈利，不得分红等。这就造成了同样是养老机构，公办和民办的待遇不同，非营利性机构和营利性机构享受的补贴不同，存在不公平竞争现象。由于监管不严，得到政府补贴的非营利性机构也在从事营利活动，私自分红，自行处理享有了政策优惠的财产等，导致了不公平竞争，阻碍了民营养老机构的正常发展。还有民办非营利养老机构"不得设立分支机构"的规定，也制约了民办养老院连锁化经营的市场要求。

在融资困难的情况下，养老院的风险化解机制也不完善。现有法律在保护养老机构的合法权益方面不够明朗。2014年2月民政部、中国保监会、全国老龄办发布的《关于推进养老机构责任保险工作的指导意见》中指出：推进养老机构责任保险工作，是构建养老服务业风险分担机制的重要内容，是提升养老机构责任意识和风险意识，强化养老机构内部管理，降低运营风险，维护老年人合法权益的重要手段……积极争取通过补贴保险费等政策，鼓励和引导养老机构自愿参加责任保险，有效化解运营风险。各级民政、老龄部门要充分发挥政策导向作用，加强业务指导和执行监管。要积极争取财政资金给予保费补贴。养老机构运营补贴中，应当确定一定比例专项用于支付保险费用。积极引导养老机构筹资参加责任保险。[①] 从这里我们看到，《意见》虽然强调了推进养老机构责任保险工作的意义，也指出了通过补贴保险费等政策鼓励和引导养老机构自愿参加责任保险，但没有明确哪个部门给予养老机构补贴？补贴数额是多少？该文件同时指出养老机构"自愿"参加责任保险，那么就意味着养老机构也可以不参加保险。由于缺乏专门的法律对养老机构进行规范和权益保护，如遇纠纷只

---

① 《关于推进养老机构责任保险工作的指导意见》（民发〔2014〕47号）。

能适用普通法，所以对养老机构的权益保护仍然没有具体落实。因此在融资困难与较高风险的双重夹击下，民办养老机构的发展更加困难。

六　政府对介入养老机构的社会组织扶持力度较小

社工组织缺乏政府的扶持难以介入养老机构服务。目前介入养老机构的社工服务很少，我们走访的养老机构，除公办养老院内部自设社工组织外，只有东部发达地区少量的专职社工组织介入到机构养老服务，因地方政府购买的是社区的社工服务，涉及养老机构的很少。近年来政府下发过几次购买服务的文件，都没有明确购买养老机构的社工服务，使介入养老机构的社工组织难以发展。如《关于政府购买社会工作服务的指导意见》中对购买社工服务的范围做了界定：按照"受益广泛、群众急需、服务专业"原则，重点围绕城市流动人口、农村留守人员、社区服务等十多个方面购买社工服务，但不包括购买养老机构的社工服务。[①] 国务院办公厅《关于政府向社会力量购买服务的指导意见》、《关于做好政府购买养老服务工作的通知》等，对购买范围都进行了规定，相关文件都强调：政府不得向社会力量购买不属于政府职责范围的服务项目。[②] 在关于做好政府购买养老服务工作的通知中特别提到了：在购买机构养老服务方面，主要为"三无"老人、低收入老人、经济困难的失能半失能老人购买机构供养、护理服务。[③] 这些规定不包括购买民营养老机构的社工服务，政府缺乏将入住民营养老机构的老年人纳入社工介入为老服务范围的意识，仍然以经济体制不同作为划分工作职责的范围，认为政府购买的公共服务不包括对民营养老机构的服务。由于文件做出明确规定，因此政府购买服务的经费基本不投向介入养老机构社工服务；目前公办养老机构内部自设的社工组织，因有财政拨款可以维持社工的工资和活动经费。但从整体看，由于政府将养老机构作为为老人提供各种服务的责任方，因此基本不会购买民办养老机构的社工服务。不论是政府购买服

---

① 民政部、财政部《关于政府购买社会工作服务的指导意见》，2012 年 11 月 27 日，社会工作网。

② 《国务院办公厅关于政府向社会力量购买服务的指导意见》（国办发〔2013〕96 号）。

③ 财政部等四部委《关于做好政府购买养老服务工作的通知》（财社〔2014〕105 号）。

务还是养老机构自己提供社工服务，服务的效果难以量化，不容易立即见效，这也是养老机构不愿意投入社工服务的重要原因。为了节约成本，在民办养老机构的社工服务几乎成了盲区，是否应将养老机构的社工服务纳入政府购买服务的范围是值得商榷的问题。

在培育社工人才方面，缺乏与解决实际问题相联系的机制。政府为促进社工人才的发展，下发了多个文件，如《加快推进民办社会工作机构发展的意见》（2104）、《社会工作者国家职业标准和职业水平考试实施办法》以及《社会工作人才队伍建设的中长期规划（2011—2020）》等，特别是《中长期规划》中，对如何培养社工人才，建立健全社会工作专业人才激励保障政策等方面做了部署，如建立健全社会工作专业人才薪酬保障机制。在城乡社区和公益类社会组织工作的社会工作专业人才，由所在单位合理确定薪酬水平，努力提高社会工作专业人才地位和待遇。但是如何确定薪酬水平、怎样提高社会工作专业人才地位和待遇，没有配套的具体措施，使社会工作者对职业前景和晋升空间缺乏信心，笔者访谈到广州的几个社工组织，这些社工的收入不高，因是民办非企业组织，工资是由各社工组织自己确定，如果考取了高一级社工证书，缺乏正常的晋升机制就很难留住社工人才。

政府缺乏扶持志愿者组织介入养老机构服务的具体措施。为推动志愿者组织的发展，2006 年团中央印发《中国注册志愿者管理办法》的通知，2010 年民政部颁发了《关于进一步推进志愿者注册工作的通知》，2012 年民政部关于印发《志愿服务记录办法》的通知，2013 年民政部颁发《中国社会服务志愿者队伍建设指导纲要（2013—2020年）》，2014 年 2 月中央精神文明建设指导委员会颁发了《关于推进志愿服务制度化的意见》等，使志愿者服务有了较快的发展。但是相比发达国家，中国志愿者在公民中的占比仍然较低，民政部颁发的《志愿者队伍建设指导纲要》中提出：力争 2020 年注册社会服务志愿者数量占居民总数的 10%，就目前的情况看，达到这个比例还有待进一步努力。目前中国缺少志愿者文化，有些身体健康有较多空余时间的人没有做志愿活动的意识，人们对志愿服务的认识十分欠缺，志愿组织的宣传工作不到位，参加志愿组织的渠道不够畅通。志愿服务在突发事件中发挥的作用较为明显，而进入养老机构的志愿活动一般是在重阳节较多，缺乏稳定性。2012 年《志愿服务记录办法》中规定，志愿服务记录时间累计达到 100 小时、300 小时、600 小时、1000 小时和 1500 小时的志愿者，可以依次申请评定为一到五星级志愿者。但是现实中志愿者如果做了志愿服务，在哪里登记，如何认定星级，都没有具体落实。另外，志愿组织缺乏稳定的资金来源，政府对志愿组织的支持力度很小。许多国家政府给予志愿者组织资助，如加拿大政府将志愿者活动看成是政府的有力帮手，对志愿组织有较大的扶持力度。因各种原因，我国介入到养老机构的志愿服务显得零散，组织化程度低，缺乏持久性。

　　而有些发达国家，经常可见志愿者活动，如在美国 20 世纪 60 年代，就实施了著名的老年志愿者三个计划：一是 1965 年启动的"养祖父母计划"；二是 1969 年创立的"退休老年人志愿者计划"，鼓励身体健康有志愿服务精神的退休人员参与社区服务；三是 1968 年开始的"老年伴侣计划"，吸收老年志愿者陪伴鳏寡孤独和病残老人。这三个计划延续作为美国老年志愿者活动的龙头性项目，"包含着 1300 个具体的志愿服务项目，每年吸收约 50 万名老年志愿者，他们贡献的服务时间每个星期为几个小时到四十小时不等"[1]。据资料统计，热心于社区服务工作的 9300 万美国人，在全国妇女中，有 56%—62%的人每周奉献 3.4 个小时，49%的男人每周奉献 3.6 个小时。[2] 在加拿大，政府会投入到志愿者服务领域，庞大的义工队伍会为养老机构的老年人提供服务，使得老人们在养老机构感到如同在家。[3] 我国应认真研究国外志愿者参加社区服务的典型经验，鼓励更多的公民加入到志愿者队伍中来。

七　护理人员从业意愿与从业环境难以整合

（一）养老机构护理员的长期从业意愿低

养老护理员是指对老年人生活进行照料、护理的服务人员。目前

---

①　徐彤武：《联邦政府与美国志愿服务的兴盛》，《美国研究》2009 年第 3 期，第 32 页。

②　蒋学基等：《美国社区非政府组织的运行情况及其启示》，《浙江社会科学》2002 年第 4 期，第 60—64 页。

③　张秋霞等：《加拿大养老保障制度》，中国社会出版社 2010 年版，第 208 页。

养老机构的护理人员多是中老年女性，调查显示，现有的护理员在选择这一职业前有 35% 是被征地农民、30% 是待业人员、14% 是外来务工人员，还有 5% 的是医护专业的学生，其他职业的是 16%，有的受访护理人员表示在从事该职业前，已更换了 10 种以上的工作（见表6—8）。大多数护理员受教育程度较低，并且没有受过护理专业训练，流动性较大。从表 5—15 看到护理员的工作时间较长，体力支出很大，在缺乏辅助设备的情况下，女性护理员仅靠人工帮助洗浴、翻身、排泄显得非常吃力。多位受访护工表示不愿意从事这一工作的主要原因是干这个感觉很"脏"。在缺乏辅助设施的情况下，养老机构的照护比普遍超标，工作负荷很重。根据查阅文献和我们的调研，一般认为护理人员与自理老人的看护比为 1:7 较为合理；如果是半自理老人较为合理的看护比是 1:4；针对全失能老人看护比则为 1:1 较为合理。但目前绝大多数养老机构护理人员严重短缺。在受访养老护理员中，38.3% 的人表示所照顾的老人在 4 人以下，17.2% 的人要照顾 5—7 人，13.3% 的人表示照顾的老人数超过了 8 个，31.2% 的人表示所在养老机构没有规定看护比，是随喊随到（见图 6—2）。尤其是春节期间护理员离院回家过年，人员更是严重短缺。由于工作环境不好，护理人员很难长期坚持在这个岗位上，其从业意愿很低。我们的调查也证实：护理人员愿意继续从事本行业工作的只有 45.4%（见表 6—9），可见他们中大多数之所以留在这一行业是因为没有其他职业可选。

表 6—8　　**养老机构护理员从业经历分布情况**（N = 564）

	待业人员	外来务工人员	农民工及被征地农民	相关专业学生	其他
人数	167	79	197	30	91
所占比例	30%	14%	35%	5%	16%

资料来源：2012—2013 年重庆大学"养老服务队伍建设"课题组组织学生在全国大部分地区的护理人员进行的问卷调查，本次调查共发出问卷 650 份，回收有效问卷共 564 份，有效回收率为 86.77%。

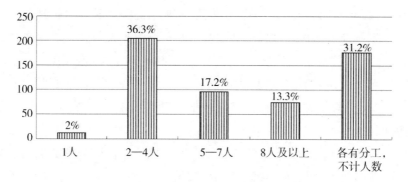

图6—2　受访养老护理员照顾老人数量示意图（N＝564）

资料来源：2012—2013年重庆大学"养老服务队伍建设"课题组调研获得。

表6—9　　　养老机构护理员长期职业规划情况（N＝564）

	继续从事本行业	转到其他行业	自己创业	没想过	其他
人数	256	108	13	181	6
所占比例	45.4%	19.1%	2.3%	32.1%	1.1%

资料来源：2012—2013年重庆大学"养老服务队伍建设"课题组调研获得。

（二）从业环境不利于护理员队伍的稳定

护理员从业环境主要是指护理人员从事这一职业的各种条件，包括护理员的薪酬、培训，对从业者的保护制度等。调查得知护理员的薪酬水平处于低端状态。根据马斯洛需要层次理论，人的需要由低到高划分为五个层次，即生理需要、安全需要、社会交往需要、尊重需要和自我实现需要。薪酬是满足维持生理与安全需要的基础，当护理员最基本生存需要得不到满足时，他们会产生强大的动力努力改变现状，离职是他们大多数人的选择。

目前国内欠发达地区的护理员收入更低，如重庆市养老护理员工资集中在1001—1500元的较低水平，这一档比全国高出近5个百分点，重庆在西部经济状况排在前列，护理员的工资水平仍然较低，可见西部其他地区护理员的工资水平更低（见图6—3、图6—4）。另外，只有29.4%的护理员有福利或工资补贴，41%的护理员有现金或物质奖励，在这样的条件下护理员不可能安心于这一行业。

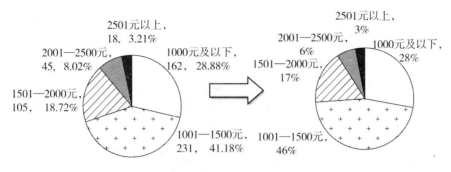

图 6—3　全国受访养老护理员收入　　　图 6—4　重庆市养老护理员

情况分布图 （N=564）　　　　　收入情况分布图

资料来源：2012—2013 年重庆大学"养老服务队伍建设"课题组调研获得。

　　对护理员的培训力度小。《养老机构管理办法》（2013）规定，养老护理人员应当接受专业技能培训，经考核合格后持证上岗。调查显示，不足 18% 的护理人员持有资格证书，还有 21% 的受访护理员不知道从事该行业需要持资格证书。《养老机构管理办法》明确规定"应当定期组织工作人员进行职业道德教育和业务培训"①。但现实是只有 46% 的护理员参加过与职业有关的培训，其原因分别是 30% 的是单位没有组织培训，27% 的不清楚培训地点，22% 的认为没有必要参加培训，11% 的认为培训费用太高，8% 的认为没有时间参加培训，2% 未选。② 在培训没有保障的情况下难以提高护理员的职业技能，照护服务会长期处于低端水平。另外，调查显示 37.9% 的护理员为了离职方便不愿与养老机构签订劳动合同，养老院与劳务公司有时为了规避风险也不愿与护理员签订合同，护理员的合法权益就不能得到法律的保障。

　　可见，由于政策支持不足，护理员工作时间长、收入低，权益不能得到很好保障等原因，导致养老护理员存在从业意愿低和职业满意度低的"双低"现象，从而也导致护理员队伍极不稳定。提示政府要加大对护理员的政策支持力度，提高他们的职业满意度。另外，需要

① 《养老机构管理办法》（中华人民共和国民政部令第 49 号，2013 年）。
② 2012—2013 年重庆大学"养老服务队伍建设"课题组调研获得。

加强护理员从业意愿与职业发展环境的整合。护理员是否意愿稳定从事这一行业，与从业环境有密切联系。从业发展环境不好会降低养老护理员继续工作的意愿，动摇长期从业的信心，导致他们消极应对目前的职业，表现出不主动寻求职业培训、不会主动采取有利于职业发展的措施。"双低"意愿与欠佳的环境相互影响会加剧从业状况的恶化。在护理员严重短缺的情况下，应加强护理员从业意愿与环境的整合，使从业意愿得以增强，环境得以改善，从而促进养老服务队伍的发展。[1]

第五节　未建立长期护理保险制度难以突破资金瓶颈

失能老人照护服务的典型特点之一是长期性，有的老人失去生活自理能力到离世，长达 10 多年甚至更长时间，这期间不是以治疗疾病为目的，而是通过他人对失能老人的长期护理，以提高生活质量，维护身体机能为目的，其照护费用的高昂是大多数家庭难以承受的。据统计，在法国，严重丧失自理能力者的人均护理成本大约为每年 35000 欧元，老年痴呆病患者的长期护理成本更高。[2] 在美国，2008 年入住护理院 1 年的平均花费约为 75000 美元。[3] 据预测，美国失能老年人的数量在 2040 年前将翻倍，从 1000 万人上升至近 2100 万人，同期严重失能老人的数量也将上升 300 余万人，达到约 600 万人。现阶段老年人口不断攀升，必将导致各国长期护理成本的持续上升，从而严重消耗病人家庭的财力资源，甚至可能导致家庭财务危机。[4] 这样高昂的费用对低收入家庭可以说是灭顶之灾，随着失能老人数量的

① 肖云、邓睿、杨瑞攀：《养老机构护理员长期从业意愿与职业发展环境整合研究》，载《海峡两岸农村社会保险与养老服务理论与实践探讨会论文集》，华龄出版社 2015 年版，第 281—293 页。

② 侯立平：《发达国家（地区）的老龄人口长期护理体系及其启示》，《城市问题》2012 年第 1 期，第 89—95 页。

③ Prudential, L., "Long-Term Care Lost Study", *Research Report*, No. 8, 2008, pp. 4-9.

④ Adamy, J., "Health Care Costs and Medical Technology", 2009-08-02（http://www.wsj.com）.

增加，国家的医疗和财政都承受着巨大的压力，也会引起人们对老年失能风险的恐慌。各国为了应对这一难题，有的国家曾经将护理费纳入医疗保险管理的范围，但因数额和风险太大而又将两者分离，有些国家将长期护理转入社会救助的范围，都不能完全解决护理费用问题。最终许多国家将日常生活照料、部分护理与康复服务归入社会服务，建立了长期护理保险制度，以缓解巨大的医疗护理费大幅度增长的压力。

一　各国几种长期护理保险模式简介

长期护理保险（Long Term Care Insurance）指对被保险人因为年老、严重或是慢性疾病、意外伤害等原因导致身体功能全部或部分丧失，生活无法自理，需要接受长期的康复和护理，对接受他人护理时支付的费用给予补偿的一种健康保险。简单地说，长期照护保险是将护理的费用由社会保险系统来支付的一种保险制度。

世界上有多种护理保险模式，侯立平等学者在研究论文中提到的有：（1）"欧洲大陆模式"，德国是其中的典型代表，德国用立法强制保险的方式，要求公民先缴纳5—10年护理保险费，如遇失能情况发生可以申请支付护理费用，这种模式在德国覆盖了90%以上的人群，有的参加了商业护理保险，两者相加共覆盖人群99.5%。（2）"北欧模式"，以瑞典、芬兰、英国为典型代表，税收是主要的财源，政府承担了对老年人的护理责任，这种责任主要是通过提供社会和保健服务的方式来实现的。其中有的国家（如瑞典）提供的福利相当丰厚，瑞典政府承办的公共公司，提供了95%的老年人护理工作。参加这一工作的有10%的社工专业等方面的大学生，还有其他的护理人员。又如英国，1992年几乎所有的老年人家庭护理服务均由来自公共部门的雇员提供，1998年以后非营利公司和私营部分提供了大约一半的服务。（3）"地中海模式"，以意大利、西班牙、葡萄牙等国为代表，这种模式是以家庭提供老年人的护理，在公共部门的资金非常有限的情况下，如意大利，将残疾人等类型的补贴不与收入相连接，但是有些补贴与收入相连接，这样的模式，普惠率不太高。（4）"混合模式"，以美国、比利时、荷兰和法国等为代表，是由公共保障和商业保险共同构成的长期护理体系，老年人的护理仍然主要是由家庭提供，公共部门为老年人护理提供的资金非常有限。如美国，建立了长期护理保险，被保险人缴纳的保险费是保险费的主要来源，保险费的缴纳方式也多样化，保险公司会推出不同的护理保险产品供不同收入和需求层次的人选择，公共保障与商业保险共同构成了美国的长期护理体系，商业保险公司推出的产品供投保人自由选择，投保额高的，出现失能时享受的待遇就高，即使这样，中低收入的人仍感到每月的保费难以承受。

美国对 65 岁以上的老年人与残疾人，尤其处于贫困线以下的群体，提供了免费照顾和医疗，当然财政负担会不堪重负。笔者的母亲1998 年在美国患脑溢血时是 69 岁，直到 82 岁去世的近 14 年中全程享受了美国 65 岁以上老年人免费照顾和医疗的社会福利，她本人和家人没有支付医疗费和护理费，所有的费用由美国医疗保险或其他公共福利组织承担，这些福利制度也给美国的财政带来巨大的负担，美国政府也曾经多次讨论过修改这一福利制度以减轻财政负担，但最终没有完全实现。

访谈典型事例 6—1

访谈对象：美国杜克大学工作人员肖女士

访谈时间：2012—2015 年（多次电话访谈）

肖女士是美籍华人，在美国 26 年。现在在美国某大学工作，年收入 6 万多美元。2012 年该大学与保险公司商谈购买护理保险，协商的方案是：如果该大学组织本校一定数量的人员集中购买护理保险，保费就低至每人每月 59 美元，如果个人单独给保险公司缴纳护理保险费，就会提高保费。在缴纳了一定的时间后，如果出现失能情况，保险公司会按照合同，每天支付 200 美元的护理费，直至三年（因为一般情况下，失能者三年就已经度过了最需要人照护的阶段），三年以后保费停止支付，如果仍需要保险公司支付，事先缴纳的保费不同于这个数目。肖女士到 2015 年缴纳了三年的保费后，保险公司于2015 年 8 月提出要将保费上涨到每月 100 美元。因为当初保险公司签订协议时，保留了他们可能单方面上涨保费的内容。肖女士的两位同事（夫妻）都是该大学的教授，他们表示可能会放弃继续购买护理保险，因为他们两人认为每月 200 美元的保费较高难以承受，如果他们放弃，之前所交保费就归保险公司了。到笔者访谈时，肖女士还在犹豫是否继续缴费。

从上述事例中看到，美国商业保险设置的护理保险费虽然在支付时较为慷慨，对老人失能初期有很大帮助，但是缴费额度也会使人望而却步。尽管如此，这一制度还是起到了全社会帮助有护理需求的失能老人的作用。从世界上发达国家的长期护理体系看，由于长期护理需要的资金巨大，所有的国家都不会由政府全额负担失能者的护理费用，而是有选择地负担部分人的全额护理费用，或大多数失能老人的部分护理费用。各国在建立长期护理体系过程中政府都出资支持，有的还通过财政以外的其他途径筹集资金。较为普遍的做法是建立长期护理保险制度。多年来，许多国家在努力解决长期护理问题的过程中采取的主要方式是：增加税收以补充护理需要的巨额资金；将医疗费与护理费分离，解决高龄失能者特别的照护费用；政府支持、个人缴费与商业保险相结合。这些都值得我国借鉴。笔者认为，在政府的支持下构建长期护理保险制度适合我国的实际情况。

二　对我国建立长期护理保险的必要性认识不足

（一）政府对改变筹资方式应对失能老人的照护服务问题缺乏紧迫感

中国是老龄化速度最快的国家之一，而目前，我国失能老年人已达 3800 万人，[①] 其中仅完全失能老人就有 1200 多万人，根据估算，80 岁及以上高龄老年人口在 2013 年 2300 万的基础上，将增加到 2020 年的 2900 万，2054 年达到峰值 1.18 亿；[②] 从我国老龄化发展趋势来看，失能老年人口将从 2013 年年底的 3750 万，增长到 2053 年

---

① 《民政部启动千名养老护理员职业技能培训班》，《中老年时报》2016 年 4 月 7 日第 2 版。

② 《养老院为何一床难求：未备先老　需求陡增》，2015 年 6 月 26 日，中金在线网。

的超过 1 亿。① 从图 6—5 看到，2015 年相比 2010 年重度失能老人的比例上升的幅度较大，而中度和轻度失能老人的比例在下降，说明照护资源的消耗趋势在增加。

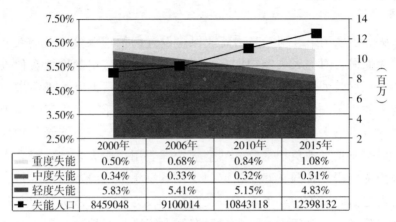

图6—5　全国未来失能老人人口状况预测

资料来源：中国老龄科学研究中心课题组：《全国城乡失能老人状况研究》，《残疾人研究》2011 年第 2 期，第 11—16 页。

潘金洪等学者根据 2010 年"六普"长表中生活不能自理老年人数推算，60 岁组老年人口合计失能率为 0.68%，70 岁组为 2.15%，80 岁组为 6.49%，90 岁组为 18.56%，百岁及以上的高达 29.19%。② 可见 80 岁以上高龄组的失能率比 70 岁组的失能率高出 4.34 个百分点，相比 70 岁组与 60 岁组的增幅更大。学者胡宏伟等经过几组数据的测算，认为失能老年人口占老年人口总数比例将从 58.84% 上升至 68.33%；重度失能人口也将从 2014 年的 1003 万人上升至 2050 年的 3774 万人。③ 随着 80 岁以上人口的增加，失能老人的人数会随着加快增速，高龄老人有着收入低、失能率高的特点，同时他们的子女也是老

①　《养老院为何一床难求：未备先老　需求陡增》，2015 年 6 月 26 日，中金在线网。

②　潘金洪等：《中国老年人口失能率及失能规模分析——基于第六次全国人口普查数据》，《南京人口管理干部学院学报》2012 年第 4 期，第 3—6 页。

③　胡宏伟等：《中国老年长期护理服务需求评估与预测》，《中国人口科学》2015 年第 3 期，第 79—89 页。

年或准老人，身体状况逐渐衰退，对于照顾高龄父母力不从心。老年人由于失能所导致的长期照护不再是一种个体的意外风险，而是已经成为一种社会风险。社会风险的潜在含义就是老年人长期照护问题已经成为一种社会问题。① 中国老龄事业发展基金会于 2013 年 11 月 13 日在北京启动以关爱失能老人为主题的"老年希望工程"，旨在为失去生活自理能力的有困难的老年人提供帮助，让他们有尊严地走完人生最后的路程。② 2014 年国务院印发《关于加快发展现代保险服务业的若干意见》和《关于加快发展商业健康保险的若干意见》，旨在促进我国商业保险服务能力的提升。但是政府对我国能否完全依靠商业保险解决长期照护服务的巨额资金问题缺乏积极论证，说明政府面对如何改变过去的筹资方式的紧迫性认识不足，对如何分担照护服务费用举棋不定。

（二）民众对家庭承担长期照护费用不堪重负的现实认识不足

家里有失能老人，无论是雇请专人在家里照护还是到养老机构集中照护，其费用都超出了普通家庭承受的范围。我们访谈中了解到居家失能老人雇请专人的费用基本达到或超出当地的社平工资；因无法承受雇请专人照护的家庭，只能由家庭成员留专人照护，这部分家庭占 40.3%，③ 这种情况常常是以降低全家人生活质量为前提；入住养老机构的失能老人大多数依靠子女付费实现机构照护，当前独生子女父母已基本进入老年，在无多子女依靠的条件下，失能老人照护的经济问题就会凸显。另外，根据中国老龄科学研究中心课题组 2010 年的调查，失能老人规模增加，农村高于城市……城乡失能老人中重度失能老人占 10.6%，④ 老年人口失能率在城市、镇、乡村之间存在较大差距，城市失能率最低（2.35%），其次是镇（2.60%），最高是乡村（3.33%），⑤ 农村居民的收入整体上低于城市居民，家中有失能老人

---

① 施巍巍：《发达国家老年人长期照护制度研究》，知识产权出版社 2012 年版，第 47 页。

② 《全国失能老人已超过 3650 万》，《天津工人报》2013 年 11 月 14 日第 1 版。

③ 2013 年重庆大学与南京财经大学共同调查获得，详细说明见本书表 4—8。

④ 中国老龄科学研究中心课题组：《全国城乡失能老人状况研究》，《残疾人研究》2011 年第 2 期，第 11—16 页。

⑤ 潘金洪等：《中国老年人口失能率及失能规模分析——基于第六次全国人口普查数据》，《南京人口管理干部学院学报》2012 年第 4 期，第 3—6 页。

会加剧家庭经济状况的恶化，在失能老人人数持续增长、寿命延长、家庭功能弱化的情况下，家庭成员的收入并没有随着失能老人需要的费用增加，反而产生了巨额的照护费用，家庭已难以维系生计，根据经济合作与发展组织（OECD）发布的数据，大多数国家在进入老龄社会时，人均GDP约为1万美元，而中国在进入老龄社会时（1999年）人均GDP仅有0.1万美元。此外，在中国老龄人口的资产结构中，财产性收入仅占0.3%，更多的是靠子女供养。[①] 还有一个客观事实是，发达国家的老人许多属富裕群体成员，他们一生主要是在资本主义黄金时期度过的，而我国现在的老人，一生主要是在计划经济时期和下岗失业的背景下度过，[②] 退休金低且储蓄少，因此需要有其他途径帮助解决失能老人面临的经济困境。而民众对如何突破困境，用社会保险改变筹资方式的认识不足，自觉主动提前筹资的积极性不高。

（三）民众对应为失能老人提供更多帮助的认识不足

高龄失能老人收入低、丧偶的比例很高，从表3—2看到，在老年人的4个年龄段中，每个年龄段的丧偶比例平均增幅是21.5个百分点，80岁组的丧偶比例达到62.3%，90岁组的达到87.5%，丧偶与失能的老年人如果再加上重病与经济困难，生活是相当艰辛的，在经济拮据、缺乏尊严、生活不能自理的情况下有的老人会选择结束自己的生命，媒体上也时有报道。[③] 尤其是高龄女性失能老人，我们从前述分析中看到失能老人精神上的痛苦不低于身体上的痛苦，高龄女性失能老人对精神慰藉的需求明显高于其他年龄段的失能老人。因此如何使失能老人有尊严地度过晚年直至终老，需要多方面的帮助，这种帮助需要全社会共同提供，重要的是建立护理保险制度，通过建立护理保险筹集更多资金从经济上帮助他们获得更好的照护服务。但目前较多的民众没有意识到个人积极参加护理保险对帮扶失能老人的社会意义，对参加护理保险的热情不高。

---

① 《中国养老不及格？》，《中国经济周刊》2014年2月6日。
② 林晓浩：《长期护理保险：控制医疗费用过快增长的良策》，《中国劳动保障报》2016年6月28日第3版。
③ 《养老院为何一床难求：未备先老 需求陡增》，2015年6月26日，中金在线网。

三　建立长期护理保险的制约因素分析

（一）公民对护理保险有一定需求但接受度不高

老龄化社会带来的失能老人大幅度增长使普通居民对失能风险有一定的认识，但仍然有一定侥幸心理。受访者在回答是否愿意提前缴纳护理保险费时，很愿意和愿意的只有48.1%，不愿意和说不清楚的占到了50.9%，但是如果有政府财政给予补贴时，情况发生了很大变化，很愿意和愿意购买的分别上升了8.4个和15.9个百分点，合计上升了24.3个百分点，不愿意购买的下降了16.6个百分点，处于观望表示说不清楚的下降了7.4个百分点。说明普通居民仍有购买护理保险的意愿，只是在具体怎样出资方面有所顾虑（见表6—10、表6—11）。

表6—10　　　**受访者对提前缴纳护理保险费的意愿**（N=3167）

选项	很愿意	愿意	不愿意	说不清楚	未选	合计	系统缺失
人数	157	1359	767	838	29	3150	17
有效百分比（%）	5.0	43.1	24.3	26.6	0.9	100	

资料来源：本课题组与南京财经大学课题组2013年共同调查获得（参见表4—8的说明）。

表6—11　　　**如果有政府财政给予补贴，受访者对参加**
护理保险的态度（N=3167）

选项	很愿意	愿意	不愿意	说不清楚	未选	合计	系统缺失
人数	425	1863	242	606	23	3160	7
有效百分比（%）	13.4	59.0	7.7	19.2	0.7	100	

资料来源：本课题组与南京财经大学课题组2013年共同调查获得（参见表4—8的说明）。

千百年来中国养儿防老的观念深深扎根于人们的头脑之中，虽然随着社会的变迁这一观念改变了许多，但是认同养儿防老与认同保险防老相比，前者在中国民众的心中认同度远远高于后者。从表6—10

中有 24.3% 的人不愿意缴纳保险费和 26.6% 说不清楚的犹豫者，从而看出对保险的认同度是不高。不愿意购买护理保险的原因有：不了解护理保险（19.2%）、经济不宽裕（14.4%）、指望子女照料（12.0%）、不相信护理保险（8.9%）、不相信他人（4.3%）（见表6—12）。其中后三项都是明确表示不接受护理保险。另外在调研的 3167 个样本中，表示购买了护理保险的人只有 1.8%。对于什么是护理保险，84.5% 的人表示不了解，比较了解的人有 11.5%，了解的人只有 2.7，另有 1.3% 未选%。不了解护理保险又何谈认同和接受？我们 2013 年走访的重庆的石柱县，贵州的贵定县、桐梓县、息烽县、玉屏侗族自治县、龙里县以及湘西吉首市没有民营养老机构。在对当地老人的访谈时，都表示因自己有儿女不会接受到机构养老，认为只有儿女不孝顺的才将老人送到养老院。另外，许多失能老人子女也表示，如果将家里老人送至养老机构担心别人说自己不孝顺父母，这一方面表明了中华民族的爱老敬老的优良传统，家庭成员主动承担养老责任的观念根深蒂固；另一方面，这种观念也妨碍了社会养老的发展，因为这种观念没有正视家庭养老功能严重衰退的现实。养老观念不能随客观情况的变化而变化，就难以为将来可能出现的风险缴纳保费，新的照护服务筹资途径就难以开辟。

表6—12   受访者不愿意购买护理保险的原因（多选）

选项	不了解护理保险	经济不宽裕	指望子女照料	不相信护理保险	不相信他人	其他
人数	402	301	250	187	90	57
有效百分比（%）	19.2	14.4	12.0	8.9	4.3	2.7

注：表中选项是 3167 个样本中表示不愿意购买护理保险的人选择的原因。

资料来源：本课题组与南京财经大学课题组 2013 年共同调查所得（具体样本情况表 4—8 的说明）。

（二）预防老年失能风险的意识薄弱

长期护理保险有着支付保费额度高的特点，因此需要社会成员广泛参与，以大数法则共同抵抗未来的失能风险。调查显示，很愿意购买护理保险的只有5%，愿意购买的有43..1%，合计不到50%；明确表示不愿意购买的是24.3%，说不清楚的有26.6%，后两类人群的占比多于愿意购买护理保险的百分比，说明仍有许多人低估未来的疾病风险给个人或家庭经济等方面带来的危机，心存侥幸心理，缺乏提前防范失能风险意识。调查数据显示在很愿意和愿意购买护理保险的选择中，31—45岁组（54.5%）比30岁以下组（61%）低6.5个百分点；46—59岁组（50.6%）比31—45岁组（54.5%）低3.9个百分点，60—69岁组（50.4%）与46—59岁组（50.6%）几乎没有差别，但是70—79岁组（42.3%）比60—69岁组（50.4%）低8.1个百分点，80岁及以上组（37.8%）比70—79岁组（42.3%）低4.5个百分点（见表6—13）。从选择是否愿意购买护理保险的趋势看，随着年龄的增长购买意愿在降低，不愿意购买的比例在增高。从这个数据看到，年轻人的防范风险的意识高于老年群体，而老年和准老年群体因疾病引发生活不能自理的发生率高于青年群体，但他们购买护理保险的意识反而不太高。另外，如果我们的护理保险是商业保险模式，对商业保险公司的信任度不高，也是导致人们购买护理保险意愿不高的重要因素。

表6—13　不同年龄段对提前缴纳护理保险费的意愿（N=3151）

年龄	很愿意		愿意		不愿意		说不清楚		缺失		合计	
	频率	百分比（%）	频率	百分比（%）	频率	百分比（%）	频率	百分比（%）	频率	百分比（%）	频率	百分比（%）
30岁以下	16	6.9	126	54.1	40	17.2	48	20.6	3	1.3	233	100
31—45岁	19	5.2	181	49.3	71	19.3	94	25.6	2	0.5	367	100
46—59岁	42	6.9	265	43.7	141	23.2	151	24.9	8	1.3	607	100
60—69岁	41	5.4	340	45.0	177	23.4	190	25.1	8	1.1	756	100

续表

年龄	很愿意		愿意		不愿意		说不清楚		缺失		合计	
	频率	百分比（%）	频率	百分比（%）	频率	百分比（%）	频率	百分比（%）	频率	百分比（%）	频率	百分比（%）
70—79 岁	24	2.9	323	39.4	229	27.9	237	28.9	7	0.9	820	100
80 岁以上	15	4.1	122	33.7	107	29.6	116	32.0	2	0.6	362	100
缺失	0	0.0	2	40.0	2	40.0	2	20.0	0	0.0	5	100
总	157	5.0	1359	43.1	767	24.3	838	26.6	30	1.0	3151	100

资料来源：2013 年重庆大学与南京财经大学的联合调查。详细说明见表 4—8 的说明。本表剔除了对这一问题回答的无效问卷。

（三）居民经济收入不高严重制约了护理保险的建立

我国进入老龄社会是"未富先老"、"未备先老"，与西方发达国家的"先富后老"或"富老同步"不同。到目前我国居民的可支配收入也不高。据国家统计局的数据显示，2014 年全年全国居民人均可支配收入 20167 元，即每月 1681 元，城镇居民人均可支配收入中位数为 26635 元，每月是 2220 元；农村居民人均可支配收入中位数为 9497 元，每月为 791 元。农村居民的年纯收入为 9892 元，即每月 824 元。[1] 这样的可支配收入如果要支付保险费用是难以承受的。我们查阅了中国人民健康保险股份有限公司的"全无忧长期护理个人健康保障计划"，如果一位 30 岁的男性要选择投保保额 10 万元全无忧保障计划，选择 20 年缴费期，年交保费 7800 元，即每月要缴纳 650 元，[2] 在全国居民可支配收入每月 1681 元的情况下，[3] 要拿出 650 元

---

① 中华人民共和国国家统计局：《2014 年国民经济和社会发展统计公报》，2015 年 2 月 26 日。

② 《全无忧长期护理个人健康保险（案例）》，2014 年，人保健康网站（http://www.csai.cn/study/55043.html）。

③ 根据 2015 年 2 月 26 日国家统计局《2014 年国民经济和社会发展统计公报》公布：全年全国居民人均可支配收入 20167 元，由此算出每月居民可支配收入为 1681 元。

为未来可能遇到的风险埋单显然是不现实的。经济因素是建立长期护
理保险的瓶颈。

我们的调查也证实了居民购买护理保险的能力十分有限，在回答
选择哪一档次的护理保险费时，选择 5 元以下的是 18.2%；5—10 元
的是 19.5%；11—20 元的是 13.3%；21—30 元的是 13.5%；31—50
元的是 14.3%；51—100 元的是 14.9%；100 元以上的 6.3%（见图
6—6）。这样的选择与商业保险"全无忧长期护理个人健康保障计划"
要求缴纳的费用差距太大。因此较低的居民收入与较高的保费之间的
矛盾难以协调，需要有其他的力量介入才能建立护理保险。

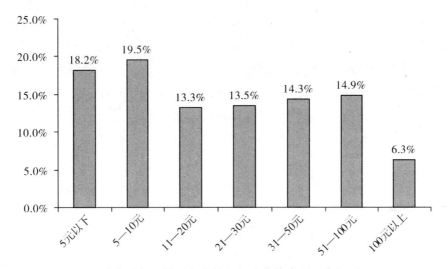

图 6—6　受访者对每月缴纳多少护理保险费的意愿示意图（N=3167）

资料来源：本课题组与南京财经大学课题组 2013 年共同调查所得（具体样本情况见表
4—8 的说明）。

山东青岛市将长期护理保险纳入医疗保障的体系，2012 年 7 月 1
日试行《关于建立长期医疗护理保险制度的意见（试行）》，护理保
险费主要来源于基本医疗保险统筹基金和个人账户资金，财政给予适
当补助，用人单位和个人不需要零星缴费。该市 2012 年实施初期，
照护保险基金有两个方面的来源，一是基本医疗保险基金，二是每年
从福彩公益金中划拨 2000 万元充实护理保险基金，当年共筹集护理

保险基金约 3 亿元，2015 年的最新筹资渠道是：一部分来源是 20%
历年基本医保基金结余；另一部分是每月按照个人账户月人均总额
0.5% 标准划拨，前者为 10 亿元左右，后面大约为 3.5 亿元，而居民
长期照护保险资金，按照不超过当年居民社会医疗保险费筹资总额
10%，从居民医保基金中划拨。[①] 青岛的这一制度规定：当出现失能
情况时，可以申请在定点护理机构接受长期医疗护理，发生的医疗护
理费不设起付线，护理保险基金支付 90%；需要医护人员上门提供医
疗护理服务的参保人员，可以申请居家接受医疗护理照料，护理保险
基金支付 96%，同时，对于医疗护理费试行床日包干管理，对入住定
点护理机构或居家接受医疗护理照料的参保人，每床日定额包干费用
为 60 元，在二级医院接受医疗专护的参保人，每床日总费用定额包
干费为 170 元，在三级医院接受医疗专护的参保人，每床日总费用定
额包干费为 200 元。[②] 在发达国家，大多将长期照护保险从医疗保险
制度中分离出来，是因为医疗保险的参保人员会将照护服务的成本带
入医疗保险，给医疗保险带来较高的边际成本。[③] 笔者曾经在重庆渝
北一个医院住院，目睹了同病房的失能老人的这类情况。

访谈典型事例 6—2

访谈对象：重庆市渝北区某医院住院的倪姓老人

访谈时间：2013 年 9 月 30 日

访谈地点：重庆渝北某医院

倪姓老人，男，76 岁，退休工人，每月退休金 3200 元，有四个
子女。2013 年 4 月患脑血栓，半身不遂，在西南医院治疗，住院 42
天，开始在老年科住 15 天，老年科的费用高，康复科住院 20 天，以
康复为主，大约每天 600 元，老人认为作用不大，所以自己提出出
院。刚开始时康复效果不错，后来康复进度延缓了，大约花费 4 万多

---

① 《未雨绸缪　及早应对——访南开大学卫生经济与医疗保障研究中心主任朱铭来》，
《中国劳动保障报》2015 年 9 月 1 日第 3 版。

② 《政策链接》，《中国劳动保障报》2015 年 9 月 1 日第 3 版。

③ 熊先军：《加快研究长期照护保险制度》，《中国劳动保障报》2015 年 9 月 1 日第
3 版。

元医疗费，医保报销后，单位给予部分补贴，最后自己大约出了 5000元，在另一个正规大医院，请护工每天 140 元，24 小时服务，不包吃住。后转到渝北区这所医院住院治疗，因在这个医院离家近，就将特病办到这里（特病不住院也可以全额报销）。来医院 6 天，花费大约7000 多元，自己要付大约 700 元。笔者在病房住院 5 天，看到医生每天给他上几种电动的护理治疗仪器，一种仪器用大约半个小时，费用30—50 元，医生与失能老人都知道这些仪器对于恢复身体功能作用无法预知，但因为医院的收益和老人抱有一线恢复身体功能的希望，仍然每天花费不少的钱使用这些仪器设备。老伴每天在医院陪他，另外还请了一个护工晚上照料，每晚支付 60 元护理费。

从这个事例我们看到，医疗的目的是治病，康复护理的目的是维持身体现状不至于恶化，不是以痊愈为目的，如果将两者混同在一起，护理服务就带到了医疗保险之中，增大了医疗保险的边际成本，另外，这当中还夹杂了医院和医生的利益以及就医者的道德风险。因此青岛的方案是否能够维持一个失能老人十多年的护理费用还是一个未知数，青岛的这一制度是否能够长期实行还有待于检验。朱铭来指出，这一筹资机制可能是中国探索长期护理制度的方向，但随着失能老人增多，护理经费的剧增，还需要进一步完善筹资机制。[1] 国内还有一些地方在探索如何建立护理保险制度，如南通市在积极探索建立基本照护保险制度，目前该市建立了"政府补助+个人适当缴费+医保统筹基金+福彩公益基金"思源合一的多元动态筹资机制，坚持城乡一体化、筹资多元化、经办社会化、保障普惠化构建方案。[2] 这些探索对全国建立统一的护理保险制度有积极的意义。

（四）护理人员严重不足和低质量的护理服务制约了护理保险的发展

人们购买保险一定会将缴费的投入与购买后得到的回报进行比较，现阶段护理服务发展缓慢，据 2015 年数据显示，全国养老护理

---

① 《未雨绸缪　及早应对——访南开大学卫生经济与医疗保障研究中心主任朱铭来》，《中国劳动保障报》2015 年 9 月 1 日第 3 版。

② 南方：《运用社会保险机制　应对老龄化挑战——南通市探索建立基本照护保险制度》，《中国劳动保障报》2016 年 6 月 28 日第 3 版。

人员需求为 1300 万人，目前就业 100 多万人，其中持证上岗者不足 5 万人，现有的养老人才队伍远远不能适应养老事业发展的客观需求。[①] 可见，护理人员的供求差距很大、供不应求的情况下，护理人员难请是各养老机构反映的共同问题。同时护理人员的服务质量较低也是购买服务的一大顾虑，当投资购买了保险最后不能得到较好的服务时，就会出现投入与回报不相协调的情况，我们在访谈中了解到，入住福利院的老人如果出现生活不能自理的情况会被劝走。

访谈典型事例 6—3

访谈对象：南京市某公办福利院院长

访谈时间：2013 年 10 月 24 日

访谈地点：南京市某公办福利院

院长介绍说：南京市社会福利院位于一个居民小区内，地处繁华地带，交通便利，属于公办机构，养老院的所有收益和支出均由政府部门负责。主要针对本区居民，目前入住老人共 91 人，平均年龄在 84 岁左右，最大的为 98 岁，90 岁以上老人有二十来个，存在排队入住养老院的现象。入住养老院的老人平均每月费用在 1500 元左右，包括每周一次的洗衣费用。目前该机构共有工作人员 16 人，其中 6 人有事业编制。因为没有专职护理人员所以不接收失能老人，院长说：他们的工作最大的困难是劝走失去生活自理能力的老人，对已经入住的老人出现身体机能退化需要照护时，福利院因缺乏护理人员只能将其劝退，但老人常常不愿离开，院长感到这一工作特别难做。

从这个案例可以看到，公办养老机构收费较便宜入住率高。财政拨款建立的养老机构，原本是为社会上最需要的老人提供服务的，但是因缺少护理人员就不接收失能老人，已经住进福利院的老人因疾病失去生活自理能力还会被劝离。如果一个失能老人曾经购买过护理保险，原本可以由保险公司支付福利院的照护服务费，但因福利院不提

---

① 《中瑞国际失能失智症照护服务研讨会在京举行，中国引进国外经验为 4000 万失能老人培养专业人才》，2015 年 7 月 1 日，人民网。

供护理服务，使投入了保险费得不到相应的服务，结果导致有保险无服务的状况，这一现状如不改变，护理保险就难以建立。

（五）政府对构建何种护理保险模式态度不明朗

我国老年长期护理保险应该选择哪种模式一直存在争议，目前争论的焦点主要集中在商业保险模式和社会保险模式的选择上。[①] 美国1975 年销售了第一代长期照护保险，成为世界上最早的长期护理保险的国家。美国遵循了市场化的原则，建立了商业护理保险，与美国医疗保险的商业保险相匹配，但是美国政府用一系列政策鼓励保险市场发展，并影响商业保险市场的覆盖范围，这些政策包括税收优惠，根据美国的相关法案，不论是由雇主还是雇员缴纳的保费，均可享受税收优惠，即保费被列为公司的营业费用，也不作为雇员的应税收入。[②] 还采取了"公私合营"计划以及对老年等特殊群体的保护政策，对65 岁以上的老年群体医疗和护理几乎免费的政策。德国和日本是由政府强制力保证实施的社会性长期护理保险的代表，其建立的长期护理保险具有国家法律规定的社会化性质，推动护理保险的实施，德国在过去颁布的《伤残暨老年保险法》基础上 1995 年又颁布了《长期照护保险法》，使失能老人的护理得到保障。德国和日本政府用法律制度推动护理保险实施，源于老龄风险与日益增大的财政压力。无论哪种护理保险模式，其共同点都是应对老龄化带来的护理资金问题，政府对建立护理保险给予了支持，这种支持或者是政策性的，或者资金投入方面的，总之，凡是建立了护理保险的国家，政府都采取了积极的促成措施。

我国 2012 年国家发改委等六部门颁布了《关于开展城乡居民大病保险工作的指导意见》，对大病患者发生的高额医疗费用给予进一步保障，对老年中风等引起失能风险的疾病是一个很好的制度安排。国务院《关于加快发展商业健康保险的若干意见》（2014 年）提出了"大力开展长期护理保险制度试点，加快发展多种形式的长期商业护

---

① 王乐芝、曾水英：《关于失能老人状况与老年长期护理保险的研究综述》，《人口学刊》2015 年第 4 期，第 86—91 页。

② 王莉：《美国长期护理保险：市场不完备、政府行为及其交互分析》，《经济论坛》2015 年第 6 期，第 144—148 页。

理保险"。提出完善发展商业健康保险的支持政策，引导投资健康服务产业等。① 这些规定有利于推动护理保险的建立，国务院《关于加快发展商业健康保险的若干意见》的实施也是我国政府推动商业护理保险的一种态度，目前全国有 100 余家保险公司开展商业健康保险业务，产品有 2300 多个，涵盖医疗保险、疾病保险、护理保险和失能收入损失保险。② 但是目前建立长期护理保险采取哪种模式，最关键的是筹资方式，即政府是否出资，政府、个人如何分担保费等具体问题，政府没有明确的态度。我们的调研显示，普通居民认为建立长期护理保险的困难因素中 70.7%的人认为是缺乏公共财政的支持，82.8%的人认为构建长期护理服务体系所需要的资金应主要来源于政府。目前要建立长期护理保险，存在着民众要求政府承担主要责任与政府财政难以承受的矛盾；老龄化现实迫切需要建立护理保险与多因素制约建立的矛盾；现有商业保险的巨额保费与民众极弱的购买力的矛盾等。这些矛盾没有得到有效解决，阻碍了我国建立长期护理保险的建立，导致失能老人长期照护服务的资金瓶颈难以突破，严重影响失能老人照护服务的持续，使其生活质量不能得到有效保障，需要政府积极作为，借鉴国外成熟的经验提出解决方案。

第六节　各照护服务模式融合度不高有碍照护服务体系建立

　　失能老人照护服务主要有居家照护服务、社区照护服务和机构照护服务三种模式。一般的情况下，轻、中度失能老人更适合居家和社区照护，高龄和重度失能老人更适合机构照护。目前居家失能老人不能获得社区照护服务的支持，养老机构作为养老服务体系的一部分，

---

　　① 《国务院办公厅关于加快发展商业健康保险的若干意见》（国办发〔2014〕50号），2014年11月17日，中国政府网。
　　② 《解读〈关于加快发展商业健康保险的若干意见〉》，2015年8月31日（http://ningbo. cnncy. cn/communityS/310376. htm）。

在近年来的发展过程中始终处于独立发展的状态，缺乏和社区养老以及居家养老的融合。① 这种状况不利于构建照护服务体系。

一　社区服务递送未到达居家失能老人使照护服务难以融合

长期照护服务的组织递送是指一个国家或地区借助不同层次的组织平台将已有的长期照护服务项目组织起来，通过适当的渠道将服务递送给相应的消费者，其中主要是老年群体。② 根据这一界定，本书认为长期照护服务组织递送特指在照护服务体系中，社区与机构的照护服务如何利用各自的平台，将服务递送到居家、社区和机构的失能老人群体。如前所述，本书坚持使用"居家照护"，而不用"家庭照护"一词，主要是区别两个概念涉及的两种照护服务模式不同，居家照护不同于家庭照护之处主要是能够得到社区更多的帮扶，有社区资源的补充和社会力量的介入，注入了社会化服务内容，使失能老人家庭照护的困难得以缓解。在过去的家庭照护服务模式中，失能老人居住在家中，照护服务主要是通过家庭成员完成的，但随着家庭功能的衰退，"四二一"家庭的出现，由家庭成员全部承担照护服务越来越力不从心，需要以社区组织为平台将照护服务递送至居家的失能老人，以补充居家照护的不足，而现实是社区组织强调递送照护服务的对象主要是鳏寡孤独，如果失能老人不属于鳏寡孤独类别，就不能获得社区服务递送。结果是：在家政服务方面，社区不会根据老人的失能程度提供上门的家政服务；在医疗服务方面，社区医疗服务中心没有专门为失能老人评估、登记和建档，也不会为失能老人搭建康复护理服务的递送平台；在社会交往和精神慰藉方面，社区组织也没有将接送失能老人参加社区活动纳入服务范围，也缺乏将心理疏导等精神慰藉方面的服务递送到失能老人家中。社区层面没有为普通失能老人搭建照护服务递送平台，失能老人居家照护与社区照护服务无法衔接，传统的家庭照护的困难仍然没有解决，政府倡导的社区、居家养老就不可能真正实现。

---

① 《中国首部养老机构发展研究报告在京发布》，2015 年 7 月 16 日，中新网。
② 裴晓梅、房莉杰：《老年长期照护导论》，社会科学文献出版社 2010 年版，第 72 页。

二　社区没有搭建好照护服务递送平台

社区照护服务一方面连接和汇聚着社会资源和各种组织，另一方面连接着社区内的失能老人，社区服务平台的搭建就显得十分重要。社区的照护服务需要瞄准最需要帮助的失能老人，提高社区照护服务供给的效率；同时社区需要有充足的资源供给，否则社区照护服务就是无本之木。因此为谁服务和拿什么来服务就成为社区组织递送要解决的关键问题。而目前许多社区尤其是农村社区内虽然有养老服务中心的挂牌，但实际上缺少健全的养老服务机构和足够的人员，缺乏为失能老人提供康复等服务的基础设施，在搭建服务平台的基础条件严重不足的情况下，由谁去掌握社区失能老人的各方面情况不明朗，更谈不上有针对性地为失能老人提供照护服务。到 2014 年 9 月，我国城市社区养老服务设施和机构、网点建设的覆盖率才达到 72.5%，而农村社区养老服务设施和网点建设覆盖率则只有可怜的 6.5%，并且还大多分布在东、中部发达、欠发达地区，西部和边远地区农村基本上处于空白状态。① 据湖北省失能老人长期照护问题的调查报告得知，多数失能老人在经济上、精神上、护理上依赖子女，失能周期越长，对家庭的拖累越大，家庭矛盾越多。整体来看，失能老人及所在家庭生活质量普遍不高，老人不满意，子女受拖累，家庭不和睦。② 说明家庭照护失能老人出现了极大的困难，急需外界力量给予帮扶。湖北省建立的城市社区居家养老服务中心占社区总数的 48%，农村社区占11.1%，这些居家养老服务中心的基本功能就是娱乐健身，90% 以上不具有护理功能。③ 这与我们课题调研的情况大致相同，我们走访的城市社区居家养老服务中心提供的服务大多是为普通高龄、孤寡、低保家庭服务的，很少为失能老人提供上门的持续服务。笔者所在的社区是重庆中心地带，社区医疗服务中心不提供上门服务，每天医生坐在医院里等着病人前来看病，服务中心门口贴出的服务项目中没有一

---

① 闫青春：《养老服务体系建设存在矛盾及解决建议》，2014 年 9 月 30 日，新华养老网。
② 《重视居家照护　加快体系建设——关于湖北省失能老人长期照护问题的调查报告》，《中国劳动保障报》2015 年 9 月 1 日第 3 版。
③ 同上。

项针对失能老人。我们走访所到的农村社区，几乎百分之百没有建立居家养老服务中心，更不要说社区有专门为失能老人的服务了。

社区需要整合资源为失能老人提供照护服务，以降低失能老人居家照护的成本，体现居家照护的优势。关于照护的成本，在第五章对居家照护成本进行了分析。就单个的家庭而言，如果将居住成本和雇请专人（或家庭成员）照护的成本合计计算，家庭为居家失能老人支付的照护成本实际上高于机构照护的成本。但如果政府给予适当资助，社区整合了社会资源，搭建了低成本的医疗等照护服务平台，就会增加为失能老人的服务，适当降低家庭成员照护的成本。可目前能够参与社区服务的医院、驻区单位等行政上隶属不同的上级部门，许多时候各自为政，各为其主，互不往来。社工组织和非政府组织的介入非常有限，并且如何在社区的服务平台上实现照护服务融合还有待探索。全国大多数社区尤其是农村社区无资源整合，也无法整合资源，长期照护服务供给就出现断裂，社区拿什么提供照护服务就成了雾里看花，原本是起纽带作用的社区组织递送平台，无法起到连接社会资源与居家失能老人的作用，对于大多数失能老人来说依托社区照护服务常常是可望而不可即的美好愿景。

多数社区除不能与居家照护服务衔接外，还缺乏与养老机构的照护服务递送相衔接，比如社区与养老机构联手增加社区日间照护服务的床位等。社区也可以与养老机构衔接进行照护服务递送，如将有需要的失能老人送到养老机构或暂托至养老机构，也可以与养老机构联系共享双方的资源为社区内的失能老人提供更多的服务，但是社区组织缺乏搭建服务平台的相关条件，使社区与机构照护服务递送不能实现。在照护服务体系中处于中心地位的社区照护服务，实际上没有融合到照护服务的体系之中。

三　养老机构缺乏与居家、社区照护服务融合

机构照护曾经在发达国家有很大的发展，后因为成本高昂，财政不堪重负，消费者满意度不高。许多国家由兴起"去机构化"转而强调"就地养老"的理念。尽管如此，机构养老仍是不可缺少的。养老机构可以在不同层面满足失能老人的需求。事实上失能老人入住养老

机构的比例超过了自理老人。养老机构有提供医护专业的优势为失能老人提供照护服务，这种不间断专业照护服务供给是社区和居家照护无法比拟的。如果养老机构与社区的照护服务很好融合，那么养老机构可以借助社区的平台共同设立日间照护服务床位，举办小型的社区养老机构，或者连锁型的养老机构，发挥和扩大养老机构在专业照护服务的优势，将养老机构的专业服务递送到社区和居家失能老人身边，使失能老人身居家中也能享有来自养老机构的专业服务，有利于失能老人身体功能的恢复、防止病情恶化等。同时社区还可以将多样化的照护服务递送到养老机构，为入住养老机构的失能老人带来更多的精神慰藉等方面的服务。但目前养老机构基本上是独立发展，与社区没有联系，从整个社会的照护服务情况来说，养老服务资源没有得到充分利用。据报道，中国红十字会总会事业发展中心（下称"中心"）着力打造"曜阳"养老知名公益品牌。目前"中心"与北京等十个省市打造出了"曜阳"养老服务品牌，如 2012 年由扬州琼花观社区与扬州曜阳老年公寓共同建立的曜阳扬州琼花观社区托老所，是一家老人日托机构。设置 30 张床位，开办了食堂，托老所由 8 名社工和 20 多名志愿者组成。托老所辐射周边 7 个社区，覆盖人群5000 余人。老人每天只要缴纳 8 元，就能享受到荤素俱全的中、晚两餐，"三无"孤寡者全部免费，每月 10 日还专门免费为老人提供修脚、理发等服务。老人在这里可以进行一些文化娱乐活动。孤寡、困难、残疾等生活不能完全自理的老人被纳入补贴服务，一般性老人享受全方位、多层次的服务项目。托老所专门开通了 24 小时服务热线等服务。① 这是目前中国较为成功的典型事例，但是如果不是"中心"与社区共同打造，老年公寓与社区是无法联合这一养老服务的成功品牌的。目前绝大多数养老机构没有传递服务的意识，政府在政策引导和资金支持较为缺乏，养老机构与居家失能老人和社区组织在融合方面，人、财、物等方面的利益如何协调，不同层面照护服务递送途径或方式如何优化和创新等都有待于进一步探索，这些根本的问题

---

① 青连斌：《曜阳养老让全体人民老有所养——对中国红十字会总会曜阳养老服务体系建设的调研》，2015 年 1 月 19 日（http://www.jnyaoyang.com/257/0/184）。

没有解决，三种照护服务的融合暂时无从谈起。

居家、社区和机构的照护服务从不同层面为失能老人提供照护服务，以满足失能老人的需求，三个层面照护服务发展的趋势应是逐步走向融合，这样才有利于发挥各自的优势，为失能老人提供更好的服务，目前三个层面的照护服务没有很好衔接，有限的资源就不能充分利用，各层面组织的服务递送也不能实现，失能老人需求就不能得到很好的满足。要实现不同层面照护服务无障碍递送，需要处理好居家照护、社区照护和机构照护之间的关系，全面构建照护服务体系。

第七节　本章小结

目前中国缺乏针对失能老人照护问题的专项法规政策。我国近年来保护老年人的法规政策虽有较快发展，但是仍缺乏针对失能老人照护服务的专项法律法规，现有的法律规定不够细化且缺乏更具体的配套法规支撑，使原则性的规定很难"落地"。政府的各项涉老的规划和政策中多处提到失能老人问题，但缺乏针对失能老人的专项规划和政策。在政策倾斜方面是将失能老人与鳏寡孤独等经济困难老人、高龄老人并列提出，常常以经济困难为前提而不是以失能程度为前提实行政策倾斜，致使失能老人照护服务问题仍然没有根本地解决。许多国家和地区都有针对失能老人照护问题的专项法规、规划和政策，我们应有所借鉴。

政府倡导包括失能老人在内的居家养老，但缺乏具体的支持措施。政府相关部门对失能老人居家照护的条件缺乏分析，政策上对如何为居家失能老人提供帮助不够具体，措施没有跟进，提倡居家照护服务并不是政府不作为，而是应怎样作为。目前失能老人居家照护没有得到来自社会的实际支持，居家照护的困境没有实质性突破。

社区照护服务模式是广大居民认可度最高但在现实中却是最薄弱的。社区照护服务有许多优势，是政府积极倡导的养老模式和大多数老人的意愿，也是世界各国养老服务发展的趋势，社区原本应搭建好服务平台以此连接家庭与社会的纽带，但目前政府对社区支持具体政策不明朗，社区照护服务在发展中面临参与服务的主体严重不足、物质资源严重缺乏、资金异常短缺等方面的困难，无法有效整合资源为失能老人提供更多的服务，发挥社区照护服务的优势就无从谈起。政府应将倡导社区养老与实际支持结合起来，动员社会多方力量共同打造社区服务平台，使社区成为失能老人可靠的依托。

养老机构照护服务的供给没有很好回应失能老人的需求。政府针对一般老年人倡导的养老服务格局是"90—7—3"，而失能老人对机构照护服务的需求大于自理老年人，调查显示，失能老人对照护服务需求的格局应是"77—14—9"。9%的失能老人有入住养老机构的意愿，高龄失能老人到养老机构的入住率实际高于9%，说明失能老人由于生活上的依赖程度高更需要入住养老机构。现阶段由于政府对养老机构的发展缺乏引导，养老机构的分布和层次不够合理。养老机构缺乏针对失能老人康复训练等需求发展照护服务的意识，使机构照护服务功能不完善。养老机构的权益保护缺乏法规支撑，对养老机构护理队伍培育滞后。公办养老机构的定位有偏移，改革进展缓慢，没有很好起到示范作用。民办养老机构在遭遇融资等困境的同时自身管理等方面也严重不足，这些都阻碍了养老机构的进一步发展。

未建立长期护理保险不能突破照护服务资金的瓶颈。失能老人长期照护的资金不足严重困扰政府、社区、养老机构、家庭和个人。目前在中国建立怎样的护理保险模式，政府的态度暧昧。如果采取完全的商业保险模式，收费高民众接受度低，民众投保的承受能力离保险公司的预算差距太大；采取社会保险模式财政又难以承受，并且民众对政府出资期望较高与政府财政的承受度较低的矛盾十分突出，对于投保人来说还可能存在"有保险无服务"的风险。这道难题如何破解，考验着政府的智慧。照护服务资金来源渠道不拓宽，长期护理保险制度不建立，长期照护服务就难以发展。

居家、社区和机构三种主要的照护服务没有融合的主要原因是照护服务组织递送不能衔接。居家失能老人需要政府、社区提供居家照护服务的条件，社区没有搭建好服务平台，既没将照护服务递送到失能老人家中，又不能与机构养老服务相衔接。机构养老服务独立发展，没有起到向社区和家庭辐射的作用，照护服务也没有递送到社区，三者照护服务的递送断裂，使有限的照护服务资源不能实现很好地整合，更谈不上在融合的基础上发挥各自的优势，要解决这一问题，需要构建长期照护服务体系，科学规划三种主要的照护服务模式如何协调发展。

政府需要借鉴国外照护服务成功的经验并将其本土化，加快我国长期照护服务体系建设。加强对国外典型经验的研究，尤其是国外政府对居家照护和社区照护失能老人的实际支持方面，非常值得我们借鉴。政府应结合国情在照护服务发展战略上认真谋划，政策措施上具体可行，力促中国的长期照护服务更快发展。

第 七 章

构建长期照护服务体系的建议

近年来老年人口迅速增长，在 2014 年短短一年间，全国老年人口就增加了 1200 多万人，未来不到 10 年，中国的老年人口就将再增加 1 个亿。[①] 到 2020 年老年人达到 2.43 亿，约占总人口的 18%。[②] 2010 年我国 80 岁以上的高龄人口规模为 1904 万人。据预测，2023 年将超过 5000 万，2049 年将超过 1 亿，平均不足 5 年就增加约 210 万人。[③] 高龄老人的快速增长必然导致失能老人的绝对数攀升，照护服务需求将大幅度上升，照护服务供给带来的经济压力增大，按照当前的价格标准预测，中国用于老年人的照护费用到 2020 年将达到 4375 亿元，到 2050 年将达到 4375 亿元，年均增速约为 7%，将赶上或超过同期 GDP 的年均增长率。[④] 要解决照护服务的相关问题，必须构建长期照护服务体系。

第一节　构建长期照护服务体系的基本原则

一　以失能老人需求为导向的原则

长期照护服务体系是养老服务体系中的重要部分，构建这一服务体系的针对性很强，需要了解失能老人对长期照护服务中生活照料、

---

① 《居家养老或成"十三五"政策重点》，《昆明日报》2015 年 8 月 28 日。
② 《社会养老服务体系建设规划（2011—2015）》。
③ 张来明：《积极应对人口老龄化》，《经济日报》2016 年 4 月 7 日第 14 版。
④ 吕学静、丁一：《国外老年人长期照护制度研究述评》，《山西师大学报》（社会科学版）2014 年第 41 卷第 1 期，第 31—35 页。

康复护理、心理疏导等内容的需求,并针对失能老人不同层次的需求构建长期照护服务体系,只有这样才能有效解决失能老人长期照护服务问题。

二 构建照护服务体系与国情相适应的原则

构建照护服务体系要与国情相适应,是指与经济发展的水平和传统文化相适应,不能超越现有的中国经济发展水平。如果脱离经济基础的现实条件,即使制定了各项照护服务政策和措施也难以实施,构建的服务体系还可能有崩溃的风险。与传统文化相适应是指与大多数失能老人及其家人的养老观念、能够接受的照护服务模式相适应。政府倡导的照护服务方式和政策导向必须要尊重多数老年人对养老模式的选择,否则构建的照护服务体系也难有持续性。

三 坚持公共服务均等化原则

长期照护服务有公共服务和准公共服务的性质,服务供给要凭借公共政策才能执行和实施。在构建长期照护体系的过程中,应以公共服务均等化的理念,坚持城乡统筹的原则,才能制定出公平合理的照护服务政策,城乡失能老人才能公平享有社会资源,最终实现公共服务均等化。

四 政府主导与市场运作相结合的原则

长期照护服务耗资很大,单靠财政难以承受,需要多方筹资。但是政府应发挥主导作用,即政府应作为承担主要责任的主体,通过制定和实施政策保障失能老人的基本生存和基本照护服务,同时应注重向特殊困难和重度失能老人倾斜,承担失能老人照护服务的保底责任。政府还应通过政策和制度导向,引进市场机制(如商业保险),调动市场主体的积极性,引导市场更多的资金投向照护服务。

五 多方共同负担的原则

失能老人照护服务有耗时长、费用支付高的特点,仅靠政府单方难以承担巨额的照护费用,需要企业(雇主)和个人共同承担筹资责任。同时政府还要动员社会一切可以动员的力量，如福利彩票集资、社会慈善捐助、志愿者提供服务、非政府组织等以积极提供款物等各种形式共同承担，只有分层承担照护服务的责任，才能有稳定的照护服务资金来源。

六　照护服务与医疗等相关制度相衔接的原则

失能老人大多有慢性疾病，农村失能老人常常伴随着贫困。长期照护服务问题的解决不是孤立单项的问题，需要协调各相关制度共同发力给予失能老人综合性的帮助，才能解决他们晚年基本生存和基本服务的问题，因此需要与医疗保险、医疗救助、大病医疗、养老保险以及最低生活保障制度等相衔接。

七　坚持特别照顾的原则

现阶段的失能老人大多收入低，生活条件较差，特别是"五保"和"三无"、高龄、丧偶、贫困、重大疾病的失能老人，尤其是其中农村的高龄女性失能老人，丧偶与贫困夹杂在一起，依靠本人和家人都难以解决生存问题时，应坚持特别照顾的原则给予特殊的关心和帮助，使他们晚年的生活更有尊严。

第二节　发展三种照护服务模式的同时应突出重点

国务院办公厅颁发的《社会养老服务体系建设规划（2011—2015年）》（以下简称《规划》）中明确指出了：着眼于老年人的实际需求，优先保障孤老优抚对象及低收入的高龄、独居、失能等困难老年人的服务需求，兼顾全体老年人改善和提高养老服务条件的要求。[1]《中华人民共和国国民经济和社会发展第十三个五年规划纲要》（以下简称《纲要》）再次强调"建立以居家为基础、社区为依托、机构

---

[1]　《国务院办公厅关于印发〈社会养老服务体系建设规划（2011—2015年）〉的通知》（国办发〔2011〕60号）。

为补充的多层次养老服务体系。统筹规划建设公益性养老服务设施，支持面向失能老年人的老年养护院、社区日间照料中心等设施建设。全面建立针对经济困难高龄、失能老年人的补贴制度"[①]。政府的规划为养老服务体系的构建明确了方向，对居家养老、社区养老和机构养老的关系和三种模式发展主要内涵进行了说明。长期照护服务体系是养老服务体系的主要组成部分，应以《纲要》的基本精神为指导，坚持居家照护为基础，社区照护为依托，机构照护为补充，在具体的内容上针对不同程度的失能老人侧重点有所不同。

一　重点加强社区、居家照护服务的一体化建设

居家照护服务是失能老人居住在家中，由社会提供帮扶的一种照护服务模式。这种照护服务可以将过去家庭照护的部分功能延伸到社会，通过社会力量的帮扶，弥补日益衰减的家庭照护功能。从英国1958年率先提出"社区照顾"这一养老新模式后，世界许多国家纷纷倡导这一养老模式，[②] 各国大多数老人也非常乐意接受，英国老人选择居家养老的比例是95.5%，美国为96.3%，日本为98.6%，菲律宾为83%，越南为94%，印尼为84%，马来西亚为88%。[③] 对于失能老人来说，居家照护服务模式既与传统的家庭照护模式不同，也与机构照护不同。居家照护有着减少财政负担，满足失能老人及其家人情感上相互依存的需求的特点。在家庭照护服务功能严重衰退的情况下，要使失能老人居家照护又不降低生活质量，最能直接提供帮扶的是社区。因此加强社区对失能老人的帮扶是照护服务体系中的重点，要实现社区对居家失能老人帮扶，必须加强居家照护服务的一体化建设：（1）政府要有加强社区、居家照护服务一体化建设的政策导向，并促使居家照护服务落到实处。（2）动员和协调各方力量共同参与社区照护服务。包括动员社区医疗机构、养老服务中心等机构和社区工作者、社会工作者以及志愿者等社会力量积极参与照护服务，增强社区对失能老人的帮扶力量。（3）搭建社区组织递送平台，为失能老人

---

① 《中华人民共和国国民经济和社会发展第十三个五年规划纲要》（2016年3月17日）。

② 董红亚：《中国社会养老服务体系研究》，中国社会出版社2011年版，第89页。

③ 许义平、何晓玲：《现代社区制度实证研究》，中国社会出版社2008年版，第192页。

提供上门服务。如社区医疗机构为失能老人建档，上门为失能老人指导和帮助康复训练；养老服务中心为失能老人提供暂托服务、上门的生活照料、家政服务等服务；社会工作者上门为失能老人提供心理疏导、各类精神慰藉等服务；社区还需要为失能老人提供社会交往的机会，帮助失能老人参与社区活动，使之提高对自己生命的肯定，避免与社会隔绝；还要提供更多的家庭难以做到的服务，如用科学的方法实施临终关怀服务，紧急救援服务，以提高居家失能老人的生命质量。(4) 充分利用网络以及各种便捷的通信方式为失能老人提供及时便捷的照护服务。居家失能老人及其照护者常常缺乏医护常识，对一些突发病情或科学的护理手段了解不多，应在各社区加大网络资源的投入，特别是农村社区，利用网络照护服务，使失能老人居家能够获得更好的服务，只有这样社区与居家照护服务一体化可以顺利实现。笔者将社区与居家照护服务一体化称之为社区式居家照护服务。

政府应加大对社区、居家照护服务的投入。在社区、居家照护服务一体化建设过程中，政府为失能老人提供的支持往往是通过社区组织平台递送至失能老人，社区是实现社区式居家照护服务的重心。需要加强对社区照护服务能力的提升。政府需要加强对社区的扶持，改变过去重养老机构的投资轻社区投资的做法，增大对社区的资金投入。对参与社区照护服务的社区医疗服务中心（站）、社工组织、志愿组织和非政府组织，用政府购买服务的形式对这些组织进行扶持，使这些组织在社区服务平台上发挥各自优势，增强社区照护服务能力。只有这样，社区才能改变过去传统的服务方式，利用现代医学和信息技术手段等科学方法，用最有效的方式将服务递送至社区内居家失能老人身边。尽管这种服务在情感上不能替代家庭成员，但随着社区照护服务的完善和发展，其照护服务的广度和深度会逐步超越单纯的家庭照护服务，显示出更强大的优势。如果社区、居家照护服务一体化能实现，失能老人就能身居家中获得来自社会的全方位服务，失能老人的多元需求才能最终得以满足。

总之，居家照护服务已经不能满足失能老人的需求，要突破家庭成员照护服务的困境需要将居家照护服务延伸到社区乃至社会。现代社会失能老人居家与社区照护服务不能分开，因此政府应将两种照护服务模式的发展统筹规划，加强社区、居家照护服务一体化建设。当然，这不是说社区代替家庭成员承担照护责任，而是要明确社区应将照护服务递送给居家失能老人，使社区成为居家失能老人的可靠依托。

二　重点强化针对失能老人的机构照护服务功能

2000 年之前我国政府在相关文件中对养老服务格局的表述为：建立以居家养老为基础，社区服务为依托，机构养老为补充。① 到 2005 年 3 月民政部下发的《关于开展养老服务示范活动的通知》中表述为"以居家养老服务为基础，以社区老年福利服务为依托，以老年福利服务为骨干的老年福利服务体系"。2011 年《中国老龄事业发展"十二五"规划》正式发布，提出了构建"以居家为基础、社区为依托、机构为支撑的养老服务体系"。2016 年《纲要》提出"建立以居家为基础、社区为依托、机构为补充的多层次养老服务体系"②。从"补充"到"骨干"到"支撑"再回到"补充"，体现了政府从重视对养老机构发展的数量，到对养老机构作用和地位的肯定，反映了政府对养老机构定位认识进一步理性化。有学者认为，当把机构养老等同于养老机构时，就得出了是补充作用的结论；由于养老机构在养老服务体系中有居家和社区不能替代的示范引领和辐射作用，当把机构养老当作是以养老机构为核心的整合性、综合性服务保障体系时，就得出了支撑作用的结论。③ 不管哪种表述，机构养老都是养老服务体系中不可缺少的重要部分。对于失能老人来说，康复护理对失能老人有特别重要的意义，养老机构更具优势，笔者赞成"以机构照护为支撑"的表述，因为这更能体现照护服务的针对性。

社会养老服务体系建设"十二五"规划中特别提出了：养老机构要以设施建设为重点，重点实现生活照料、康复护理、紧急救援等功能。④ 对于失能老人来说，具备康复护理功能才能够帮助他们在一定

---

① 《关于加快发展养老服务业意见》（民政部，2006 年 2 月）。
② 《中华人民共和国国民经济和社会发展第十三个五年规划纲要》（2016 年 3 月 17 日）。
③ 李树丛：《对机构养老服务体系的再认识》，《社会福利》2016 年第 5 期，第 22—23 页。
④ 《社会养老服务体系建设规划（2011—2015 年）》。

程度上减少痛苦，恢复部分身体功能，缓解部分生理机能衰退。这也是养老机构提供专业康复护理的优势。应按照《老年养护院建设标准》进行更具体的规划，将养老机构分为初级、中级和高级三种类型，对于初级小型的养老机构，在保障入住老人安全的情况下，设施配备可以适当降低档次，减少失能老人入住成本，这类机构主要提供给轻度和偏中度的失能老人居住。对中、高级的养老机构要严格按照《老年养护院建设标准》的规定，以重度失能老人为重点配备康复设备，老年人康复用房应包括物理治疗室和作业治疗室，帮助失能老年人进行康复训练，通过物理治疗和作业治疗等康复方法的治疗能使失能老年人获得功能改善，减少残疾、久病卧床及老年痴呆的发生。[①]同时养老服务机构还要将专业康复的优势等功能辐射到社区，帮助社区的居家养老培训人员，传递好的服务和经验。

三　以重度失能老人为重点，针对不同层次需求发展照护服务模式

社区照护服务供给应重点针对重度失能老人。逐步提升社区照护服务水平，满足失能老人的不同层次的需求是我们的努力方向。因失能程度和个人价值取向不同，对照护服务模式的选择就有不同的选择，根据我们的调查和其他学者的研究显示，轻度和中度失能老人一般更愿意居家在社区得到照护服务，这部分失能老人大约占 3/4，社区只需提供适当的上门服务和简单的康复训练场所就可以满足需求。对于重度失能老人，所占比例虽然不多，但他们是特别需要帮助的群体。如果他们选择居家接受照护服务，社区需要提供多样化的上门服务，以满足重度失能老人康复训练等需求。英国学者沃克总结了社区照顾的三种含义：（1）在社区内施行照顾（care in the community）；（2）由社区来负责照顾（care by the community）；（3）对社区进行照顾（care for the community）。"在社区内施行照顾"强调利用正式照顾资源，使服务对象在社区为基础的中心或者家庭接受照顾和服务，正式照顾资源以政府、非政府组织在社区内设立的小型、专业的服务机构为主，涵盖机构照护的照顾和专业人士的上门照顾；"由社区负责

---

① 《老年养护院建设标准》（建标〔2010〕194 号）。

照顾"则强调利用非正式照顾资源，使服务对象在家庭接受照顾和服务，正式照顾资源对服务对象只发挥辅助作用；"对社区进行照顾"直接引出了"谁需要被照顾"的问题，在这种含义下，有需求的人都可以成为照顾对象，既包括社区中的弱势群体，又可延伸及整个社区。① 社区照顾含义由"社区内施行照顾"向"由社区进行照顾"转变，进而转变为"对社区进行照顾"，这一转变过程是社区照顾理念提升的过程，因为这一理念最终定位于"以服务对象为本"，并将原来分割的正式照顾资源和非正式照顾资源都纳入了照顾资源体系，丰富性和包容性大大增加。② 根据沃克对社区照顾的理解，我国目前针对失能老人的照顾服务，主要采取在社区内施行照护服务和由社区来负责照护服务相结合的方式，也就是正式照护服务和非正式照护服务相结合的方式。现阶段应由主要强调非正式照护资源对服务对象发挥作用，逐步过渡到主要由正式照护资源对服务对象发挥作用，即过渡到在社区内由政府、非政府组织设立小型、专业的服务机构为主，这种转变特别适用重度失能老人。当这类照顾服务充分发展后，再达到沃克所指的"对社区进行照顾"的境界。在这一过渡阶段需要坚持"以服务对象为本"的理念，使不同层次的社区照护服务满足不同层次的失能老人的需求。

　　解决养老机构结构性矛盾以满足重度失能老人机构照护服务需求。我们的调查显示，入住养老机构的失能老人在9%左右，还有14%是希望在社区日间服务机构得到照护，其中多数是重度失能老人，这一比例超出3%的一般老人选择入住养老机构和7%的老人选择社区照料的比例。根据失能老人大多不愿入住离家较远的养老机构需求，应在社区附近建立中小型的养老机构，改变在偏远地区、交通不便的地方修建养老机构的做法，这样既可以满足大多数失能老人的需求，又方便连接家庭服务，使之相互照应，还可以促成养老机构与社区互动，取长补短，形成照护服务递送无障碍。还应进一步调整养老机构的结构：（1）调整养老机构的档次结构应对中低收入人群的需

---

　　① 李伟峰、梁丽霞：《浅析老年人社区照顾及其对中国的本土实践启示》，《人口与发展》2008年第3期，第84—89页。

　　② 张凯悌、罗晓晖：《新加坡养老》，中国社会出版社2010年版，第113—119页。

求。根据 75 岁左右老年人消费水平配备养老机构内的设施，减少不适用的高档设施，使老年人住得下，用得起。（2）变养老机构的"哑铃"形档次分布为"橄榄"形档次分布，以中档养老机构为主，正如《养老机构及养老发展状况的研究报告》课题组倡导的：养老机构最佳规模应在 300 张床位左右。① 减少大型、高档养老机构的建设。（3）调整养老机构的内部功能结构，增强失能老人的康复实训功能，使失能老人在养老机构中切实得到专业的康复护理，发挥养老机构专业性强的作用为社会作出示范。（4）调整养老机构分布，改变区域分布不均的现状。加大对中西部经济不发达地区的投入，保证每个县有一家"公助民建"或"公建民营"的养老机构，以满足重度失能老人以及有入住养老机构失能老人的需求。

政府和社会还应重视"五保"、"三无"失能老人的照护需求问题，这部分失能老人数量不多，分散居住在基层敬老院，他们处于社会最底层，缺乏表达诉求的能力，他们的诉求极易被忽略，是社会最弱势的群体。因基层乡镇经费十分有限，难以完善照护服务的条件，敬老院严重缺乏"五保"失能老人照护服务费用，各级政府应将这部分失能老人集中安排到条件稍好的县级以上福利院，或者购买符合护理条件的民办养老院的床位，使这部分失能老人得到基本的护理服务。

以重度失能老人为重点，根据失能老人不同需求发展不同照护服务模式，有助于照护服务体系的完善。在照护服务模式的发展中，重点是加强居家、社区照护服务一体化，使社区真正成为居家失能老人的依托。在机构照护服务的发展中，重点是提高康复训练服务水平，以切实帮助失能老人恢复身体机能，减轻痛苦；在照护服务供给对象的针对性方面，重点是针对重度失能老人，提高其生活质量；在照护服务体系的整体建设中，要加强居家、社区和机构照护服务的一体化建设，实现居家、社区与机构照护服务有效衔接，搭建好组织平台递送服务，使之相互协调、共同发展。

---

① 《中国首部养老机构发展研究报告在京发布》，2015 年 7 月 16 日，中新网。

第三节　完善长期照护服务法规政策体系

一　进一步完善长期照护服务的相关法律法规

我国近年来为了发展养老服务事业，颁布了一系列涉老的法律法规，形成了老龄法律法规的体系框架，这些法律法规有重要的指导意义，特别是修改后的《老年法》加强了对老年人权益的保护，提出了保障老年人的护理需求、建立护理津贴、提供精神慰藉等方面制度。《社会保险法》、《社会救助暂行办法》等法律法规的颁布使老年人的权益保护和一些涉老的具体制度得以进一步完善。但是目前针对失能老人照护服务的社会服务、护理保险、家庭与社区护理服务等方面的专项法律法规还较为缺乏，要使政策的制定和执行更具权威性，就必须加强立法，完善照护服务的法律制度。

（一）尽快建立长期护理保险法

根据我国《老年法》和养老服务体系建设规划的相关规定，应尽快建立长期护理保险法律制度。可以借鉴国外相关立法的成熟经验，如德国 1995 年 4 月实施的《长期护理保险法》、日本 2000 年 4 月实施的《介护保险法》、韩国 2008 年 7 月实施的《老年长期疗养保险法》、卢森堡 1999 年 1 月实施的《老年介护保险法》、以色列 1988 年实施的《社区长期护理保险法》等，[1] 这些国家对长期护理保险的原则和标准、护理资金的筹集、护理责任的分担、护理待遇确定、风险责任分担、保险费的监管等在"长期护理保险法"中进行规定。在中国，建立长期护理保险制度的初期，需要根据经济发展状况和民众的收入以及对护理保险的接受程度，规定政府在筹资方面给予一定的扶持，即中央财政、地方政府各承担一定的比例，同时规定雇主和个人承担一定的比例。如日本政府负担的比例为：中央财政 25%，都道府县承担 12.5%，市町村承担 12.5%，个人承担 50%。[2] 由于我国居民

---

[1] 王永等：《实现老有所依　需要多方施力》，《中国劳动保障报》2016 年 3 月 4 日第 3 期。

[2] 戴卫东：《中国长期护理保险制度构建研究》，人民出版社 2012 年版，第 205 页。

收入尤其是老年人收入的整体水平较低，应建立政府为主导的长期护理保险制度，确定在工资中支付一定比例的护理保险费，如德国护理保险法规定有缴纳保险费义务的成员，其收入的 1.7% 作为护理保险费，[①] 由政府、雇主和个人三方负担护理保险费。目前我国不适合美国的商业保险模式，即使是美国实行的商业保险模式，对 65 岁以上老年人以及部分特殊群体有特别社会保护的政策。2006 年 6 月中国人民健康保险股份有限公司推出的"全无忧长保险"，属于商业保险性质，运作 9 年效益很不理想，其中主要的因素就是保费成本高，普通居民很难承受，因此需要重新设计相关制度。可以考虑将青岛的经验扩大到其他省市进一步试点，探索多方筹资建立护理保险的路径。中国建立长期护理保险制度已迫在眉睫，政府的态度不能再暧昧，应尽快下定决心，排除万难，确定建立长期护理保险制度的时间表，推动护理保险的尽快建立。

（二）建立支持家庭与社区护理的相关法律制度

与政府倡导的居家为基础、社区为依托的养老模式相对应，我国应建立家庭与社区护理方面的法律制度。从法律制度上明确对社区应给予家庭照护哪些支持，明确规定社区应为居家失能老人提供照护服务的场所和设施及其标准等；还应规定社区提供的照护服务资金来源、服务人员应具备的条件、照护服务内容，包括为社区失能老人失能程度进行评估、建立失能老人档案，定期上门为失能老人提供多少时间的服务；对社区提供的照护服务是否到位的监管等。可以采取单独立法，也可以在某一类立法中设立相关的条款。只有权威性的规定才能对居家、社区照护服务进行规范，保证社区为居家失能老人提供的照护服务落到实处。

在这方面可以学习国外成熟的经验。如美国，绝大多数日间照料服务中心的运作是按照各州的相关法律进行的，并接受提供资金的社区机构的管理和认证。按照法律的有关规定，1999 年康复设施检定委员会和全美日间服务协会联合颁布了日间服务标准，用于规范日间照料服务各环节的行为。又如日本，2000 年 4 月 1 日实行了一个新的保

---

① 戴卫东：《中国长期护理保险制度构建研究》，人民出版社 2012 年版，第 202 页。

险法律——《看护保险法》，其目的是对"由于年龄增长而引起的身心健康疾病，处于需要看护状态"的老人，在他们需要"洗澡、排泄、饮食等看护，身体机能训练及看护和疗养上的管理等医疗服务"时，有必要为其提供享受保健医疗服务和福利服务时的费用。为了达到此目的，保险给付在其实施照护过程中，应该与医疗配合，对需要看护的人进行预防，防止恶化，根据被保险者的选择意向，提供多种多样的综合全面的高效服务，对在家的被保险者优先提供生活支援。[①]可见，用立法形式建立稳定制度对居家照护的老人优先提供生活支援，日本的法律规定得十分具体，推动了他们社区居家照护服务的发展。另外，澳大利亚 1985 年颁布了《家庭与社区护理服务法案》，1997 年颁布了《老年照护法案》等专门的法律，以保障老年人在社区得到较好的照护。[②] 这些国家用法律确保社区为居家失能老人服务，使社区为老服务得到了很好的发展，我国应借鉴国外好的立法经验，与重点发展居家养老服务的部署相结合，建立社区居家养老的相关法律制度，确保社区式居家照护服务得到稳定持续发展。

除上述两方面主要法律法规的建立和完善外，还要逐步建立《老年人福利法》等法律法规，对老年人的津贴制度、住房、保健福利服务、老年人的活动场所、日间照料场所、护理设施等进行立法，特别是对经济困难老人的帮扶方面在法律上进行规定，进一步增进老人的福利。同时还要在相关的法律中增加对养老机构的监管和权益保障的条款，督促其按照法律法规的标准设立养老机构，以保障入住老年人的权益，同时为了分清养老机构和入住老人在突发事件和意外事故中的责任，在相关法律中也应有所规定。

二 制定专项长期照护服务发展规划

我国近几年颁布的社会养老服务体系发展规划、老龄事业发展规划、民政事业发展规划、社会保障发展规划纲要等较多，但没有针对

---

① 民政部、全国老龄办：《国外及港澳台地区养老服务情况汇编》，中国社会出版社 2011 年版，第 10—58 页。

② 马寅初人口科学论坛：《为什么要在中国构建长期照护服务体系？》，《人口与发展》2009 年第 4 期，第 52—64 页。

失能老人长期照护服务颁布专项规划。要加快照护服务体系建设,应根据涉老相关法律和养老服务体系发展规划的整体要求,颁布长期照护服务体系发展的专项规划。在规划中,明确提出长期照护服务建设的目标,实现目标的具体任务、步骤和方式等。具体应根据失能老人的需求,将居家失能老人的照护服务、社区和机构照护服务的主体、照护资金的筹集、分担比例、保障措施、照护服务各阶段要实现的目标在规划中体现。有了国家的照护服务专项规划,才能制定相关配套政策和具体的行动方案,照护服务发展才会按照既定的方针前行。如2010 年台湾地区的"长期照顾十年计划",就是由政府成立了长期照顾制度规划小组,与相关部门一起,在对他们的相关规划和研究报告进行整理后,按照"普及与适足的照顾"、"多元及连续的服务"、"合理及公平的负担"三大原则制定了十年长照规划。在计划中,分析了过去之不足,提出了调整方案和十年长照目标,还提出了六项分目标以及推动长照中程计划以及阶段目标。如在六项分目标中提出:以全人照顾、在地老化、多元连续服务为长期照顾服务原则,加强照顾服务的发展与普及;保障民众获得符合个人需求的长期照顾服务,并增进民众选择服务的权利;支持家庭照顾能力,分担家庭照顾责任以及政府与民众共同分担财务责任等。同时,对服务对象的年龄、失能程度、补助原则及分担比例、服务项目的责任部门和管理部门等都作了规划和说明。对要达到的量化指标和质化指标、中央与地方财政分担的比例、每个部门负责的项目以及需要的经费、人才培育等都做了计划,以确保规划的落实。① 还有,1989 年日本卫生和福利省颁发的《促进老年人健康和福利服务的十年战略规划》("黄金计划"),力促为脆弱的老年人提供居家照护服务,为照顾老年人的家庭成员提供帮助。1994 年,日本的国会又通过"新黄金计划",把对机构服务的支持扩大到支持对居家老年人的各种服务,目的是改善对失能老年人的照护,强化对居家失能老年人的照护服务。② 我国政府可以借鉴国内外典型的经验,尽快制定专项规划,或者是在养老服务体系发展

① 《台湾长期照顾十年计划》,2010 年 1 月 22 日,中国敬老网。
② 裴晓梅、房莉杰:《老年长期照护导论》,社会科学文献出版社 2010 年版,第 33 页。

的规划中，将长期照护服务的内容专章规划，以体现政府的重视程度，明确长期照护服务的目标和步骤。

三　制定专项长期照护服务政策并进行细化

近年来我国颁布的养老服务规划和相关政策有几百项，涉及养老服务的各方面。但涉及失能老人长期照护服务的政策，都是与鳏寡孤独、经济困难的老人并列提出，缺乏针对失能老人的专项照护服务的政策，为了使失能老人长期照护服务得到快速的发展，政府应在制定政策的理念上有所转变，政策的内容上应将失能老人照护服务单列进行专项规定。

（一）转变制定养老服务政策的理念

在近年来的各项政策中将失能老人与孤寡等困难老人并列为养老服务的重点，这是政府重视失能老人服务的体现。但是不能将经济保障的重点和服务保障的重点混淆，政府保障孤寡等经济困难老人的基本生活是因为他们"不救不活"，但是这部分人中不一定特别需要养老服务，而失能老人由于生活不能自理，对他人和社会的依赖性更大，照护服务需求的强烈程度远远超过了经济上困难的生活自理老人。目前政策没有将经济困难的重点和服务困难的重点进行区分，常常会从经济的角度考虑服务重点问题，而不是从失能程度的角度考虑服务的重点问题。表面上看来仅仅是一个考虑和制定政策的视角问题，但政策制定理念和政策倾斜的群体有很大不同，结果会导致资金的流向、提供服务时间的不同。因此在今后制定养老服务政策方面，政府应转变理念，政策倾斜的重点首先向失能老人尤其应优先倾斜农村重度失能老人，再是其中的经济困难的"三无"、"五保"失能老人。正如民政部社会福利中心党委书记甄炳亮提到的：保基本兜底线是政府的基本职能，但要根据形势的变化适时调整对象和方式。首先是失能失智人员，其次是失能失智人员中的"三无"、"五保"和低保对象优先。[①]转变制定的理念后，养老服务政策应回应失能老人的照护服务需求，

---

① 甄炳亮：《发展养老服务亟待政府发挥好五种职能》，《社会福利》2016 年第 5 期，第 20 页。

社会救助政策重点向经济困难和鳏寡孤独的老人倾斜。还要从失能程度和服务需求不同的角度出发，将长期照护服务政策从养老服务政策中相对独立出来，单独制定或者在统一的养老服务政策中专章制定。

（二）细化长期照护服务政策以突破养老服务的重点

为了发展养老服务事业，我国"十二五"期间出台了很多养老服务政策，看似面面俱到，但却没有找到真正解决问题的突破口。① 在养老服务中，失能老人应是服务的重点，政府应将解决问题的突破口放在针对失能老人社区、居家照护服务问题的切实解决、机构照护服务质量的提高方面。这需要在制定专项长期照护服务规划的基础上对现有失能老人养老政策进一步细化。在倡导失能老人居家照护服务的同时，保证社区提供的服务能够适切到位。政策的细化应包括以下内容：

1. 政策规定社区要建立以失能老人为重点的服务机构

应建立社区养老服务机构，这一机构不是只挂一个牌子，而是能够实际承担照护服务的责任。社区为老服务机构的职责应包括，公示服务机构对失能老人的职责；为社区内的失能老人建档；准确了解本社区失能老人的基本情况；公示服务机构为失能老人提供服务内容、提供服务的人员名单；定期上门做医疗、康复指导等服务工作；通过服务机构形成社区为失能老人服务的工作系统，统筹、协调在社区为失能老人服务的各类机构和人员。在这方面可以学习英国的经验，英国的社区保健，从管理机构到服务设施等都有一整套比较完善的系统。英国有社区的保健机构，机构内有各种专业人员组成的基层卫生保健中心、社区医院、日间医院、日间中心、社区之家等；他们的社区保健的管理机构是多部门参与的一项综合性的社会卫生保健服务，以卫生部门为主，同时涉及社会福利、教育、环境、住房等多个部门；社区保健的构成包括全科医疗服务和社区服务，社区还设有健康观察员和家庭护士提供老年护理等项服务。②

2. 政策规定社区为老服务机构运行经费的来源

社区养老服务机构要提供长期照护服务并保证持续运转需要的经

① 唐钧：《中国老年服务的现状、问题和发展前景》，《国家行政学院学报》2015年第3期，第75—81页。
② 王莉莉等：《英国老年社会保障制度》，中国社会出版社2010年版，第161—162页。

费，基本经费应来源于财政和政府购买服务，政策要明确规定每年投向社区老年服务的经费比例以及用于为失能老人服务的具体比例。国外有的国家，政府为社区服务有固定拨款，并且明确划分各类服务的比例，保证社区各项服务的顺利提供，其中包括划分出为失能老人提供的经费比例。在英国，1999—2000 年度地方政府用于社会服务的开支总额为 93 亿英镑，其中 49.4%用于老年照顾，23.1%用于儿童照顾，智障看护为 13%，残疾人援助 8.1%，精神病人照顾为 5.1%。在老年人社会服务方面包括生活照料、物质保障、医疗保健等，都有明确的规定。[①] 国外的这些经验值得我们借鉴。在我国，仅靠财政难以维持长期巨额的失能老人长期照护服务经费的需求，因此还需要来自社会的各类慈善捐助，政府应通过减免税收等优惠政策引导和鼓励社会资金投向社区长期照护服务。这需要民政部、财政部等部门共同协调财政投入，还要会同卫生部等部门共同推动慈善事业的发展。

3. 政策鼓励社区照护服务队伍的稳定发展

社区为老服务的人员，包括社区机构的工作人员、医护人员、志愿者等。政府用政策鼓励他们留在社区积极参与各项服务，这些政策颁布要有具体的措施落实，如政府要明确社区为老服务与社区居民的配备比例，明确用人的方式，例如是用购买服务的合同方式，还是用事业单位编制的方式；又如按照社区人口配备几名家庭医生，按照社区失能老人的比例配置照护管理员等。在台湾"长期照顾十年计划"中规定："调整山地离岛地区照管人力配置标准为 150 名失能个案（活动案）配置 1 名照顾管理专员；并加强各县市照管人员培育并提升训练效率，充实其专业知能。"[②] 我们可以借鉴这些经验落实社区的照护服务的人员配备。除这些规定外，政策还应明确长期参与社区服务人员的待遇，并适当提高这部分人员的待遇，只有稳定社区服务人员队伍，才能促进社区为老服务的发展。

4. 政策支持非政府组织和志愿组织参与社区服务

政府应细化支持社会各类组织参与社区服务政策并使之落到实

---

① 王莉莉等：《英国老年社会保障制度》，中国社会出版社 2010 年版，第 161—162 页。

② 《台湾长期照顾十年计划》（97 至 100 年中程计划）（2010 年 1 月 22 日修正核定本），2010 年 1 月 22 日，中国敬老网。

处。从 2006 年至今团中央、民政部、中央精神文明办等部门发布关于
志愿者注册、管理以及推动志愿队伍建设的发展纲要等相关文件，但内
容需要进一步细化，比如 2014 年中央精神文明办发布的《关于推进志
愿服务制度化的意见》中规定：建立志愿服务记录制度……由社区、志
愿者组织等进行记录，这种记录不因工作岗位和居住地的变动而失效。
"志愿者利用参加志愿服务的工时，换取一定的社区服务，同时在就学、
就业、就医等方面享受优惠或优待。"这些规定没有明确由哪个部门具
体落实，由社区的哪个具体部门记录，如何记录，记录后怎么认可，就
学、就业、就医等方面享受怎样的优惠，这些规定不细化就无法最终落
实，在今后的相关规定中应进一步细化类似条款。除政府在全社会倡导
非政府组织和志愿者参加社区服务外，还需要其他方面的支持，包括资
金的投入等。有的国家在对志愿者支持方面力度很大，如加拿大，从
2007 年开始，将支持新东方老年人基金，从每年 1000 万加元增加到
2500 万加元，支持志愿部门参与老年人保护活动。① 只有政府政策切
实可行，才能促进各类社会组织和个人积极参与到社区服务之中。

四　加大对农村社区照护服务政策倾斜以缩小城乡差异

近年来在实施城乡一体化的发展战略过程中，从中央到地方各级
政府按照公共服务均等化的理念，高度重视对农村的发展，在养老服
务领域里也出台了相关政策，对发展农村养老服务提出了明确的目
标，如 2012 年民政部提出了城乡社区养老服务发展目标，"到 2015
年，居家和社区养老服务基本覆盖 100% 城市社区和 50% 以上的农村
社区，全国基本建立起形式多样、方便适用、广泛覆盖的居家和社区
养老服务网络"②。2014 年民政部会同财政部下发《关于做好 2014 年
度中央专项彩票公益金支持农村幸福院项目管理工作的通知》，拨付
10 亿元中央专项彩票公益金支持地方 3.33 万个农村幸福院项目。③

---

① 张秋霞等：《加拿大养老保障制度》，中国社会出版社 2010 年版，第 204 页。
② 《民政部关于开展"社会养老服务体系建设推进年"活动暨启动"敬老爱老助老工
程"的意见》，2012 年 4 月 16 日，民政部门户网站。
③ 张晓峰：《老年福利：发展养老服务业蹄疾步稳》，《社会福利》（实务版）2015 年
第 1 期，第 18—20 页。

在中央和地方政府的大力支持下农村的养老服务有了一定的发展，到2014年12月我国城乡居家和社区养老服务覆盖率分别达到70%和37%，[①] 2015年年底我国每千名老人养老床位达到30.3张。[②] 农村社区虽有一定程度发展，但发展滞后的状况不是几年内通过几次政策的调整就能够实现养老服务均等化发展的。因此中央和地方的政策必须向农村更多地倾斜，倾斜的政策应包括：（1）应大力实施向农村基础设施投资的倾斜政策。改变过去对农村基础设施投入较少的状况，加大对农村公路的修建，特别是要基本解决偏远地区的农村出行问题，方便失能老人外出就医和获得外界的帮助。（2）要加大对偏远地区的社区建设的投入。可以学习日本的经验，由政府出资在医学院开设特别政策支持的医师班，这些毕业生完成学业后能够到偏远农村工作，还要用优惠政策吸引包括医务工作者在内的各类人才到农村去工作一定年限。除资金和人力资源的投入外，还要倡导志愿者到农村去服务，如倡导身体健康的各类退休人才、志愿者积极参与农村社区为老服务，特别是为失能老人提供照护服务。如就近的志愿者开车送失能老人到医院、为失能老人提供心理疏导等方面的服务。（3）倡导社会各界为农村养老服务建设体系作贡献。政府对贡献大的企业、组织和个人给予表彰，按照法规政策的相关规定实行免税等。（4）政府应加大购买农村社区养老服务的力度。由于农村居住分散，交通不便等原因，外界为农村提供服务有许多困难，通过政府购买服务由当地社区或组织提供服务是最现实的选择。这样可以解决农村失能老人的现实困难。

第四节 建立长期照护服务多元主体供给体系

一 政府应承担主体责任积极促进照护服务供给体系的建立

我国4000万失能老人的长期照护服务已成为重大的社会问题。

---

① 《民政部部长：我国城乡居家和社区养老服务覆盖率分别为70%和37%》，2014年12月27日，新华网。

② 《2016年1月25日民政部举行新闻发布会》，《社会福利》（理论版）2016年第2期，第29页。

政府是解决社会问题的主要责任主体，长期照护服务体系的构建离不开政府主导。政府主体责任，是要从宏观上颁布政策采取措施等，为引导和发动社会力量参与失能老人的照护服务营造良好的社会环境。具体应做到：（1）通过顶层设计助力长期照护服务体系的建立和完善。使政府的相关政策和措施与法律法规配套，在执行法律法规的同时保障政策的顺利实施，以达到全国一体遵循。（2）制定长期照护服务规划和颁布相关政策；规划是确定长期和短期的目标，制定战略部署。有了规划，政府还需要颁布各项长照政策，使规划的要求细化到政策执行的各个环节之中。（3）营造长期照护服务发展的良好环境，如培育市场，用政策等吸引社会资本进入长期照护服务行业；引导示范，在社区和机构照护服务等方面进行试点，总结经验进行推广；加大宣传，利用媒体等手段宣传发展照护服务的相关政策和典型经验，引起社会的广泛关注和参与照护服务。（4）协调政府各职能部门的工作。长期照护服务涉及民政、医疗、财政、人社等部门；需要多个部门协同配合才能建立长照服务体系，还要处理好中央和地方政府之间的关系，以及上下级部门之间的人财物的协调等，都是政府作为责任主体要认真研究和做到的。（5）增加对照护服务的投入，不仅包括财政的资金、人力、物力等方面的投入，还要建立投资机制，通过政府的优惠政策，畅通筹资渠道，搭建良好的投资平台。（6）引导更多的社会力量参与失能老人长期照护服务。只有政府才有能力动员全社会的力量参与照护服务，以突破照护服务的困境。（7）采取具体的措施对服务各环节监管，为失能老人撑起保护伞。照护服务供给涉及多个主体的服务行为，政府划拨的资金流向等都需要严格监管，以最大限度保护失能老人的合法权益。总之，在长期照护服务体系的构建中，政府掌握社会各类资源的调配权，应作为主要供给主体在政策、资金、人力、财力等方面供给到位，发挥政府的优势，起到动员社会各方力量共同参与的作用，就可以使长期照护服务得到快速发展。

二　帮扶家庭照护者使之成为稳定的照护服务供给主体

我们倡导社会化服务并不是说失能老人全部送到社区和养老机构照护，事实上大多数老年人的心愿仍然是居家养老。据不完全统计，居住在家中养老的美国是95％，日本是96.9％。根据机构养老在老年人口中的估算比例显示，机构养老比例最高的国家荷兰也不超过8.8％，发达国家的平均水平是5％—7％，也就是说仍有90％以上的老人选择居家养老。① 在我国选择机构养老的失能老人比例高于自理老年人，但选择居家照护的失能老人仍占大多数，只要失能老人住家，家庭成员必然成为提供照护服务的主体，农村家庭更是如此。虽然城市的家庭中多为雇请他人照护，即使这样，家庭成员或多或少都会承担照护责任。由于家庭照护服务越来越难以支撑，因此需要外界力量提供具体的帮扶，使家庭成员成为持续的照顾服务供给主体。为此，《老年法》提出"建立健全家庭养老支持政策……为家庭成员照料老年人提供帮助"，"完善家庭养老支持政策"；老龄事业发展"十二五"规划也提出"重点发展居家养老服务……引导和支持社会力量开展居家养老服务"，"大力发展家庭服务业"② 等。

　　在帮扶家庭照护者方面具体应做到：（1）建立权威的评估机构对居家失能老人进行失能程度的评估。社区居家养老服务中心在为失能老人建立档案的基础上，还需要对失能老人进行失能程度的评估，根据对失能程度评估确定提供服务的时间。（2）根据失能程度和经济困难程度提供上门服务。根据失能的轻度、中度和重度不同确定每周上门服务的时间，优先向经济困难、鳏寡孤独的失能老人提供服务。（3）明确规定上门服务的内容。应包括生活照料、医疗护理、精神慰藉、临终关怀以及紧急救援等服务。（4）为家庭照护者提供支持。我们的调查显示，为失能老人提供照护的家庭照护者排序前四位的是儿子、女儿、儿媳、老伴，请专人照护的比例很低。家庭照护者在我国往往被忽略，目前我国基本没有对家庭照护者的支持政策，需要完善相关政策和采取一定的措施，缓解家庭照护者承受的工作和照护居家失能老人的双重压力，尤其是"四二一"家庭，有的独生子女夫妻面临双方父母同时失能的状况，不仅老人面临极度的困难，其子女因为体力的付出和心理上的压力也很难承受。

---

① 张秋霞等：《加拿大养老保障制度》，中国社会出版社2010年版，第204页。
② 《中国老龄事业发展"十二五"规划》（民政部，2011）。

在为家庭照护者提供支持方面，国外一些国家的经验可以借鉴。如新加坡有"照护者支持服务"（Caregiver Support Services），这项服务的项目包括求助热线、信息发布、转诊、提供建议、协调、支持小组、培训、外展服务和公众教育等。① 苏珊·特斯特在《老年人社区照护的跨国比较》一书中分析了法国、德国、意大利、荷兰、英国和美国六国的家庭照顾政策，这些国家基本上都采取了对家庭照护者给予各种形式的支持措施，主要是护理方面的支持，还有资金、膳食等方面的支持，如意大利的家庭照顾服务由法定的医疗卫生与社会服务体系、社会联合会、非营利性机构、地方组织、志愿者以及商业机构共同承担；在荷兰，中央政府负责对国家、地方和街区等不同层次的服务进行规划与管理，由非营利性组织提供服务，其资金是由政府和社会保险体系提供，在提供的服务中，有的是提供轮休服务包括家中轮休服务，如为照顾服务员提供休息服务，以及家庭外的休息服务，社会工作者还为照顾者们提供感情上和心理上的援助。② 国外关于家庭护理服务的支持制度安排较为详细，目前，奥地利、德国、卢森堡、英国和瑞典都采取护理保险制度，如德国，社会长期护理保险可以保证全体国民根据需要获得政府直接提供的护理服务，但根据护理服务现金津贴计划（cash allowance for care），服务需求者还可以选择接受护理服务现金补贴，补贴标准分为低、中、高档，以占人均个人消费支出比重为例，最低为18%，约合200欧元/月；最高可达57%，约合670欧元/月。③ 国外对照顾者支持的相关政策和具体做法，有力支持了家庭照护者，使居家照护得以发展，非常值得我们借鉴。这需要我们转变观念，即对居家照护的失能老人的帮扶不能狭隘地理解为仅对失能老人本人的帮扶，还包括对家庭照护者的帮扶，在这方面政府的政策要有明确的规定，同时采取具体的措施才能实现《老年法》上规定的"建立健全家庭养老支持政策"。

① 张凯悌、罗晓晖：《新加坡养老》，中国社会出版社2010年版，第116页。
② ［英］苏珊·特斯特：《老年人社区照护的跨国比较》，周向红译，中国社会出版社2002年版，第107—202页。
③ 范娟娟、孙东雅：《公共财政视角下长期护理保障的国际比较及对我国的启示》，《中国卫生经济》2012年第3期，第94—96页。

三　扶持社区组织成为强有力的照护服务供给主体

（一）将社区养老服务中心建设成为帮扶失能老人的实体

目前国内城市社区养老服务中心建设发展较快，农村社区发展缓慢。就建成的社区养老服务中心来看，社区给予失能老人家庭具体帮助的很少，要改变这一现状必须将养老服务中心办成能够实实在在帮扶失能老人的实体，需要有具体的工作部门，如家庭照顾部门，社区日间照料部门、社会工作部门、医疗保健部门、信息咨询部门、老年人资源利用部门等。有了这些部门才能搭建提供服务的组织架构，社区的服务工作才能够具体落实。还要为这些部门提供办公场所和设备等必要的设施，要有工作人员，这样才能使社区照护服务落到实处。

（二）明确社区为老服务各部门的职责

社区为老服务各部门的职责明确才能将服务递送至居家失能老人身边。如家庭照顾部门，负责了解社区需要上门服务的各类失能老人的情况，联系社区评估机构对失能老人的失能程度进行评估，了解他们需要哪些帮扶，根据相关规定确定每周或每月需要提供服务的时间，评估社区与失能老人家庭分担费用的比例，以此确定相关部门上门服务的依据。日间照料部门主要负责联系日托所、暂托所这类机构，将这些机构提供的服务递送到居家失能老人那里，同时还要根据居家失能老人的需要，提供所需服务信息和具体的服务；社会工作部门应按照专业社工的规则，为社区内的老年人尤其是全失能老人提供心理疏导、精神慰藉、临终关怀等服务。医疗保健部门除为社区居民提供各种医疗保健卫生方面的服务外，应专门针对失能老人，按照政府的相关规定对失能程度进行专业评估，同时应为失能老人提供康复训练、医疗护理的指导，以此提高家庭照护者的照护质量。信息咨询部门主要通过电话、网络等为社区居民提供医疗、社工、人力等方面的服务，为居家的老年人提出建议，这项工作目前在许多国家备受重视，因为这一服务可以聚集众多信息，又可以将集中的信息发布到各个具体的家庭和各位失能老人那里，真正起到足不出户了解各种信息的作用，方便失能老人获得更多的帮助。人力资源部门主要负责集中社区内可以参加为老服务的资源，联系社区内老年志愿者，就近提供志愿服务。

（三）多渠道筹集社区养老服务中心的资金

社区服务的资金问题是各国面临的难题。世界许多国家的社区服务的大部分资金都源于政府，还有非政府组织、慈善捐助等。我国也不例外，需要政府投入和加大政府购买服务的力度。我国政府从2012年开始下发过政府购买社会工作服务和养老服务等文件，推动了政府购买服务的开展，东部的广州、深圳和上海等地经济相对发达，政府承担的购买服务的资金较充足，但相比国外政府购买服务的力度还有很大差距，并且为失能老人购买的专项服务几乎没有。居家照护的失能老人相比机构照护成本低，但仍需要花费成本。政府应加大购买社区为居家失能老人上门服务力度，使之与政府对养老机构的投入相对平衡，财政部等三部门在《关于做好政府购买养老服务工作的通知》中指出：在为居家老人购买服务方面，主要包括为符合政府资助条件的老年人购买助餐、助浴、助洁、助急、助医、护理等上门服务……主要包括为老年人购买社区日间照料、老年康复、文体活动等服务；[①]应根据这些原则规定进一步确定具体措施，如具体说明资助条件，具体规定购买的养老服务幅度，确定购买服务的财政与个人分担的比例。还应有补充规定：如购买服务的重点应是社区居家的失能老人，在失能老人中重点资助经济情况差或有其他特殊困难的失能老人，为其他失能老人购买的服务应根据失能程度而定，而不仅仅根据经济困难程度，这样才能有助于对居家失能老人的帮扶落到实处。政府对社区照护服务的资金投入时要注意与社会救助的部分资金（如医疗救助、低保以及临时困难补助）、老龄津贴等资金的投入相衔接和协调，从而形成全方位对失能老人的帮扶。

除政府财政划拨资金外，还需要鼓励民间资本参与照护服务，尤其是鼓励他们在社区举办小型的养老服务中心或与社区共同举办日间照料中心，像湖南长沙的社区养老中心举办以收住失能失智老人为主的小型养老机构，就是典型的民间资本投向了社区养老服务，政府应

---

① 《财政部　国家发展和改革委员会　民政部关于做好政府购买养老服务工作的通知》（财社〔2014〕105号）。

给予宽松的融资政策,正如《国务院关于加快发展养老服务业的若干意见》中指出:在完善投融资政策方面,要求通过完善扶持政策,吸引更多民间资本,培育和扶持养老服务企业和机构发展。[①] 使这些民间资本在投向社区养老服务事业时能够享受到与大学生创业一样的贷款优惠政策和特殊的融资政策,促使更多的民间资本加入到社区养老服务业之中,还要通过市场化运作的方式,扩大社区服务的范围,使更多的市场主体参与到社区照护服务之中。

　　慈善捐助也是社区养老服务资金的重要来源。近年来我国慈善捐赠不断发展,2013 年慈善捐赠总额达到 989 亿元,[②] 民政部提出:"十二五"时期,民政部和地方每年留成的不低于 50% 的福利彩票公益金将集中使用于社会养老服务体系建设,并随老年人口的增加逐步提高投入比例。[③] 民政部社会福利和慈善事业促进司副司长郭玉强在解读《关于促进慈善事业健康发展的指导意见》时谈道:现在全国捐赠量是 1000 亿……网络慈善募捐一年大概也就 10 亿左右。[④] 政府应将划拨的社会养老服务体系建设的 50% 福利彩票公益金和慈善捐赠的大部分用于社区养老服务建设,尤其是向居家失能老人倾斜。目前中国的慈善和发达国家的差距还很大,如美国 2006 年以来,慈善捐赠绝对量每年维持在 3000 亿美元左右,占美国当年国内生产总值的比重始终徘徊在 2% 左右,而同一时期的中国维持在 0.2% 的较低水平。[⑤] 为了提高捐赠水平,2015 年国务院印发《关于促进慈善事业健康发展的指导意见》专门提出了:企业通过公益性社会团体发生的公益性捐赠支出,在年度利润总额 12% 以内的部分,准予在计算应纳税所得额时扣除,个人通过社会团体进行公益性捐赠额未超过纳税义务

---

　　① 《〈国务院关于加快发展养老服务业的若干意见〉解读》,2013 年 9 月 13 日,民政部门户网站。

　　② 张强、韩莹莹:《中国慈善捐赠的现状与发展路径——基于中国慈善捐助报告(2007—2013)的分析》,《中国行政管理》2015 年第 5 期,第 82—86 页。

　　③ 《〈社会养老服务体系建设规划(2011—2015 年)〉问答解读》,2011 年 12 月 27 日,民政部门户网站。

　　④ 《民政部解读〈关于促进慈善事业健康发展的指导意见〉》,2015 年 1 月 7 日,人民网。

　　⑤ 钟宏斌:《企业慈善捐赠为何不够慷慨?》,《人民日报》(海外版)2006 年 10 月 20 日。

人申报的应纳税所得额 30% 的部分,可以从其应纳税所得额中扣除。政府还应加大鼓励慈善捐赠的力度,采取如进一步减免税收、提倡慈善消费、宣传慈善文化等方式激发更多企业、各类组织和个人的慈善热情,将捐赠的款物更多地投入到养老服务业,为失能老人谋福利。

(四)加快社区多种类小型养老机构的发展

我们的调研显示,失能老人的家人希望失能老人居家照护的占 61.1%,希望主要住养老机构并经常回家与家人在一起的占 21.5%;失能老人本人希望在家接受照护的比例是 76.8%。为了满足失能老人既要接受专业机构的照护服务又不愿意离家的愿望,最好的办法是在社区建立小型的养老机构,包括小型的日托所、暂托所和小型的养护型养老机构,这类机构的建设要按照国家颁布的《社区老人日间照料中心建设标准》(民政部等部门,2010)、《老年养护院建设标准》(城乡建委等,2012)、《养老机构设立许可办法》(民政部,2013)、《养老机构管理办法》(民政部,2013)等相关标准,同时要有必要的硬件设施,还要有持一定资格证书的医务人员。社区举办的小型养老机构要采取政府支持和市场运作两种方式,政府财政支持的如敬老院、福利院,应以接收"三无"、"五保"老人等政策规定范围的特殊老人为主,一般状况的失能老人入住社区养老机构应以市场化或半市场化为主,即社区搭台,政府和社区给予适当的补贴,引入民间资本创办社区小型养护型养老机构,同时动员社区内外的志愿者和非政府组织提供无偿服务以弥补资金的不足。

四　加强养老机构建设使之成为照护服务的重要主体

(一)在政府引导下调整养老机构的结构

养老机构是养老服务体系中的重要供给主体,也是养老服务体系建设中的重要支撑,虽然选择机构养老的老年人比例不高,但是养老机构有医养结合和照护服务专业化的优势,不仅可以满足高龄和失能老人的需求,而且可以极大地减轻家庭成员的负担,因此仍有 23% 的失能老人表示有入住养老机构的愿望,其中高龄和重度失能老人(受访老人的平均年龄为 82.1 岁)愿意入住养老机构的比率更高。重度失能老人的家人希望自家的失能老人入住养老机构(12.2%)和主要住养老机构同时经常回家与家人在一起（39%）的合计是 51.2%，而重度失能老人实际入住养老机构的只有 4.9%，可见希望入住养老机构的失能老人比实际入住的高 46.3 个百分点，说明收入水平达不到入住养老机构的水平。其中的原因是缺乏缴费能力，因为他们中靠子女供养的占 85.4%，雇请专人照顾的只有 17.1%，[①] 可见经济收入低导致雇请专人照护的比例很低，大多数是家庭留守专人在家照顾。因此政府应引导养老机构的结构调整，使之与失能老人的有效需求相适应。

调整养老机构的结构包括：（1）扩大中档养老机构比例。即扩大中档偏低收费的养老机构的比例，按照当地退休职工平均工资水平能够接受的缴费比例建立养老机构，养老院的生活照料设施按照政府颁布的标准设立，康复训练的设施选择中档，根据入住养老机构的平均年龄在 75—80 岁之间，养老院适当添置电脑、视频等能够上网的设施，降低入住成本。（2）扩大适合失能老人康复训练功能的养老机构的比例，增加养护型床位。鉴于失能老人入住比例高和恢复身体功能的需求量大的情况，需要改变现有的养老机构的功能结构，大型养老机构应提供高、中、低档康复训练设备，小型养老机构需要增加简易的康复训练设备和场地，满足不同层次失能老人康复训练的需求。各类养老机构还应根据失能老人的需求，增加养护型床位，使失能老人生活得更舒适。（3）调整养老机构规模大小结构。即少建大型高档养老机构，以修建中等规模养老机构为主。正如中国老龄科学研究中心主任、《中国养老机构发展研究报告》课题组组长吴玉韶指出，国际经验表明，无论是从经营管理、专业化角度，还是老年人宜居舒适度角度，养老机构最佳规模应在 300 张床位左右。[②] 改变在偏远地方修建大型养老机构的布局，用优惠政策引导民间资本在城镇人口集中地区购买房屋或改造某些经营不好的招待所，建立中小型养老机构，或

---

① 2011 年重庆大学"失能老人需求与照护服务体系构建"课题组对 265 位失能老人调查数据，抽取出 41 位全失能老人的数据，排除了其中一位 45 岁的失能者，保留了 40 位 60 岁以上全失能老人的数据分析得出。

② 《〈中国养老机构发展研究报告〉预测我国养老机构五大发展趋势》，2015 年 7 月 16 日，新华网。

者采取购买民营养老机构的床位，解决困难失能老人的机构照护服务
问题。这样才能实现失能老人不远离熟悉环境，又能接受相对专业的
机构照护服务，还能提高养老机构入住率。（4）调整养老机构地域分
布结构，保证各县至少有一个接收失能老人的养老机构。政府应给予
适当的财政补贴，采取公助民建或者公建民营等方式，保证经济欠发
达地区一个县至少有一家接收非"三无"、"五保"的一般失能老人
的养老机构，供老少边穷经济不发达地区的失能老人到养老机构获得
专业照护服务，以填补某地区无接收失能老人养老机构的空白。通过
养老机构的结构调整，解决养老机构床位空置率高与床位供给不足的
矛盾。

（二）加快公立养老机构改革试点步伐

公办养老机构是财政拨款为"五保"、"三无"等经济特别困难的
老人修建，能够起到社会救助体系托底的作用。但是随着公办养老机
构的扩建，开始收住非"五保"类老人，逐渐地有的公办养老机构开
始拒收或少收失能老人，由于公办养老机有较好的环境、性价比高，
有一定社会地位的老人常常能优先入住，而社会地位低的失能老人往
往难以入住，导致公办养老机构的职能定位出现偏移。为了改变这一
现状，2013 年 12 月民政部下发通知，优先选择大中城市市级民政部
门举办的公办养老机构进行改革试点，明确公办养老机构职能定位，
优先保障孤老优抚对象、经济困难的孤寡、失能和高龄等老人的服务
需求，使公办养老机构切实做到托底的作用。2014 年 9 月确定了 124
家省级公办养老机构开始改革试点。公办养老机构应加快试点的步
伐，及时总结试点经验，按照民政部的要求提高护理床位数量和比
重，确保困难无助的失能老人获得更好的照护服务。还要发挥面向社
会示范培训、调控养老服务市场的作用，同时还要起到化解民办养老
机构因暂停或终止服务导致的老年人安置风险的作用。

另外，各级财政应为"五保"、"三无"失能老人定期划拨专项护
理费用，使他们基本的护理得到保障。将基层敬老院无人无经费照护
的失能失智老人集中安排到有照护能力的县级公办福利院接受照护服
务，提高他们的生活质量。可以向四川成都金堂某镇的中心敬老院学
习，这个敬老院是由县民政、残联、老年专科医院三家联办，按照

"政府主导，社会参与，整合资源，集成政策，部门合作，服务社会"
的原则建成。中心敬老院分为医疗服务、肢残居住、智残居住和精神
病患者康复四个功能区，有336张床位，入住率达到100%。2012年
将全县重度孤残和"五保"、"三无"失能老人集中居住，有效整合
了县内相关资源，尤其是政府部门与医院联办，解决了"三无"、"五
保"失能老人的照护问题。笔者到访时了解到入住失能老人满意度较
高。基层民政部门应借鉴相关典型的成功经验，高度重视这类非常无
助的弱势群体。

（三）营造民营养老机构发展的宽松环境

近年来政府为促进民营养老机构的大力发展，给予床位补贴，有
的地方还按照床位给予运行经费的补贴。在征地、养老院的水电等费
用方面给予减免税费等方面的优惠政策，养老床位由2010年12月的
总数约为320.8万张，每千名老人拥有床位数仅为18张，[1] 发展到
2015年12月的669万张，我国每千名老人拥有30.3张养老床位，[2]
即使是这样的发展速度，目前我国的养老床位仍低于主要发达国家每
千名老人拥有50—70张的水平。《中国养老机构发展研究报告》指
出，未来中国养老机构将成为发展主体，养老机构的市场化趋势将会
更加明显。[3]《民政事业发展第十三个五年规划》提出到2020年每千
名老年人口拥有养老床位数达到35—40张。[4] 因此政府应加大促进民
营养老机构发展的扶持力度，在继续加大对民办养老机构补贴等现有
的投入外，还应从以下几方面给予支持：（1）给予民营养老机构贷款
的宽松政策。在抵押贷款方面可以考虑用养老机构中非老年人居住房
作为抵押。归还贷款应考虑养老机构盈利少、投资回报周期长的特
点，应适当延长还贷期限使投资者有喘息的时间。（2）采取优惠政
策，鼓励投资人改造城镇人口集中地带的房屋为小型养护型养老机

① 《〈社会养老服务体系建设规划（2011—2015年）〉问答解读》，2011年12月27日，民政部门户网站。
② 《2016年1月25日民政部举行新闻发布会》，《社会福利》（理论版）2016年第2期，第29页。
③ 《中国首部养老机构发展研究报告在京发布》，2015年7月16日，中国新闻网。
④ 吴为：《民政部：2020年每千名老人床位数达40张》，《新京报》2016年7月7日第2版。

构，方便老人就近接受照护服务；应大力发展城区中小型和小微型养老机构，新建城区要按规定把养老机构作为配套设施进行建设，老旧城区要通过新建、租赁、资源整合等举措重点发展养护型养老机构。[①]还可以鼓励民间资本投资人购买或租用居民的空置房产，将其改造为小微型养老机构，供需要照护的失能老人入住。（3）采取优惠政策积极整合社会资源共建养老机构。如鼓励基层民政部门、社区组织以及残联等组织与医院联合举办中心福利院接收失能老人；鼓励地方政府筹资采取公建民营、公助民营等方式建立和运营养老机构。

（四）促进机构照护服务与居家、社区照护服务融合发展

随着中国养老服务的快速发展和养老服务网络的不断建立完善，针对失能老人的机构照护服务将与居家、社区照护服务融合发展，三者一体化发展将是必然趋势。小型化、专业化、社区化、连锁化将成为养老机构发展的主要态势。未来的养老机构将更加社区化，即依托社区发展养老机构，通过小型化、连锁化经营来获取市场份额、提高市场竞争力。[②] 目前有的社区内或社区附近有养老机构，部分养老机构内或附近开办以治疗老年病为主的医院，形成了社区、养老机构、医院的初步或部分融合。政府还应进一步促进养老机构与居家、社区深度融合，三者一体化发展后，社区居民和入住养老机构的老年人随时到医院看病，照护服务的递送显得便捷容易，又形成了居家照护、社区照护和机构照护服务一定程度上的联结，即居家的失能老人随时可以在社区入住养老机构，也可以随时去医院看病，方便了群众。养老机构也可以为社区提供专业的照护服务和培训社区护理员，给社区日间照料所做护理示范，医院可以随时为居家失能老人提供紧急救援服务，当家中缺人照护时，养老机构可以提供短期的、专业的和日间的照护服务，社区也可以提供其他帮助，这样就可以建立家庭、社区与机构照护服务组织递送平台，使三者更加融合，最终将照护服务顺利递送到失能老人身边。政府还要组织力量研究三者融合需要的条件，使出台的相关政策更加贴近实际。

---

① 《中国首部养老机构发展研究报告在京发布》，2015 年 7 月 16 日，中国新闻网。
② 同上。

五　加强照护服务队伍建设使之成为持续供给主体

（一）加强护理员队伍建设

护理员是指对老年人生活进行照料、护理的服务人员。招聘护理员困难的主要原因是护理工作缺少辅助设施或手段，尤其是对全失能老人的洗浴和排泄照料显得困难，照护者感到难以忍受，加之收入低、工作时间长等原因，很难稳定护理员队伍。需要采取以下措施稳定护理员队伍。

改善护理工作环境。增添辅助设备，如洗浴、用厕方面的辅助用具，使照护服务更加方便，做到随时清除异味。应为护理员发放工作服，使护理员的工作较为清洁卫生。还要配备较好的帮助失能老人活动的辅助设备，如轮椅、平车等方便移动失能老人的工具等。要在这些方面有所改善，主要是养老机构应尽可能为护理员提供卫生、舒适的工作环境。较好的工作环境有助于提高员工幸福感，使护理员感到从事护理工作是有尊严而体面的事业，感觉到自己在工作中受到认真对待，由此才会产生自豪感和受尊重感。与此同时，政府还应加大宣传养老护理工作的重要性，采取具体措施提高养老护理员的地位，营造全社会尊重、认同、支持养老护理员职业发展的良好氛围。

加强对护理员的人文关怀。护理员整天面对失能老人，除生活照料特别是排泄照料给护理员带来生理不适的反应外，还要面对一些性格孤僻、脾气怪异的失能老人，他们只能压制自己的情绪情感耐心地为老年人工作。一般情况下，社会大众认为失能老人是更弱势的群体，更值得人们关注，往往忽视护理员的感受，社会对护理员的批评多于赞扬，这种舆论导向是有问题的。社会公众应当正确看待护理工作，充分肯定护理员的劳动。笔者在重庆某养老院调研时，院长对我们说："护理员的手是最美丽的手，他们用手帮助了生活上特别困难的人"，社会应让这种赞扬更多一些，使大家了解和理解他们，也使护理员认为自己的工作光荣而有意义。养老机构还要建立组织文化，如集体生日、节日慰问、团体外出活动等，加强与护理员的直接交流与互动，增进其组织认同感与归属感。

优化薪酬环境。薪酬制度的设置是养老机构能否吸引和留住护理人员的关键。有了良好的薪酬制度，就可以满足护理员的物质需求，激发护理员的潜能，提高其职业满意度。要制定合理的薪酬体系，坚持系统性原则，使护理人员感到薪酬公平合理，即既使护理员感到薪酬制度的公平，又要根据贡献制定适当的差异制度，薪酬制度的设置还要考虑到他们的心理承受能力，要做到"两个倾斜，一个挂钩"：即向艰苦岗位倾斜和向高级养老护理员倾斜，确保有更多奉献的护理员通过多付出能够提高待遇，从而留住护理员队伍中的高级人才，同时有力促进其素质提高。

合理安排护理员的工作强度。护理员工作时间长，照护失能老人的劳动强度相对较大，特别是在缺乏辅助设施的情况下，照护失能老人显得非常吃力，如果照护对象是重度失能老人，则需要24小时不离人，护理员的休息常常严重不足。民政部门规定，在养老机构中，养老护理员与老人的比例应该是1∶3，但有记者在多地走访养老机构，发现按这个比例去做的很少。有的养老机构，护理人员和老人的比例高达1∶10，这意味着一位护理员要照顾10位老人。[①] 笔者走访时看到在炎热的夏天，护理人员帮助失能老人洗浴、排泄和打扫清洁大汗淋漓的状况，非常辛苦，政府相关部门应按照相关法律规定加强监督，督促养老机构按照相关文件的规定安排照护失能老人的照护比例，不能过高设立照护比例，以保证护理员的身心健康。

保障护理员的合法权益。按照劳动法等法律的规定，切实保障护理员的合法权益，如不能随意延长工作时间，保证护理员的节假日休息的权利，工作环境要按照《养老护理员国家职业标准》规定的室内、常温等条件，实行绩效工资也应在合法的条件下设置标准。目前许多养老服务人员，因照护服务的特殊性不能按照法定工作时间上下班，也缺乏规范的休假制度安排，有些民营养老机构实行绩效工作制，照顾老人的数量与工资严格挂钩，这样导致护理员没有休息日，长此以往身心受到严重影响。因此一定要出台专项的法规政策保护护理员的正当权益。

加强对护理员的培训与认证。稳定护理员队伍还要为他们铺就职

---

① 《居家养老或成"十三五"政策重点》，《昆明日报》2015年8月28日。

业发展道路。人力资本理论认为人力资本是对工作者进行常规教育、职业培训等支出和其在接受教育的机会成本等价值在生产者身上的凝结，它表现在蕴含于人身中的各种生产知识、劳动与管理技能和健康素质的存量总和。这一论点把人的生产能力的形成机制与物质资本等同，提倡将人力视为一种内含于人自身的资本——各种生产知识与技能的存量总和。据此，加强培训、发挥人力资本潜能成为养老护理员职业发展的核心问题。民政部颁布的《养老护理员国家职业标准（2011 年版）》，护理员分为初级、中级、高级、技师四个等级。护理员应有初中以上学历，具有一定的学习和计算能力，手指、手臂灵活，动作协调；表达能力与形体知觉较强；有空间感与色觉能力。[①]按照规定具体做到：（1）规范培训与再培训，逐步实施资格认证。严格对新入职人员实行规范化培训；对从业一定时间的人员要进行再培训，鼓励他们去通过资格证书考试，获得相应的职业等级证书，对于主动参加培训继续深造的护理员给予适当的奖励或提高工资待遇。还要加强职业教育培训，在高校和中职学校增设与养老服务相关的专业，建立养老服务人员培训基地，加快培养老年护理、医学、心理和营养等方面的专业人才，建立以养老服务职业教育人才培训体系，实现本科和研究生教育相互衔接，学历教育和职业培训并重的养老服务人才教育体制。（2）重视培训成果转化，铺就职业新道路。必须将上述的培训成果转化为现实，即保证经过专业培训的人员学成后能够到养老服务岗位上并将所学专业知识运用于护理工作中，同时成为养老服务从业者的职业素质和职业习惯，这样才能体现专业职业培训的作用和意义。应改变过去只重视学习技能和运用技能，疏忽对培训效果评估的状况，应加强对培训后的考核，以检查培训效果。通过考核达标者，要与职业等级以及工资福利水平提升挂钩，为养老服务员的职业发展创造良好的环境。[②]

---

① 《养老护理员国家职业标准（2011 年版）》。

② 肖云、邓睿：《养老机构护理员长期从业意愿与职业发展环境整合研究》，载《海峡两岸农村社会保险与养老服务理论与实践探讨会论文集》，华龄出版社 2015 年版，第281—293 页。

（二）通过政府购买服务稳定社区养老服务队伍

社区养老服务人员队伍包括社区工作者、社区养老服务中心工作人员、社区托老所服务人员、社区养老机构护理员、医疗机构的医护人员等。社区工作者、社区养老服务中心工作人员属于非医护人员，他们在失能老人照护服务中主要起组织协调的作用，社区的组织协调关系到社区为老人服务各机构或组织的相互配合、良性运转，是社区整个工作的中心环节，需要有稳定的工作人员长期为社区老年人服务。政府应通过财政拨款保证这部分人员经费的供给，使社区养老服务中心持续运转。社区养老机构护理员和医疗机构的医护人员是直接为社区失能老人提供护理服务的，医护人员是具有一定资质的专业人员，能够为社区失能老人的护理提供专业指导，在照护服务中起重要的作用。政府需要从基层医务人员的待遇、晋升空间、正规培训、提高学历层次等多方面采取措施稳定社区医护专业人才。目前社区基本没有稳定的护理员队伍，社区照护服务护理员不同于养老机构护理员，养老机构护理员可以在市场上招聘，而社区护理员大多主要是协助社区相关部门提供低偿服务或者无偿服务，需要通过政府购买服务的方式保证社区的护理员队伍的稳定，这样社区才能为居家失能老人提供上门服务。社区护理员仍应按照国家护理员标准进行培训，达到一定资格后才能从事这一职业。有了稳定的护理员队伍，才能有社区照护服务的发展。

（三）充分发挥社会力量的作用使之成为照护服务的重要参与主体

社会工作者、志愿者、非政府组织成员、低龄老年人等是能够积极参与社区失能老人照护服务的重要主体。应充分动员各方面社会力量在社区发挥照护服务的作用，从多个角度和细节上帮助失能老人。

加大对社会工作组织的扶持。社会工作者可以从专业的角度给予失能老人感情上和心理上的支持，这种支持是在双方的互动过程中实现的，在帮助失能老人恢复对生活的希望、克服心理障碍、战胜康复训练的困难等方面有着十分重要的作用。社工的工作有细致、花费的时间长、见效慢的特点。在我国，一般情况下个人很难出资购买社会工作者服务，政府购买服务就显得十分重要。目前政府购买服务的力度虽有增大，但是购买社区失能老人的照护服务很少，应加大政府购买社工服务的力度，同时多方筹集资金扶持社会工作组织，政府还需要借鉴国外典型经验，如加拿大政府给予社会工作组织和非政府组织的投入，扶持社工组织的发展。采取减税等优惠措施对社工组织进行扶持，提高社会工作者的待遇，宣传社会工作的意义。目前社会工作组织的作用已初见成效，还需要加大对失能老人照护服务方面的帮扶，使之成为为失能老人提供专业照护服务的重要主体。

充分发挥非政府组织、志愿者组织的作用。非政府组织是指独立于政府和企业之外的，不以营利为目的的从事公益性或互益性生产和服务的社会组织。① 志愿组织和非政府组织可以最大范围组织成员为社区失能老人提供上门等方面的服务，志愿者的无偿服务可以弥补照护服务人员的严重不足，其作用在中国已初显成效。2014 年 9 月 19日中民慈善捐助信息中心发布：中国注册志愿者总服务时间为 19.34亿小时，折合价值约为 193.4 亿元。② 政府应加大对这类组织的扶持力度，借鉴国外的有效经验，发展志愿组织等非政府组织。如美国一个亚裔非政府组织从借用一间教会的小房子开始运作，后来向政府申请到 50 万美元经费购置了一所旧房子才有了正规的活动场所。他们能够筹集到每年 100 万美元的活动经费，其中又以签订服务项目合同的形式，再向州、县和市政府及有关政府部门申请到 75% 的经费，另有 25% 的经费则通过社会募捐和低偿服务获得。非营利性组织享受政府特定的免税政策。社会企业或者个人，根据财力经常向非营利性组织捐赠款物，这些捐赠经过有关机构核实后可以抵扣缴税税基。这些组织开展有偿服务所得的收入，不需向政府缴纳税款，他们从事社区服务时所购买的商品，政府还免了价外的消费税。③ 从各国的情况看，正规照护服务人员总是少于非正规照护服务人员，来自正规照护服务人员对家庭照护者和居家失能老人的帮扶总是十分有限的，所以需要大量非正规部门的人员给予帮助，以补充正规照顾人员的不足，如英

---

① 陈思、曹敏：《西安市社区服务中非政府组织发展问题探讨——以西安市碑林区为实例》，《宝鸡文理学院学报》（社会科学版）2014 年第 6 期，第 115—117 页。

② 《2014 年中国慈善捐赠破千亿　马云大手笔创纪录》，2015 年 9 月 19 日，新华网。

③ 蒋学基等：《美国社区非政府组织的运行情况及其启示》，《浙江社会科学》2002年第 4 期，第 60—64 页。

国的全国照顾者协会和其他地方分支机构为照顾者提供团体支持或电话咨询。在美国的一些私人企业里，有专门的咨询员为那些作为服务者的雇员们提供咨询。英国的全国照顾者协会以及地方分支机构为照顾者提供团体支持或电话咨询。在德国、荷兰等国家也有这类服务。①

我国的志愿者组织在社区发挥的作用还较为零散，缺乏连续性。要加大推广志愿服务的典型经验，如"时间储蓄"等好经验的推广，推进志愿服务记录制度建设。建立志愿服务记录制度，完整、准确记录志愿者参与志愿服务的数量、质量情况，激发全社会公民参与志愿服务的热情，保障志愿者合法权益，壮大志愿者队伍规模；不断完善社会志愿服务体系，② 以促进志愿服务的发展。现阶段能够为老年人服务的非政府组织较少且作用不明显，需要政府进一步加大宣传，积极引导，也通过购买服务的形式给予必要的支持，如政府与社区组织共同为非政府组织提供办公场所和必要的办公设备，给予适当的减免税收，帮助非政府组织完善管理制度，培训相关人员等，充分发挥这些组织的作用，使其既成为政府的帮手，又为失能老人排忧解难。

倡导低龄老年人积极参与照护服务。低龄老人是参与照护服务重要的社会力量，各级组织要重视社区低龄老人参与为老服务的作用，使之成为社区养老服务的主力。2012 年全国老龄办明确指出，全社会应当尊重老年人的社会价值，扩大老年人社会参与度；且老年人自身也应树立终身发展理念，积极面对老年生活、保持身心健康、参与社会发展。③ 鼓励老年人的积极参与有利于老年人的身心健康，也是积极老龄化的主张。"积极老龄化"是指人到老年时，为了提高生活质量，使健康、参与和保障的机会尽可能获得最佳机会的过程。在《积极老龄化政策框架》中，世界卫生组织将"参与"作为"积极老龄化"的三大支柱之一。其中，"积极"是指不断参与社会、经济、文

---

① ［英］苏珊·特斯特：《老年人社区照护的跨国比较》，周向红译，中国社会出版社2002 年版，第 202 页。

② 《民政部部长李立国在全国社会工作服务经验交流暨志愿服务记录制度试点启动会议上的讲话》，2012 年 12 月 5 日，社会工作网。

③ 《关于进一步加强老年文化建设的意见》（老龄办发〔2012〕60 号）。

化、精神和公民事务，而不仅仅是身体的活动能力或参加体力劳动的能力。① 随着寿命的延长和生活质量的提高，60—75 岁的老年人中大多数身体比较健康，这个阶段的老年人没有工作压力，有大量的时间，许多人有专业技能，可以为社区失能老人提供多方面的帮助。政府应大力宣传国内外低龄老人为高龄老人服务的精神，介绍加拿大和我国台湾地区老人积极参与为老服务的典型经验。如果社区能够搭建良好的平台，营造很好的社区服务的环境，大多数老年人是愿意走出家门为社会提供服务的，他们可以通过对社会的贡献体现自身的价值，得到社会的肯定和认同，受到社会和他人的尊重，这一尊重的需求也是马斯洛提出的高层次的需求，人在生理需求满足后，精神上需求的满足更为强烈。政府相关部门和社区组织应高度重视发挥低龄老年人的作用，使其成为重要的为老服务主体。

第五节 建立长期照护服务资金供给体系

养老服务需要大量的资金，世界上的发达国家曾经都大幅度增加过社会福利开支，例如，据 OECD 统计，从 1982 年到 1994 年，瑞典社会支出（公共）占 GDP 的比例由 27.9% 迅速攀升至 34.4%（OECD 数据库，http://stats.oecd.org）。② 英国社会保障的支出从 20 世纪 70 年代中期其总支出尚不足 93 亿英镑，到 1983 年度其总支出达到 353.32 亿英镑，10 年间增长了近 3 倍；到 1993 年这一数字上涨到了 824.17 亿英镑，10 年间又增长了 1.33 倍；到 1997 年度，总支出达到 941.13 亿英镑。③ 随着发达国家经济增长放缓、失业率居高不下，社会福利方面的开支巨大，财政不堪重负，各国都重新审视自己的福利政策，寻求新的出路。20 世纪 80 年代，一个新的概念——福利多

① 《积极老龄化政策框架》，华龄出版社 2003 年版，第 3 页。
② 谢琼：《超越左右：瑞典福利制度的调整及其影响因素》，《国家行政学院学报》2014 年第 6 期，第 106—110 页。
③ 王莉莉：《英国老年社会保障制度》，中国社会出版社 2010 年版，第 54 页。

元化（welfare pluralism）在英国被提出来。① 多元化包括了除政府外的其他非官方的、志愿和私有部分的共同参与。这就是说从政府承担全部福利责任到多方共同分担社会福利责任，更多的社会主体共同参与，社会服务多元化主要是为了解决资金问题。我国要借鉴国外改革历程的经验教训，政府承担社会福利的主要责任，不是全部责任，政府应由单一的资金供给主体角色转变为社会福利的管理者和规范者，做到"社会福利社会办"，使更多的社会主体参与到为失能老人照护服务之中，实现照护服务资金供给主体多元化。

一　政府应成为资金供给的主要责任主体

虽然我们认为照护服务体系资金供给主体应坚持多元化，但政府仍然对照护服务资金供给承担主要责任。主要的理由是：失能老人长期照护问题是一个社会问题，政府应承担解决社会问题的责任；只有政府才能利用政权的力量调动一切可以调动的资源解决社会问题；长期照护服务涉及的资金不仅仅是护理费用，还包括医疗、救助、养老、住房、保险以及购买社会服务等方面的资金，关于资金的筹集和使用涉及的制度和部门之间的协调也只能依靠政府。目前我国在构建照护服务体系过程中，政府将多方面筹集的资金投向了养老服务事业，如福彩资金，截至 2014 年，民政系统用于老年福利类项目的福彩公益金达到 474.57 亿元，各级财政在养老事业方面的支出也不少。② 在社区养老服务方面投资也不少。截至 2014 年年底，全国社会服务事业费支出 4404.1 亿元，比上年增长 3.0%，占国家财政支出比重为 2.9%。中央财政共向各地转移支付社会服务事业费 2150.0 亿元，与上年基本持平，占社会服务事业费比重为 47.8%。③ 2014 年年底，民政部会同发改委安排中央补助经费 25 亿元支持各地养老服务设施建设。各地方政府也加大了投入，如北京、山西和吉林等地超过了 60% 的省彩票公益金用于社会养老服务体系建设。安徽投入的比例

① 王莉莉：《英国老年社会保障制度》，中国社会出版社 2010 年版，第 171 页。
② 《福彩公益金去向成谜 "星光计划"花 134 亿无影》，《京华时报》2015 年 9 月16 日。
③ 《民政部发布 2014 年社会服务发展统计公报》，2015 年 6 月 10 日，民政部网站。

达到 75%，吉林达到 88%。① 民政部、财政部、发改委等部门就政府购买社会工作服务、养老服务的文件，表明政府承担了养老服务的责任。我国政府购买服务还处于起步阶段，许多地方还在进行试点，随着经济的发展和老龄人口的增加，政府需要明确购买服务在财政收入中所占比例，逐步增大购买养老服务的力度并向失能老人倾斜。在医疗机构中设立专门机构对失能程度进行评估，如《关于做好政府购买养老服务工作的通知》中指出的：在养老评估方面，主要包括老年人能力评估和服务需求评估的组织实施、养老服务评价等。② 根据老人的失能程度确定政府购买服务的标准，还要综合考虑经济困难的程度，改变过去只根据经济困难程度确定提供服务的做法，增加根据失能程度提供服务的标准，使政府关怀的阳光普照所有的失能老人特别是重度失能老人。关于福彩基金对养老服务的投入方面，政府养老服务体系"十二五"规划提出不低于 50%福彩公益金投入养老服务，应在此基础上进一步扩大福彩公益金的投入。政府掌握着福彩公益金等资源，对建立长期照护服务的基金供给体系有着不可推卸的责任。除财政要进行必要的投资外，政府还应对财政经费划拨、慈善捐助的分配比例进行协调，适当向照护服务倾斜，为养老服务事业的发展奠定雄厚的物质基础。

政府还需要进一步研究针对失能老人的护理以及相关费用支出的关系和制度设置的问题。如根据国内外的典型经验，研究医疗保险的部分收入用于护理补贴的合理性和可行性，建议在医疗保险中设立类似大病医疗保险费的项目，每人每月上缴医疗保险费时增加 2—3 元的经费，用于失能初期的护理，帮助失能老人度过最困难的失能初期阶段。还有特困失能老人的护理补贴与医疗救助支出的衔接，因低收入家庭出现失能老人如同灭顶之灾，常常返贫成为贫困户或低保户，可以从医疗救助的角度减轻自付部分的医疗费支出对他们进行帮扶；还应考虑高龄津贴与失能老人护理补贴的衔接，提高失能老人的高龄

① 张晓峰：《老年福利：发展养老服务业蹄疾步稳》，《社会福利》（实务版）2015 年第 1 期，第 18—20 页。

② 财政部等三部门《关于做好政府购买养老服务工作的通知》（财社〔2014〕105 号）。

津贴对其进行帮扶等。通过制度设置和激励措施等各种途径进行筹资，提高资金供给力度。

二　建立长期护理保险制度增强资金供给力度

由于照护服务的长期性，一般家庭或个人很难承受巨额的护理费用，社会的医疗保险和养老保险都不能从根本上解决失能老人的照护经费严重不足问题，必须有更宽的筹资渠道以缓解家庭照护的沉重负担，减轻医疗保险和养老保险压力。各国对此进行过大量的探索，许多国家纷纷建立长期护理保险制度有效缓解了护理巨额开支带来的压力。中国失能老人已达到近 4000 万，全失能老人达到 1200 万，[①] 随着老龄人口的增加，全失能老人的人数还会增长，长期护理保险制度的建立已迫在眉睫。鉴于目前中国许多人对护理保险制度不了解，不愿意购买护理保险和说不清楚是否购买的比例占 50.9% 的情况，[②] 政府需要做以下工作。

（一）加大建立长期护理保险制度意义的宣传

向广大居民宣传建立长期护理保险的必要性和重要性，转变自我保障的传统观念，充分认识到家庭功能弱化，在工作和家庭的双重压力下，年轻夫妻已经很难承担父辈的照护服务，应理性看待未来可能出现的疾病风险。目前我国 65 岁以上老年人的慢性病患病率为 645‰，远远高于全球 157‰ 的平均水平。[③] 从我们调查的老年人患慢性病的比例为 65.6%，80 岁以上高龄老人的比例 73.1%，在我们列出的 11 种慢性病中，排在第一位的老年慢性病是高血压（36.5%），第二是风湿关节炎（20.2%），第三是心脏病（13.8%），[④] 前三位都是极易导致身体丧失自理能力的疾病。中国失能老人占老年人总数的 19% 左右，长期护理保险是防范和分散未来的失能风险，也是将照护

---

① 张蔚蓝：《养老还需多层次》，《经济日报》2015 年 6 月 26 日。
② 数据来源于重庆大学与南京财经大学 2013 年 6—8 月的问卷调查，发放 3900 份，回收有效问卷 3167 份，有效回收率为 81.21%。
③ 范娟娟、孙东雅：《公共财政视角下长期护理保障的国际比较及对我国的启示》，《中国卫生经济》2012 年第 3 期，第 94—96 页。
④ 数据来源于 2013 年 6—8 月重庆大学与南京财经大学联合针对老年人进行的调查，发放 3900 份，回收有效问卷 3167 份，有效回收率为 81.21%。

服务从家庭向社会延伸，因此大家要对护理保险有正确的认识，只有由政府、个人、社会共同协作，共同承担已有和未来可能出现的风险，才能从根本上化解风险，缓解家庭经济的沉重负担。这也是建立社会化照护服务体系的必要措施。

（二）用立法形式强推长期护理保险建立

我国是世界上老人最多的国家，失能老人的绝对数量也居世界首位，失能老人的照护服务问题已经到了不得不解决的时候。在国民还未完全接受和了解护理保险的情况下，在加大宣传的同时，应尽量拿出建立护理保险的方案，强力推行护理保险的建立，可借鉴国外的经验，如德国实行了强制性的全民长期照护保险，首先是立法，德国为了完善长期照护保险，在颁布了《护理保险法》（1992 年）后，还颁布了《联邦照料法》、《负担平衡法》、《联邦补偿法》；国际上也有很多国家制定了专门的护理保险方面的法律，如前述的日本颁布的《护理保险法》（1997 年），澳大利亚的《家庭与社区护理服务法案》（1985 年）和《老年照护法案》（1997 年）等。[①]用立法的形式强推长期护理保险制度就能短时间内在全国建立，长期照护服务资金供给才有稳定的保障。

（三）建立合理的费用分担机制

建立长期照护保险的关键问题是设置合理分担机制。我们的调查显示，没有政府和企业分担保险费用时民众愿意购买长期护理保险的是 48.1%，如果有政府、企业分担时这一比例是 72.4%，上升了 24.3 个百分点，[②]可见民众非常希望政府和企业给予一定的补贴。政府可以采取征收社会保险税的方式建立长期护理保险筹资制度。世界上有的国家就采取了多种方式促进长期护理保险的建立，如德国规定，每位就业者工资的 1.7% 被以工资税的方式转移到照护基金之中。这部分工资税负是由雇员和雇主共同承担的。当受益者出现失能状况需要支付经费时，法律要求个人支付至少 25% 的费用。又如荷兰的筹资是根据《特别医疗支出法案》规定：强制性保险费、合作付费和财

---

① 马寅初人口科学论坛：《为什么要在中国构建长期照护服务体系?》，《人口与发展》2009 年第 4 期，第 52—64 页。

② 2013 年重庆大学与南京财经大学联合调查，具体说明见表 4—8。

政税收。20 世纪末各类筹集所占法案整体筹资额的比重如下：强制性保险费占 87.0%（约占收入的 10%），合作付费占 12.5%、通过卫生部的财政税收只占 0.4%。① 多个国家都采取了多渠道的筹资方式，我国可以借鉴其他国家或地区的成功经验，建立长期护理保险筹资的分担机制，政府适当出资或采取立法强制缴纳护理保险费，雇主要适当出资，个人出资至少要占到全部缴费的 70% 左右。当然我国目前工薪阶层每月缴纳"五险一金"的比例不算低，如果强制推行护理保险缴费会进一步增加雇员和雇主的负担，需要进行论证后谨慎行事。

（四）坚持社会保险与商业保险相结合的筹资方式

社会保险是一种为丧失劳动能力、暂时失去劳动岗位或因健康原因造成损失的人口提供收入或补偿的一种社会和经济制度。这一制度由政府主办，强制某一群体将其收入的一部分作为社会保险税（费）形成社会保险基金，在满足一定条件的情况下，被保险人可从基金中获得固定的收入或损失的补偿，它是一种再分配制度，目标是保证物质及劳动力的再生产和社会的稳定。长期护理保险采取社会保险形式，就是指以政府为主导，形成像医疗、养老保险那样的具有强制性和普遍性的保险形式。社会保险具有公益性，要坚持政府主导，鼓励社会参与。对于失能老人要保证其基本的生存和医护条件，应采取广覆盖、保基本、多层次、可持续的方针，只有较低水平的社会化照护模式才能持续运行，否则公共财政难以支撑。但是这种较低水平不能完全解决长期照护问题，需要拓宽筹资渠道。

商业保险在资金管理、营销策略、筹资方式、项目设置多样化等方面有其独特的优势，并且可以根据不同收入的人设置不同的缴费方式，有利于满足不同层次失能老人的需求。我们应充分发挥商业保险公司在市场的资源配置中的作用，引导、鼓励和支持有能力的商业保险公司开发长期照护商业保险的多层次险种。由于商业保险一般是以营利为目的，根据我国一般民众的缴费能力和对护理保险的接受程度，在建立长期护理保险制度时只能考虑以商业保险作为社会保险的

---

① 裴晓梅、房莉杰：《老年长期照护导论》，社会科学文献出版社 2010 年版，第 21—27 页。

补充。只有坚持政府主导的社会保险为基本并结合商业保险，才能使建立的护理保险有充足的资金来源，护理保险制度才有持续性。

我国采取社会保险形式建立长期护理保险制度，需要与医疗保险制度以及医疗救助等制度相结合。可以考虑从现有医疗保险资金范围内分流一部分作为长期照护保险资金，进行统一管理，以减轻被照护者的缴费负担；还可以采取明确界定照护级别的方式，区分医疗保险与照护保险承担的范围，随时监测医疗与护理情况，当老人的疾病属于医疗保险范围时，由医疗保险承担费用，当他属于康复护理的范围时，则直接转到照护保险内，可以由同一个机构对两类保险进行管理以利于转移的实现。总之，要建立完善的长期照护保险制度，需要各项制度衔接，多方努力共建，多层次进行保障，坚持社会保险的公益性、基础性与商业保险的灵活性相结合，才能建立完善的长期照护保险制度。

（五）加强护理人员队伍培育使护理保险落到实处

为了避免出现有保险无服务的情况，要加强对护理人员的培养。要有一批较高专业护理知识与技能的护理人员，为失能老人提供专业性的护理服务，投保人才会相信自己的投保能够得到专业的护理的回报，这样才能使长期护理保险得到广泛的推广。对于专业护理人员的培养，政府还需要更加重视护理专业的职业教育，通过高等院校举办相关专业和开设相关课程，发展养老服务培训基地，鼓励在岗护理人员考取资格证书以提高业务水平，实现所有护理人员持证上岗。

三 鼓励一切社会力量加大对长期照护服务投资

照护服务需要更多的民众参与，非常需要大笔的个人和企业的慈善捐助。慈善捐赠倡导的是一亿个人每人捐款一元钱，而不是一人捐款一亿元。我国捐赠水平一直不高，从表7—1看到，目前中国公民的慈善意识有所提高，但相比国外还有很大差距，在中国，除2008年个人捐赠首次超过企业捐赠外，在其他年份，个人捐赠都远低于企业捐赠。以2010年为例，中国境内捐赠894亿元人民币，人均捐赠25元人民币；其中，企业捐赠598亿元人民币，占捐赠总额的67%；个人捐赠296亿元人民币，仅占捐赠总额的33%。进一步分析还发现，296 亿元人民币中的 78.9% 来自于企业家，这意味着普通公民的捐赠仅为 62.5 亿元人民币（占境内捐赠总额的比重低至 6.9%）。而发达国家普通公民才是慈善捐赠的主力军。据乐捐美国（Giving USA）统计，2010 年美国慈善捐赠 2909 亿美元，人均捐赠 706 美元；其中，个人捐赠 2118 亿美元，占捐赠总额的 73%，企业捐赠 153 亿美元，仅占捐赠总额的 5%。[①] 2014 年我国慈善捐赠有了较大突破，2015 年 9 月 19 日中民慈善捐助信息中心在深圳举行的第四届中国公益慈善项目交流展示会上发布，中国慈善捐赠突破千亿元，达到 1042.26 亿元，占中国全年 GDP 的 0.16%。2014 年 4 月，马云和蔡崇信捐赠阿里巴巴 2% 的股权，按其时股价计算，捐赠金额达 245 亿元，成为中国有史以来最大单笔捐赠。2014 年全国福利彩票和体育彩票销售总量达到 3823.68 亿元，筹集彩票公益金 1040 亿元，创造了新的历史纪录。单笔大额捐赠突破百亿，捐赠总量在没有大灾激发的情况下首次突破千亿，开创了中国常态化捐赠的新纪录。[②]"十二五"期间福利彩票累计发行超过 8628 亿元，与"十一五"相比，分别增长了 149.7% 和 119.6%。[③] 我们还应看到慈善捐赠的严重不足，如 13 亿人口的大国，捐赠只占 GDP 的 0.16%，而人口只有 3 亿的美国 2006 年以来慈善捐赠一直占 GDP 的 2%，人均捐赠我国 2010 年是 25 元，而同期美国是 706 美元，可见我国人均捐赠的比例相比美国差距很大。

表 7—1　　　　　中国社会捐助发展概况（2002—2012）

捐赠 ＼ 年份	2002	2003	2004	2005	2006	2007	2008	2009	2010	2011	2012
捐赠总额（亿元）	19	41	35.2	61.9	89.5	148	764.1	509.4	601.7	845	817

---

① 张强、韩莹莹：《中国慈善捐赠的现状与发展路径——基于中国慈善捐助报告（2007—2013）的分析》，《中国行政管理》2015 年第 5 期，第 82—86 页。

② 《2014 年中国慈善捐赠破千亿　马云大手笔创纪录》，2015 年 9 月 19 日，新华网。

③ 李立国：《福利彩票：立足新的历史起点　矢力开创新局面》，《社会福利》（理论版）2016 年第 2 期，第 5—6 页。

续表

年份 捐赠	2002	2003	2004	2005	2006	2007	2008	2009	2010	2011	2012
人均捐赠 （元）	1.48	3.17	2.7	4.73	6.81	11.2	57.54	38.16	44.87	62.72	60.4
占 GDP 比重 （%）	0.02	0.03	0.02	0.03	0.04	0.06	0.24	0.15	0.15	0.18	0.3

资料来源：根据 2001 年至 2010 年《民政事业发展统计报告》、2010 年度和 2012 年度中国慈善捐赠报告综合整理而来。

　　我国需要营造更好的慈善环境：（1）加大慈善文化的宣传，培育慈善文化。号召公民自觉承担社会责任，注重宣传老龄社会到来，需要大家共同努力为增加老年福利作出贡献。（2）政府采取更加优惠的减税或免税等政策。当前减税政策不够宽松，有的社会组织的捐赠不享有税前扣除资格。[1] 需要政府重新梳理慈善捐赠相关规定，吸引更多的个人和组织参与捐赠。（3）利用互联网技术拓宽捐赠渠道。据《2014 年度中国慈善捐助报告》公布，在互联网技术迅速发展的背景下，在线捐赠发展迅速。据统计，2014 年新浪微公益、腾讯公益、支付宝 E 公益三大在线捐赠平台和淘宝公益网店共募集善款 4.28 亿元，相比 2013 年增长 42.6%，呈现大幅度增长的趋势。其中，通过微博和微信等移动客户端捐赠人数占总人数的 68%，捐赠金额占 61%，手机捐赠已超过传统的电脑捐赠成为主流。[2] 政府应借这一良好发展势头，广泛宣传慈善捐赠的渠道，使更多的人了解可以通过哪些渠道进行捐赠，方便更多的人参与，形成"众人拾柴火焰高"的形势。（4）加强对慈善组织监管，提高慈善捐赠的公信力，虽然近年来中国慈善组织数量快速增加，基金会数量从 2003 年 954 个增加到 2012 年 2961 个，专业慈善组织发展到上万个，但规模依然较小。[3] 中国公民

---

　　[1]　张强、韩莹莹：《中国慈善捐赠的现状与发展路径——基于中国慈善捐助报告（2007—2013）的分析》，《中国行政管理》2015 年第 5 期，第 82—86 页。

　　[2]　《2014 年中国慈善捐赠破千亿　马云大手笔创纪录》，2015 年 9 月 19 日，新华网。

　　[3]　敏丽：《多措并举，加强对慈善组织行为监管》，2012 年 9 月 20 日（http：//news.xinhuanet.com /politics /2012-09 /20 /c_ 113151235. htm）。

捐赠较少的一个重要原因是人们对捐赠的款项是否用于公益事业有疑
虑，因此需要完善相关法律法规，具体确定监管机构和监管措施，增
加捐赠的透明度，从而使捐赠人放心捐赠。（5）倡导多种捐赠形式。
如货币捐赠的同时倡导实物捐赠；倡导提供服务，尤其是青少年为老
年人提供一定时间的服务，将提供的社会服务记录下来作为升学等的
必要条件。政府应当明确慈善捐赠用于为失能老人服务的比例，确保
失能老人照护服务资金有稳定的来源，只有这样才能保证照护服务资
金供给的持续性。

四　政府应协调照护服务资金的投向

资金投向和使用正确可以使现有的资金发挥更大的效用。政府应
改变过去将资金过多投向养老机构的做法，增加对社区养老的投入。
如征地、免税等优惠政策适当向社区养老服务日间照料机构倾斜，保
证社区建设居家养老服务中心用房的资金。还要注意增加社区日间养
老服务床位和小型养老机构以及康复护理设施的投入。在对护理员培
训方面不仅是针对养老机构的护理员和管理人员，还应将培训资金投
向社区的护理员和养老服务管理人员。既然在目前的养老服务格局中
政府重点倡导社区居家养老，财政一定要重点加大社区养老服务的资
金投向。在对社区居家养老的软硬件的投入的同时，政府还要加大购
买服务的力度，应特别考虑社区失能老人对照护服务的需求，要按照
失能老人数量、失能程度和经济收入状况等方面的因素考虑购买服务
的额度。只有协调好财政经费的投向，才能使有限的资金为失能老人
带来更大的福利。

第六节　建立长期照护服务项目供给体系

目前中国的机构养老服务与社区养老服务都处于低端水平，体现
在以满足老年人的吃穿住行为主，对于失能老人的照护服务更是如
此。马斯洛需要层次理论提出：人的需求有生理需要、安全需要、归
属与爱的需要、尊重需要以及自我实现需要。失能老人作为社会成员

不仅有生理和安全的需要，也有受到尊重和自我实现等多种需求，社会应提供丰富的照护服务项目满足失能老人的多元需求，保障他们的身心健康以提高其生活质量。

一 提供良好的生活照料服务

失能老人由于身体功能的部分或全部丧失，因此必须依靠他人的帮助才能有较好的生活质量，这需要机构、社区和家人提供较好的生活照料，包括协助洗浴、排泄、更衣、进食、翻身、拍背、肢体关节活动、上下床、陪同外出散步、协助使用各类辅助用具等。从需求的角度看，为失能老人提供生活照料服务是满足失能老人最低层次的需求。调研显示，对于失能老人来说，在多项需求中生活照料是最基本和最迫切的需求，也是非常琐碎且难以在细节上做得十分到位的服务项目，应优先受到重视。

社区帮扶下提供社区居家一体化的生活照料服务。即是指失能老人居住在家中，由家庭成员作为照护服务的提供者，社区提供帮扶的照护服务形式。居家的失能老人常常有专人照护，比较熟悉老人的生活习惯，简单的生活照料能够做得较好。由于家庭成员和雇请的护理员大多不懂医护常识，对于翻身、拍背、活动关节等服务的科学性或注意事项缺乏了解，需要外界提供帮助。另外，家庭照护者常年面对失能者特别是重度失能者，他们的身心方面会受到负面影响，也需要外界提供帮助。社区是最能直接为居家失能老人提供帮助的外界力量。

随着社区服务的进一步完善，应为居家失能老人提供的生活照料服务包括：（1）提供对家庭照护者的培训。包括日常的护理方法培训，社区医务工作者为家庭照护者提供生活照料的培训和指导，使照护者了解生活照料的基本常识。如为失能老人翻身的间隔时间；活动关节的具体方法等，以避免失能老人的身体受到再次伤害。我们在访谈中了解到，一位男性重度失能老人躺在床上多年，妻子每天在家照料，不懂医护常识，没有注意翻身和活动关节，结果丈夫的背和腿长褥疮溃烂，导致感染发烧住院，所以社区医务工作者提供照护指导非常重要。社区还应请高级别的专护人员为居家照护者提供生活照料的技巧指导，如翻身、穿衣、洗浴、协助排泄如何更省力、陪伴外出等应注意的事项等。（2）社区提供生活照料的上门服务。当家庭成员或护理员照护失能老人出现困难或需要帮助时，由志愿者或社区护理员等提供的上门服务包括送餐、助浴、助医、助急、助洁等。（3）社区提供照护服务场所或机构，如托老所、日间照料服务中心和小型的养老机构，这类机构可以为居家临时有困难的失能老人家庭提供帮助，在这类社区服务机构中有专业医护人员和有一定资质的护理员为失能老人提供全面的生活照护服务。（4）社区还应为家庭照护者提供轮休等服务，目前这类服务在发达国家较为普遍，如英国，1995 年英国统计部门指出，当年非正式照护的价值是 73 亿英镑，社会应对这些照护老年人的亲属或家人的社会贡献给予肯定和回报。而且照护老年人尤其是失能老人压力很大，在大规模的社会照护无法代替家庭照护时，应当给予家庭照护者一定的支持。社区内提供的照护服务就能在某种程度上起到这种作用。因为当照护者本身因为精神压力等原因需要休整时，社区缓解照护机构可以短期性地接替他/她的照护工作，使其有机会休息一段时间，缓解压力，然后再回到家中继续照护失能老人，这种充满人道主义精神的社区缓解照护不仅为老年人提供了帮助，更为居家老年人的照护者提供了支持，大大缓解了居家照护的紧张度，提高了家庭照护的能力。[①] 在我国，如果要使居家照护有持续性，需要考虑为家庭照护者提供帮助，在经济条件允许的情况下，借鉴国外的相关做法，逐步实现给予家庭照护者现金补贴或援助服务，以减轻家庭照护者的负担。

养老机构应提供全面高质量的生活照料服务。养老机构的最大优势是可以提供专业化的照护服务，极大地减轻家庭成员的护理负担。在生活照料服务方面，养老机构需要进一步做到：（1）保证生活照料的服务质量。要保证对失能老人的护理质量，需要加大培训养老机构护理员的力度，做到持证上岗。提倡高级别护理员培训下一级的护理员以提高其护理水平；举行职业技能竞赛等活动，激励护理员自觉提高专业技能，保证机构照护服务的专业性。（2）提供生活照料必需的

---

① 裴晓梅、房莉杰：《老年长期照护导论》，社会科学文献出版社 2010 年版，第 33 页。

设备。如保证失能老人有护理床，还要配备排泄照料、上下床、外出活动等辅助工具或设施。（3）严格控制护理员与失能老人的比例。政府相关机构应对养老机构的看护比进行专题研究，提出针对不同失能程度护理人员与失能老人的参考看护比，同时加强对养老机构看护比进行督察，防止养老机构为了节约成本无限度提高看护比，保证照护服务的质量。养老机构也应对照护比例进行探索和科学评估，使这一比例更加合理。还可以参照国外护理员护理老人的比例，如加拿大一个护理人员平均照料五六位老人，① 还要根据老年人的失能情况和护理需求对这一比例进行调整，以提高机构照护服务的质量。

二　加大康复护理服务的供给力度

以社区为依托，为居家照护的失能老人提供较专业的康复护理服务。居家的失能老人虽有较多的亲情慰藉，但再多的亲情也代替不了康复护理的专业知识，为了弥补家庭护理员缺乏康复护理知识的缺陷，必须依靠社会力量才能更好地帮扶失能老人进行康复护理。尤其是老人在失能初期，康复训练及时、到位能够最大限度地减少疾病对身体的损伤，使身体功能恢复得更好。社区为居家失能老人在康复护理方面要做到的服务是：（1）提供上门专业性康复训练的指导。因老人失能的部位和失能的程度不同，社区应派专业医护人员上门根据老人的失能情况给予个别指导。（2）由社区的日间照料中心、托老所等小型养老机构，提供康复护理的设备和场所，弥补家庭缺乏康复训练场所和功能的不足。（3）提供慢性病的咨询、管理、康复评估和紧急救援服务。这样可以使家庭照护服务延伸至社区，社区服务深入到家庭，形成社区、居家照护服务一体化。

养老机构同样需要进一步强化康复护理功能。充分发挥机构专业照护服务的优势，针对入住养老机构大多是重度失能和高龄老人的实际情况，必须要强化康复训练和专业护理的功能，具体应做到：（1）提供简易、价廉物美的康复训练设备。大型的养老机构在提供豪

---

① ［英］苏珊·特斯特：《老年人社区照护的跨国比较》，周向红译，中国社会出版社2002年版，第207页。

华型康复训练设备的同时增添一些中档和低档的康复训练设备，政府可以采取财政补贴的鼓励措施，将床位补贴的经费转移其中一部分到补贴购买中低档康复设备上，提高康复训练的设备的适用性，既达到康复训练的效果，又使失能老人消费得起。（2）为失能老人提供科学合理的康复训练。养老机构的医务人员应直接指导失能老人的康复训练，中小型养老机构如果缺乏专业的医务人员，政府相关管理部门应督促养老机构聘请医务人员定期到养老院指导康复训练。（3）培训护理员，使他们能够操作简单的康复器材和简易的康复训练方法，帮助失能老人康复训练，这样可以降低康复成本。（4）发挥养老机构的专业医护辐射作用，帮助社区日间照料中心培训人员和提供康复训练方面的服务，做好示范，使养老机构在康复训练方面的优势向社区乃至家庭辐射。

三　倡导多方参与失能老人精神慰藉服务

对于居家照护的失能老人，亲人陪护在他们身边的精神慰藉作用，是任何其他人员或组织无法替代的。但是老人面对因失去生活自理能力带来的复杂心理问题，如何用科学的方法进行疏导和排解，需要一定的专业知识。应采取如下措施：（1）积极支持家庭成员对失能老人的精神慰藉。失能老人不论在哪里接受照护服务，亲人对他们的精神慰藉都是第一位的，社区、志愿者等爱心人士要为家庭成员提供排解心理问题的方法，共同帮助家庭照护者有效地为居家失能老人提供精神慰藉服务，帮助老人度过最难熬的失能初期，激发他们战胜疾病的信心和勇气。（2）社区工作人员提供精神慰藉服务。社区工作人员可以开展各类直接的或间接的精神慰藉服务，直接的服务包括调解家庭矛盾、了解和消除老年人失能后的不良情绪，缓解失能老人的心理压力。间接的精神慰藉服务包括社区通过开展各种活动，引导失能老人参与，轻度失能老人可以直接参与，重度失能老人可以观看，这样也可以使失能老人心情愉悦，消除烦恼。（3）倡导社会工作者介入失能老人的精神慰藉服务。社会工作者能用专业的理论和方法指导对失能老人精神上进行帮扶，如按照"助人自助"的原则鼓励失能老人积极配合康复训练，为失能老人或家庭照护者拟订康复计划等，还可以按照专业方法对失能老人进行心理疏导，缓解他们的心理压力。
（4）动员志愿者和非政府组织各方力量参与失能老人的精神慰藉服务。志愿者的优势之一是人数众多，可以提供一对一服务，服务的面广且深入，志愿者可以提供陪伴老年人聊天、外出活动、帮助老年人排解内心的不良情绪等无偿服务。志愿者量大面广，其中包括许多领域的专业人士，他们可以运用多方面的知识和资源帮助失能老人，以取得意想不到的效果。

四　增加与失能老人的互动以实现社会交往

老年人退出职业生涯后，对社会的贡献和作用大幅度减少，社会交往需求下降。退出职业生涯又失去生活自理能力的老年人虽然社会交往的需求大幅度下降，但是他们仍有维持过去交往关系的需求，也有重新认识和调整自己的角色以找到新的定位的需求，尤其是在物质需求得到相应的满足后，精神上的需求更为强烈。这些需求只有在社会交往中才能实现，因为人总是处于社会之中，受社会各种影响，失能老人虽然身体失去某些功能，但仍有参加社会活动、进行社会交往、获得精神上满足的需求，社会不能忽视他们在这方面的需求。

在提供社会交往活动服务过程中应做到：（1）社会各界充分认识老年人社会交往的必要性。社会大众从思想上不要将老年人划入公共生活的另类，不要带歧视的眼光看待和排斥老年人，要尊重老年人的社会交往需求，帮助他们参与适度的社会交往活动，避免社会隔离，满足他们的精神需求是减少身体和精神疾病的良方，对于失能老人来说适当参与社会交往对于缓解因疾病带来的身体上的痛苦、消除不良情绪有着十分重要的作用。只有社会公众的认识提高，才会主动为老年人提供各类社会交往的机会，积极接纳老年人参与社会活动。（2）社区应积极提供社会交往的平台。居家的失能老人因行动不便，参与的社会活动大多在社区，社区应提供多种活动促进失能老人积极参与，如书画展览或比赛等文体活动，轻度失能老人可以适当参与，重度失能老人可以在有人陪同下部分参与或观看，在参与中实现社会交往，使他们感觉到自己仍处于社会之中，从而减少孤独感，抵制不良情绪的侵袭。（3）养老机构应提供多种形式的社会交往活动。目前养老机构在院内组织了不少活动，如组织老年人参与各种文体活动，广州的养老院还有老年人志愿者活动、读书会等等，但是活动很少向外展开。笔者走访的几个香港小型养老院，都会安排老年人外出喝茶、近距离郊游等，老年人外出活动中可以增加新鲜感，增进彼此的了解和交往，避免长久在养老院内客观上与社会隔离、主观上自我封闭的状况出现。养老机构在保证老年人安全的情况下增加外出交往活动，轻度失能老人可以在有人帮助下参加，重度失能老人在交通和运输工具允许的条件下可以参与部分交往活动。（4）社工组织应从专业的角度有针对性地提供社会交往服务。社工组织可以设计失能老人能够参与的社会交往活动，如老人坐着猜谜或一些简单的游戏活动等，激发他们的参与意识，增加他们的生活乐趣，以利于调节他们的情绪、增加其生活的信心。（5）非政府组织和志愿者应发挥自身优势，为老人提供更多的交往平台和机会。我国非政府组织针对失能老人的活动较少，政府应鼓励这些组织在帮扶弱势的失能老人方面做出更多的贡献。

我们还应在积极老龄化政策的指引下，动员老年人主动参与社会活动。通过宣传使他们认识到与世隔绝和极度孤独是非常有害的，尤其是老人失去生活自理能力后，常会产生悲观厌世甚至轻生等不良情绪，社会应给予更多的关心和帮助，因此政策上倡导"老有所为"，就是倡导老年人积极参与，如果老年人对自己所处的环境和与自己有关的活动有话语权和建议、决策权，对他们的身心健康都是大有裨益的，哪怕是坐在轮椅上的全失能老人，这些活动和权利对他们仍有重要意义。动员老年人参与社会活动，发挥他们微薄的力量为社会做点事情，包括为社区做一些力所能及的工作，提出政策建议，利用自己的专业特长帮助他人，这样可以使失能老人感到自己对社会的作用，发挥失能老人的积极作用，帮助他们在一定程度上实现人生的社会价值也是对失能老人的人性关怀，也是精神慰藉的有效方式。

还有一个需要思考的问题是"倡导机构养老，实现医养结合"。医养结合基本出发点是从老年人身体的角度考虑养老，"医"讲究的是预防和治疗疾病以保证老年人的身体健康，"养"讲究的是保障老年人吃穿住行的基本生活，这是老年人生活的基本条件。提倡医养结合相比过去只讲"养"更进了一步，在基本生存条件不能得到满足时，"养"是第一位的。但在生活质量提高的今天，"养"和"医"是处于同样重要的地位。随着社会的进一步发展，仅仅停留在"养"、"医"的身体和生活层面不能满足失能老人的需求，需要更进一步考虑到老年人精神层面的问题。疏通他们的心结，缓解失能或严重疾病带来的心理负担。前述典型事例中那位患三种癌症的半失能老人，在笔者访谈的半个小时里她一直念叨"我是社会的负担"，在饱受疾病折磨的同时还忍受着精神的折磨。他们特别需要精神层面的关怀。还有一种精神上的关怀是提供机会和平台，使他们感到虽然身体失能，但也同样有被人需要或被社会需要的需求，这种需求体现的是人生命存在的意义，简单地说是人活着的意义。从这个角度来说，对失能老人只有"养"和"医"的需求满足是不完整的，因为缺少对精神层面需求的满足，因此我们还需要更深刻地认识到失能老人生命存在的意义以及他们需求的层次性和多样性，为他们提供社会交往的平台使他们有机会接触社会，使他们在交往中感受到被人尊重和做人的尊严，这样的生命才有意义和价值。

五　建立多方联动的紧急救援服务机制

老年人是突发疾病风险极高的群体，有些心血管疾病抢救时间很短，因此提供紧急救援服务显得十分重要。社会养老服务"十二五"规划提出："要提供紧急救援服务，具备为老年人提供突发性疾病和其它紧急情况的应急处置救援服务能力，使老年人能够得到及时有效的救援。"[1] 目前，养老机构因一般与医院有联系，又有专人轮流照护，基本能够提供及时的紧急救援服务。建立多方联动的紧急救援服务的重点在社区，社区需要与附近的医院联合建立紧急救援服务点，当社区有老人需要紧急救援时，120急救可以立即到位，还要建立社区、医院和养老机构紧急救援的联动机制，及时帮助突发疾病的居家失能老人运送至医院，当危险期度过时可以转至养老机构或回到家中休养。总之，社区组织和养老机构在为失能老人提供紧急救援服务方

① 《社会养老服务体系建设规划（2011—2015年）》。

面不留空当，保证他们在任何条件下都能得到紧急救援服务。

六　广泛宣传和提供临终关怀服务

目前我国临终关怀服务还处于起步阶段，民众对临终关怀服务还较陌生，接受度不高。我们的调研显示，全失能老人不需要临终关怀服务的比例高于半失能老人 5.1 个百分点（见图 4—6），这反映出他们由于病痛的折磨和生活质量的降低，对生活的失望甚至绝望，这种心情非常复杂，客观上讲在全失能老人平均存活时间只有近 4 年的情况下，[①] 他们本应是最需要临终关怀服务，但反映出在一定程度上拒绝，其中重要的原因是不懂得临终关怀服务的内容和意义导致对临终关怀服务的认同度不高。因此需要加大对这项服务的宣传，使人们了解临终关怀服务的内容以及在世界范围内的发展情况，了解这一服务能够给临终老人带来帮助，认识到临终关怀虽不能使病人的死亡提前还是延后，但却能尽可能地让病人减少痛苦，有尊严地、坦然愉快地走向人生的终点。1987 年我国成立了第一家临终关怀医院——北京松堂关怀医院，至今已为 30000 多位老人带去了诚挚的关怀，为社会做出了示范。

提供临终关怀服务要注意把握相关原则。养老机构、为老服务的医务工作者、社区相关部门以及非政府组织和志愿者，对临终者提供临终关怀服务前应学习和掌握相关知识，主动了解失能老人的病情或身体状况，了解老人过去的生活和工作的情况，有针对性地提供服务。如掌握临终关怀应遵循的原则：第一是以照护为主的原则，即临终老人的治疗与护理，不以延长病人的生存时间为主，而以提高老人临终阶段的生存质量为主，对病人的全面照顾，目的是使病人获得一种舒适、安宁的临终状态。第二，全方位照护的原则。主要包括对临终老人生理、心理、社会等方面的全面照护与关心。第三，人道主义原则。为临终老人提供更多的爱、关怀、同情与理解，尊重病人的权利与尊严。第四，适度治疗原则。满足临终老人三个基本需要，即保

---

① 唐钧：《中国老年服务的现状、问题和发展前景》，《国家行政学院学报》2015 年第 3 期，第 75—81 页。

存生命、解除痛苦及无痛苦的死亡。以达到用约定俗成的针对不同情况的有序活动，来控制调节那些无序的情绪，使临终关怀对象在有序的过程中安然度过人生最终一站，并使亲友在临终关怀对象死亡前后得到扶助，从而有节制地度过生活的非常时期。[①] 参与临终关怀服务的人要秉持注重人、尊重人胜于注重病，尊重老人的生命价值与权利的理念，对临终者的关怀注意尊重老年人平时的信仰或观念，尽量按照老年人的需求提供服务，达到优死的目的，所以我们要做的是让临终者享受人生的最后亲情和社会温暖，让他们满意而去。临终关怀的具体服务内容包括医疗、服药、个人饮食、卫生、心理安抚、身心关爱，还包括对逝者家属的关怀，帮助家属度过哀伤期，可见临终关怀服务是多方面的，也需要亲属、医生、朋友、志愿者、护理员等方面的人参与。养老机构由于医务工作者、护理员和管理人员比较集中，在老年人濒临死亡前夕只要通知到了家属，提供临终关怀服务会便利一些，而现阶段倡导居家养老，相当部分失能老人可能在家中离世，特别需要社区以及有关组织与家庭成员共同及时提供临终关怀服务，使失能老人有尊严地走完人生最后的历程。

七　加快养老服务信息化建设，努力缩小城乡照护服务的差距

养老服务信息化建设有利于加快缩小城乡照护服务差距的步伐。目前城乡社区服务差距很大，短时间内很难实现城乡养老服务一体化。近年来政府加大了对农村的投入，实现了村村通电，为养老信息化建设提供了基础的条件。养老信息化建设可以利用现代化技术大大提高养老服务的效率，缩小城乡之间的差距。2014年民政部、发展改革委等六个部门联合印发了《关于开展养老服务和社区服务信息惠民工程试点工作的通知》，指出：推进互联网、物联网等信息技术在养老服务和社区服务领域的广泛应用，更好地满足养老服务和社区服务需求。政府应加大对信息服务建设尤其是农村的投入，用新兴技术服务养老事业，这样可以有效缩小城乡社区照护服务之间的差距，要实现村村通网络，通过建立信息服务站为农村失能老人提

[①] 赵玲等：《临终关怀》，中国社会出版社2010年版，第2页。

供照护服务。

用信息化技术手段联结社区失能老人与医院，实现零距离医疗服务。医院利用信息化手段为失能老人提供远程医疗服务，可以在很大程度上解决农村失能老人缺乏交通工具外出看病的困难，失能老人还可以在家中通过与医院医生的联系咨询病情和康复护理的注意事项，以实现足不出户获得更多的医疗资源和照护服务，促使"资源共享、协同服务、便民利民、安全可控"的社区服务信息化发展格局更加完善，社区公共服务、志愿服务和便民利民服务衔接配套的社区服务信息化体系更加健全。[①] 养老服务信息化建设，可以利用互联网跨越城乡地域障碍，快速实现无障碍地将城乡养老服务的各方资源、社区和机构以及医院养老服务的资源进行整合，有助于不同部门的相关政策在网络信息平台上实现无缝衔接，城乡社区都可以通过网络信息平台，随时传输采集到的失能老人的信息，并快速整理和传递到医院或医生那里，医院或医生也可以将诊断发送至失能老人，极大地方便失能老人及其家人。养老服务信息化同样可以推进养老机构实现专业化养老服务，还可以推动城乡社区的互动，推动志愿者组织、非政府组织以及社区的医疗等服务组织的互动，推动社区与养老机构的互动和联系，实现居家、社区和机构长期照护服务无障碍递送，有助于缩小城乡服务的差距，促成长期照护服务体系的建立。

第七节　建立长期照护服务监管体系

建立长期照护服务监管体系十分重要，这不仅是因为要控制资金使用和政府购买服务等问题，更重要的是失能老人在身体失能行动不便，从生活到思想都比正常人更容易受到外界的控制，在处于极度弱势地位的情况下，如何保证为他们提供有效质高的服务，需要健全长期照护服务的监管制度。

---

① 民政部等六部门《关于开展养老服务和社区服务信息惠民工程试点工作的通知》（民函〔2014〕325号），2014年12月26日，民政部网站。

一　加强对养老机构照护服务质量的监管

集中居住在养老机构的失能老人，面对有组织的养老机构个人常常无力自保，必须完善监管制度以确保失能老人的权益不受侵害。

（一）颁布针对养老机构照护服务质量的专项法律规定使监管有依据

我国从 1999 年民政部颁发了《社会福利机构管理暂行办法》开始，发布过关于涉及养老机构建设的法律法规多个，如 2010 年民政部依据《老年法》的规定颁布了《老年养护院建设标准》，对养老机构的建设标准作了详细的规定，2012 年修改后的《老年法》第 78 条规定：未经许可设立养老机构的，由县级以上人民政府民政部门责令改正；符合法律、法规规定的养老机构条件的，依法补办相关手续；逾期达不到法定条件的，责令停办并妥善安置收住的老年人；造成损害的，依法承担民事责任。2014 年国家卫计委在《养老机构医务室和护理站基本标准》中对养老机构的医务室和护理站从业人员、房屋、设备等做出了详细的规定。这些规定主要是针对养老院房屋、床位等硬件的设置进行规定，虽也属于养老院服务质量体系中的部分，但缺乏对养老机构中针对失能老人要添置的必要设备的规定，也缺乏如何确保失能老人照护服务质量、提供哪些基本服务内容的相关规定。因此应在现有的相关法律法规制度中增加为提高失能老人照护服务质量必备的辅助设施，如方便排泄照料需要的辅助用具、提供方便失能老人基本护理的护理床以及提供失能老人外出活动的轮椅等，有了这些辅助的设施才能为改善照护服务环境提供基础条件。还可以借鉴国外的立法经验，如德国 2001 年颁布了《长期照护质量保障法》，其中规定长期照护提供者对质量结果负责，并且负责质量保障体制。①我国应尽快制定《护理法》，对养老机构护理行为做出具体规定，如养老护理员与照护失能老人的大致比例，照护服务必须要达到的基本护理水平，对失能老人护理到位的情况要有具体的规定。在现有的法律法规以及其他制度中对养老机构违反规定应承担的责任也应有具体

---

① 裴晓梅、房莉杰：《老年长期照护导论》，社会科学文献出版社 2010 年版，第 131 页。

的规定。有了相关法律法规的规定，在监管实施方面才能有明确的依据，监管才能落实到位。

在完善对养老机构照护服务监管法律法规的同时，还要完善保护养老机构合法权益的相关制度，使养老机构发生老人意外伤亡等重大事故需要解决纠纷和处理矛盾时有法可依，降低举办养老机构的风险。

（二）建立养老机构照护服务质量监督评估机制

现阶段针对养老机构照护服务的各项规定很多，从养老机构的设立需要办的手续到养老机构房间的面积以及计算房间面积的系数、养老院要设置的围栏、室内的采光、通风等都在《老年护理院建设标准》里有非常详细的规定，但缺乏事后的监督管理机制，使许多规定流于形式，为了今后能够对养老机构实施有效监督应在建立评估指标基础上建立评估机制。（1）建立专门的评估机构，或委托有资质的第三方对养老机构进行评估。评估机构和执业人员应具备国家颁布的执业资格，评估时要有政府管理、卫生等相关部门的人员共同参与。（2）建立科学的评估指标体系。包括养老机构是否按照颁布的标准建立；硬件设施是否适合失能老人的照护服务需求；人员配备是否符合标准；服务项目供给是否能够满足失能老人基本需求。2013年民政部颁发了《关于推进养老服务评估工作的指导意见》，强调对"机构养老服务需求评估"，指出根据权益优先，平等自愿的原则，对老年人的服务需求进行评估，评估的结果可以用于确定机构养老需求和照料护理等级。公办的养老机构应当优先安排经评估属于经济困难的孤寡、失能、高龄、失独等老年人入住。① 这一规定的执行情况应当纳入对公办养老机构的评估之中，即检查其是否按照民政部的相关规定优先接受了鳏寡孤独老人和高龄、失能老人等。（3）严格确定评估的程序。如由养老机构提出评估申请或有关部门主动提出对养老机构进行评估时，应先告知评估的内容，再进行评估，最后出具评估的结果，对不合格的项目要提出整改意见，并且整改后再进行评估，达不到标准的应取消举办资格。（4）定期进行评估，对评估结果上报政府

---

① 《民政部关于推进养老服务评估工作的指导意见》（民发〔2013〕127号），2013年8月1日，民政部网站。

管理部门备案。有关部门对养老机构的评估内容、流程和结果公示等情况实施监管。在美国，对养老院和家庭保健机构必须满足联邦政府制定的质量标准，在有的州还要获得州政府的许可。对养老院和保健机构的年度检查是由各个州代表联邦政府开展的。我们应借鉴国外有效的经验，建立符合我国实际的评估机制。

（三）　不定期对养老机构进行抽查

由于养老机构提供的照护服务是不间断地提供的，是否能够持之以恒地按照法规政策提供照护服务，需要监管的连续性。政府相关部门或委托有资质的机构对养老机构进行不定期检查或抽查，通过不定期抽查，及时准确了解照护服务的情况，确保养老机构照护服务的质量。抽查的内容主要包括：硬件设施是否按照国家标准配备；上岗服务人员资质和配比是否符合要求；对照护服务的质量的抽查包括提供的生活照料、医疗护理、精神慰藉、临终关怀等方面的服务等；对财政支持养老机构的费用、慈善等社会捐助等经费运行是否按照法律法规的要求专款专用进行抽查；还要对养老机构用工、服务等管理进行抽查，这样能有效保障失能老人的合法权益。

在中国香港地区，香港政府对安老院的管理制度是非常严格的，要求安老院须自觉接受监督。安老院需要定期向社会福利署提交安老院职员的名册等资料，社会福利署可到院里巡查，署长、消防处人员和督察可以在任何合理的时间进入并视察安老院，且有权要求安老院出示与经营管理有关的任何资料，并且以署长名义就有关问题提出纠正措施，使之符合法例要求。[①] 在国外，对养老机构的检查频率有提高的趋势，美国的养老院每年接受一次检查，英国每隔三年对高质量机构进行一次检查。澳大利亚的系统将检查周期与机构在调查期间的业绩挂钩，但一般情况下大部分机构都是每三年接受一次检查。日本每两年进行一次全面检查，养老机构每年都需要提交相应的文件。[②] 我国应借鉴国内外的有效方法来完善监督管理制度，确保养老机构照

---

① 民政部、老龄办：《国外及港澳台地区养老服务情况汇编》，中国社会出版社 2010年版，第 83 页。

② 裴晓梅、房莉杰：《老年长期照护导论》，社会科学文献出版社 2010 年版，第 148—149 页。

护服务的质量。

（四）实行多主体的全面监督

对养老机构的监督不能仅靠政府部门和政府委托的部门，应将养老机构置于公众监督的范围，监督的主体应包括养老机构的服务对象，即入住养老机构的老人及其家属、媒体以及公众都可以作为监管的主体对养老机构进行监督。还可以在养老机构建立入住老人的业主委员会，参与养老机构的管理。另外，还要保证缴费方的知情权，督促养老机构定期向业委会汇报养老机构的运行情况，包括资金、服务、对老人合法权益的保护等方面。我国也可以学习国外的经验，如日本聘请观察员随时对养老机构的运行情况进行观察，根据观察的情况提出必要的建议。这些观察员也可以履行监管的职责。日本在长期照护发展过程中，失能老人缺少活动和对住院者人身自由的限制引起了公众的焦虑。1986 年的统计数据显示，日本有 60 万老年人被限制自由，占 65 岁及以上人口的 5%；其中 60% 的老年人住在医院或护理院。在长期照护保险项目开始时，卫生福利部宣布限制自由是非法的，并且启动了一个强有力的"零限制"运动。日本的公众对长期照护的态度表现相比其他国家更为积极一些。① 我国监督的主体还包括公众对养老机构的监督，如公众对养老机构的运行和管理情况也可以提出意见和建议，督促养老机构将服务搞得更好。

对于公办养老机构，政府相关部门要加强审计，定期评估和不定期抽查相结合，保证政府的拨款用于入住老人，鉴于目前有的公办养老机构也在部分市场化运作，收取了入住老人的费用，因此也需要接受入住老人及其家属、媒体和社会公众的监督。政府有关部门可以利用互联网，将评估和抽查的结果公示在网上，接受广大公众的监督，也可作为消费者选择养老机构的参考。

二　加强对社区照护服务的监管

我国现阶段失能老人大多也是居家照护，如何保障居家失能老人获得较好的社区照护服务，一个较为复杂的问题是，需要完善相应的

① 裴晓梅、房莉杰：《老年长期照护导论》，社会科学文献出版社 2010 年版，第 135 页。

监管机制。

（一）建立专门的监督评估机构对社区照护服务进行监管

应建立专门的监管机构监督社区照护服务的到位情况。政府投入了大量的资金在社区医疗服务和居（村）委会养老服务上，因此必须就政府的投入在社区养老服务领域正确使用进行评估和监督。监管机构可以是政府相关部门，也可以是第三方有资质的评估机构。我国居家养老开展较早的上海、广州、南京等地区，很早就开始探索建立监督评估机制。对相关扶持政策的落实以及政府和社会各界投入居家养老服务资金的使用效果，服务机构，服务人员和服务质量等方面，聘请中介组织或专业机构作为第三方，进行检查监督。如上海市委托全市的福利行业协会成立了居家养老服务评估事务所，负责招聘、培训专门的评估员，对申请服务补贴的老年人进行生活自理能力的评估和经济收入的核定，提高了政府福利资源的利用效果和效率。[①] 虽然目前还没有形成全国统一的评估模式，需要进一步探索，但必须首先成立专门的监督评估机构，监管才能更好地实现。

（二）确定对社区养老服务的监管内容

社区对失能老人的照护服务包含在养老服务之中，监管应在对一般养老服务情况进行评估和监督的同时突出对失能老人照护服务的监管。监管的主要内容为：

对社区执行养老服务的法规政策落实情况进行监督评估。政府要求发展社区养老服务包括社区环境建设，社区的医疗服务、养老服务中心等机构建设，社区服务队伍、养老服务的内容和方式等方面。如果缺乏监管就会导致财政支持社区养老服务的资金大量流失，如2001年开始实施的"社区老年福利服务星光计划"，为时三年，到2004年全国建成3万多个"星光老年之家"，直接受益老年人预计超过3000万，总投资达134亿元，但是全国人大常委会此前开展的调研发现，在许多地方，这一"民心工程"和"德政工程"实际受益人远远少于预期。建成不久，大量"星光老年之家"就已挪作他用甚至出租商

[①] 吴玉韶等：《我国居家养老服务存在的主要问题及对策研究》，2009 年 1 月 14 日（http：//www. aiwanproject. com/bbs/show. asp？ cid = 32&id = 89）。

用。① 2015 年 9 月全国老龄工作委员会办公室副主任闫青春接受中央电视台记者采访时谈道：大约有三分之二或者四分之三"星光计划"的老年活动室流失了。② 因此必须对政策下拨养老服务资金执行情况进行严格的监督，并及时公示通报，避免财政资金流失或挪作他用。

对社区养老服务的设施完善情况进行监督评估。按照养老服务体系建设"十二五"规划，在"十二五"期间要重点建设老年人日间照料中心、托老所、老年人活动中心、互助式养老服务中心等社区养老设施，推进社区综合服务设施建设，增强养老服务功能，使日间照料服务基本覆盖城市社区和半数以上的农村社区。③ 后又提出努力实现城市日间照料服务基本覆盖 100% 的城市社区和 50% 的农村社区的具体目标，截至 2014 年年底，全国城乡社区养老服务覆盖率分别达到 70% 和 37%。④ 另外，专门的监督评估机构应对城乡社区改善环境建设等方面进行评估，如对社区是否进行了无障碍设施建设等进行评估。

对支持社区建设的拨款和物资进行监督评估。社区建设的投入有政府、社会组织、慈善捐赠、爱心人士的捐助等，这些款项和物资是否专款专用，是否用于困难老人服务等应进行有效监督。政府还应加强对这些拨款的审计，定期检查资金的流向并及时公布，尤其是社会捐赠必须在固定的网站上公示使用的结果，接受公众的监督。

对社区提供的照护服务内容进行监督评估。老龄事业发展"十二五"规划提出的："本着就近、就便和实用的原则，开展全托、日托、临托等多种形式的老年社区照料服务。"⑤ 照护服务内容具体体现在社区为失能老人提供的生活照料、康复护理、精神慰藉、社会交往、临终关怀、紧急救援等方面的供给，应重点检查社区针对重点服务对象的服务项目到位情况，包括对失能老人和政策规定特别需要照顾的老

---

① 《投入上百亿的"星光计划"为何结局惨淡》，2015 年 9 月 17 日，中国新闻网。
② 2015 年 8 月 15 日中央电视台"新闻 30 分"报道。
③ 《社会养老服务体系建设规划（2011—2015 年）》（国办发〔2011〕60 号）。
④ 张晓峰：《老年福利：发展养老服务业蹄疾步稳》，《社会福利》（实务版）2015 年第 1 期，第 18—20 页。
⑤ 《中国老龄事业发展"十二五"规划发布（全文）》（国发〔2011〕28 号），2011 年 9 月 23 日，中国新闻网。

人的服务。虽然短时间内在贫困地区和偏远的农村社区难以完全做到，但是建立监督评估机制对于逐步提高社会化服务水平仍是非常必要的。

对社区医疗服务进行监督评估。医疗服务除社区医院进行普通门诊外，还有一项重要的服务是预防老年疾病服务工作。医疗服务的监督评估应将重点放在预防而不是放在对疾病治疗上，因此社区对老年人服务工作的一项重要任务是预防疾病和医疗保健方面，如建立老年人的健康档案，社区医务工作者对慢性病患者进行健康管理，提示患者应采取哪些治疗的措施，开展必要的健康讲座等，这项工作烦琐细致，又容易被忽视，因此需要加强监督，并将此项工作纳入年度考核。

对社区开展老年人服务需求评估工作进行监督。2013 年民政部在《关于推进养老服务评估工作的指导意见》中指出：养老服务评估可以分为居家养老服务需求评估、机构养老服务需求评估和补贴领取资格评估等。明确提出了居家养老服务需求评估是养老服务评估的内容之一，《意见》指出对老年人服务需求要明确评估指标体系，按照流程进行评估，对于经评估属于生活长期不能自理、经济困难的老年人，可以根据其失能程度等情况作为给予护理补贴的依据；对于经评估属于经济困难的老年人，可以给予养老服务补贴。[①] 2014 年 3 月发布了《中华人民共和国民政行业标准：老年人能力评估》，这是国家确定老年人失能和护理等级的标准。社区应按照标准对老年人失能程度进行评估，社区的养老机构可以据此确定护理等级，并确定为失能老人提供上门服务的时间。这项工作刚刚开始，在全国还没有全面推行，这个标准为今后完善对社区服务工作的监督评估提供了依据。社区相关机构应按照政府的要求及时全面开展这项工作。可以借鉴国外的经验，如澳大利亚组织了老年卫生保健评估团队（Aged Care Assecssment Team，ACAT），是澳大利亚首次组建的多学科团队。资源好的老年团队（急性和康复）在医院的组成包括：老年科医生、住院医生、护士、物理治疗师、职业治疗师、社会工作者、语言治疗师、营

---

① 《民政部关于推进养老服务评估工作的指导意见》（民发〔2013〕127 号），2013年 8 月 1 日，民政部网站。

养学家、药剂师、足医等。如果要入住养老机构，就要根据评估等级收取费用，政府也按不同评估结果给予相应的帮助。[①] 我国在这方面可以借鉴澳大利亚的经验，由医生等专业人员配合社区进行评估，可以动员退休的医务工作人员作为志愿者参与并推进这项工作的开展。在对失能程度评估的基础上对失能老人服务需求进行评估，我国目前要对几千万失能老人进行评估的难度较大，必须依靠社区来实现，政府相关部门对社区是否开展了这项工作进行监督。

（三）确定对社区养老服务的监督流程

民政部在《关于推进养老服务评估工作的指导意见》中指出：各地民政部门要探索建立有效的监督约束机制……应当通过网络、服务须知、宣传手册等载体，主动公开评估指标、流程，自觉接受社会监督。[②] 政府有关部门应根据法规政策、服务内容确定评估标准，公开评估的标准，评估标准应包括服务对象及其家属的满意度，服务项目完成率，服务时间准确率等，评估的方法可以使用问卷调查、上门询问，网络调查、实地查看、服务对象填写考核表等形式，要求参与社区养老服务工作的所有机构或组织进行自评，如社区医疗站根据医疗系统要求的工作职责进行自评，居（村）委会根据规定的职责进行自评，定期公布自评的结果。在上级主管部门督促下定期进行自评，对于不符合要求的服务或行为限期整改，对违法的行为要依法处理，对违规行为要及时予以纠正。在自评的基础上，上级主管部门还需要定期对社区养老服务情况进行全面检查评估，督促改进工作。上级主管部门的评估检查要公示在网上，并将检查评估结果汇总备案。

坚持定期和不定期检查相结合的方式。民政部在《关于推进养老服务评估工作的指导意见》中指出：各地民政部门要以定期检查和随机抽查等方式对评估指标、评估结果等进行检查。对评估行为不规范的机构和人员，予以纠正并向社会公开。要建立养老服务评估档案，妥善保管申请书、评估报告及建议等文档，逐步提高评估工作的信息

---

① 裴晓梅、房莉杰：《老年长期照护导论》，社会科学文献出版社 2010 年版，第 142—143 页。

② 《民政部关于推进养老服务评估工作的指导意见》（民发〔2013〕127 号），2013年 8 月 1 日，民政部网站。

化水平。① 定期评估检查主要是由上级主管部门和受委托有资质的第三方专业机构进行评估。不定期的主要以抽查和聘请督察员随时进行，确保社区服务的到位。由于社区服务琐碎繁多，如何监管到位是较为复杂的问题，我国社区服务的相关制度不太完善，对社区服务质量的监管没有完全落实，现有制度经过一段时间实施后可以上升到法律法规的层面。如英国对社区的监管就有明确的法律规定，1990 年，全民健康服务与社会照顾法令中明确提及了地方社会服务局必须承担对服务使用者需求的评估职责。② 我国也应学习英国的经验，用法律明确具体负责评估的政府部门，全国一体遵循，确保依法监管。

三　加强对投向照护服务款物的监管

随着我国政府对养老服务事业的重视，社会对养老服务的关注度明显提高，社会各界的捐赠大幅度提高，截至 2014 年年底，全年各地共接收社会捐赠款物 604.4 亿元，公募基金会和非公募基金会共接收社会各界捐赠 374.3 亿元。③ 2014 年全国捐赠量是 1000 亿元……网络慈善募捐一年大概也就 10 亿元左右。④ 2014 年民政系统共支出彩票公益金 231.3 亿元，其中社会福利 143.6 亿元，⑤ 民政部拨付 10 亿元中央专项彩票公益金支持地方 3.33 万个农村幸福院项目建设。⑥ 近年来中央政府和地方政府都加大了对养老服务事业的资金投入，如前述各地方政府对养老床位的投入，对社区养老服务中心的建设，还有政府购买的养老服务等资金的投入，如果监管不严，就像耗资 134 亿元的"社区老年福利服务星光计划"一样，许多巨额资金就会流失。因此必须加强监管。

---

① 《民政部关于推进养老服务评估工作的指导意见》（民发〔2013〕127 号），2013 年 8 月 1 日，民政部网站。

② 民政部、老龄办：《国外及港澳台地区养老服务情况汇编》，中国社会出版社 2010 年版，第 100 页。

③ 《民政部发布 2014 年社会服务发展统计公报》，2015 年 6 月 10 日，新华网。

④ 《投入上百亿的"星光计划"为何结局惨淡》，2015 年 9 月 17 日，中国新闻网。

⑤ 《民政部发布 2014 年社会服务发展统计公报》，2015 年 6 月 10 日，新华网。

⑥ 张晓峰：《老年福利：发展养老服务业蹒跚步稳》，《社会福利》（实务版）2015 年第 1 期，第 18—20 页。

（一）依靠法律制度实施监管

我国的《会计法》、《审计法》等对资金的使用有严格的规定，《中华人民共和国公益事业捐赠法》（1999 年）第 28 条规定，受赠人未征得捐赠人的许可，擅自改变捐赠财产的性质、用途的，由县级以上人民政府有关部门责令改正，给予警告。拒不改正的，经征求捐赠人的意见，由县级以上人民政府将捐赠财产交由与其宗旨相同或者相似的公益性社会团体或者公益性非营利的事业单位管理。第 29 条规定，挪用、侵占或者贪污捐赠款物的……构成犯罪的，依法追究刑事责任。2014 年 12 月国务院印发《关于促进慈善事业健康发展的指导意见》，对慈善捐助的款物监管做了进一步规定：加强政府有关部门的监督管理……加强社会监督。① 《指导意见》还提出要支持媒体对慈善活动的监督，有违法违规的行为要进行曝光，发挥舆论监督的作用。政府相关部门应依据法律法规，对财政拨款和社会捐赠的款物实行监管。

（二）政府应承担监管的主要责任

政府应明确监管的主要责任，在各监管部门之间不留空当。政府的拨款和各类社会捐赠到养老服务领域的款物渠道多，使用的范围广泛，从资金的拨付到具体部门修建，有时会移交到另一个部门管理，并且涉及后期的管理等多个环节，在款物层层转移的过程中可能出现责任的流失。如前述民政部启动三年的"星光计划"，修建老年活动室时是基层某个部门，还可能涉及地方的共同投资，修建好后交由社区管理，社区对老年活动室进行管理还涉及后期管理的费用等。在资金转移的同时，责任也在一定程度上转移，监管部门怎样做到从上至下、对多个环节和多个部门的监管衔接显得十分重要。如果没有将监管责任落实到具体管理部门，即使有了法律法规作为依据，也可能因政府监管缺位导致养老服务的款物流失。我们应清楚地认识到，对于财政和用于公共服务领域的各项款物的监管政府是首要责任主体，具体的监管事项可以委托第三方。对于第三方的监督评估过程，政府仍

---

① 《国务院关于促进慈善事业健康发展的指导意见》（国发〔2014〕61 号），2014 年 12 月 18 日，人民网。

是承担责任的最重要的主体。特别是对慈善捐助的行政监管方面，主要责任是民政部门，国务院赋予了民政部门在慈善方面的监管、促进的职能，并要求民政部门建立和完善慈善组织评估制度、日常监督检查制度、重大措施项目专项检查制度等。①

（三）坚持多主体实施监管

由于政府拨付和管理资金，又对资金使用实施监管（尽管是上级对下级的监管），有既是运动员又是裁判员的嫌疑，这样的监管有一定效果但不能达到最优，所以仅有政府承担监管责任是不够的，还需要有其他监管主体，如党组织对政府资金和社会捐助的监督，审计、监察部门、法院、检察院等按照法律法规都可以实施监督权，除此还应接受公众、非政府组织和媒体等的监督，特别是对慈善捐助的款物的监督，公众更是主要的监管主体。只有多个监管主体共同监管才能收到监督的良好效果。

（四）采取多种方式实施监督

多种监督方式包括及时并定期将投向养老服务领域的款物去向公开，对资金流向定期审计和不定期抽查由审计、监察部门负责，将检查的结果公之于众，使公众对政府拨款的流向和社会公众捐赠款物的使用情况有清楚的了解，明白自己的捐助实现了初衷。还要畅通监管投诉渠道，如开通投诉网站；公开投诉信箱和电话；在社会监督方面，特别是广大网友在监督方面，有时候比政府机关的监督更超前、更敏感、更全面、更迅捷。② 网络监督也是非常好的一种方式。

（五）建立健全责任追究制度

主管部门有总的监管责任，但是监管责任应坚持款物主管部门与款物具体管理部门共同承担责任，款物投向哪里责任就由哪里的政府部门承担，如果涉及多个管理部门，就应明确谁是款物所在地的牵头部门，出现款物流失，应主要追究牵头部门的责任，其他部门也应共同承担责任。除追究部门的责任外，还应追究部门领导的责任。国务

---

① 《国务院关于促进慈善事业健康发展的指导意见》（国发〔2014〕61号），2014年12月18日，人民网。

② 《民政部解读〈关于促进慈善事业健康发展的指导意见〉》，2015年1月7日，人民网。

院在《关于促进慈善事业健康发展的指导意见》中指出：出现款物流失的，牵头部门的负责人和具体涉案负责人除受到应有的处理外，永远不得任用。对违反约定使用捐赠款物、拒不履行信息公开责任、资助或从事危害国家安全和公共利益活动等违法违规行为依法进行查处；对于慈善组织或其负责人的负面信用记录，要予以曝光。① 另外，对涉及渎职和不作为以及贪污受贿等的经办人员，利用慈善行业谋取不正当利益的等进行责任追究。② 出现重大责任触犯刑律的，要追究刑事责任。追究责任的处理结果应通过各种形式进行公示，以警示其他相关部门和人员。

四　加强对政府购买养老服务的监管

政府购买服务是指通过发挥市场机制作用，把政府直接提供的一部分公共服务事项以及政府履职所需服务事项，按照一定的方式和程序，交由具备条件的社会力量和事业单位承担，并由政府根据合同约定向其支付费用。③ 随着社会的发展，养老服务领域进一步拓宽，迫切需要建立政府与社会力量联动机制，共同发展养老服务事业，从2012 年《民政部、财政部关于政府购买社会工作服务的指导意见》以来，接着发布多个政府购买服务的文件，如 2013 年《国务院办公厅关于政府向社会力量购买服务的指导意见》、2014 年财政部等四部委《关于做好政府购买养老服务工作的通知》、财政部等三部门《政府购买服务管理办法（暂行）》、《关于建立健全经济困难的高龄、失能等老年人补贴制度的通知》等。近年来政府通过购买服务，把公共服务的部分交由市场和社会力量承担，通过这种引进市场竞争机制，在一定程度上提高了公共服务的水平和效率。政府为此也投入了大量的资金，在购买社会工作和养老服务方面明确了购买目标、购买

---

① 《国务院关于促进慈善事业健康发展的指导意见》（国发〔2014〕61 号），2014 年12 月 18 日，人民网。

② 《民政部解读〈关于促进慈善事业健康发展的指导意见〉》，2015 年 1 月 7 日，人民网。

③ 《财政部、民政部、国家工商总局印发〈政府购买服务管理办法（暂行）〉的通知》（财综〔2014〕96 号），2014 年 12 月 15 日，财政部网站。

主体、承接主体、购买内容、资金保障等内容，在相关文件中都提出了要加强监管以形成完善的监管机制。目前政府购买服务才刚刚起步，评估购买服务的指标、方式等正在探索之中，对政府购买服务的评价机制不够完善，根据《预算法》、《政府采购法》、《审计法》和《国务院办公厅关于政府向社会力量购买服务的指导意见》（2013）等有关要求和规定，对政府购买服务的监管主要应包括以下内容。

（一）应由多元主体对政府购买服务实行监管

参与政府购买服务监管的应有多个部门，包括政府的上级主管部门，主要是督促下级具体操作部门按照政府规定的范围行事；财政部门，财政部门应监督资金是否"以事定费"、"费随事转"；审计部门应加强审计，这是监督资金使用的重要途径，要坚持精打细算，明确权利义务，切实提高财政资金使用效率，把有限的资金用在刀刃上……确保取得实实在在的成效。[1] 监管主体还包括监察部门、检察院、法院、社会公众以及新闻媒体等。

特别要探索第三方对政府购买服务效果的评估机制。《政府购买服务管理办法（暂行）》提出了要引入第三方评价制度，由购买主体、服务对象及专业机构组成的综合性评价机制，按照过程评价与结果评价、短期效果评价与长远效果评价、社会效益评价与经济效益评价相结合的原则，对购买服务项目数量、质量和资金使用绩效等进行考核评价。评价结果作为选择承接主体的重要参考依据。[2] 政府有关部门应与有资质的第三方机构签订合同，合同条款要严格按照政府颁布的购买服务的标准、范围等一系列条件制定，同时要签订违约责任，如果第三方机构及其工作人员违反合同，应按规定进行处罚。

（二）明确政府购买服务的监管内容

对政府购买服务实行监管主要内容包括：（1）最重要的是对资金使用情况的监管，包括资金的流向是否按照相关规定执行，关系到惠民政策的落实和政府的信誉，需要将资金监管作为首要的监管内容，

---

[1] 《国务院办公厅关于政府向社会力量购买服务的指导意见》，2013年9月30日，中国政府网。

[2] 《财政部、民政部、国家工商总局印发〈政府购买服务管理办法（暂行）〉的通知》（财综〔2014〕96号），2014年12月15日，财政部网站。

包括：监督承接主体对资金使用是否得当、是否有截留、滞留、挪用等违规行为等。（2）对承接主体资格的审查和评估。《政府购买服务管理办法（暂行）》中规定，承接政府购买服务的主体须具备必要的资格。承接主体的资格关系到承担服务是否有人员和能力做到，服务工作不像有形产品的生产，马上可以检验是否合格，其效果有时会出现滞后效应，需要服务人员有较强的责任心，因此承接主体是否具备资格就显得十分重要。对承接主体的资格评估现阶段仍在探索之中，能够承接政府购买服务的主体除广东、上海等发达地区外，其他地区社工组织不多，能够承接的主体更少，但这些主体至少要具备完善的内部监督管理制度和有资质的人员。对于承接社区的养老服务的主体较为复杂，如有的养老院承接社区为老服务的食堂，还有的社区养老服务中心提供上门服务中涉及各类主体，如何对主体资格进行评估很难建立统一的标准，需要进一步探索。（3）对承接主体完成政府购买服务的情况进行监管。主要评估承接主体是否按照规定的范围提供服务进行监督评估，如承接的居家养老服务完成情况、对包括失能老人和困难老人在内重点人群提供的服务等；另外，对承接主体行为是否规范进行监管，如按照规定不能将服务转包给他人等。（4）对政府购买服务的程序进行监管。包括对购买主体是否严格按照规定的程序操作，是否将政府购买服务的信息公开，是否按照公开、公平、公正的原则选择了承接主体等程序进行监管；是否按照政府规定购买的服务项目签约，合同的条款是否按照法规政策规定的内容签订等进行监管。

（三）确定有效的监管方式

对政府购买服务的监管，主要采取按照合同对服务项目实施情况进行监管，根据双方签订的合同进行逐一审计、检查，写出审计报告备案。可以采取定期评估检查和不定期抽查的方式，定期评估以服务项目部分或全部完成为期限进行评估，不定期的抽查是随时到现场或承接主体的办公地点等进行抽查，还包括向服务对象询问等。对政府购买服务的承接主体的抽查，特别要聘请社区督察员，了解承接主体的服务过程，可以招募志愿者担任督察员随时收集情况，还要畅通投诉渠道，如建立网上投诉平台，公开投诉电话，鼓励社区居民及时提供情况。政府相关部门要在一定时间段将检查的结果公示在网上或公共场所，使政府购买服务处于公开监督之下。

（四）制定严格的追责制度

如果购买服务主体在购买服务过程中舞弊，或是出现违规购买不该由政府购买的服务等违规违法行为，要严格按照法律法规和政策进行处理，情节严重触犯刑律的依照刑法处理；对于承接主体，如果出现不规范行为，政府相关部门应要求其限期整改；情节严重的应取消承接主体的资格；对于服务严重不到位的，可以收回购买服务的资金，或者进行罚款等形式的处罚。违反法律的应依法处理。通过追责，严格监管制度，使政府购买服务真正惠及最需要的人群。总之，要按照《关于政府向社会力量购买服务的指导意见》中指出的：要加强对政府向社会力量购买服务实施工作的组织指导，严格资金监管，监察、审计等部门要加强监督，民政、工商管理以及行业主管部门要按照职能分工将承接政府购买服务行为纳入年检、评估、执法等监管体系。①

第八节　本章小结

长期照护服务体系的建立需要确定构建的基本原则。以失能老人的需求导向为本的原则，是以人为本原则的具体化，这是构建长期照护服务体系最重要的原则。同时还要坚持均等化理念，即按照统筹城乡的理念制定照护服务政策和相关制度。在构建照护服务体系时不能脱离国情，即根据我国经济发展状况和人们对照护服务模式选择的实际情况，坚持个人、企业、国家分担照护服务责任、政府主导与市场相结合、各项相关制度与照护服务相结合的原则来构建照护服务体系。

在居家、社区和机构长期照护服务模式发展中应重点发展社区居家照护服务。同时以解决失能老人照护服务问题为解决养老服务问题的突破口。倡导社区居家照护，需要政府、社区和家庭成员共同努

---

① 《国务院办公厅关于政府向社会力量购买服务的指导意见》，2013年9月30日，中国政府网。

力，政府应加大对社区养老服务的投入，强化社区照护服务的功能，根据失能老人的需求，社区向居家失能老人递送的多项服务，实现居家和社区长期照护服务一体化。鉴于失能老人选择机构照护的比例高于自理型老人，应加强对养老机构必要的扶持，强化针对失能老人康复训练的功能。只有提供不同层次照护服务，才能满足失能老人照护服务的多元需求。

进一步完善长期照护服务的法规政策体系。完善相关法律法规使长期照护服务在发展上有法可依。政府应有长期照护服务发展的专项规划，明确发展长期照护服务的目标和步骤，并颁布专项政策给予细化，使政策更有操作性。在政策上要向农村地区倾斜，努力缩小城乡照护服务的差距，使农村失能老人能够享有均等的照护服务。

建立长期照护服务多元主体供给体系。只有多元主体提供长期照护服务才能提高服务供给力，满足失能老人的多元需求。政府是主要的责任主体，颁布政策法规、集中和分配资源；家庭照护者是照护服务的主体，但需要外界进行帮扶才能成为稳定的照护主体；社区通过养老服务中心、医疗卫生服务站等组织成为重要的照护服务主体，以社区为依托搭建照护服务递送平台，整合资源以满足失能老人需求；还要在社区建立托老所、小型的养老机构等，方便失能老人不完全离家又可入住养老机构。养老机构是不可缺少的照护服务主体，以专业化为优势提供更好的服务。政府应重视公办养老机构的托底作用，支持民营养老机构的建设以应对日益增长的失能老人需求。还要注重发挥志愿者组织、社工组织以及非政府组织等在照护服务中的作用，使之成为照护服务供给主体。加大照护服务队伍建设，为长期照护服务体系的建立奠定稳定的人力资源基础。

建立长期照护服务资金供给体系。拓宽筹资渠道才能突破资金供给的瓶颈。政府是资金供给的主要责任主体，但长期照护服务需要的巨额资金不能仅靠政府。我国应建立社会保险与商业保险相结合的长期照护保险制度，需要有政府和企业（雇主）以及个人等多方共同参与。政府需要协调资金的投向，扩大福彩资金、慈善捐助等资金对长期照护服务的投入，协调对养老机构和社区养老服务投资的比例，加重对社区养老服务的投入，为建立长期照护服务体系奠定深厚的物质基础。

建立长期照护服务项目的供给体系。照护服务项目供给体系的完善才能满足失能老人的多元需求，社会应提供以生活照料、康复护理、精神慰藉、社会交往、临终关怀和紧急救援服务等为主要内容的各类服务项目，提高失能老人的生活质量。还应加大养老信息化建设，利用信息平台提供便捷的服务，有利于缩小城乡之间地区之间的服务差距。

建立长期照护服务的监管体系。必须对政府和社会各界提供的养老服务款物的流向、使用、效果依法监管，确保公益资金、物资的用途不偏离轨道。监管主体和方式应多元化，监管内容应包括政府和社会各界对养老机构、社区养老服务投入的款物的使用。进一步完善追责制度，对违规的责任主体依法严惩。

构建长期照护服务体系并能够持续发展，还需要上述各体系之间的协调运行。法规政策体系的完善使照护服务主体行为得以规范，对建立长期照护服务体系进行专项规划，明确发展目标和实施步骤，才能以政策突出照护服务的重点。照护服务主体供给体系的建立，才能实现供给主体的多元化，提高照护服务的供给力度；照护服务资金供给体系的建立，为照护服务的持续发展奠定坚实的物质基础；照护服务项目供给体系的建立，可以最大限度满足失能老人多层次照护服务需求，使失能老人的照护服务落到实处；建立照护服务监管体系，确保各项款物流向不偏离轨道。因此照护服务体系中的各体系是相互联系，不可分割的有机整体。在长期照护服务体系中的各个部分还需要相互协调才能持续运行，在今后照护服务发展中政府要承担协调各个部门、各类组织和各类资源的责任，致力于促进各个体系的进一步持续发展。

除长期照护服务各体系中的协调发展外，还要进一步促使与照护服务相关的各项制度的衔接，如医疗保障制度与医疗救助制度、养老保障制度的衔接，医疗救助制度与照护服务相关制度的衔接，护理保险制度与医疗保险制度的衔接，老龄津贴与护理津贴制度的衔接以及其他多种制度的衔接，才能最终建立完善的长期照护服务体系。

结束语

中国政府为应对日益严峻的老龄化问题，高度重视发展养老服务，对老龄事业发展的支持是空前的。涉老法律法规逐步完善，养老服务已纳入了国家发展的战略规划，与战略规划相配合出台了大量养老服务政策，形成了老龄法规政策体系框架和人口老龄化的战略体系基本框架。政府明确提出了"以居家为基础、社区为依托、机构为支撑"的养老服务发展的格局。为了发展养老服务在资金投入、社会保障、医疗卫生、队伍培育方面等进行了全面的制度安排，为养老服务事业的发展提供了强有力的支持条件。在社区养老服务有了较快的发展，对居家养老有一定的帮扶，城乡社区养老服务覆盖率分别达到70%和37%，[①] 创新了社区养老服务方式。养老机构在数量上大幅度增加，尤其是民间资本进入养老服务领域，加快了养老服务业的发展，形成了政府主导和市场调节相结合共推养老服务发展的局面，使养老服务床位从2010年每千名老年人拥有的床位17.7张[②]增至2015年年底的30.3张，比2010年年底增长了70.3%。[③] 政府积极的姿态和倡导得到了社会民众的认同，并用邻里帮扶、参加志愿者活动等方式积极回应，使全社会形成了爱老、敬老、助老、扶老的良好风气，既传承了中华民族的优良传统，又初步解决了广大老人的养老服务

---

① 《民政部部长：我国城乡居家和社区养老服务覆盖率分别为70%和37%》，2014年12月27日，新华网。

② 《2008至2013年全国养老服务机构及床位》，《中国劳动保障报》2015年3月13日第3版。

③ 《2016年1月25日民政部举行新闻发布会》，《社会福利》（理论版）2016年第2期，第29页。

问题。

　　失能老人是养老服务的重点人群,重点人群照护服务问题的有效解决能为养老服务体系的全面建立奠定坚实的基础。近年来失能老人照护服务在国家的法律和养老服务战略规划以及各项相关政策中高频率出现,并列为养老服务的重点,相关措施开始实行,中央和基层政府以及社区等组织都在积极探索如何发展失能老人照护服务,多部门联合、多主体参与的局面正在形成。尽管失能老人照护服务问题受到前所未有的重视,但当今中国失能老人的照护服务的困境仍然没有实质性突破。由于失能老人的照护服务有时间长、耗资大、人力需求量大等特点,如何有效解决长期照护服务问题是世界难题,各国为之努力奋斗多年仍未完全解决。中国针对失能老人的照护服务体系建设才刚起步,失能老人照护服务的资金、人员等供给如何满足失能老人的多元需求问题,社区、机构照护服务递送问题,居家与社区照护服务一体化建设问题,居家、社区和机构照护服务的融合等问题亟待解决。如何早日有效解决考验着执政党的智慧和政府的决策能力。

　　我们应清醒地认识到,中国老年人口已超过 2.12 亿,人口老龄化水平达到 15.5%,《中国老龄产业发展报告(2014)》指出:"2020年,我国老年人口数量将达到 2.6 亿,高龄老年人口将以年均 100 万的速度快速增加,失能和半失能老年人口将在 2020 年突破 4600 万。"失能老人照护服务问题要取得突破性进展,必须针对失能老人照护服务问题单独立法并制定专项规划,明确长期照护服务发展的目标和步骤,在公共服务均等化理念下建立长期照护服务体系,缩小城乡照护服务的差距,满足失能老人日益增长的需求。这一体系中应包括长期照护服务的政策法规供给体系、资金供给体系、服务主体供给体系、服务项目供给体系以及监督管理体系。这些体系之间应相互衔接并与其他涉老制度相配套才能持续发展。

　　中国发展失能老人照护服务事业已经有了良好的开端,相信政府在养老服务发展的下一个五年规划中,会将解决失能老人照护服务问题作为重要突破口,汇集各方智慧,排除万难,建立并完善失能老人照护服务体系,使失能老人得到充分的服务保障,让均等化的照护服务阳光普照城乡失能老人,用社会更多的关爱温暖他们的心。

参考文献

国外参考文献

Cox E. O., Parsons R. J., "Empowerment-Oriented Social Work Practice with the Elderly", 1994.

Adam Pavey & Demi Pstsios, "Formal and Informal Community Care to Older Adults: Comparative Analysis of the United States", *Journal of Family and Economic Issues*, Vol. 20, No. 3, Fall 1999.

Adamy J., "Health Care Costs and Medical Technology", 2009-08-02 (http://www.wsj.com).

Arling G., Kane R. L., Lewis T. et al., "Future Development of Nursing Home Quality Indicators", *The Gerontologist*, Vol. 45, No. 2, 2005.

Carol L., Susan C. R., Lynn F. F. S. A. and Andrea H., "Family Caregivers on Job: Moving Beyond ADLs and IADLs", *Generations*, Winter, Vol. 27, No. 4, 2003/2004.

Howard Giles, "Young People's Perceptions of Conversations with Family Elders Non-family Elders and Same-Age Peers", *Journal of Cross-Cultural Gerontology Volume*, Vol. 18, No. 1, 2003.

Joshua M. Wiener et al., "Quality Assurance for Long-Term Care: The Experiences of England Australia Germany and Japan", *RTI International*, 2007.

Kane A. R., Kane R. L., "Long-term Care: Variations on a Quality Assurance Theme", *Inquiry*, Vol. 25, No. 25, 1988.

Lehto J. & Moss N. & Rostgaard T., "Universal Public Social Care and Health Services", In Kautto M. et al., *Nordic Social Policy—Changing Welfare States*, London and New York: Routledge, 1999.

Mary & Jane, "Gender Disparities in the Receipt of Home Care for Elderly People with Disability in the United States", *JAMA*, Vol. 284, 2000.

Millar J. and Warman A., "Family Obligations in Europe", London: Family Policy Studies Centre, 1996.

Peter V. Nguyen, "Immigrants and Long-distance Elder Care: An Exploratory Study", *Aging International*, Vol. 32, No. 4, 2008.

Prudential L., "Long-Term Care Lost Study", *Research Report*, No. 8, 2008.

Rose R., "Common Goals but Different Roles: The Stat's Contribution to the Welfare Mix", in Rose R. & R. Shiratri (Ed.), *The Welfare State East and West*, Oxford University Press, 1986.

Sally Redfern et al., "Work Satisfaction Stress Quality of Care and Morale of Older People in Nursing Home", *Health and Social Care in the Community*, Vol. 10, No. 6, 2002.

Sherry Anne Chapman et al., "Client-centred Community-based Care for Frail Seniors", *Health and Social Care in the Community*, Vol. 11, No. 3, 2002.

Stoller E. & Pugliesi K., "Informal Networks of Community Based Elderly Changes in Composition over Time", *Research on Aging*, No. 10, 1998.

Victoria E. Bumagin, "Helping the Aging Family: A Guide for Professionals", Glenview II: Scott Forem an Corporation, 1990.

WHO, "Long-Term Care Laws in Five Developed Countries: A Review", Geneva, 2000.

学术期刊

陈融雪:《中国老龄政策的演变历程》,《报刊荟萃》2014年第5期。

陈赛权:《中国养老模式研究综述》,《人口学刊》2000年第3期。

陈思、曹敏:《西安市社区服务中非政府组织发展问题探讨——以西安市碑林区为实例》,《宝鸡文理学院学报》(社会科学版)2014年第6期。

陈雅丽：《国外社区服务相关研究综述》，《云南行政学院学报》2007 年第 4 期。

陈义媛：《养老机构护工的劳动控制与隐性抗争——基于北京市养老机构的考察》，《青年研究》2013 年第 5 期。

戴卫东、董从文：《商业护理保险在中国的前景分析——兼论中国未来老年生活护理制度模式》，《学术交流》2007 年第 4 期。

戴卫东：《长期护理保险制度理论与模式构建》，《人民论坛》2011 年第 25 期。

党俊武：《中国失能老年人问题的解决之道》，《特别策划》2008 年第 11 期。

党俊武：《长期护理服务体系是应对未来失能老年人危机的根本出路》，《人口与发展》2009 年第 4 期。

丁元竹：《加拿大的社区服务体系建设及对我国的启示》，《中国发展观察》2006 年第 9 期。

董红亚：《中国政府养老服务发展历程及经验启示》，《人口与发展》2010 年第 5 期。

窦玉沛：《健全中国特色社会救助制度的实践与思考》，《行政管理改革》2014 年第 10 期。

范娟娟、孙东雅：《公共财政视角下长期护理保障的国际比较及对我国的启示》，《中国卫生经济》2012 年第 3 期。

方青：《从"集体保障"到"社会保障"——中国农村社会保障 1949—2000》，《当代中国史研究》2001 年第 1 期。

高淑贵、周欣宜：《推动在地老化策略之研究——以"建立社区照顾关怀据点计划"为例》，《农业推广文汇》2008 年第 53 辑。

侯立平：《发达国家（地区）的老龄人口长期护理体系及其启示》，《城市问题》2012 年第 1 期。

胡宏伟：《社会保障与居家养老精神慰藉需求关系的实证研究》，《西华大学学报》（哲学社会科学版）2011 年第 4 期。

胡宏伟等：《中国老年长期护理服务需求评估与预测》，《中国人口科学》2015 年第 3 期。

胡晓宜：《老年卧床患者社会活动情况调查分析》，《华西医学》

2012 年第 10 期。

贾晓明、赵曙明：《对马斯洛需求理论的科学再反思》，《现代管理科学》2004 年第 6 期。

姜立群：《养老转变论：建立以个人为责任主体的政府帮助的社会化养老方式》，《人口研究》2007 年第 4 期。

蒋学基等：《美国社区非政府组织的运行情况及其启示》，《浙江社会科学》2002 年第 4 期。

荆涛：《长期护理保险的概念界定》，《保险研究》2005 年第 5 期。

景跃军、李元：《中国失能老年人构成及长期护理需求分析》，《人口学刊》2014 年第 2 期。

李春根、赖志杰：《我国农村五保供养制度：回顾和评述》，《沈阳师范大学学报》（社会科学版）2009 年第 1 期。

李广贤：《人口老龄化背景下城市老年志愿者活动研究——以福建泉州市为例》，《牡丹江大学学报》2015 年第 1 期。

李敏：《社区居家养老意愿影响因素研究——以北京为例》，《人口与发展》2014 年第 2 期。

李伟峰、梁丽霞：《浅析老年人社区照顾及其对中国的本土实践启示》，《人口与发展》2008 年第 3 期。

李文杰：《人口老龄化与农村失能老人的长期供养》，《湖北经济学院学报》2012 年第 9 期。

李志建：《日本老年人社区照顾调研报告》，《中国物业管理》2010 年第 10 期。

李立国：《福利彩票：立足新的历史起点　矢力开创新局面》，《社会福利》（理论版）2016 年第 2 期。

李树丛：《对机构养老服务体系的再认识》，《社会福利》2016 年第 5 期。

林森：《中国人平均预期寿命的今昔——国庆 60 年专题策划之二》，《百科知识》2009 年第 16 期。

林艳：《为什么要在中国构建长期照护服务体系？》，《人口与发展》2009 年第 2 期。

刘婕、楼玮群：《完善上海居家高龄失能老人亲属照顾者的社会支持网络》,《华东师范大学学报》(哲学社会科学版) 2012 年第 2 期。

马寅初人口科学论坛:《为什么要在中国构建长期照护服务体系?》,《人口与发展》2009 年第 4 期。

曾友燕等:《老年人社会支持性家庭护理服务需求的质性研究》,《护理进修杂志》2006 年第 21 期。

穆光宗:《美国社区养老模式借鉴》,《人民论坛》2012 年第 22 期。

倪荣等:《社区卫生服务在城市失能老人长期照料体系中的作用研究》,《全科护理》2010 年第 13 期。

潘金洪等:《中国老年人口失能率及失能规模分析——基于第六次全国人口普查数据》,《南京人口管理干部学院学报》2012 年第 4 期。

潘世东:《汉水流域"寄死窑"大文化观系统阐释》,《郧阳师范高等专科学校学报》2004 年第 5 期。

彭华民、黄叶青:《福利多元主义:福利提供从国家到多元部门的转型》,《南开学报》(哲学社会科学版) 2006 年第 6 期。

彭华民:《福利三角:一个社会政策分析的范式》,《社会学研究》2006 年第 4 期。

人口研究编辑部:《21 世纪的中国老龄问题:我们该如何应对?》,《人口研究》2009 年第 5 期。

沈长月等:《国内外居家养老服务保障的理论、理念与发展研究》,《广西经济干部学院学报》2011 年第 2 期。

施巍巍、刘一姣:《德国长期照护保险制度研究及其启示》,《商业研究》2011 年第 3 期。

苏丽惠、董沛:《城市老年人养老方式选择及影响因素》,《广东医学》2010 年第 5 期。

孙惠中:《荷兰、德国的老年服务》,《社会福利》2012 年第 1 期。

唐钧、赵玉峰:《失能老人长期照护的政策思路》,《中国党政干部论坛》2014 年第 4 期。

唐钧:《中国老年服务的现状、问题和发展前景》,《国家行政学院学报》2015 年第 3 期。

唐钧:《失能老人护理补贴制度研究》,《江苏社会科学》2014 年第 2 期。

田钰燕：《探析中国机构养老政策变迁》，《社会福利》（理论版）2014 年第 12 期。

王放：《人口老龄化背景下的中国老年志愿者服务》，《中国青年政治学院学报》2008 年第 4 期。

王杰、戴卫东：《长期护理保险在中国的选择——基于制度经济学的分析》，《市场与人口分析》2007 年第 4 期。

王乐芝、曾水英：《关于失能老人状况与老年长期护理保险的研究综述》，《人口学刊》2015 年第 4 期。

王莉：《美国长期护理保险：市场不完备，政府行为及其交互分析》，《经济论坛》2015 年第 6 期。

王莉莉：《中国居家养老政策发展历程分析》，《西北人口》2013 年第 2 期。

王瑞华：《家庭养老、机构养老与社区养老的比较分析》，《重庆工商大学学报》（社会科学版）2010 年第 4 期。

王瑞娟：《农村老年人口养老问题透视》，《理论探索》2006 年第 6 期。

王玉民：《华人社会老人赡养之道——一个台湾实验性研究发现的启示》，《社会保障研究》2014 年第 5 期。

韦艳、贾亚娟：《社会交往对农村老年女性健康自评的影响——基于陕西省调查的研究：基于陕西省调查的研究》，《人文杂志》2010 年第 4 期。

韦云波：《贵阳市城乡老年人养老意愿及影响因素》，《南京人口管理干部学院学报》2010 年第 2 期。

吴蓓、徐勤：《城市社区长期照料体系的现状与问题——以上海为例》，《人口研究》2007 年第 3 期。

吴宏洛：《独树一帜的虚拟养老院》，《中国社会保障》2013 年第 5 期。

吴宏洛：《论医疗保险制度设计对失能老人的救助功能——基于医养结合长期照护模式的考察》，《福建师范大学学报》（哲学社会科学版）2014 年第 2 期。

武学慧、唐幼纯、王维：《上海市老年长期护理（LTC）需求实证分析》，《劳动保障世界》2010 年第 10 期。

　　席恒：《分层分类：提高养老服务目标瞄准率》，《学海》2015 年第
1 期。

　　肖云、陈涛：《老龄背景下民营养老机构护理人员队伍的优化》，
《四川理工学院学报》2013 年第 4 期。

　　肖云、杨光辉：《我国社区居家养老服务人员队伍结构优化研究》，
《西北人口》2013 年第 6 期。

　　肖云、王冰燕：《中国建立长期照护保险的必要性与路径》，《社会
福利》2013 年第 6 期。

　　肖云、邓睿：《养老机构护理员长期从业意愿与职业发展环境整合
研究》，载《海峡两岸农村社会保险与养老服务理论与实践探讨会论文
集》，华龄出版社 2015 年版。

　　谢琼：《超越左右：瑞典福利制度的调整及其影响因素》，《国家行
政学院学报》2014 年第 6 期。

　　徐彤武：《联邦政府与美国志愿服务的兴盛》，《美国研究》2009 年
第 3 期。

　　徐新鹏：《冰山模型视角下我国失能老人长期照护服务人才素质需
求分析》，《西部经济管理论坛》2014 年第 1 期。

　　闫青春：《解析〈中国老龄事业发展"十二五"规划〉》，《社会福
利》2011 年第 12 期。

　　颜光华、李建伟：《从人类需求理论视角对"注意力经济"的探
究》，《财经研究》2000 年第 9 期。

　　杨团：《以家庭为本、社区服务为基础的长期照护政策探索》，《学
习与实践》2014 年第 5 期。

　　俞群等：《漕河泾社区失能老人及社区照料需求调查》，《上海医
药》2012 年第 12 期。

　　雨中：《老龄——世界面临的新课题——［美］里查得·C. 克伦塔
尔〈老年学〉简评》，《甘肃社会科学》1987 年第 4 期。

　　原新等：《中国老龄政策体系框架研究》，《人口学刊》2009 年第
6 期。

　　原野、王莉莉、张秋霞：《个人及家庭因素对彭山老人健康长寿的

影响》，《人口与市场分析》2005 年增刊。

臧少敏：《我国老年群体需求现状综述》，《北京劳动保障职业学院学报》2012 年第 2 期。

张斌、郭秀芝等：《社区失能老年人长期照护服务体系的探索》，《中国全科医学》2013 年第 29 期。

张会君、黄菲、尹姣：《辽宁省养老机构入住老人护理服务满意度及需求的调查研究》，《中国全科医学》2011 年第 22 期。

张明锁：《失能老人"类家庭"照护模式构想》，《东岳论丛》2014 年第 8 期。

张强、韩莹莹：《中国慈善捐赠的现状与发展路径——基于中国慈善捐助报告（2007—2013）的分析》，《中国行政管理》2015 年第 5 期。

张娴、俞群：《社区失能老人一体化长期照料模式的探索与实践》，《中国全科医学》2012 年第 12 期。

张晓峰：《老年福利：发展养老服务业蹄疾步稳》，《社会福利》（实务版）2015 年第 1 期。

张旭升、牟来娣：《中国老年服务政策的演进历史与完善路径》，《江汉论坛》2011 年第 8 期。

张亚武等：《日本偏远地区社区医疗运作个案分析》，《中华全科医师杂志》2003 年第 3 期。

赵怀娟：《城市失能老人机构照护需要及需要满足研究——以南京市调查为例》，《中国卫生事业管理》2013 年第 4 期。

赵怀娟：《老年人长期照护服务供给——国内学者相关研究综述》，《福建江夏学院学报》2012 年第 5 期。

赵利平等：《"以房养老"的法律保障路径探索》，《法制与社会》2014 年第 9 期。

中国老龄科学研究中心课题组：《全国城乡失能老年人状况研究》，《残疾人研究》2011 年第 2 期。

朱海龙、欧阳盼：《中国人养老观念的转变与思考》，《湖南师范大学社会科学学报》2015 年第 7 期。

朱浩：《西方发达国家老年人家庭照顾者政策支持的经验及对中国

的启示》,《社会保障研究》2014 年第 4 期。

包敏:《关于中国城市社区老龄服务今后方向的研究:从日本护理保险的居家服务实践来看》,会议论文,2009 年。

学术著作

《毛泽东文集》第 6 卷,人民出版社 1999 年版。

[美] 里查得·C. 克伦塔尔:《老年学》,毕可生等译,甘肃人民出版社 1986 年版。

姚远:《中国家庭养老研究》,中国人口出版社 2001 年版。

邬沧萍:《老年人长期照料护理的社会政策和产业开发刍议》,华龄出版社 2001 年版。

穆光宗:《家庭养老制度的传统与变革》,华龄出版社 2002 年版。

[英] 苏珊·特斯特:《老年人社区照护的跨国比较》,周向红译,中国社会出版社 2002 年版。

马斯洛:《马斯洛人本哲学》,成明编译,九州出版社 2003 年版。

《积极老龄化政策框架》,华龄出版社 2003 年版。

吕学静:《各国社会保障制度》,中国劳动社会保障出版社 2006 年版。

荆涛:《长期护理保险——中国未来极富竞争力的险种》,对外经济贸易大学出版社 2006 年版。

许义平、何晓玲:《现代社区制度实证研究》,中国社会出版社 2008 年版。

刘芳:《香港养老》,中国社会出版社 2010 年版。

裴晓梅、房莉杰:《老年长期照护导论》,社会科学文献出版社 2010 年版。

张凯悌、罗晓晖:《新加坡养老》,中国社会出版社 2010 年版。

张秋霞等:《加拿大养老保障制度》,中国社会出版社 2010 年版。

王莉莉:《英国老年社会保障制度》,中国社会出版社 2010 年版。

董红亚:《中国社会养老服务体系建设研究》,中国社会科学出版社 2011 年版。

张仙桥、李德滨:《中国老年社会学》,社会科学文献出版社 2011

年版。

　　民政部、全国老龄办:《国外及港澳台地区养老服务情况汇编》,
中国社会出版社 2011 年版。

　　费孝通:《乡土中国》,北京大学出版社 2012 年版。

　　戴卫东:《中国长期护理保险制度构建研究》,人民出版社 2012
年版。

　　施巍巍:《发达国家老年人长期照护制度研究》,知识产权出版社
2012 年版。

　　施永兴、罗维:《人生终站的陪伴——临终关怀百题》,上海交通大
学出版社 2012 年版。

　　《当代中国》编委会:《当代中国的民政》下,当代中国出版社
1994 年版。

　　吴玉韶:《中国老龄事业发展报告 (2013)》,社会科学文献出版
社 2013 年版。

　　报纸文献

　　宏斌:《企业慈善捐赠为何不够慷慨?》,《人民日报》(海外版)
2006 年 10 月 20 日。

　　宁宏:《照顾失能老人需建立社会长期服务体系》,《民主与法制时
报》2009 年 10 月 26 日第 2 版。

　　《全国农村五保供养对象达 554 万人》,《农村大众》2010 年 7 月
22 日。

　　北岸:《中国有近七成老人居住在农村　城乡养老存在差距》,《人
民日报》2011 年 5 月 19 日。

　　《全国失能老人已超过 3650 万》,《天津工人报》2013 年 11 月 14
日第 1 版。

　　杨宪福:《深刻认识全面深化改革的伟大意义》,《济宁日报》2013
年 12 月 7 日第 3 版。

　　《青海 65 岁以上老年人近 40 万　比上年增 1.52 万人》,《西宁晚
报》2014 年 2 月 10 日。

　　《临终关怀——温暖人生最后一段旅程》,《经济日报》2014 年 4 月

8 日。

《上海进入深度老龄化：老年人占近三成》，《人民日报》2014 年 4 月 15 日。

《一张民办养老床位成本 250 万？》，《深圳特区报》2014 年 5 月 20 日。

《重庆启动政府购买公共演出服务》，《重庆日报》2014 年 7 月 27 日。

杨燕绥：《老龄社会是消费拉动和科技推动型社会》，《中国劳动保障报》2014 年 8 月 15 日第 3 版。

《一张养老床位成本 55 万》，《北京晚报》2014 年 10 月 31 日第 8 版。

《企业退休人员基本养老金"十一连涨"》，《工人日报》2015 年 1 月 17 日。

《全国养老床位建设情况》，《中国劳动保障报》2015 年 3 月 13 日第 3 版。

《2008 至 2013 年全国养老服务机构及床位》，《中国劳动保障报》2015 年 3 月 13 日第 3 版。

《我国每千名老人拥有 27.5 张养老床位》，《经济日报》2015 年 4 月 30 日第 3 版。

吴佳佳：《制度化建设让志愿服务"时刻在线"》，《经济日报》2014 年 5 月 7 日第 5 版。

《去年全国平均工资 49969 元》，《北京青年报》2015 年 5 月 28 日。

《全国失能失智老年人超 4000 万　长期护理险北京破冰》，《华夏时报》2015 年 6 月 6 日。

李哲、陈郁：《老院为何一床难求？》，《经济日报》2015 年 6 月 26 日第 16 版。

张蔚蓝：《养老还需多层次》，《经济日报》2015 年 6 月 26 日。

《中国社会保险发展年度报告 2014》，《中国劳动保障报》2015 年 7 月 1 日第 3 版。

《民营养老院空置率为何高》，《四川日报》2015 年 7 月 7 日。

《老人发脾气打护工　重心不稳摔下床身亡》，《南方都市报》2015

年 8 月 20 日。

《居家养老或成"十三五"政策重点》，《昆明日报》2015 年 8 月 28 日。

《重视居家照护　加快体系建设——关于湖北省失能老人长期照护问题的调查报告》，《中国劳动保障报》2015 年 9 月 1 日第 3 版。

《未雨绸缪　及早应对——访南开大学卫生经济与医疗保障研究中心主任朱铭来》，《中国劳动保障报》2015 年 9 月 1 日第 3 版。

《如何破解中国式养老难题——全国老龄办副主任吴玉韶一席谈》，《经济日报》2015 年 10 月 8 日第 15 版。

王永等：《实现老有所依　需要多方施力》，《中国劳动保障报》2016 年 3 月 4 日第 3 版。

张来明：《积极应对人口老龄化》，《经济日报》2016 年 4 月 7 日第 14 版。

《民政部启动千名养老护理员职业技能培训班》，《中老年时报》2016 年 4 月 7 日第 2 版。

林晓浩：《长期护理保险：控制医疗费用过快增长的良策》，《中国劳动保障报》2016 年 6 月 28 日第 3 版。

南方：《运用社会保险机制　应对老龄化挑战——南通市探索建立基本照护保险制度》，《中国劳动保障报》2016 年 6 月 28 日第 3 版。

吴为：《民政部：2020 年每千名老人床位数达 40 张》，《新京报》2016 年 7 月 7 日第 2 版。

《福彩公益金去向成谜　"星光计划"花 134 亿无影》，《京华时报》2015 年 9 月 16 日。

劳动和社会保障部、国家统计局：《1998 年劳动和社会保障事业发展年度统计公报》，《中国劳动保障报》1999 年 6 月 17 日第 1 版。

重要网站

《联合国第一届世界老龄大会和中国老龄工作的开创阶段》，2006 年 9 月 3 日，中国老龄网。

《社区养老服务体系的探讨》，载《第三届全国社会福利理论与政策研讨会论文集》，2008 年 12 月 23 日，中国社会福利网。

吴玉韶等:《我国居家养老服务存在的主要问题及对策研究》,2009年1月14日(http://www.aiwanproject.com/bbs/show.asp? cid = 32&id = 89)。

《台湾长期照顾十年计划》,2010年1月22日,中国敬老网。

《李立国在全国社会养老服务体系建设推进会上的讲话》,2010年11月7日,中央政府门户网站。

《第六次全国人口普查》,2011年4月28日(http://baike.sogou.com/v475203.htm)。

《〈社会养老服务体系建设规划(2011—2015)〉问答解读》,2011年12月27日,民政部门户网站。

《世界临终关怀的历史发展》,2013年3月16日,心脏病信息网。

窦玉沛:《在全国社会养老服务体系建设工作会议上的总结讲话》,2012年3月30日(http://fss.mca.gov.cn/article/lnrfl/ldjh/201302/20130200418231.shtml)。

《民政部关于开展"社会养老服务体系建设推进年"活动暨启动"敬老爱老助老工程"的意见》,2012年4月16日,民政部门户网站。

《中国老年人生存现状系列调查之一:住不进去的养老院》,2012年7月20日,新华网。

敏丽:《多措并举,加强对慈善组织行为监管》,2012年9月20日(http://news.xinhuanet.com/politics/2012 - 09/20/c_ 113151235.htm)。

《民政部部长李立国在全国社会工作服务经验交流暨志愿服务记录制度试点启动会议上的讲话》,2012年12月5日,社会工作网。

《2013年北京市企业退休人员养老金人均月增260元》,2013年2月7日,中国网。

《统计局发布2012年平均工资 平均每月3897元》,2013年5月17日,大众网。

枝江市民政局:《〈中华人民共和国老年人权益保障法〉解读100问》,2013年7月15日(http://info.zhijiang.gov.cn/art/2013/7/15/art_ 109_ 163956.html)。

《〈国务院关于加快发展养老服务业的若干意见〉解读》,2013年9

月 13 日，民政部门户网站。

李莹：《研究发现：我国男性比女性平均寿命短 3 到 5 年》，2013 年 10 月 25 日，新华网。

《北京扶持民营养老机构 2015 年养老床位数 12 万张》，2014 年 1 月 16 日，人民网。

《吴玉韶在全国老龄工作委员会办公室新闻发布会上的讲话》，2014 年 2 月 27 日，中国老龄网。

《千亿险资抢"啃"养老地产，饕餮盛宴尚待文火细烹》，2014 年 5 月 9 日，新华网。

《六成以上失能老人入住养老机构》，2014 年 5 月 30 日，燕赵都市报数字报（http：//epaper. yzdsb. com. cn/201405/30/505143. html）。

《年度北京市职工平均工资为 69521 元》，2014 年 6 月 7 日，人民网。

《2013 年度深圳在岗职工年平均工资》，2014 年 7 月 18 日，中国人才网。

《民政部部长：我国城乡居家和社区养老服务覆盖率分别为 70% 和 37%》，2014 年 12 月 27 日，新华网。

《省级民政部门确定 124 家公办养老机构改革试点单位》，2014 年 9 月 11 日，中新网。

《宫蒲光副部长在全国社会工作行业组织管理高级研究班上的讲话》，2014 年 9 月 25 日，社会工作网。

闫青春：《养老服务体系建设存在矛盾及解决建议》，2014 年 9 月 30 日，新华养老网。

青连斌：《曜阳养老让全体人民老有所养——对中国红十字会总会曜阳养老服务体系建设的调研》，2015 年 1 月 19 日（http：//www. jn-yaoyang. com/257/0/184）。

《开发商实际投入低于计划额度，养老地产投资雷声大雨点小》，2015 年 1 月 22 日，新华网。

《养老人才建设圆桌会议在京召开，中国将建立养老人才库　养老护理人员需求 1300 万人》，2015 年 1 月 29 日，人民网。

《2014 年度全国社会工作发展报告》，2015 年 3 月 16 日，社工中国网。

《我国志愿者事业的发展状况和影响调查研究》，2014 年 5 月 31 日（http：//www. xzbu. com/1/view-5574784. htm）。

《养老院为何一床难求：未备先老　需求陡增》，2015 年 6 月 26 日，中金在线网。

《中国首部养老机构发展研究报告在京发布》，2015 年 7 月 16 日，中新网。

《〈中国养老机构发展研究报告〉：受访养老机构约三成处亏损状态》，2015 年 7 月 16 日，新华网。

《美利坚合众国老年政策及服务》，2015 年 8 月 20 日，百度文库。

《费用高昂服务差　民办养老机构"一床难求"》，2015 年 7 月 22 日，央视网。

《全无忧长期护理个人健康保险（案例）》，2015 年 10 月 15 日，人保健康网站（http：//www. csai. cn/study/55043. html）。

《中瑞国际失能失智症照护服务研讨会在京举行，中国引进国外经验为 4000 万失能老人培养专业人才》，2015 年 7 月 1 日，人民网。

《解读〈关于加快发展商业健康保险的若干意见〉》，2015 年 8 月 31 日（http：//ningbo. cnncy. cn/communityS/310376. htm）。

《民政部解读关于促进慈善事业健康发展的指导意见》，2015 年 1 月 7 日，人民网。

《〈中国养老机构发展研究报告〉：预测我国养老机构五大发展趋势》，2015 年 7 月 16 日，新华网。

《2014 年中国慈善捐赠破千亿　马云大手笔创纪录》，2015 年 9 月 19 日，新华网。

《投入上百亿的"星光计划"为何结局惨淡》，2015 年 9 月 17 日，中国新闻网。

《恐怖保姆毒杀 10 位老人》，2015 年 12 月 24 日，中国日报网。

国务院新闻办公室：《〈中国老龄事业的发展〉白皮书》，2006 年 12 月 13 日（http：//jnjd. mca. gov. cn/article/zyjd/zcwj/201102/20110200133828. shtml）。

《第六次全国人口普查》，2011 年 4 月 28 日（http：//baike. sogou.

com/v475203. htm）。

《中国老龄事业发展"十二五"规划发布（全文）》（国发〔2011〕28 号），2011 年 9 月 23 日，中国新闻网。

民政部、财政部：《关于政府购买社会工作服务的指导意见》，2012 年 11 月 27 日，社会工作网。

《省级民政部门确定 124 家公办养老机构改革试点单位》，2014 年 9 月 11 日，中国新闻网。

《国务院办公厅关于加快发展商业健康保险的若干意见》（国办发〔2014〕50 号），2014 年 11 月 17 日，中国政府网。

《国务院关于促进慈善事业健康发展的指导意见》（国发〔2014〕61 号），2014 年 12 月 18 日，人民网。

《民政部：全国 19 省份建立 80 岁以上高龄老人津贴制度》，2015 年 8 月 19 日，中国新闻网。

《重庆市人民政府办公厅关于扶持发展社会办养老机构的意见》，2012 年 8 月 30 日（http：//www. cq. gov. cn/publicinfo/web/views/Show！detail. action？sid＝1081101）。

学位论文

田晓山：《姑息医学之人文化成》，博士学位论文，中南大学，2009 年。

裴颖：《我国城市养老服务需求体系及政策制定研究》，硕士学位论文，同济大学，2009 年。

吴敏：《基于需求与供给视角的机构养老服务发展现状研究》，博士学位论文，山东大学，2011 年。

熊波：《老年人长期照料模式与对策》，博士学位论文，华中科技大学，2011 年。

法律和政府文件

《中华人民共和国婚姻法》（1950）。

《中华人民共和国宪法》（1954）。

《中华人民共和国宪法》（1982）。

《中华人民共和国城市居民委员会组织法》（1989 年 12 月 26 日，主席令第 21 号公布）。

《中华人民共和国老年人权益保障法》（1996）。

《中华人民共和国老年人权益保障法》（2012 年修订）。

《1956 年到 1967 年全国农业发展纲要》，中华人民共和国第二届全国人民代表大会第二次会议于 1960 年 4 月 10 日通过。

《全国农村工作会议纪要》（1982 年 1 号文件）。

《关于老龄工作情况与今后活动计划要点》（中老字〔1983〕2 号）。

全国老龄工作委员会《关于老龄工作情况与今后活动计划要点》（中老字〔1983〕2 号）。

卫生部等《关于加强我国老年医疗卫生工作的意见》（1985）。

《中国残疾人事业五年工作纲要（1988—1992）》（国发〔1988〕59 号）。

《中国残疾人事业"八五"计划纲要的制定与实施》（1991），1991 年 12 月 29 日，法律教育网。

《民政事业发展十年规划和"八五"计划纲要》（民办发〔1991〕5 号）。

中共中央、国务院《关于加快发展第三产业的决定》（中发〔1992〕5 号）。

国务院十四部委《关于加快发展社区服务业的意见》（民福发〔1993〕11 号）。

《中共中央关于建立社会主义市场经济体制若干问题的决定》（1993）。

《中国老龄工作七年发展纲要（1994—2000）》（中老联字〔1994〕70 号）。

《关于进一步做好农村社会养老保险工作意见的通知》（1995）。

《中国残疾人事业"九五"计划纲要》（国发〔1996〕15 号）。

《民政事业发展"九五"计划和 2010 年远景目标纲要》（民政部等，1997）。

《农村敬老院管理暂行办法》（1997 年民政部令第 1 号发布）。

《民办非企业单位登记管理暂行条例》（1998 年 10 月 25 日，国务院令第 251 号发布）。

《城市居民最低生活保障条例》（1999，国务院令 271 号）。

国办转发的民政部等 11 部门《关于加快实现社会福利社会化意见的通知》（国办发〔2000〕19 号）。

国家劳动和社会保障部颁布：《养老护理员国家职业标准》（2002）。

《社会工作者国家职业标准》（2004）。

《农村五保供养工作条例》（2006 年国务院令第 456 号）。

《国民经济和社会发展"十一五"规划纲要》（2006）。

《农村五保供养工作条例》（2006 年，中华人民共和国国务院令第 456 号）。

《国民经济和社会发展"十一五"规划纲要》（2006）。

《关于做好农村社区建设试点工作　推进社会主义新农村建设的通知》（民函〔2006〕288 号）。

《关于加快发展养老服务业意见》（民政部，2006 年 2 月）。

《关于全面推进居家养老服务工作的意见》（全国老龄办发〔2008〕2 号）。

《关于促进基本公共卫生服务逐步均等化的意见》（卫妇社发〔2009〕70 号）。

《关于开展"农村社区建设实验全覆盖"创建活动的通知》（民发〔2009〕27 号）。

《民政部关于促进和民办社会工作机构发展的通知》（民发〔2009〕145 号。

《农村五保供养服务机构管理办法》（2010 年中华人民共和国民政部令第 37 号）。

《民政事业发展"九五"计划和 2010 年远景目标纲要》（国务院，1996 年）。

《国务院办公厅关于发展家庭服务业的指导意见》（国办发〔2010〕43 号）。

《老年养护院建设标准》（建标〔2010〕194 号）。

《社会养老服务体系建设"十二五"规划（2011—2015 年）》。

《中国护理事业发展纲要（2011—2015）》（卫医政发〔2011〕96 号）。

《社区老人日间照料中心建设标准》（建标 143—2010 主编部门：民政部；批准部门：住房和城乡建设部，发改委；施行日期：2011 年 3 月 1 日）。

《卫生事业发展"十二五"规划（2011—2015）》（卫生部，2011）。

《养老护理员国家职业标准》（2011 年版）。

民政部：《国家发展和改革委员会关于印发〈民政事业发展第十二个五年规划〉的通知》（民发〔2011〕209 号）。

《民政部关于开展"社会养老服务体系建设推进年"活动暨启动"敬老爱老助老工程"的意见》（民发〔2012〕35 号）。

《社会工作专业人才队伍建设中长期规划（2011—2020 年）》（中组发〔2012〕7 号）。

《关于进一步加强老年文化建设的意见》（老龄办发〔2012〕60 号）。

《民政部关于印发〈志愿服务记录办法〉的通知》（民函〔2012〕340 号）。

《养老机构基本规范》（中华人民共和国国家标准 GB/T 29353—2012）（2012 年 12 月 31 日发布，2013 年 5 月 1 日实施）。

《民政部关于开展公办养老机构改革试点工作的通知》（民函〔2013〕369 号）。

《养老机构管理办法》（中华人民共和国民政部令第 49 号），2013 年 6 月 30 日。

《中共中央关于全面深化改革若干重大问题的决定》（2013 年 11 月 12 日中国共产党第十八届中央委员会第三次全体会议通过）。

《中国社会服务志愿者队伍建设指导纲要（2013—2020 年）》（民发〔2013〕216 号）。

《国务院关于加快发展养老服务业的若干意见》（国发〔2013〕35 号）。

《关于进一步加强老年人优待工作的意见》（全国老龄办发〔2013〕97 号）。

《关于建立贫困失能老年人护理补贴制度的通知》（黑政办发〔2013〕4 号）。

《国务院办公厅关于政府向社会力量购买服务的指导意见》（国办发〔2013〕96 号）。

《民政部关于推进养老服务评估工作的指导意见》（民发〔2013〕127号）。

《关于加快推进健康与养老服务工程建设的通知》（发改投资〔2014〕2091号）。

《农村五保供养档案管理办法》（民政部、国家档案局，2013年2月27日）。

《关于推进养老机构责任保险工作的指导意见》（民发〔2014〕47号）。

《关于加快推进养老服务业人才培养的意见》（教职成〔2014〕5号）。

《民政部关于进一步加快推进民办社会工作服务机构发展的意见》（民发〔2014〕80号）。

《关于推进志愿服务制度化的意见》（中央精神文明建设指导委员会，2014年2月26日）。

《社会救助暂行办法》（2014，中华人民共和国国务院令第649号）。

《关于建立健全经济困难的高龄、失能等老年人补贴制度的通知》（财社〔2014〕113号）。

《中华人民共和国2014年国民经济和社会发展统计公报》（国家统计局，2015年2月26日）。

《民政部发布2014年社会服务发展统计公报》，2015年6月10日，民政部门户网站。

财政部等三部门《关于做好政府购买养老服务工作的通知》（财社〔2014〕105号）。

《财政部、民政部、国家工商总局印发〈政府购买服务管理办法（暂行）〉的通知》（财综〔2014〕96号）。

《民政部等六部门关于开展养老服务和社区服务信息惠民工程试点工作的通知》（民函〔2014〕325号）。

《关于支持文化服务出口等营业税政策的通知》（财税〔2014〕118号）。

《关于鼓励民间资本参与养老服务业发展的实施意见》（2015，民政部等10部门）。

《重庆市村卫生室（所）管理办法（试行）》（渝府发〔2012〕93号）。

《重庆市渝中区社区养老服务中心（站）建设及运行扶持规定（试

行）》（渝文备〔2013〕154 号）。

《重庆市渝中区人民政府办公室关于印发〈重庆市渝中区社区养老服务中心（站）管理办法（试行）〉的通知》（渝中府办〔2013〕81 号）。

《中华人民共和国国民经济和社会发展第十三个五年规划纲要》（2016 年 3 月 17 日）。

后 记

历时几年针对失能老人长期照护服务的研究终于与读者见面。进行这项研究源于政府关于养老服务体系建设"十二五"规划的出台，使我认识到解决失能老人的照护服务是发展养老服务事业的重点，于是沉下心来查阅大量的资料和调研访谈，在此基础上完成了本书的写作。如果这本书能够引起社会对失能老人更多的关注和帮扶，为学界的相关研究提供一点点帮助，我就感到满足了。

本书特别献给我亲爱的父亲和母亲。1990年母亲在我的父亲去世后不久独自前往美国，居住在洛杉矶我妹妹家里，1998年她69岁时因脑溢血导致全身瘫痪，丧失记忆力，在后来的十多年里母亲独自住在美国一个护理中心接受免费医护，虽然全程享受了美国老年社会保障带来的福利，但毕竟身处异国他乡没有亲人陪伴。母亲生前多次在电话里询问中国是否有康复院收住失能老人，她很想回到国内治疗和康复，但2000年前后国内养老服务事业发展刚刚起步，没有较好的康复院提供给失能老人。母亲在美国通过治疗可以勉强站立行走，但毕竟身体受到严重的损伤无法回到祖国，于2011年带着遗憾在洛杉矶去世，她生前回国的心愿最终未能实现。虽然我的父母没有看到今天中国养老服务事业的巨大发展，也分享不到我完成此项研究的喜悦，但我将这本书献给他们，以此作为对他们最好的纪念。

这部书稿的完成得到了多方人士的支持，凝聚了许多人的艰辛和智慧。

感谢接受我们访谈的全体失能老人！你们在生活不能自理、身体饱受疾病折磨的情况下还热情接待我们，耐心回答我们的提问，使我们获得了第一手资料，为研究提供了宝贵素材。我深深地被你们与疾病作斗争的顽强精神和坚毅的生活信念所感动，祝愿你们身体早日康复！

感谢工作在照护服务领域最基层的护工们！在调查过程中，当失能老人因听力和表达有困难而无法正常回答我们的提问时，是你们做了许多补充说明。你们离开家人，在护理条件不太好甚至有些"脏"的工作环境中全天候地护理失能老人。一位养老院的院长称护工的手是"最美丽的手"，是你们用自己的双手每天重复地完成失能老人亲人都没有做或者不愿意做的服务工作，你们的付出应该受到社会的尊重和肯定。你们提供的情况，为我完成此书的写作奠定了良好的基础。愿好人一生平安！

感谢接受我们访谈的所有人员！我们在访谈过程中，受到了多地的民政部门、老龄委、居（村）委会、养老院、敬老院、社工组织、派出所的工作人员的热情接待，使我们对当地养老服务的相关情况有了较深入的了解。曾经就读重庆大学的多位本科生和研究生为我们在各地的访谈提供了许多帮助，使我们顺利完成访谈任务。感谢你们的大力支持！

感谢以庞永红为代表的课题组全体成员的大力支持！感谢重庆大学公共经济与公共政策研究中心为出版本书给予的资助！感谢重庆大学、南京财经大学、重庆三峡学院、重庆长江师范学院、重庆青年职业技术学院以及重庆电子工程职业学院的教师和学生主动参与问卷调查和访谈，使我获得了翔实的数据和各地养老服务的相关资料。感谢我的几届研究生为问卷的录入、统计分析和书稿的校对付出的辛勤劳动！感谢参与调查的各高校教师及全体同学的无私贡献！

最后我要将我最诚挚的谢意献给我的家人。我的丈夫在寒暑假不顾严寒酷暑开车陪伴我到各地调研，并为本书调研和写作提出了许多有价值的建议，为我顺利完成写作提供了很大帮助。攻读计算机专业博士学位的儿子为本书的数据分析提供了技术支持，我调研和写作的繁忙没有影响到他攻读学位，在书稿完成的前夕他获得了博士学位，为此我感到十分欣慰！

我再次向所有帮助和支持我的同事与朋友表示衷心的感谢！

肖　云
于重庆大学民主湖畔
2016 年 6 月 30 日